CT Urography

An Atlas

CT 尿路成像图谱

〔美〕Stuart G. Silverman
Richard H. Cohan 主编

袁 飞 刘银社 翻译
廉宗澂 审校

Lippincott Williams & Wilkins Inc. 授权
天 津 科 技 翻 译 出 版 公 司 出 版

著作权合同登记号：图字：02-2007-22

图书在版编目(CIP)数据

CT 尿路成像图谱 / (美) 斯沃曼 (Silverman,S.G.)；(美) 柯汉 (Cohan, R.H.) 主编；袁飞，刘银社译.—天津：天津科技翻译出版公司，2008.1
书名原文：CT Urography An Atlas
ISBN 978-7-5433-2218-9

Ⅰ.C… Ⅱ.①斯…②柯…③袁…④刘… Ⅲ.计算机X线扫描体层摄影－应用－泌尿生殖系统－成像－图谱 Ⅳ.R814.42

中国版本图书馆 CIP 数据核字（2007）第 110790 号

授权单位：Lippincott Williams & Wilkins Inc.
出　　版：天津科技翻译出版公司
出 版 人：蔡 颢
地　　址：天津市南开区白堤路 244 号
邮政编码：300192
电　　话：022-87894896
传　　真：022-87895650
网　　址：www.tsttpc.com
印　　刷：山东新华印刷厂临沂厂
发　　行：全国新华书店
版本记录：889 × 1194　16 开　16 印张　100 千字　配图 529 幅
2008 年 1 月第 1 版　2008 年 1 月第 1 次印刷
定价：120.00 元

（如发现印装问题，可与出版社调换）

编 者

Elaine M. Caoili, MD
Associate Professor of Radiology
University of Michigan
Department of Radiology
University of Michigan Hospital
Ann Arbor, Michigan

Richard H. Cohan, MD
Professor of Radiology
University of Michigan
Associate Chair for Education
Associate Residency Training Program Director
Department of Radiology
University of Michigan Hospital
Ann Arbor, Michigan

Nigel Cowan, MD, FRCP, FRCR
Honorable Senior Lecturer
Department of Radiology
Oxford, University
Consultant Radiologist
Department of Radiology
The Churchill Hospital
Oxford, United Kingdom

N. Reed Dunnick, MD
Fred Jenner Hodges Professor of Radiology
University of Michigan
Chairman
Department of Radiology
University of Michigan Hospital
Ann Arbor, Michigan

Elliot K. Fishman, MD
Professor of Radiology and Oncology
Director, Diagnostic Imaging and Body CT
The Russell H. Morgan Department of Radiology and Radiological Science
Johns Hopkins Hospital
Baltimore, Maryland

Susan Hilton, MD
Clinical Professor
Department of Radiology
University of Pennsylvania Medical School
Co-Chief, CT Section
Department of Radiology
Hospital of the University of Pennsylvania
Philadelphia, Pennsylvania

Satomi Kawamoto, MD
Assistant Professor
Department of Radiology
Johns Hopkins Medical Institutions
Johns Hopkins Outpatient Center
Baltimore, Maryland

Sameh K. Morcos, MD, FRCS, FRCR
Professor of Diagnostic Imaging
University of Sheffield
Consultant Radiologist
Department of Diagnostic Imaging
Northern General Hospital
Sheffield, United Kingdom

Richard D. Nawfel, MS
Associate Physicist
Harvard Medical School
Medical Physicist
Department of Radiology
Brigham and Women's Hospital
Boston, Massachusetts

Michael P. O'Leary, MD
Associate Professor
Harvard Medical School
Department of Urology
Brigham and Women's Hospital
Boston, Massachusetts

Joseph P. Silletti, MD
Resident in Urology
Harvard Longwood Program in Urology
Harvard Medical School
Department of Urology
Brigham and Women's Hospital
Boston, Massachusetts

Stuart G. Silverman, MD
Professor of Radiology
Harvard Medical School
Director, Abdominal Imaging and Intervention
Director, CT Scan
Director, Cross-sectional Interventional Service
Department of Radiology
Brigham and Women's Hospital
Boston, Massachusetts

Terri J. Vrtiska, MD
Assistant Professor of Radiology
Mayo Clinic College of Medicine
Consultant
Department of Radiology
Mayo Clinic
Rochester, Minnesota

Jonathon M. Willatt, MD
Lecturer II
University of Michigan
Department of Radiology
University of Michigan Hospital
Ann Arbor, Michigan

Lisa M. Zorn, MD
Clinical Fellow in Radiology
Department of Radiology
Harvard Medical School
Resident
Department of Radiology
Brigham and Women's Hospital
Boston, Massachusetts

前　言

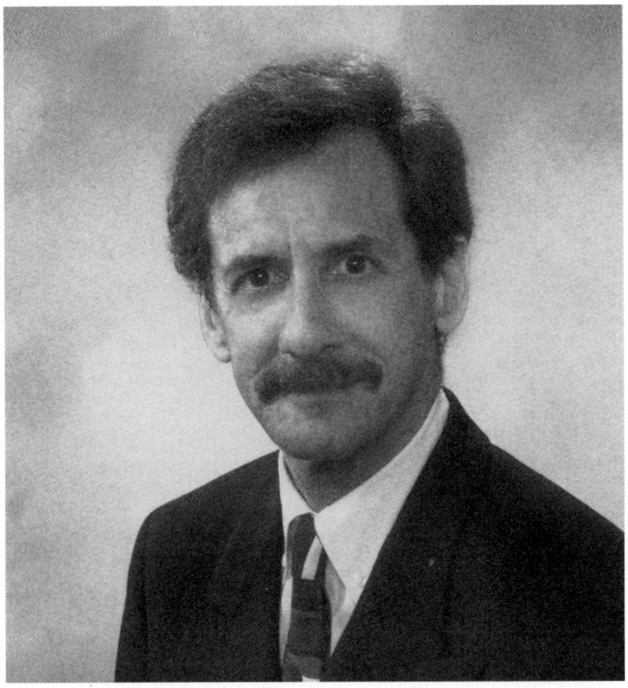

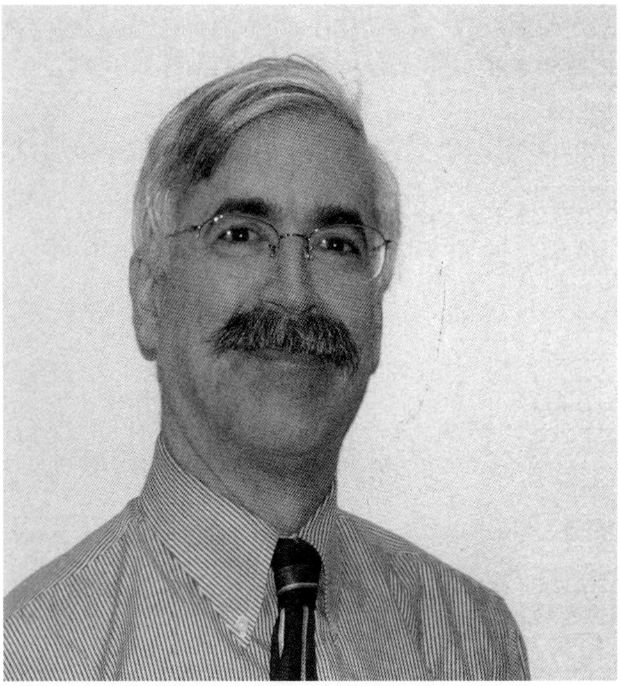

在以操作为基础的医学专业（如放射学）中，前哨事件也许就是一种操作方法被一种新的操作方法所取代。在泌尿影像学领域中也是如此。静脉尿路造影，即众所周知的“IVP”，从1929年开始应用于各种尿路疾病的检查，然而现在几乎已经完全被CT尿路成像所取代。在一些医院和影像中心，曾一度作为标准的尿路造影检查技术的排泄性尿路造影已不复存在，检查室已转为他用。

这是怎么发生的？静脉尿路造影的适应证逐个地减少；CT尿路成像目前是肾脏、输尿管和膀胱等多数解剖性病变的首选检查。影像学文献中无数的文章已经表明，CT对有尿路症状病人的评价不仅优于静脉尿路造影，也优于超声和MRI。应用CT检查肾脏肿块、创伤、感染及结石等疾病已有多年。由于CT技术的先进，许多问题已经用CT解决。例如，20世纪90年代早期，螺旋CT的出现使我们可以进行腹腔容积采集，在CT图像上可以发现小结石。同样重要的是，多层螺旋CT的引进使得我们得到的容积采集图像的空间分辨率，比得上传统的尿路造影。在突破了CT尿路上皮成像技术上的最后一个阻碍后，CT尿路成像——观察静脉内注射对比剂前后的CT扫描图像的一种检查方式，如今已成为一种快速、简单、全面的尿路检查方式。有些文献已经证实，CT尿路成像可提供明显优于静脉尿路造影的图像。虽然还有关于显示CT尿路成像特征的其他研究需要进行，但数据结果显示CT尿路成像对许多解剖性尿路疾病的检出和定性具有敏感性和特异性。

这种令人兴奋和变革性的发展要求一本新的泌尿影像学课本问世。作为泌尿影像学者，我们认为现在正是需要一册书来解释如何、何时和为何应该应用CT尿路成像，尤其是解释所呈现的如此丰富图像的时候。我们收集到一份有许多在国际上从事CT尿路成像研究的专家的简单名册，和他们共同编辑了这本书。我们选择以图谱的形式来满足医科学生、住院医生、研究生和繁忙的开业医生对本专业有关知识的简明总结的需求。本图谱的前三章，像课本那样重点强调了CT尿路成像的适应证、技术和X线辐射问题，是全书的主线。随后的图谱章节给出了单个病例，读者可以在未知的情况下进行自测。每个病例之后都有讨论，目的是向读者提供所示病例的基本知识以及如何运用 CT 尿路成像进行诊断。

我们虽然未想把《CT 尿路成像图谱》写成一本尿路影像学的全面教科书，但是读者仍然可以通过CT尿路成像诊断回顾一些常见病。CT已经变成一种最实用的(即使不是最有用的)尿路影像检查方法，而本书正是一本久已的以泌尿系统CT的某些方面为重点的书籍。我们处在泌尿系统影像学改革的新时代，希望这本书能有助于放射科医师、泌尿科医师、肾病科医师及其他对泌尿系统成像感兴趣的人士，我们一起来拥抱这种强大的、崭新的技术。

STUART G.SILVERMAN, MD
RICHARD H.COHAN, MD

序

影像学作为诊断和影像引导下治疗的工具，其发展的步伐令人注目。我们的成像方式不但变得更为健全，而且由于如今计算机技术的先进使其能在几秒钟内处理大量的信息。在计算机体层摄影中，这些方式上的改进最为显著。

泌尿系统影像学比其他影像学亚专业同样或更多得益于这些发展。传统影像技术，如排泄性尿路造影，几乎已经完全被CT所取代。虽然普通平片的高空间分辨率可能说明传统技术可用于发现小的尿路上皮病变，如移行细胞癌，但CT尿路成像更具优势。CT图像密度差别的提高及运用不同算法的多种投射方式能清楚地显示传统影像成像技术无法发现的病变。

Silverman和Cohan博士一直位居CT尿路成像领域的前沿，和科学领域中常见情况一样，他们两个独立的实验室得出了相同的结论：CT尿路成像正快速取代传统尿路影像学。

我们仍然面对许多挑战。必须在继续提供创新的诊断成像方法的同时减少病人的辐射剂量；有必要对这种成像技术的适当应用做精细的改进；需要寻求分析这些检查所产生的庞大数据的更好方法；最后，必须有一代放射学医师能得到有关检查适应证、技术和对这些检查的解释的教育。

Silverman和Cohan博士组织了一支国际团队来编辑这本《CT尿路成像图谱》。这些作者本身就形成这个领域的一本名人录。书中有大量精美的图像。这是一本简明而可信的佳作，图谱的版式使学生和有经验的放射医师可以在形同临床环境的背景下学习。我相信这本书能够成为所有影像图书馆必要添加的一本书籍。

N. REED DUNNICK, MD

致　谢

我们在此对列于各章节内的所有编者致以永远的感激，感谢他们在编写本书部分章节中付出了时间和提供了专业知识。他们都是繁忙的学者，却欣然同意并及时完成了增加的章节。由于CT尿路成像是一个较新的技术，有些章节需要补充“借来的病例”。这些病例虽然在每章中都加以标注，但在此仍再次对病例的提供者表示感谢。由于版面有限，虽然经过努力但仍有些应该得到承认的人员未能列入作者名单上。当然，如果没有我们的同事Elaine Caoili博士，编著了书中的三个章节，本书就无法完成。Lisa Zorn博士，除了共同执笔一个章节外，在妥善处理在Brigham的影像学住院医师严格的实习期的同时，抽出时间协助完成一些其他章节。Kirsti Dean，从她家乡芬兰来腹部组的访问期间，出色地协助组建了Brigham CT尿路成像病例资料影像图书馆，其中许多图像选入本书。Koenraad Mortele(在编著自己的一本书的同时)协助对照书中注释，并对如何使用电子技术进行图像排版提出了建议（对同一出版社）。Donna Vega，Silverman博士的助手，协助打印了许多章节中的修正，并协助做好共同编著本书的作者间的协调和联系。Linda Hart，Cohan博士的助手，也尽全力编辑本书的许多章节。衷心地感谢Jim Ellis在精神和情感上寄予的无价帮助。最后向Lisa McAllister、Kerry Barrett，以及Lippincott Williams & Wilkins出版社的所有其他工作人员表示衷心的感谢。他们对书的信念以及在出书的每一环节都给予的大力支持，使得本书能够在极短的时间内完成编辑和出版。他们清楚地意识到CT尿路成像的潜能和这项崭新的、令人振奋的技术已经在泌尿影像学领域中产生的影响。

STUART G. SILVERMAN, MD
RICHARD H. COHAN, MD

目 录

第十章　膀胱 CT 尿路成像　186

Richard H. Cohan, MD, Elaine M. Caoili, MD, Jonathon M. Willatt, MD

第十一章　CT 尿路成像的潜在问题和伪影　225

Richard H. Cohan, MD, Elaine M. Caoili, MD

第一章

尿路成像和CT尿路成像作用概论

JOSEPH P. SILLETTI, MD
MICHAEL P. O'LEARY, MD

从结石病到血尿，影像学检查在泌尿系统疾病诊断中是非常重要的。成像技术的进步极大改变了泌尿影像学的实践。CT尿路成像是目前最先进的尿路造影方法之一。本章将叙述尿路影像学的发展简史，集中讲述目前CT尿路成像的适应证；与其他成像方法做比较，讨论CT尿路成像在泌尿系统疾病处理中的作用。

发展史

早期的泌尿影像学技术主要是腹部平片，其中绝大部分用来检查结石病[1]。随后出现了逆行肾盂造影，首次将胶态银、气体、二氧化碳和其他复合物通过膀胱镜直接注入输尿管。逆行肾盂造影是最先应用对比剂显示解剖与结构异常的影像检查方法。

1930年，泌尿学家Moses Swick[2]首次发明了安全的静脉注射对比剂——由一个碘原子与一个嘧啶环相连的Uroselectan。这项创新促进了静脉尿路造影（IVU）的发展。20世纪50年代和60年代，伴随碘对比剂成分的日益发展，现代静脉尿路造影技术逐渐发展起来[3]。最初，如果怀疑存在肾实质的病变，要加做肾脏线性体层摄影或肾脏体层摄影检查；若怀疑肾脏肿块时，要行动脉造影检查。1974年，Bosniak[4]指出，与单独使用IVU相比，肾脏体层摄影可提高肿瘤的检出率，因而导致这项技术的使用率增加。70年代晚期，超声取代了动脉造影检查，成为IVU检测肾脏肿瘤的辅助方法。超声检查，即使最早期的类型，也能鉴别肾脏实性和囊性病变，无离子辐射或对比剂。80年代和90年代，CT快速发展成为一种诊断包括肾肿物等多数尿路疾病的有力手段。CT对肾脏感染、创伤和结石的诊断也超过了其他成像方法。然而，尿路上皮的病变仍然需要用IVU检查。90年代晚期，MRI发展成为诊断泌尿系统疾病的重要手段，尤其适用于肾脏功能不全和碘离子过敏的病人。最后，随着多层螺旋CT的出现，CT可以实现在短时间内扫描大量的薄层图像，其空间、时间及密度分辨率完全可以满足尿路上皮成像的需要。因此，CT可用于评价尿路的全部主要解剖节段。扫描方案已经发展到可以提供包括腹部和盆腔注入对比剂前后的扫描，其图像与尿路IVU相似，称之为CT尿路成像。

上尿路造影的适应证

血尿病人可用CT尿路成像检查。因为许多原因可以导致血尿，因此，需要全面检查上、下尿路以发现导致血尿的恶性肿瘤、感染及其他原因。CT尿路成像可用于肾肿块、尿路上皮肿瘤和复杂感染后遗症的检出。CT也有助于泌尿系统创伤及先天性畸形的诊断与分型。CT另一重要作用是评价腹痛病人，多数病人只用CT平扫就能满足诊断。CT或CT尿路成像在评价所有上述疾病中的作用将在以下章节讲述。

腰痛 腰痛常需要影像学方法查找病因。对于健康的青年人，向同侧腹股沟区放射的一侧腰痛，最有可能为输尿管结石。然而，病人如果右侧腰痛或疼痛向右下腹放射，应考虑阑尾炎或卵巢扭转等其他腹部疾病。因此，经常需要借助影像学诊断腰痛的原因。CT平扫已经取代IVU成为腰痛病人的首选检查方法。CT是一种快速、信息量大及高度敏感的检查方法，无静脉内注射对比剂的副作用[5]。另外，CT可以确定结石的大小和在输尿管内的位置，有利于治疗方案的制定。

一侧、无放射性腰痛可能为肾细胞癌等其他泌尿系统疾病的症状。但腰痛、可触及肿块和血尿的腰痛经典三联征并不多见，只见于1%肾癌病人[6]。实际上，大多数肾癌是在非肾脏症状的情况下行腹部影像检查时偶然发现的。尿路梗阻也可引起腰痛，影像上典型表现为肾盂积水；不适症状可能与肾包膜受到牵拉有关。一侧肾盂积水可继发于从肾盂输尿管接合部（UPJ）至输尿管膀胱接合部的部位的内在和外在性原因。UPJ梗阻的病人，只出现肾盂积水而无输尿管积水。多数先天性UPJ梗阻是由UPJ水平的输尿管节段性弛缓所致（组织学上为环状肌纤维和胶原纤维发生的交替）[7]或由于下极肾血管的交叉性压迫[8]。先天性UPJ梗阻可用开腹或腹腔镜手术修复。

先天性疾病常见于儿童，成人较少见，但仍是一侧腰痛和肾盂积水的重要原因。腔静脉后输尿管及环下腔静脉输尿管可引起腰痛[9]。先天性重复系统也可能有梗阻的部分，如输尿管疝、异位输尿管或膀胱输尿管反流的病人[10]。

其他引起一侧腰痛和肾盂积水的常见内源性病因包括因结石病引起的典型的良性输尿管狭窄和肿瘤，其中最常见的是移行细胞癌（TCC）。其他引起输尿管狭窄的原因包括盆腔或腹膜后手术、放射治疗、输尿管内器械操作及创伤后。

导致肾盂积水的外源性原因是常见的。良性或恶性腹膜后及盆腔肿块均可导致输尿管梗阻[11]。另外，许多外源性炎症性原因也能导致输尿管狭窄，如原发性腹膜后纤维化[12]、炎性腹主动脉和髂动脉瘤[13]及憩室炎[14]。

CT平扫能满足结石病腰痛病人的诊断。而对无法解释的腰痛或原因不明的肾盂积水，建议行全部上尿路的影像检查。IVU和逆行肾盂造影均可用于检查输尿管的内源性病因，但大体上，这两种方法对外源性病因或尿路外的腹部脏器官病变仅能提供极少量信息。CT尿路成像能对全腹和盆腔成像，可以评价全腹和盆腔器官，故可用于评价全部泌尿系统的内源和外源性导致梗阻和腰痛的原因。

尿路感染 尿路感染常见，通常为自限性。几乎所有的膀胱炎只根据临床症状和体征就能迅速确诊和治疗，无需影像学检查。尽管肾盂肾炎较严重，也常无需影像学就能确诊；然而，有些病人需要影像学确诊。CT尿路成像可用于评价肾或肾周脓肿、气肿型肾盂肾炎或肾盂积脓（脓肾）等抗生素治疗无效的尿路感染病人。气肿型肾盂肾炎是一种肾实质的急性坏死性感染[15]。肾盂积脓（脓肾）[16]是一种通常在梗阻型结石基础上侵犯收集系统的感染。肾盂积脓病人的症状包括急性一侧腰痛、高热，偶有恶心和呕吐。肾盂积脓病人起病急，就诊时可有败血症表现。

慢性发热、反复尿路感染、模糊不清的腰部不适和精神萎靡的病人，应考虑黄色肉芽肿性肾盂肾炎[17]。黄色肉芽肿性肾盂肾炎通常继发于慢性梗阻型鹿角结石，典型地合并一侧肾功能不良。

肾乳头坏死可由多种疾病引起，如感染、糖尿病、镰状细胞贫血和止痛药物成瘾等。在极少数情况下，病人可发生因腐烂的乳头引起的急性输尿管梗阻[18]。

反复尿路感染的病人，异物或结石，尤其是磷酸氨镁结石，可能是反复感染的病巢[19]。上尿路或下尿路结石可成为抗生素治疗无效的持续感染或脓尿的病巢。

模糊不清的长期尿路症状、无菌尿及无其他确切原因的病人，应考虑泌尿系统结核。泌尿系统结核经病原体的血行播散，首先到肾脏实质，随后累及肾收集系统，肾盂、输尿管和膀胱相继受累[20]。

对于抗生素治疗无效的尿路感染病人，上尿路影像检查可用于发现并发症[21]。超声或CT可发现复杂性肾感染[21]。而CT，尤其是CT尿路成像更具敏感性，可更好地显示病变的范围[21]。

创伤 泌尿系统损伤，不管是钝挫伤、穿透伤还是医源性损伤都可导致肾脏功能缺失，甚至死亡，故总是认为其实质是严重的。上尿路钝性损伤后的最常见症状是腰痛，通常有血尿。所有病情稳定伴创伤后血尿的病人，应行上尿路影像检查以除外上尿路损伤[22]。CT可以发现各种不同程度的创伤，对肾挫伤、撕裂伤和血肿最敏感，同时可发现如肾破裂、肾动脉栓塞及肾盂输尿管接合部撕裂等严重损伤[23]。文献上未见有关CT尿路成像在泌尿系统创伤方面的报道，故本书未能提供病例。然而，CT尿路成像在将来很可能是有用的。所有怀疑创伤的病人均应行对比剂注射后的肾实质期和排泄期成像。肾实质期可发现肾实质的异常，如血肿、挫伤和撕裂伤；排泄期图像可发现收集系统的损伤。严重梗阻的病人，收集系统可能不显影。在这种情况下，CT图像可发现输尿管积水的确切过渡点。输尿管横断伤病人，CT上典型地表现为尿性囊肿[24]。

先天性疾病 CT尿路成像可用于发现肾病变的数目和位置，同时可以显示肾内收集系统的变异和输尿管的解剖。例如，应用CT可以确诊几乎所有的马蹄肾和盆腔肾病人[25, 26]。CT尿路成像可提供多平面重组和三维图像，从而明确先天性畸形的精确类型。

手术方案的制订 CT尿路成像可用于发现泌尿道恶性肿瘤，并可对肿瘤进行分期。也能显示肾脏、输尿管及膀胱与邻近结构的解剖关系，用于制定手术方案。CT尿路成像可用于在肾单位保留术之前明确肿块的大小和位置[27, 28]。CT也可在制定开腹、内镜手术或体外碎石方案前用于显示结石的大小和位置。

血尿：定义和诊断

不管肉眼血尿还是镜下血尿均为尿路疾病的一种征象。肉眼血尿对病人及其家属都是一个警示，常以此就诊于泌尿科医师。对于是否评价及如何评价镜下血尿病人尚有争议，部分是由于镜下血尿的定义还没有达成一致。一小部分正常人群也可出现镜下血尿。因此，美国泌尿学学会委托一个指导小组制定了一项有关无症状血尿的最佳实用指导方针。在此，我们应用这个准则重申我们的建议[29]。

定义 肉眼血尿的定义为用裸眼能看到排泄的或经导管取出的尿标本中的血液。镜下血尿不能那么简单地定义。有几种因素有助于镜下血尿的定义，如尿液收集方法、血尿检测方法、阳性结果的数量和病人的特征。

分析镜下血尿可任选以下两种尿液收集方法中的一种：新鲜尿流的中段即“清洁获取”的尿样本和经无菌导管获取的尿标本[29]。第二种方法不适用于肥胖的病人、包皮过长的病人或有其他解剖原因有可能引起污染的病人，还有那些以前污染的尿标本经镜下分析可见鳞状上皮细胞的病人。尿标本不应受优碘(Betadine)等氧化剂的污染，因为氧化剂可使纤维素试纸分析出现假阳性结果[30]。

检查镜下血尿的最简单易行的方法是尿液试纸法。尿液试纸分析通过观察尿液与试纸上物质的氧化反应而出现的颜色改变来检测是否存在游离的或红细胞内的血红蛋白[30]。试纸分析法的敏感性为91%～100%[31]，每高倍视野内发现小于5个红细胞的特异性为65%～99%[32, 33]。因试纸分析法可以发现肌球蛋白，在计数盘和尿沉渣计数上均可证实血尿的存在。计数盘和尿沉渣计数也可用于确定红细胞的数量。虽然计数盘法更精确，但美国泌尿协会最优工作方针评判小组推荐应用尿沉渣计数法[29]。尿沉渣计数法是用10ml尿液以2000转／分的转速离心5分钟[34]，沉淀物再与0.5～1ml的悬浮液充分混匀，然后在显微镜下分析。每高倍视野下出现至少3个红细胞为阳性[29]。

尽管尿沉渣计数法以每高倍视野下出现至少3个红细胞为阳性，但要根据病人的特点决定是否需要再做尿液分析或是否需要进一步检查。如果病人存在任何一种可能增加尿路恶性疾病或其他重大疾病的相关危险因素时（表1.1），建议在一次阳性分析结果的基础上全面检查上尿路与下尿路[29]。低危险因素病人（即无高危因素病人），只有3次尿检中出现2次每高倍视野有3个红细胞时才需要全面检查[29]。只有1次阴性尿液结果不能排除没有重大泌尿系统疾病。

发病率 基于多数人群的筛查研究，评估了在成人中无症状的镜下血尿的发病率。在5个人数最多的研究组中发现，发病率为0.18%～33%[33]。对7组不基于人群的镜下血尿和全面体检病人的研究发现，血尿的阳性预测值为3.4%～81%，其中多数研究显示，阳性预测值范围为20%～30%[33]。

评价 镜下血尿病人的评价包括全面的病史和体格检查。有剧烈运动、创伤、月经、性生活、病毒性疾病或感染病史的低危病人极少需要全面体检。实验室检查应包括血清肌酐的检验。如果尿液试纸法检测

表1.1　镜下血尿病人重大疾病的危险因素

吸烟史
化学物品或染料的职业性接触史（苯或芳族胺）
肉眼血尿病史
年龄>40岁
以前有泌尿道疾病史
刺激性排空症状史
尿路感染史
止痛药成瘾史（例如非那西订）
盆腔放疗史
环磷酰胺史

[a]From Grossfeld GD, Litwin MS, Wolf JS, et al. Evaluation of asymptomatic microscopic hematuria in adults: the American Urological Association best practice policy – part I:definition, detection, prevalence, and etiology. *Urology*.2001;57:599 – 603

蛋白尿为1＋或更多，应收集24小时尿液做进一步检查。有显著的蛋白尿、异形的红细胞、红细胞铸形或血清肌酐升高的病人，应考虑做肾小球性或肾小管间质性疾病的检查。对无法解释的血尿，应采用以下方法：3次尿液沉渣中2次发现每高倍视野内有3个或更多红细胞或一次尿沉渣阳性的高危病人，需检查上尿路（肾，肾内收集系统和输尿管）和下尿路（膀胱和尿道），以明确血尿的起因。全面评价包括细胞学、膀胱镜和上尿路影像学检查。

细胞学检查 尿液细胞学是镜下血尿检查的一个重要组成部分。移行细胞常可脱落进入尿液，镜下分析可发现细胞学异常。分析时要采集清洁的中段尿标本。在膀胱内反复注入并抽吸液体或进行膀胱冲洗得到的结果可能更好；但一项研究表明，这两种收集尿液方法的分析结果没有统计学差异[35]。尿细胞学检查的敏感性是38%，特异性为98.3%，随恶性程度增加，敏感性明显增加[35]。应用ImmunoCyt法，即含有一种对移行细胞癌的肿瘤标记物发生反应的单克隆抗体混合物的分析方法，与尿细胞学检查结合，可提高肿瘤检测的敏感性。一组多中心的前瞻性研究结果显示，移行细胞癌Ⅰ级、Ⅱ级和Ⅲ级的尿细胞学整体敏感性分别为17.9%、46.3%和68.3%，ImmunoCyt法的敏感性分别为60.7%、75.6%和76.8%。两种方法结合的敏感性为66.7%、78%和87%[36]。

膀胱镜检查 在血尿的评价中膀胱镜对尿道和膀

胱的评价是另一项重要内容。可用硬式的膀胱镜检查，全面评价膀胱黏膜表面、三角区、输尿管开口、膀胱颈部和尿道。软式膀胱镜的出现使得泌尿科医师可以在办公室的条件下完成同样全面的检查，也减少了病人检查时的不适症状。黏膜红色扁平斑一般指原位癌；乳头样病变常为移行细胞癌。

上尿路造影 血尿病人的全面检查要包括上尿路造影，因为肾或输尿管病变可能是血尿的原因。有几种成像方法可用于上尿路检查，每种方法都有其优点和缺点。CT 尿路成像是一种最全面的泌尿系统检查的影像方法；在简单回顾其他方法之后，可能更好地理解CT尿路成像对血尿和其他疾病病人的评价作用。一般而言，CT 尿路成像可显示除尿道和前列腺以外的所有泌尿系统主要结构的解剖。然而，CT 尿路成像需静脉内注射碘对比剂并应用离子辐射。

超声 超声是一种安全、无创伤、可对肾脏进行信息性评价，以及不利用离子辐射的检查方法，是检查肾肿块的良好手段。然而，超声对肾肿块的检出不如CT敏感。超声与CT相比，能发现26%的小于1cm肿块、60%的1～2cm肿块、82%的2～3cm肿块、85%的大于3cm肿块[37]。超声的优势在于能够鉴别肾囊肿与肾肿瘤，可发现肾盂积水，这在成人常提示梗阻。另外，多普勒超声可以动态观察肾血管的动态血流，以诊断各种的血管疾病状态和梗阻。

尽管肾脏超声能显示上尿路梗阻，但必须依据继发征象确定梗阻的原因。例如，肾绞痛的病人，超声上表现为肾盂积水、输尿管积水、结石、同侧输尿管内无尿流，是诊断输尿管梗阻的表现，其敏感性为96.3%，特异性为100%[38]。单侧肾绞痛病人的阻力指数为0.04或更大改变时，诊断急性单侧梗阻的特异性为100%，敏感性为96%[39]。超声对结石检出的敏感性为24%，特异性90%[40]。超声无法有效显示输尿管全程，因而限制了它对许多尿路梗阻原因的检测能力。

有人提出镜下血尿病人只需行上尿路超声检查[34]；然而一些研究表明，只有超声检查远远不够。一项用IVU和超声两种方法检查血尿病人上尿路的前瞻性研究发现，单独应用超声检查，42%上尿路肿瘤被漏诊，IVU漏诊27%，故作者建议，血尿病人应联合使用超声和IVU 检查[40]。超声对血尿病人尿路检查的局限性还是源于超声不能显示全部输尿管；腹部的肠气影响超声路径，因此无法得到超声窗。

静脉尿路造影 CT 尿路成像应用之前，IVU 一直被认为是检查血尿的首选方法。此外，相对于断层成像方法，IVU 价格低廉，应用广泛。IVU 可发现肾实质肿块和尿路收集系统与膀胱的病变，包括腔内病变和尿路上皮病变。IVU 的其他优势包括：能够判断不同的肾功能，评价梗阻的程度，确定结石的位置，显示有利于制定手术方案的解剖关系[41, 42]。然而，IVU 不能用于区分囊性与实性肿块，发现小肿块（≤3cm）的敏感性低[39]。相对于CT，IVU 发现小于2cm、2～3cm和大于3cm肾肿块的敏感性分别是21%、52%和85%[40]。在一项关于IVU 诊断镜下血尿病因的能力的研究中，病变诊断的敏感性为60.5%，特异性为97.4%[43]；直接显示输尿管结石的敏感性为52%～81%[44, 45]。IVU 的其他缺点包括难于发现半透明结石，不能区别半透明结石与肿瘤，严重梗阻、对比剂诱导的肾中毒和其他反应的病例必须采集延迟图像[41]，肾实质和收集系统的充分显影取决于肾功能。

逆行性肾盂造影 有史以来，逆行性肾盂造影一直被认为是检查肾内收集系统和输尿管的最敏感的方法。与IVU相比，逆行性肾盂造影对上尿路的显影不依靠肾脏排泄，因此，肾脏功能异常的病人可行此项检查。另外，逆行性肾盂造影不需要静脉内注射对比剂，几乎没有对比剂反应。然而，逆行性肾盂造影要求经尿道、膀胱和输尿管远端的插管，大多数病人需要在全身麻醉下操作。

CT尿路成像 CT尿路成像已经成为尿路检查最实用的成像方法。它可以简单、无创地完成对肾脏、输尿管和膀胱的检查。因此，CT 尿路成像目前是无痛性肉眼或镜下血尿病人的首选检查方法。CT 尿路成像可以发现结石、肾脏实质肿块和尿路上皮异常。

在对镜下血尿病人检查中，CT也一直被认为优于超声和IVU。对86例有镜下血尿，但 IVU 检查阴性的病人，用CT检查血尿的原因，确诊有39例炎性病变、26例结石、9例恶性肿瘤、5例血管畸形、4例良性肿块、3例梗死[46]。一项用CT和IVU评价镜下血尿的前瞻性研究发现， CT的敏感性为100%，特异性为97.4%，确定血尿病因的整体准确性为98.3%[43]。同时，在115例病人中，CT诊断了40例IVU未能显示的偶发于尿路外的腹部和盆腔病变。

CT 一直被认为是肾脏肿块的检出和定性的首选方法，但它最大的优势（与IVU或超声比较）在于可对肾脏小肿块和肾囊肿进行分类。两组对3cm以下肾脏肿块的CT特征与病理结果对比研究发现，有些CT表现与恶性病理特征相关。另外，囊性病变中，CT显示厚或结节性纤维包膜的特异性为78%，敏感性67% [47]。CT和超声对不同大小病变的检测率分别如下：0～5mm，47%和0%；5～10mm，60%和21%；10～15mm，75%和28%；15～20mm，100%和58%；20～25mm，100%和79%；25～30mm，100%和100% [48]。此外，CT能对肾细胞癌准确分期，确诊Ⅰ期肾细胞癌的敏感性为96%，特异性93% [49]。CT表现的Bosniak分类系统使影像医师能够准确地对良性和恶性囊性肾脏肿块进行定性 [50]。

有关尿路上皮肿瘤的问题，尽管CT尿路成像对尿路上皮肿瘤的前景乐观，但对其特征的检查未做充分的研究。在一项研究中，16例尿路恶性上皮肿瘤中，15例经CT尿路成像发现，其中6例位于肾盂和输尿管，9例位于膀胱 [26]。另一组研究中，27例上尿路肿瘤，前瞻性地发现18例，回顾性地发现24例。值得注意的是，三维重组图像只发现了27例中的6例 [51]。CT尿路成像对尿路上皮恶性肿瘤的分期作用有待于确定。一项研究发现，CT对上尿路移行细胞癌分期的准确性为59.5%；16.2%病人的分期级别降低 [52]。

MRI 尽管MRI不是血尿的主要检查方法，但可用于对CT尿路成像相对禁忌的病人。包括儿童、妊娠妇女、碘对比剂过敏病人和肾功能不良病人。MRI也有助于肾细胞癌的分期及未定性的囊性肾脏肿块的评价。一项研究表明，MRI较CT发现更多的分隔和结节 [53]。MRI对69例囊性肾脏肿块中的7例做了重新分级，使病人得到更为强劲的治疗 [53]。应用显示肾收集系统和输尿管的系列，MRI能对上尿路上皮成像；但MRI对肾盏小病变的显示不佳 [54]。

MRI对结石的显示不如CT [55]。因此，MRI典型地用于较不适合CT检查的病人。Indinavir结石可考虑应用MRI检查。Indinavir后是一种治疗HIV感染的药物。有些病人应用Indinavir后出现的结石能在MRI上被发现，而在平扫CT上不显影 [56]。总之，虽然MRI尿路造影的前景乐观，但滞后于CT尿路成像。另外MRI价格昂贵，不易被广泛应用。

总结

虽然所有影像方法在泌尿系统检查中均起重要作用，但CT尿路成像是一种最全面的泌尿系统检查方法。在一些研究中心，CT尿路成像已取代了传统的IVU。为指导内科医生了解各种影像学方法的相对优点，美国放射学会提出了选择用于诊断与治疗血尿（附录1）和急性腰痛（附录2）的适当影像技术的标准。随着影像技术的不断成熟，希望CT尿路成像在泌尿系统的评价中将发挥更重要的作用。

附录I

主要建议

ACR 适用标准

临床疾病：血尿

版本 1：除无显著特点的肾实质疾病或年青女性出血性膀胱炎以外的所有病人

影像检查顺序	适用等级	注　释
X 线，肾，静脉尿路造影，IVP	8	
CT，肾，尿路造影	8	
US，肾和膀胱，经腹	6	可能遗漏输尿管和尿路上皮病变；腹部 X 线，逆行肾盂造影和膀胱镜是有用的辅助方法
X 线，肾，逆行性肾盂造影	5	
MRI，肾，尿路造影	4	
CT，腹部和盆腔	4	如果 IVP 或超声检查的最初表现模棱两可，可随后进行 CT 检查
介入，肾，血管造影	4	极少情况下，血管畸形可导致血尿，需要血管造影诊断
X 线，腹部，KUB	2	其假设是一个腹部平片是 IVP 检查的一部分。如果未做 IVP，可在 US 检查后做 KUB
MRI，腹部和盆腔	2	
尿路闪烁扫描法	2	
仿真膀胱镜	2	
适用标准评分 1 2 3 4 5 6 7 8 9 1 ＝**最不适用**；9 ＝**最适用**		

版本 2：无显著特点的肾实质疾病

影像检查顺序	适用等级	注　释
US，肾和膀胱，经腹	8	显示肾容积及形态学，为活检定位
X 线，胸部	6	显示肾疾病的心脏、肺及胸膜表现
X 线，肾，逆行性肾盂造影	3	
CT，腹部和盆腔	2	常规
介入，肾，血管造影	2	
MRI，腹部和盆腔	2	
尿路闪烁扫描法	2	
CT，肾，尿路造影	2	
MRI，肾，尿路造影	2	
CT,膀胱，高分辨，仿真膀胱镜	2	
X 线，腹部，KUB	1	
X 线，肾，静脉尿路造影，IVP	1	
适用标准评分 1 2 3 4 5 6 7 8 9 1 ＝**最不适用**；9 ＝**最适用**		

版本 3：小于 40 岁女性的出血性膀胱炎（治疗后血尿完全清除）

影像检查顺序	适用等级	注　释
CT，腹部和盆腔	2	这种和其他成像方法极少用于诊断，常规
尿路闪烁扫描法	2	
MRI，腹部和盆腔	2	
介入，肾，血管造影	2	
CT，肾，尿路造影	2	
MRI，肾，尿路造影	2	
X 线，肾，逆行性肾盂造影	2	
CT，肾，高分辨，仿真膀胱镜	2	
X 线，肾，静脉尿路造影，IVP	1	
X 线，腹部，KUB	1	
US，肾和膀胱，经腹	1	
适用标准评分 1 2 3 4 5 6 7 8 9 1 = 最不适用；9 = 最适用		

From Choyke PL, Bluth EI, Bush WH Jr,et al.*Expert Panel on Urologic Imaging. Radiologic investigation of patients with hematuria.* Arailable at www.acr.org/s_acr/bin.asp?CID=1202&DID=11827&DOC=FILE.PDF. Reston, VA: American College of Radiology, 2005.

附录 II

主要建议

ACR 适用标准

临床疾病：急性腰痛发作

版本 1：怀疑结石病

影像检查顺序	适用等级	注　释
X 线，肾，静脉尿路造影，IVP	8	
CT，肾，螺旋，不用对比剂	8	
US，肾，用多普勒和 KUB	6	怀孕和过敏病人的首选
MRI，肾	4	
X 线，腹部，KUB	1	对已知结石的病人最有用
适用标准评分 1 2 3 4 5 6 7 8 9 1 = 最不适用；9 = 最适用		

From Choyke PL, Bluth EI, Bush WH Jr,et al.*Expert Panel on Urologic Imaging. Radiologic investigation of patients with hematuria.* www.acr.org/s_acr/bin.asp?CID=1202&DID=11827&DOC=FILE.PDF. Reston, VA: American College of Radiology, 2005.

参考文献

1. Swain J. The effect of the roentgen rays on calculi; with the report of renal calculus in which the diagnosis was confirmed by skiagraphy. *Bristol Med Chirurgical J*. 1897;15:1–13.
2. Swick M. Intravenous urography by means of the sodium salt of 5 iodo-2-pyridon-n-acetic acid. *JAMA*. 1930;95:1403.
3. Goldman SM, Sandler CM. Genitourinary imaging: the past 40 years. *Radiology*. 2000;215:313–324.
4. Bosniak MA. Nephrotomography: a relatively unappreciated but extremely valuable diagnostic tool. *Radiology*. 1974;113:313–324.
5. Fielding JR, Steele G, Fox LA, et al. Spiral computerized tomography in the evaluation of acute flank pain: a replacement for excretory urography. *J Urol*. 1997;157:2071–2073.
6. Jayson M, Sanders H. Increased incidence of serendipitously discovered renal cell carcinoma. *Urology*. 1998;51:203–205.
7. Hanna JK. Antenatal hydronephrosis and ureteropelvic junction obstruction: the case for early intervention. *Urology*. 2000;55:612–615.
8. Nixon HH. Hydronephrosis in children: a clinical study of seventy-eight cases with special reference to the role of aberrant renal vessels and the results of conservative operations. *Br J Surg*. 1953;40:601–604.
9. Bateson E, Atkinson D. Circumcaval ureter: a new classification. *Clin Radiol*. 1969;20:173–177.
10. Schlussel RN, Retik AB. Ectopic ureter, ureterocele, and other anomalies of the ureter. In: Walsh PC, Retik AB, Vaughn ED, et al., eds. *Campbell's urology*. 8th ed. Philadelphia: Saunders; 2002: 2007–2052.
11. Gulmi FA, Felsen D, Vaughn ED. Pathophysiology of urinary tract obstruction. In: Walsh PC, Retik AB, Vaughn ED, et al., eds. *Campbell's urology*. 8th ed. Philadelphia: Saunders; 2002:411–462.
12. Sosa R, Vaughan EJ, Gibbons R. *Retroperitoneal fibrosis*. AUA update series VI, lesson 21. 1987.
13. Linblad B, Almgren B, Bergqvist D, et al. Abdominal aortic aneurysm with perianeurysmal fibosis: experience from 11 Swedish vascular centers. *J Vasc Surg*. 1991;13:231–237.
14. Hulnick DH, Megibow AJ, Balthazar EJ, et al. Computed tomography in the evaluation of diverticulitis. *Radiology*. 1948;152:491–495.
15. Huang JJ, Tseng CC. Emphysematous pyelonephritis: clinicoradiological classification, management, prognosis, and pathogenesis. *Arch Intern Med*. 2000;160:797–805.
16. St Lezin M, Hoffmann R, Stroller ML. Pyonephrosis: diagnosis and treatment. *Br J Urol*. 1992;70:360–363.
17. Malek RS, Elder JS. Xanthogranulomatous pyelonephritis: a critical analysis of 26 cases and of the literature. *J Urol*. 1978;119:589–593.
18. Bach PH, Thanh NTK. Penal papillary necrosis—40 years on. *Toxicol Pathol*. 1998;40:73–91.
19. Neu HC. Urinary tract infections. *Am J Med*. 1991;92:63S–70S.
20. Johnson WD Jr, Johnson CW, Lowe FC. Tuberculosis and parasitic disease of the genitourinary system. In: Walsh PC, Retik AB, Vaughn ED, et al., eds. *Campbell's urology*. 8th ed. Philadelphia: Saunders; 2002:743–763.
21. Kaplan DM, Rosenfield AT, Smith RC. Advances in the imaging of renal infection. Helical CT and modern coordinated imaging. *Infect Dis Clin North Am*. 1997;11:681–705.
22. Miller KS, McAninch JW. Radiographic assessment of renal trauma: our 15-year experience. *J Urol*. 1995;154:352–355.
23. Kenney PJ, Panicek DM, Witanowski LS. Computed tomography of ureteral disruption. *J Comput Assist Tomogr*. 1987;3:480–484.
24. Titton RL, Gervais DA, Hahn PF, et al. Urine leaks and urinomas: diagnosis and imaging-guided intervention. *Radiographics*. 2003;23: 1133–1147.
25. Aljabri B, MacDonald PS, Satin R, et al. Incidence of major venous and renal anomalies relevant to aortoiliac surgery as demonstrated by computed tomography. *Ann Vasc Surg*. 2001;15:615–618.
26. Caoili EM, Cohan RH, Korobkin M, et al. Urinary tract abnormalities: initial experience with multi-detector row CT urography. *Radiology*. 2002;222:353–360.
27. Uzzo RG, Novick AC. Nephron sparing surgery for renal tumors: indications, techniques and outcomes. *J Urol*. 2001;166:6–18.
28. Halpern EJ, Mitchell DG, Wechsler RJ, et al. Preoperative evaluation of living renal donors: comparison of CT angiography and MR angiography. *Radiology*. 2000;216:434–439.
29. Grossfeld GD, Litwin MS, Wolf JS, et al. Evaluation of asymptomatic microscopic hematuria in adults: the American Urological Association best practice policy—Part I: definition, detection, prevalence, and etiology. *Urology*. 2001;57:599–603.
30. Corwin HL, Silverstein MD. Microscopic hematuria. *Clin Lab Med*. 1988;8:601–610.
31. Sutton JM. Evaluation of hematuria in adults. *JAMA*. 1989;262: 1214–1219.
32. Mariani AJ, Luangphinith S, Loo S, et al. Dipstick chemical urinalysis: an accurate cost-effective screening test. *J Urol*. 1984;132:64–66.
33. Woolhandler S, Pels RJ, Bor DH, et al. Dipstick urinalysis screening of asymptomatic adults for urinary tract disorders. I. Hematuria and proteinuria. *JAMA*. 1989;262:1214–1219.
34. Corwin HL, Silverstein MD. The diagnosis of neoplasia in patients with asymptomatic microscopic hematuria: a decision analysis. *J Urol*. 1988;139:1002–1006.
35. Planz B, Jochims E, Deix T, et al. The role of urinary cytology for detection of bladder cancer. *Eur J Surg Oncol*. 2005;31:304–308.
36. Pfister C, Chautard D, Devonec M, et al. Immunocyte test improves the diagnostic accuracy of urinary cytology: results of a French multicenter study. *J Urol*. 2003;169:921–924.
37. Warshauer DM, McCarthy SM, Street L, et al. Detection of renal masses: sensitivities and specificities of exrectory urogram/linear tomography, US and CT. *Radiology*. 1988;169:363–365.
38. Soyer P, Levesque M, Lecloirec A, et al. Evaluation of the role of echography in the positive diagnosis of renal colic secondary to kidney stone. *J Radiol*. 1990;71:445–450.
39. Shokeir AA, Abdulmaabound M. Prospective comparison of nonenhanced helical computerized tomography and Doppler ultrasonography for the diagnosis of renal colic. *J Urol*. 2001;165:1085–1084.
40. Fowler KA, Locken JA, Duchesne JH, et al. US for detecting renal calculi with nonenhanced CT as a reference standard. *Radiology*. 2002;222:109–113.
41. Khadra MH, Pickard RS, Charlton M, et al. A prospective analysis of 1,930 patients with hematuria to evaluate current diagnostic practice. *J Urol*. 2000;163:524–527.
42. Heidenreich A, Desgrandschamps F, Terrier F, et al. Modern approach of diagnosis and management of acute flank pain: review of all imaging modalities. *Eur Urol*. 2002;41:351–362.
43. Gray Sears CL, Ward JF, Sears ST, et al. Prospective comparison of computerized tomography and excretory urography in the initial evaluation of asymptomatic microhematuria. *J Urol*. 2002;168:2457–2460.
44. Roth CS, Bowyer BA, Bergquist TH. Utility of the plain abdominal radiograph for diagnosing ureteral calculi. *Ann Emerg Med*. 1985;14:311–315.
45. Ruppert-Kohlmayr AJ, Stacher R, Preidler KW, et al. Native spiral computerized tomography in patients with acute flank pain—yes or no? *Fortschr Roentgenstr*. 1999;170:168–173.
46. Lang EK, Macchia RJ, Thomas R, et al. Improved detection of renal pathologic features on multiphase helical CT compared with IVU in patients presenting with microscopic hematuria. *Urology*. 2003;61: 528–532.
47. Silverman SG, Lee BY, Seltzer SE, et al. Small (≤3 cm) renal masses: correlation of spiral CT features and pathologic findings. *Am J Roentgenol*. 1994;163:597–605.
48. Jamis-Dow CA, Choyke PL, Jennings SB, et al. Small (< or = 3-cm) renal masses: detection with CT versus US and pathologic correlation. *Radiology*. 1996;198:785–788.
49. Catalano C, Fraiolo F, Laghi A, et al. High-resolution multidetector CT in the preoperative evaluation of patients with renal cell carcinoma. *Am J Roentgenol*. 2003;180:1271–1277.

50. Bosniak MA. Diagnosis and management of patients with complicated cystic lesions of the kidney. *Am J Roentgenol.* 1997;169:819–821.
51. Caoili E, Cohan RH, Inampudi P, et al. MDCT urography of upper tract neoplasms. *Am J Roentgenol.* 2005;184:1873–1881.
52. Scolieri MJ, Paik ML, Brown SL, et al. Limitations of computed tomography in the preoperative staging of upper tract urothelial carcinoma. *Urology.* 2000;56:930–934.
53. Israel GM, Hindman N, Bosniak MA. Evaluation of cystic renal masses; comparison of CT and MR imaging by using the Bosniak classification system. *Radiology.* 2004;231:365–371.
54. Nolte-Ernsting CCA, Bucker A, Adam GB, et al. Gadolinium-enhanced excretory MR urography after low-dose diuretic injection: comparison with conventional excretory urography. *Radiology.* 1998;209: 147–157.
55. Sudah M, Vanninen R, Partanen K, et al. Patients with acute flank pain: comparison of MR urography with unenhanced helical CT. *Radiology.* 2002;223:98–105.
56. Hermans BP, Materne R, Marot JC, et al. Indinavir calculi: diagnosis with magnetic resonance urography. *Eur Urol.* 2000;37:634–635.

第二章

CT 尿路成像技术

RIAHARD H.COUAN, MD
ELAINE M.CAOILI, MD

尽管CT尿路成像（CTU）的最佳技术尚未发现，但更多信息的出现应当有助于改进此项技术。本章将讨论正确使用CTU的各种问题；并对目前CTU的发展做简短的概述，重点强调排泄期横断面CT采集的出现及其重要性；回顾CTU方案的变化，包括排泄期采集时相的差别、三期扫描的应用及分离团注技术的方法；讨论尿路节段不显影的问题，以及如何将这个问题降到最低。也提出了辅助技术的潜在优势，如在最初注射对比剂后和排泄期采集之间使病人转动或活动、腹部加压、注射生理盐水、注射利尿剂，促进尿路的扩张和显影，以期发现病变。希望读者读完这章后能够充分了解CTU，以便为此项技术更为精确做出积极的贡献。

CTU的发展

CT联合静脉尿路造影（混合研究） 最早应用CT帮助检查尿路的一种方式为CT联合静脉肾盂造影（IVU）[1]。应用这种方法检查的病人，应首先进行传统X光摄影和线性体层摄影检查，然后静脉内注入对比剂，此时获得标准静脉尿路造影图像。之后将病人转到CT扫描间，采集肾脏延迟期CT增强图像。用这种检查方法进行CT扫描的目的是发现那些只用静脉尿路造影可能遗漏的肾脏小病变。

尽管这种技术在发现肾脏肿块方面因敏感性提高而优于IVU，但仍存在两种局限性。第一，并不总是容易快速地将病人从普通X线摄影室转移到CT扫描室。而且转移时，两房间必须同时空闲，这对一个忙碌的影像科是很难做到的。第二，这种方法不能全面评价肾脏肿块；因为肾实质期内，不能获得延迟强化的CT图像，而该期是发现肾肿块的最理想期相。更重要的是没有CT平扫图像，因此无法评价肾脏肿块的强化。

CT/IVU混合：CT房间的改造 作为一种替代，可在CT扫描室内，将传统X线设备加到一台CT扫描仪上[2]。这种方法可使病人仍留在CT扫描床上获取普通X线平片。对这种修改的初步研究结果令人鼓舞，因为现在可在任何时间获得肾实质期CT图像了[3]。选择这种方法有一个原则，即排泄期图像最好用X线采集而不用CT。在对比剂排泄到肾收集系统和输尿管内之后，即使研究结果提示排泄期的传统X线照片不如排泄期的CT横断面像精确，常规上也不做横断面CT像。而且，采用这种混合技术需要大量额外资金。

然而，已有很多研究提示应用CT数字平片（或扫描定位片）取代传统平片检查尿路。随后，出现了应用类似传统平片的CT增强数字平片，发现在包括尿路结石等尿路病变方面与传统平片同样敏感[4]。因此，不改造CT扫描室，CT扫描机也可采集到静脉尿路造影样图像。然而与所有投射性技术一样，尿路CT数字平片可能被上层的充气肠管等结构掩盖。所以，肠道准备可能有助于这种排泄期尿路造影方法的应用。

应用横断面图像评价肾收集系统、输尿管和膀胱 现在，有些研究者开始利用CT横断面薄层图像取代传统平片评价泌尿系统的全部[5~7]。相对于传统或数字平片，横断面图像不受重叠结构的影响，无需肠道准备。然而，这种方法需要一个看图范式的转变（paradigm shift）。过去一直认为由于CT横断面图像的分辨率低，显示尿路上皮病变不如IVU[3]。然而，随着多层螺旋CT的应用，一次屏气就能采集整个泌尿系统的所有薄层图像，得到高分辨率的多层面的尿路上皮图像。初步结果显示，用这种方法完成的CTU（一般又称为多探测器或多层螺旋CTU），事实上可有效地发现泌尿系统的良性和恶性病变[6]。可能发现如肾小管扩张、乳头坏死甚至微小（最大径2～3mm）尿路上皮癌等小病变。因此，有人建议用多层螺旋CTU代替IVU及IVU/CT混合检查[6, 8]。

显而易见CTU排泄期横断面薄层图像（一般要求层厚≤2.5mm）对尿路疾病的显示比明显CT数字图像或传统的排泄性尿路造影图像更为敏感。CT横断面图像的优势在于能够清晰显示尿路上皮癌和输尿管炎症。IVU和CT定位像只能对肾收集系统、输尿管和膀胱的管腔成像，不能显示管壁。尽管过去一直以为侵犯尿路上皮的病变几乎均累及管腔，但现在已经知道，事实并非如此。偶尔，尿路上皮的恶性肿瘤和一些输尿管炎及膀胱炎的病例可出现明显的尿路上皮壁增厚，但对肾收集系统、输尿管及膀胱的管腔和形态却影响极小或无影响。CT横断面图像能发现CT数字图像、IVU甚至逆行肾盂造影等都无法显示的环形壁增厚[6, 8]。因此，一些早期提倡应用IVU/CT混合方法的影像学者，最近已转向CTU技术，该技术只依靠横断面图像评价尿路上皮。

CTU横断面成像技术

单次团注技术 已经制订出两种不同的CTU横断

面检查方案。最全面的成像方案是至少三种不同的图像采集：平扫图像用于确定肾和输尿管结石；协助任何随后可能发现的肾脏肿块的定性；增强早期的肾实质期扫描是发现和定性肾脏肿块的最佳方法（单次团注对比剂后开始扫描）；延迟期扫描用于评价肾收集系统、输尿管和膀胱[7,9]。尽管有些人添加更多系列，如动脉期、皮髓质交界期[10,11]和额外的排泄期图像[6]，但这些不是常规扫描。

已应用各种不同的层厚采集图像。一般来说，平扫的图像范围是从肾脏到耻骨联合，重建的层厚2.5～5.0mm，无重叠。肾实质期应用相同的重建层厚与间隔，扫描肾脏或整个腹部。后者可评价泌尿系统外的病变，因为是门静脉期后采集的图像，故肝脏强化程度不是最理想的。尽管如此，与排泄期相比，肾实质期扫描能提高对内脏器官异常检测的敏感性，故为肝脏（和其他非肾脏的腹部器官）增强的首选。多层螺旋CTU扫描方案是非常重要的（包括极薄层厚的排泄期图像）。虽然，偶尔应用5mm层厚[10]，但2.5～3.0mm以下的层厚更可取。许多研究者应用0.625～1.25mm层厚对原始数据重建[7,9]。如果要求0.625mm层厚的图像，可应用无重叠重建。如果需要较厚的层厚，可用50%重叠[5,9]。

对比剂的注射需要I浓度300mg/ml的非离子对比剂100～150ml，用高压注射器以2～4ml/s的速度注入[6,7]。因无需常规采集动脉期图像，不需要更快的注射速度。

所推荐的两种对比增强时相的时间选择是多样的；然而，如果对比剂注射的速度按前文[6,7]所述，在开始注射对比剂后100～120秒获得的肾实质期图像一直是好的。排泄期时相的时间选择还没有完全达成共识。要求在开始注射对比剂后3[12]和15分钟[13]行排泄期扫描。一组报告发现，450秒的排泄期图像比300秒更易检出尿路病变[14]。另一项研究发现，尿路扩张在开始注射对比剂后15分钟的图像上有所改善，然后开始下降[15]。基于这些数据，排泄期的最佳时相为7.5～15分钟。

三或四期单次团注的CTU已经得到最广泛的应用[16]。但有一个重要批评：与标准IVU相比，病人要承受更多的辐射量。因为与普通平片相比，CT扫描本身使病人承受更多的辐射，这个批评可能涉及许多CT扫描方案。

分离团注技术 2001年，有两组[5,17]有关应用不同方法做CTU检查的报告，即分两次团注对比剂。即在两个剂量之间插入一次充分的延迟，这样当第一次剂量正在排泄到肾收集系统、输尿管和膀胱，而第二次剂量仍使肾脏实质显影时进行扫描成像[5,17]。应用这种方法，一次增强CT采集了肾实质期和排泄期两个时相的尿路图像，有效地减少了一次扫描。与三或四期CTU扫描方案相比，这种方法降低了病人的辐射剂量。

Chow和Sommer[5]使用的分离团注CTU扫描方案概括如下：首先，采集腹部和盆腔的平扫图像，5mm层厚。然后，以2ml/s的速度注入40ml对比剂（I 300mg/ml）。延迟2分钟后（此时已经完成扫描），以同样的速度注入另外80ml对比剂（浓度相同）。再延迟1.5分钟后，以2.5mm重建层厚与1.25mm的间隔行腹部和盆腔扫描。然而，第一次对比剂注射和排泄期图像开始采集之间的净延迟3.5分钟很可能不会使整个尿路达到最大程度的显影和扩张。因此，需要一个压迫装置。压迫装置释放前采集上尿路图像，释放后采集下尿路图像。

另一组报告了另一种可选的分离团注方案[17]。首先，用5mm重建层厚与5mm间隔行腹部和盆腔平扫。其次，用静脉推注而不用高压注射器注入30ml对比剂（I 300mg/ml）。15分钟后再用高压注射器以2ml/s的速度注入另外100ml对比剂。再经过100秒后，行腹部和盆腔的薄层扫描（用5mm重建层厚连续横断面扫描，应用2.5mm层厚和1mm重建间隔做冠状面重组）。大于16.5分钟的总延迟时间可能长于预想的最佳尿路扩张时间。也常推荐应用小于5mm层厚观察横断面图像。

Kekelidze等[18]报告了他们在不同的时间分3次团注对比剂的扫描方案：在第一次团注［30ml碘克沙醇（iodixanol）320］已经排泄后开始扫描，7分钟后的第二次团注（50ml碘克沙醇320）进入肾实质期，再经过2分钟后行第三次团注（65ml碘克沙醇320），肾动脉期显影。作者发现应用这个方案能得到满意的图像。

由于分离团注方法能减少一次增强扫描，因而被许多研究中心采用。然而，分离团注技术存在几个理论上的局限性。首先，第一次团注的剂量减少可能使肾内收集系统与下尿路的扩张和显影程度减低，影响病变检测的能力。我们偶尔发现这是一个问题[19]。第二，有报告认为，收集系统内排泄的高浓度对比剂可能产生线束硬化性条纹伪影，从而限制对肾脏实质的评价[20]。虽然这种伪影不可能影响肾脏肿块的检出，但它可以妨碍邻近收集系统的肾脏肿块密度的准确测量，影响肿瘤定性。

最后必须强调的是，尽管分离团注的方法确实能减少病人的辐射剂量，但在整个检查中，辐射剂量的减少不超过1/3。辐射剂量最高的部分是最后的排泄期薄层扫描。此期的完成是典型地运用了最薄的准直设定，以使空间分辨率达到最高，便于发现尿路上皮病变。为抵消薄准直造成的噪声增加，增加了扫描机的剂量。被淘汰的分离肾实质期系列对辐射减少的作用很小，因为准直的设定并不够薄。另外，肾实质期图像通常只通过扫描肾脏或上腹部获得，而其他两个系列却要扫描整个腹部和盆腔。同样，分离团注技术所改的辐射剂量的中适度降低对做CTU检查的老年人是否有意义也有争议。

通过降低管电流减少病人辐射剂量

CTU检查中，可通过减少每次采集时的扫描剂量来降低病人的辐射剂量。通过大量降低管电流或毫安数做平扫CT并不影响其检测结石的能力[21,22]，虽然毫安数减少的理想剂量尚未确定。低毫安扫描可能影响肾脏肿块密度测量的准确性。

Degenhart及其同事[23]评估了低毫安扫描CTU排泄期对尿路不同节段界限的划定能力。作者发现，标准剂量（176mA和120kVp）和低剂量（29mA和120kVp）技术对肾内收集系统与近段和中段输尿管界限的划定相似；但用低剂量扫描技术，输尿管下段显示不佳。作者认为，低剂量CTU不能发现输尿管下段黏膜（可能含黏膜壁）的病变。然而上述结果提示，这种方法可能会使毫安数降低到较低范围而其敏感性不降低。假设评价排泄期图像意味着对含高密度尿液的肾收集系统和输尿管与相对低密度的黏膜和壁的病变进行比较，那么成功地减低毫安数在理论上是可行的。一项用猪的试验研究发现，事实上，毫安数可降到70（但不低于70），图像质量没有显著减低[24]。

淘汰平扫降低辐射剂量

取代分离团注技术以降低辐射剂量的另一种方法为淘汰平扫期。有人认为这期扫描可能是不必要的，因为在肾实质期图像上就可发现肾和输尿管结石，而肾脏肿块可通过观察其强化逐渐减低（肾实质期和排泄期图像之间）而不是通过判断强化程度（平扫和肾实质期图像之间）进行定性。

然而，初步研究结果提示，不能只依据肾实质期和排泄期图像检查尿路结石及对肾脏肿块定性。一项对肾实质期或排泄期图像的回顾性研究中发现，在平扫图像上发现的尿路结石病例中仅60%能在其后的肾实质期或排泄期图像上看到[25]。这些可能被漏诊的结石较小而模糊，这是由于在采集肾实质期的图像时，对比剂已被排泄。此时，本组6例恶性肾实性肿块中有2例未发生强化逐渐减低，肾实质和排泄期采集间隔的10.5分钟内，密度减低未超过10HU。比较平扫和肾实质期的CT值，这2例肿块的强化程度超过10HU。

最后，如果应用低毫安技术平扫，所产生的辐射剂量仅稍高于未做的最初系列的扫描剂量。基于上述原因，一般不提倡淘汰平扫。但对不可能有肾脏肿瘤及最近一次影像检查中未发现实性肾肿块或只发现了不重要小结石的病人，仍可考虑用这个方法。

未显影的尿路节段

CTU检查中最常见的问题是一个或多个尿路节段不显影。这个问题通常见于无梗阻的病人（输尿管蠕动所致），也偶见于尿路梗阻的病人。

在IVU检查中，尿路节段性不显影已被关注多年。如果IVU上发现是梗阻导致的不显影，通常需要采集延迟照片。大多数病人梗阻段经过一段时间后能逐渐显影，尽管可能需要几小时。在IVU检查时，有关未显影、无梗阻段的最佳解决方法仍有争议。有人提倡照延迟期照片（特别是病人在俯卧位时），而另外一些人建议行透视检查甚至于逆行性肾盂造影。还有些人不主张做任何其他成像，他们确信大多数输尿管如果存在异常，就可能出现某些不显影之外的其他IVU可见的异常类型（通常为扩张）。

既然IVU对尿路节段性不显影有不同的解决方法，CTU检查也有多种方法就不足为奇。下面将分别讨论未显影的梗阻收集系统与未显影的无梗阻尿路节段的解决方法。

不显影或部分显影的梗阻尿路 在做CTU检查时，由于对比剂已排泄到扩张的肾收集系统内，通常能够立即确定完全或高度梗阻尿路的病因，而无需显示输尿管。可以显示软组织密度的尿路上皮肿瘤、血块、狭窄部位和结石（几乎总是呈高密度），特别是当这些病变被水样密度的尿液画出轮廓时。因此，不需要用CTU梗阻尿路的延迟期扫描，这也是CTU优于IVU的另一特征。

另一个有趣的问题是，CTU 检查时排泄的对比剂可在病人扩张的收集系统和输尿管及正常大小的膀胱内形成悬垂的分层。对比剂比重大于尿液，因此，显影的尿液位于扩张系统或膀胱的后部。邻近未显影尿液的收集系统和膀胱壁病变仍可显示（由于密度差异）；然而，一般来说，被显影尿液衬托下的病变更容易被发现。因此，分层现象可能降低至少某些尿路疾病的检测敏感性。

有些研究者（Nigel Cowan，个人联系）建议让病人在最初对比剂注射后与排泄期采集中间活动，病人可先在 CT 室内走动，然后回到 CT 扫描床上再翻身360°。病人只在扫描床上翻身常不能充分混合显影和未显影的尿液。病人走动后回到 CT 扫描床上必须认真重新定位(保证随后的图像能包括全部尿路)。从头到尾，这种操作需要额外的时间和工作，因此，我们在注射对比剂后不让病人活动。没有足够的证据或经验表明病人在整个检查过程中保持静止能影响 CTU 发现尿路病变的能力。

另一种方法是让病人在 CTU 检查前排净尿液以最大限度地减少膀胱内未显影的尿量。这个方法的主要缺点是：采集排泄期图像时，膀胱可能没有扩张，除非应用利尿剂。

不完全显影的非梗阻尿路 一个更常见的问题是非梗阻尿路节段偶尔也不显影。Caoili 等 [26] 发现此问题在输尿管多见，而在肾内收集系统不常见。另外，输尿管不显影多见于远端，近端少见。在他们的研究中，分别在300秒和450秒扫描，只有5%和8%的近端输尿管不显影，而不显影的远端输尿管急剧增加到300秒为33%，450秒为24%。这些数据提示，当用较短的延迟时间采集排泄期图像时，不显影问题可能更多见。

CTU 不显影有几种可能的解决方法。有些人添加另一次排泄期扫描(希望两次扫描同一输尿管段不再不显影) [6]。另有些人用延迟期 CT 扫描投射图像（定位片）补充横断面图像，使横断面上不显影的输尿管段在扫描 CT 定位像时显影 [27, 28]。一项研究发现，添加CT增强定位片可增加尿路节段完全显影的数量 [28]。这项研究发现，如果横断面扫描1分钟后再做一次 CT 增强定位扫描，不完全显影输尿管段的数量下降50%以上，如果对早期图像未显示所有尿路节段的病例以2分钟的间隔再做3次 CT 增强定位扫描，不完全显影尿路的数量下降得更多。

虽然这种方法有某些优点，但必须了解的是，同普通平片一样，CT 增强定位像只可使尿路的管腔显影。只应用这种尿路显影的图像，某些管壁异常及偶尔突入尿路腔的微小充盈缺损可能被漏掉。还有，额外的 CT 增强定位像（或额外的横断面图像）不可能一律成功。有些尿路节段可能仍不显影。幸运的是，未显影的管径正常的输尿管段包含病变的可能性极低。因此，虽然应该努力减少未显影输尿管段的数量，但当了解到假阴性诊断可能很少后，就可以假设这些未显影段是正常。必须牢记的是，还没有证明这些额外采集的图像除了能使更多的尿路段显影外还有其他的作用。还不清楚是否能发现任何其他病变。

其他辅助操作

为了改善尿路扩张与显影，提高尿路病变检测的敏感性，已将一些辅助操作加到 CT 扫描方案上。这些操作包括腹部加压、生理盐水的水合及注射小剂量利尿剂。

传统的静脉尿路造影中被久已接受的腹部加压已运用到CTU上。利尿剂已被列入MRI尿路造影方案。有关对这些改善尿路显影的操作效果的评估都是初步的。

腹部加压 有些研究者主张应用加压带 [5, 6, 12, 29]。用腹部加压做 CTU 检查时，通常将腹带放置于病人身上，开始注射对比剂时收紧。理想的方式是最先采集肾和输尿管近端排泄期图像。然后松开腹带，进行输尿管远端成像。因此，如果加压适度，可将排泄期图像分成两个不同部分。

加压带价格低廉，易于使用，但还需购置其他设备。另外，腹部加压需要更多的操作时间，增加CTU 扫描方案的复杂性，因此，不受技术人员的欢迎。

有3组主张应用加压肾脏排泄期CT或CTU检查的研究。在第1组研究中，McNicholas 及其同事 [29] 进行了仰卧位加压和未加压的 CTU 与俯卧位未加压的 CTU 及加压的 IVU 的对比研究。于600秒采集排泄期图像。作者们对每段肾收集系统和输尿管（分成5段）进行显影评分。结果显示，CTU 与 IVU 对肾内收集系统及输尿管近段和中段的显影没有显著性差异。在 CTU 的各项技术中，仰卧位加压和俯卧位未加压扫描的显影评分高于仰卧位未加压扫描。压力释放后图像的输尿管远端显影与IVU相似，但优于其他 CTU 成像技术。作者们得出的结论是：CTU 加压与 IVU 相似。

第2组研究，Heneghan及其同事[12]对180秒的排泄期加压和解压图像与IVU图像进行对比研究。他们发现，肾内收集系统和输尿管中段在CT上的显影比在IVU上更清楚(尽管某些段的显影差异较小)，这两种方法对输尿管近端和远端的显影程度相似。

第3组研究，Caoili及其同事[30]发现，当加压用于肾脏肿块的CT检查时，能较多地发现肾内收集系统和输尿管近段显影，在300秒采集的图像上显示的输尿管的扩张程度较大（平均约1mm)。这是首例关于尿路显影和扩张两个不同特点的研究。

一项研究对多种CTU的辅助操作(包括加压)做了相互比较，并与一个对照组比较[26]。排泄期图像在300秒和450秒采集。结果发现，虽然应用加压装置，病人的肾内收集系统显影及扩张优于未加压者，但差异很小，没有统计学意义。故作者得出的结论是：应用加压不能提高尿路显影。

因为所用的CTU方案和对尿路表现评分分类系统不同，所以难于对先前讨论的研究进行比较。但是，这些研究共同的特点可以确定为：应用加压可改善显影和扩张，最好也只是轻微的。

生理盐水的水合作用 一个被普遍接受的辅助方法包括扫描前和扫描过程中加大尿液排泄的水合作用，从而使上尿路扩张及显影。扫描前的水合方法一般是给病人静脉内注入生理盐水。这项技术最先由McTavish及其同事报告[7]。在他们的研究中，注入对比剂后立即滴注250ml生理盐水（不用高压注射器)。一直滴注到8～10分钟的排泄期扫描为止。病人滴注盐水时做仰卧位和俯卧位CTU扫描。扫描结果与不滴注生理生理盐水的CTU病人及IVU检查的病人进行比较。俯卧位扫描病人的显影评分无显著性差异。但滴注生理盐水病人的输尿管远端显影评分明显见好。肾内收集系统和近段或中段输尿管的显影评分没有统计学意义。作者们得出的结论是：生理盐水可有效地改善尿路显影。

一项随访研究[26]发现，注射对比剂前静脉滴注250ml生理盐水可明显改善肾内收集系统与输尿管近段的显影评分及肾内收集系统图像质量的主观分级。然而，肾内收集系统或输尿管近端扩张或输尿管远端显影或扩张无明显改善。尽管此项研究显示应用生理盐水有一些优势，但显著性差异较小。

另一项研究[31]发现，将首次注射对比剂后注入生理盐水的检查方法纳入分离团注技术方案内，对尿路显影并无改善。与对照组比较，用生理盐水水合的病人中扩张的尿路段数稍有增加。然而作者们仅用100ml生理盐水，明显小于其他研究的用量。

Sudakoff及其同事[28]在分离团注CTU的首次团注对比剂后，立即静脉注入250ml生理盐水。将尿路分为6段，用完全显影或不完全显影的二元分类系统对每段的显影情况进行评价。结果显示，生理盐水的水合作用不能促使更多的尿路段完全显影。

因为前面讨论的关于静脉内注射生理盐水的水合作用的价值研究所采用的CT尿路成像方案不同，对比剂的剂量和生理盐水量、采集时相和分析方法不同，故很难得出任何肯定的结论。可能有些好处，如静脉内注射的生理盐水价格低廉，操作简单，几乎所有的病人都能耐受。因此，如果希望得到最优质的CT尿路成像，可以考虑应用生理盐水，但不是必需的。

口服的水合作用 另一种可能的方法是在CTU检查前用口服的方法使病人水合化。这是一种合理的代替方法，但必须保证老年病人或有充血性心衰病史的病人不会摄入过多的液体。

口服大量液体似乎能被病人很好地耐受。Kawamoto及其同事[32]报告了对50例病人在CTU检查前立即饮水的结果。在这项研究中，要求病人在CTU检查的15～20分钟内喝750～1000ml水。并未用其他任何方法。作者们报道“几乎所有病人”能不费力地喝完这些水。随后，两名研究人员对CTU结果进行分析，发现大多数病人的尿路完全或几乎完全显影。两名研究人员评定的显影不佳（小于80%）分别为：肾内收集系统5%和5%，肾盂2%和2%，输尿管上段14%和17%，输尿管下段23%和33%。虽然这项研究没有评价尿路扩张，也没有对口服水合与其他方法进行比较。作者们的结论是：CTU成像时，仅用口服水合方法获得的尿路显影是可以接受的。这些结果再次肯定输尿管下段或远端是最难显影的节段。

利尿剂 利尿剂已被有效地应用于MRI尿路造影。利尿剂能极大地增加尿液的分泌，故能改善MRI尿路造影上无扩张无梗阻尿路的显影质量就不足为奇了。注射利尿剂的另一个作用是减低尿液中排泄的对比剂浓度。

这些作用有可能提高CTU检查中的尿路显示，主要通过改善肾内收集系统和输尿管扩张。另外，可能增加显影尿路的段数。最后，通过降低尿路中碘对比剂的浓度，较易发现可能被掩盖的尿路上皮微小病变。

一些研究者主张CTU扫描时注射呋塞米[11,33,34]。

Nolte-Ernstung 等首次报道利尿剂在 CTU 中的应用[33]，他们发现，在注射对比剂前 3～5 分钟，静脉注射 10mg 呋塞米，尿道显影极佳，使 16 例病人中的 32 个收集系统和 30 个输尿管接近完全或完全显影。

Silverman 等[34] 报道，CTU 检查时静脉注射 10mg 呋塞米，输尿管中段和远端的显影明显优于静脉内注射生理盐水。扩张程度与静脉内注射生理盐水相似。令人关注的是，病人同时注射生理盐水和呋塞米时，显影或扩张无进一步改善。作者们得出的结论是：单独注射呋塞米时，CT 图像质量最好。

尽管注射呋塞米可能改善 CT 尿路图像的总体质量，但增加了检查的复杂性。在美国的大多数研究中心，必须获得特殊的指令，才可以注射呋塞米。通常，注射必须由护士和医生而不是由技术员操作。这可能降低，至少轻微降低 CT 检查的流通量。液体平衡能力弱或过敏病人可能发生极少的并发症。尽管如此，小剂量呋塞米的安全性极高且很容易耐受。在一个研究中心，CTU 检查时常规地应用呋塞米已经超过 2 年半，没有发现并发症（Stuart Silverman，个人联系）。

总之，上述任何一种辅助方法都可用于 CTU 扫描中，虽然难于评价每种方法的作用。发现的尿路扩张和显影是否有助于提高对病变的检测还不清楚。

图像重建和重组图像

许多 CTU 方案包括多平面重组图像或三维（3D）重建。如果解释图像所用的工作站具备 3D 重建和多平面重组功能，这些图像可由影像学医师创建。由于软件的不断完善，图像重组很容易完成，只需要少量工作和时间。越来越多的研究中心依靠特殊培训的 3D CT 科技人员创建这些图像。

重组图像能以一种类似于 IVU 图像或手术中所见的模式显示尿路的解剖和病变，因此常受咨询医师的偏爱。但对于影像学医师，重组图像只是偶尔用于补充横断面图像的信息。实际上，三种最常用的 3D 重建技术（即容积再现、厚层块最大和平均密度投影图像）不能用于取代标准横断面图像的分析。一项对 27 例尿路上皮肿瘤的研究中，Caoili 等[9] 回顾性地分析了 CTU 排泄期图像，发现横断面图像所示的 24 例肿瘤中，3D 重建图像只显示 6 例（25%）。另外，3D 图像对其他腹腔内器官的显示能力也受到限制。在重新分析的 CTU 横断面图像中，发现许多病人出现了尿路外病变[35]。

相对于 3D 图像应用的局限性，如果采集时采用足够薄的准直，多平面重组图像可能代替横断面图像。Feng 及其同事[36] 的一项研究中发现，1.25mm 层厚的横断图像和 1.25mm 层厚的冠状面重组图像对尿路上皮肿瘤检出的敏感性相等。尽管分析者对冠状面图像观察缺少经验，但冠状面图像数量少（平均 100 幅左右而不是接近 600 幅），能更快地进行评估，从而增加病人的流动量。

图像复审

由于创建了大量图像，不管对横断面还是重组图像或两种图像的复审，最好在一个图像储存和传输系统（PACS）工作站上完成。另外，排泄期图像应该用宽窗复审，否则，小的尿路病变可能完全被肾内收集系统、输尿管和膀胱内的高密度对比剂掩盖[14]。

概要 / 可能推荐的技术

如上所述，虽然对如何优化 CTU 技术的了解开始有所进展，但关于 CTU 运行的最佳方法还没有达成共识。另外，用于 CTU 检查的扫描仪存在的巨大差别也使这种情况变得混乱。几年以前，只有几台 16 排螺旋 CT。目前，64 排多探测器技术已变得广泛。在两个影像中心的 16 排 CT 上目前已经使用成功的 CTU 技术方案列在表 2.1 和表 2.2 上。

总 结

CT 尿路成像技术不断发展。虽然此项工作仍处于初级阶段，但应遵循几项总的原则。依靠 IVU/CT 联合或只依靠增强 CT 定位像做排泄期成像已不再合适。这些方法对病变检出的敏感性小于排泄期采集的横断面图像。应用三期或两期分离团注检查可获得成功。应于注射对比剂后 7.5 分钟和 15 分钟开始采集排泄期薄层的图像，层厚≤3mm。辅助操作可能有帮助，但加压的作用很轻微；生理盐水的水合作用可能有帮助；注射呋塞米的初步资料表明其前景是很好的。然而，需要强调的是，所有辅助操作对病变检测的作用仍然不详。冠状面或矢状面重组图像显示尿路病变的能力与横断面图像相同（如果图像够薄），标准 3D 重建不敏感，只能作为其他图像的辅助。图像复审最好在 PACS 工作站上完成，评价排泄期必须包括宽窗显示的图像。

表2.1　CT尿路成像三期方案（单次团注）

	Michigan 大学医院	Brigham 妇女医院
口服制剂	无	900ml 水
CT 定位图像	前后位和侧位	前后位
平扫系列		
图像层厚	5mm	5mm
重建间隔	5mm	5mm
对比剂注射	150ml，含Ⅰ 300mg/ml，3ml/s	100ml，含Ⅰ 300mg/ml，3ml/s
肾实质期系列		
延迟时间	100 s	100 s
图像层厚	2.5mm	3mm
重建间隔	1.25mm	1.5mm
排泄期系列		
延迟时间	720 s（12min）	900 s（15min）
准直（用于重组）	1.25mm	0.75mm
初始重建间隔（用于重组）	0.625mm	0.5mm
图像层厚（用于观察）	2.5mm	3mm
重建间隔（用于观察）	1.25mm	3mm
重组图像	冠状面平均密度投影 2.5mm × 1.25mm，前后位和双斜位容积再现图像	冠状面多平面重组图像 3mm × 1.5mm，每侧输尿管的曲面重组图像，前后位和双斜位容积再现图像，最大密度投影图像
辅助操作	静脉插管开始时静脉注射 250ml 生理盐水	对比剂注射前 2～3min 静脉注射 10mg 呋塞米。如果对呋塞米或磺胺药物过敏，收缩压<90mmHg，于对比剂注射后静脉注射 250ml 生理盐水代替呋塞米

这些方案用于 16 通道 MDCT 扫描仪。

表2.2　CT尿路成像二期参数（分离团注）

	Michigan 大学医院	Brigham 妇女医院
口服制剂	无	900ml 水
CT 定位图像	前后位和侧位	前后位
平扫图像		
图像层厚	5mm	3mm
重建间隔	5mm	3mm
第一次对比剂注射	75ml，含Ⅰ 300mg/ml，3ml/s	50ml，含Ⅰ 300mg/ml，2ml/s
延迟	600 s（10min）	360 s（6min）
第二次对比剂注射	100ml，含Ⅰ 300mg/ml，3ml/s	100ml，含Ⅰ 300mg/ml，3ml/s
延迟	100 s	100 s
组合肾实质／排泄期系列		
准直（用于重组）	1.25mm	0.75mm
重建间隔（用于重组）	0.625mm	0.5mm
图像层厚（用于观察）	2.5mm	3mm
重建间隔（用于重组）	1.25mm	3mm
重组图像	冠状面平均密度投影 2.5mm × 1.25mm，前位和 30°双斜位容积再现图像	冠状面多平面重组图像 3mm × 1.5mm，每侧输尿管的曲面重组图像，前后位和双斜位容积再现图像，最大密度投影图像
辅助方法	在静脉插管开始时静脉快速注射 250ml 生理盐水	对比剂注射前 2～3min 静脉注射 10mg 呋塞米。如果对呋塞米或磺胺药物过敏，收缩压<90mmHg，于对比剂注射后静脉注射 250ml 的生理盐水代替呋塞米

这些方案用于 16 通道 MDCT 扫描仪。

参考文献

1. Perlman ES, Rosenfield AT, Wexler JS, et al. CT urography in the evaluation of urinary tract disease. *J Comput Assist Tomogr.* 1996;20: 620–626.
2. McCollough CH, Bruesewitz MR, Vrtiska TJ, et al. Image quality and dose comparison among screen-film, computed and CT scanned projection radiography: applications to CT urography. *Radiology.* 2001;221:395–403.
3. Kawashima A, Vrtiska TJ, LeRoy AJ, et al. CT urography. *Radiographics.* 2004;24:S35–S58.
4. Kawashima A, LeRoy AJ, King BF, et al. Comparison of CT scanned projection radiographs (SPR) utilizing enhanced algorithms with original CT scan SPR and conventional screen-film radiographs (FSR) in detecting urolithiasis and with respect to image quality. *Radiology.* 2002;225(P):236.
5. Chow LC, Sommer FG. Multidetector CT urography with abdominal compression and three-dimensional reconstruction. *Am J Roentgenol.* 2001;177:849–855.
6. Caoili EM, Cohan RH, Korobkin M, et al. Urinary tract abnormalities: initial experience with multi-detector row CT urography. *Radiology.* 2002;222:353–360.
7. McTavish JD, Jinzaki M, Zou KH, et al. Multi-detector row CT urography: comparison of strategies for depicting the normal urinary collecting system. *Radiology.* 2002;225:783–790.
8. McCarthy CL, Cowan NC. Multidetector CT urography (MD-CTU) for urothelial imaging. *Radiology.* 2002;225(P):237.
9. Caoili EM, Cohan RH, Inampudi P, et al. MDCT urography of upper tract urothelial neoplasms. *Am J Roentgenol.* 2005;184:1873–1881.
10. Lang EK, Macchia RJ, Thomas R, et al. Computerized tomography tailored for the assessment of microscopic hematuria. *J Urol.* 2002;167:547–554.
11. Cornud F, Bienvenu M, Guerini H, et al. Diagnosis of upper tract transitional cell carcinoma (TCC) with a single phase multi-detector CT urography. Paper presented at the 12th annual meeting of the European Society of Urogenital Radiology, Ljubljana, Slovenia, September, 2005.
12. Heneghan JP, Kim DH, Leder RA, et al. Compression CT urography: a comparison with IVU in the opacification of the collecting system and ureters. *J Comput Assist Tomogr.* 2001;25:343–347.
13. Mueller-Lisse UG, Meindl T, Coppenrath E, et al. Delineation of upper urinary tract segments at low-dose multidetector CT urography: retrospective comparison with a standard protocol. Paper presented at the 12th annual meeting of the European Society of Urogenital Radiology, Ljubljana, Slovenia, September, 2005.
14. Hilmes MA, Caoili EM, Cohan RH, et al. Evaluation of the ability of multi-detector CT urography and different windowing to detect urinary tract pathology. Paper presented at the 29th scientific assembly of the Society of Uroradiology, Phoenix, AZ, March, 2004.
15. Meindl T, Coppenrath E, Degenhardt C, et al. Retrospective analysis of ureteral distention as function of delay time after IV contrast media injection followed by IV saline infusion in CT-urography. Paper presented at the 12th annual meeting of the European Society of Urogenital Radiology, Ljubljana, Slovenia, September, 2005.
16. Townsend B, Silverman SG, Bhagwat J, et al. Current practice of CT urography by uroradiologists: a survey of the Society of Uroradiology. Paper presented at the 31st scientific assembly of the Society of Uroradiology, Kauai, HI, February, 2006.
17. Chai RY, Jhaveri K, Saini S, et al. Comprehensive evaluation of patients with haematuria on multi-slice computed tomography scanner: protocol design and preliminary observations. *Australas Radiol.* 2001;45:536–538.
18. Kekelidze M, Dijkshoorn ML, Dwarkasing S, et al. Initial experience and perspectives of a low-dose two-phase "triple bolus single scan" multidetector CT urography (MDCTU) protocol. *Eur Radiol.* 2006;16(Suppl):181.
19. Dillman JR, Caoili EM, Cohan RH, et al. Comparison of distention and opacification utilizing three-phase vs. split-bolus two-phase multi-detector row CT urography. Paper presented at the 31st scientific assembly of the Society of Uroradiology, Kauai, HI, February, 2006.
20. Sussman SK, Illescas FF, Opalacz JP, et al. Renal streak artifact during contrast enhanced CT: comparison of high versus low osmolality contrast media. *Abdom Imaging.* 1993;18:180–185.
21. Heneghan JP, McGuire KA, Leder RA, et al. Helical CT for nephrolithiasis and ureterolithiasis: comparison of conventional and reduced radiation-dose techniques. *Radiology.* 2003; 229:575–580.
22. Tack D, Sourtzis S, Delpierre I, et al. Low-dose unenhanced multidetector CT of patients with suspected renal colic. *Am J Roentgenol.* 2003;180:305–311.
23. Degenhart C, Meindl T, Coppenrath E, et al. CT-urography (CTU) in the evaluation of upper urinary tract disease: retrospective comparison of standard-dose and low-dose CTU protocols. *Eur Radiol.* 2006;16(Suppl):180.
24. Kemper J, Regier M, Bansmann M, et al. Low-dose CT urography: image quality analysis during gradual tube current reduction. Animal experience. *Eur Radiol.* 2006;16(Suppl):180.
25. Walter J, Caoili EM, Cohan RH, et al. Can unenhanced scans be eliminated during multi-detector CT urography (MDCTU) without sacrificing study accuracy? Paper presented at the 30th scientific assembly of the Society of Uroradiology, San Antonio, TX, February, 2005.
26. Caoili EM, Inampudi P, Cohan RH, et al. Optimization of multi-detector row CT urography: effect of compression, saline administration, and prolongation of acquisition delay. *Radiology.* 2005;235: 116–123.
27. Sudakoff GS, Guralnick M, Langenstroer P, et al. CT urography of urinary diversions with enhanced CT digital radiography: preliminary experience. *Am J Roentgenol.* 2005;184:131–138.
28. Sudakoff GS, Dunn DP, Hellman RS, et al. Opacification of the genitourinary collecting system during MDCT urography with enhanced CT digital radiography: nonsaline versus saline bolus. *Am J Roentgenol.* 2006;186:122–129.
29. McNicholas MMJ, Raptopoulos VD, Schwartz RK, et al. Excretory phase CT urography for opacification of the urinary collecting system *Am J Roentgenol.* 1998;170:1261–1267.
30. Caoili EM, Cohan RH, Korobkin M, et al. Effectiveness of abdominal compression during helical renal CT. *Acad Radiol.* 2001;8:1100–1106.
31. Maher MM, Jhaveri KS, Lucey BC, et al. Does the administration of saline flush during CT urography (CTU) improve ureteric distention and opacification? A prospective study. *Radiology.* 2001;221(P):500.
32. Kawamoto S, Horton KM, Fishman EK. Opacification of the collecting system and ureters on excretory phase CT using oral water as contrast medium. *Am J Roentgenol.* 2006;186:136–140.
33. Nolte-Ernsting CC, Wildberger JE, Borchers H, et al. Multi-slice CT urography after diuretic injection: initial results. *Rofo Fortschr Geb Rontgenstr Neuen Bildgeb Verfahr.* 2001;173:176–180.
34. Silverman SG, Akbar SA, Mortele KJ, et al. Multi-detector row CT urography: comparison of furosemide and saline as adjuncts to contrast medium for depicting the normal urinary collecting system. *Radiology.* 2006;240:749–755.
35. Liu W, Mortele KJ, Silverman SG. Incidental extraurinary findings at MDCT urography in patients with hematuria: prevalence and impact on imaging costs. *Am J Roentgenol.* 2005;185:1051–1056.
36. Feng F, Caoili EM, Cohan RH, et al. Coronal vs standard axial image review CT urography. Paper presented at the 30th scientific assembly of the Society of Uroradiology, San Antonio, TX, February, 2005.

第三章

辐射问题

RICHARD D.NAWFEL, MD
STUART G.SILVERMAN, MD

在美国，医用X线占非自然(人造)辐射的最大部分（58%）[1]。随着多层螺旋CT的出现，多次采集的CT检查数量（例如CT尿路成像）已明显增加[2~7]。因此，与CT相关的剂量控制问题一直备受关注。许多研究中心已用CT尿路成像取代了传统的静脉尿路造影。传统的尿路造影只包括腹部和盆腔的几幅平片，而CT尿路成像通常包括由CT多次采集的腹部和盆腔图像[7~10]。CT尿路成像的辐射剂量极大地超过了传统的尿路造影。随着CT尿路成像的广泛应用，了解辐射剂量的内涵及其相关的危险是至关重要的。

下面就辐射危险、CT辐射剂量、影响辐射剂量的因素、降低辐射剂量的方法加以综述。希望影像学者在考虑CT尿路成像的适应证或改进CT尿路成像方案时能用到这些资料。

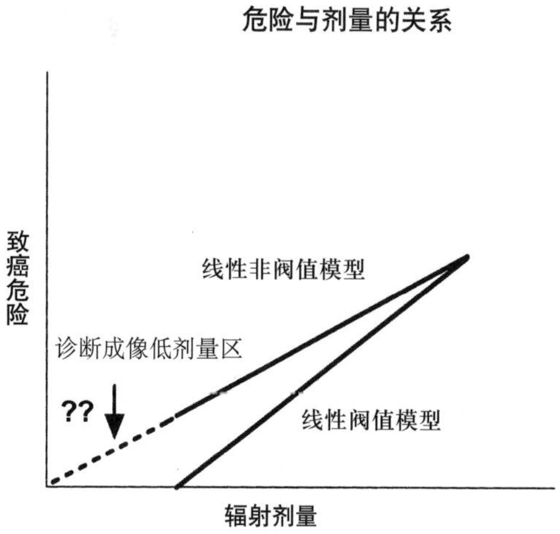

图3.1 说明致癌危险与辐射剂量的关系两个线性辐射危险模型

辐射危险

因接受X线辐射暴露所致的癌症发生概率增加是接受诊断性CT检查的病人最大的潜在危险之一。这种危险被认为是随机性效应。随机性效应是指发生概率，而不是严重程度，其发生率和辐射剂量成正比。随机性效应不存在剂量阈值。一般而言，来自诊断性X线成像检查的辐射剂量较低。在这种低剂量的情况下，是否存在足够的证据能说明其致癌危险仍是一个问题[11，12]。然而，在临床实践中，目前的辐射防护标准认为，没有一个剂量阈值可以使致癌的危险率降低到零。考虑到辐射对病人的危险，医疗工作中最常应用的是由离子辐射生物效应委员会报告证实的线性非阈值模型[1]。这种模型断言，即使最小的辐射剂量也能造成有限的危险（图3.1）。相反，线性阈值模型声称有一个使致癌危险为零的剂量阈值。尽管很难证实没有剂量阈值，但线性非阈值模型是一种最保守的描述辐射剂量的方法。

致癌概率，即前面所定义的随机性效应，是与CT产生的X线辐射相关的危险。相反，辐射产生非随机效应或确定性效应。这种效应通常有剂量阈值。非随机效应的严重程度与辐射剂量成正比[13]。非随机效应的例子是红斑形成和白内障。与CT检查相关的剂量完全低于这些非随机效应阈值。

单次CT检查的辐射危险相对较小。然而，与其他诊断性X线成像方法相比，单次CT扫描病人接受的剂量较高。这种情况的出现有几种原因。CT扫描时，X线球管围绕病人旋转，一次CT采集比一次普通X线照相给病人释放更多的辐射，一次普通X线照相病人只接受一次X球管曝光。身体某一个特定部位或重要器官的CT检查产生的辐射剂量明显高于普通平片。另外，包括CT尿路成像的许多CT扫描方式要做多次采集。与单次采集相比，病人接受的剂量增加，辐射危险增加。最后，与以往相比，CT在医疗实践中的应用更加频繁，与其他成像方法相比，CT造成更多的医疗辐射暴露[14，15]。

辐射剂量的描述术语

辐射剂量和吸收剂量两个术语是用于描述单位质量的受辐射物质所吸收的能量[16]。辐射剂量的单位是戈瑞（Gy）。诊断性X线检查的辐射剂量可表达为厘戈瑞（cGy）、毫戈瑞（mGy）或微戈瑞（μGy）。更早的传统辐射剂量单位是拉德(rad)，1Gy＝100 rad。对于任何X线检查，吸收剂量可用具体某一感兴趣器官（如皮肤，胸腺或骨髓）的吸收剂量来说明。器官吸收剂量通常用成像系统的辐射输出数据与病人检查时的X线曝光条件一起估算[17]。病人吸收剂量也可在X线检查时用特定的剂量仪检测。

有效剂量，以前称有效剂量当量，是代表在不均匀照射情况下的剂量定量，常规用于衡量CT检查时的辐射危险。有效剂量指相当于能产生相同的癌症和基因效应的辐射危险的剂量，不管辐射是被整个身体均匀接受还是被不均匀地接受，它说明了辐射的分布以及暴露的器官对辐射的不同敏感性[16]。有效剂量的单位是希沃特（Sv）。在用希沃特之前用的是雷姆

(rem)，1Sv = 100rem。单次 CT 扫描的有效剂量典型范围为 1～10mSv，这些剂量相当于每年从自然环境中接受的辐射剂量，大约 3mSv。

CT 检查的辐射剂量用特定的剂量术语描述，即 CT 剂量指数（CTDI）。CTDI 是断层内沿量变曲线的剂量和来自邻近断层的散射线的总体剂量的度量单位 [18～23]。可使用笔形电离室，或热释光剂量计测量剂量体模来估计CTDI。CT扫描仪的常规保证剂量评估要通过CTDI测量完成。CTDI的概念用于单层CT，包括螺旋和非螺旋CT；然而，随着多层螺旋CT的出现，检测 CT 剂量的 CTDI 方法受到了限制。目前应用的笔形 CT 电离室不能完全测量伴发于多层螺旋 CT 增多的不同宽度线束的散射线。已经提出了评价辐射计量的新方法 [24～26]。为了能够适用于多层螺旋 CT 采集，已开发了几种用于修改 CTDI 概念的剂量定量方法。有必要了解现有的各种 CTDI 术语，一个剂量报告应真实地反映所测的 CTDI 值。

尽管这些限制，接近剂量模体表面和模体中心的 CTDI 值可用于评估一个特殊 CT 扫描方案的有效剂量。有效剂量表示每个受辐射器官的辐射敏感性和辐射造成的总体危险。因此有效剂量可用于 CT 与其他常用诊断性X线检查的辐射危险之间的比较（表3.1）。

表 3.1 普通诊断性成像检查的有效剂量与自然辐射的比较

来源	有效剂量	
诊断性成像	mSv	mrem
X 线摄片（单次摄片）		
前后位胸部平片	0.02	2
肢体	0.01	1
牙齿，单次摄片	0.10	10
头／颈	0.20	20
肾输尿管膀胱	0.55	55
CT(单次采集)		
头 CT	1.6	160
胸部 CT	6.8	680
腹部／盆腔 CT	8.5	850
CT(三次采集)		
CT 尿路成像	15.9	1590
其他（自然）		
大西洋岸至太平洋岸的飞机飞行	0.05	5
每年的自然辐射	3.0	300

Brigham and Women's Hospital 的诊断成像检查数据（2004）。
上述估计以平均大小的成年男性为假设条件。

单次腹部CT扫描的有效剂量引发致死性癌症的风险约为 1/2500（0.04%）。明显低于自然条件下致死性癌症的发病率 1/6.7（15%）～1/4（25%）[27]。但是，病人接受几次 CT 检查的剂量快速积聚，特别是一项检查包括多次采集时，辐射危险可能很大。另外，儿童器官辐射敏感性高于成人，辐射对他们的危险更大 [28]。

另一个值得考虑的辐射危险问题是对未出生胎儿的辐射。受辐射危险最大的阶段为妊娠早期。畸形效应危险（如器官发育不良、生长迟缓、智力障碍或儿童期癌症），已被广泛地研究，已发现风险定量评估的相关剂量阈值 [29]。在胎儿剂量阈值范围 50～100mGy 时，这些效应出现的危险性增加。大多数诊断性成像方法明显低于这个胎儿剂量阈值；但是，某些扫描方法，如 CT 尿路成像可以包括多次盆腔扫描，可使胎儿接受的剂量接近这个阈值。对于接受 CT 尿路成像检查的妊娠病人，在评价此项检查对健康的益处时，应考虑到检查对胎儿的潜在辐射危险。CT 尿路成像可能对母亲有益，但对胎儿不利。

影响 CT 剂量的因素

不同的机器和不同医院的CT辐射剂量可能不同。临床上将标准测量模体测量的剂量值作为 CT 剂量。然而，由于病人身体与水模体的大小差距很大，这些剂量值不能准确地评价一次特定 CT 检查时病人实际接受的剂量。一次特定 CT 检查对病人的辐射危险与检查时发出的辐射剂量成正比。辐射剂量取决于病人身体大小、CT 机型和所用的成像方案。CT 机器的设计因素，如线束几何学情况和线束的质量，可影响辐射剂量的大小和分布 [20]。焦点的大小、焦点到旋转中心的距离及病人前方的准直也可影响辐射剂量在病人体的分布。这些因素可能因机器厂商的不同而有差别。有时 X 球管上用以补偿散射线穿透组织的滤线栅也可能导致重建过程不准确而产生图像伪影。这些滤线栅能降低病人身体某些解剖部位的表面剂量，使剂量分布更均匀。

对于任何一台 CT，用于不同检查的辐射剂量也可能差别很大。一个特殊扫描方案的技术曝光条件会影响病人吸收剂量。其中的某些因素，如X线管电压、管电流、管滤过，或探测器的线束宽度或准直、螺距和转速等都影响病人的吸收剂量。成像方案取决于被扫描身体的特定部位而有明显的差别，用同一种成像方案，某一特定器官与另一器官相比可能接受更高的剂量。因此，有必要知道一个指定成像方案的剂量并了解剂量是如何随技术曝光参数而变化的。

病人身体大小是评估辐射剂量差别的另一个根源。一项研究发现，对儿童CT检查的有效剂量估量高于相应的成人检查的50%[30, 31]。如果两个身体大小不同的病人用同样的CT曝光条件，身体较小的病人要接受较大的剂量。身体较小的病人的X线束衰减少于身体较大的病人。因此，身体较小的病人随着X球管的旋转，其在射线入口和出口之间的中线部的辐射剂量较入口的剂量略少。身体较小的病人中线剂量可能为输入剂量的80%。然而在身体较大的病人中由于X线衰减较大，中线剂量可减少到50%。其他研究显示，病人身体大小对CT辐射剂量影响很大[30, 31]。

CT尿路成像

在我们研究中心，确定了完成一项三次采集的特定CT尿路成像的有效剂量范围是10～20mSv[32]。第一次和最后一次采集腹部和盆腔，第二次只采集肾脏区域。全部CT尿路成像的平均有效剂量(14.8 mSv)大约是传统静脉尿路造影的平均有效剂量(9.7 mSv)的1.5倍，是单次腹部和盆腔CT检查的平均有效剂量（6.4 mSv）的2倍多。这与其他用于检查可疑尿路疾病病人的多期相CT检查的平均有效剂量相似[2, 33]。

因为CT的辐射剂量因病人身体大小不同而有很大变化，用CT尿路成像与用传统静脉尿路造影检查的病人所接受的有效剂量不同（图3.2）[32]。在做CT尿路成像的病人中，最瘦的病人所接受的有效剂量接近身体较大的病人的两倍。这项研究结果表明，身体瘦小的成年病人或儿童病人可能会接受两倍的辐射剂量，因此，与接受CT尿路成像的身体较大的病人相比，具有两倍的辐射危险。考虑到CT尿路成像包括对性腺的曝光，而且儿童的放射敏感性高于成人，因此也应关注儿科病人辐射危险增加的问题。

减少辐射剂量和未来的发展

CT生产厂家和医学影像科学家正致力于开发减少辐射剂量的方法。可通过调整前面所述的影响剂量的技术因素来减少CT检查的辐射剂量，即管电压（kVp）或管电流－曝光时间的乘积（毫安秒）。例如，假设其他参数保持恒定，将管电压从140 kVp减到120 kVp，

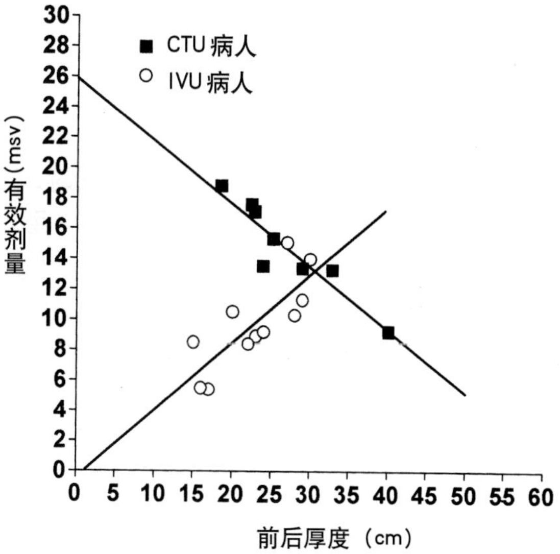

图3.2 CTU和IVU检查的有效剂量与病人身体厚度的关系。CTU病人身体厚度以可比的数量增加（厚度，18.5～40cm）时，病人的有效剂量减低为1/2，然而IVU病人身体厚度倍增（厚度，15～30cm）时，其有效剂量大约增加3倍。CTU(*P*=0.001)与IVU（*P*=0.004）检查的有效剂量与病人大小的关系有统计学意义。这支持身体较小的病人CTU检查时辐射危险增加的观点，技术因素应该根据病人的大小进行调整。（引自：Nawfel RD，Judy PF，Schleipman AR，et al.Patient Radiation Dose at CT Urography and Conventional Urography．*Radiology*．2004；232：126—132.）

病人皮肤的辐射剂量可减少33%左右。同样，将管电压从120 kVp减到80 kVp，皮肤的辐射剂量减少约70%。减少曝光时间也可成比例地减少病人的剂量。但是，降低管电压、管电流或两者同时降低可使图像的噪声增加，影响图像质量，降低诊断的准确性。通常，身体较大的病人伴有图像噪声增加。为补偿这种图像质量的降低，技术人员常增加这些病人在标准条件下应用管电压和／或管电流的指标。其结果是图像质量改善的相应代价是病人的辐射剂量增加。

也可简单地通过降低CT采集次数来降低CT检查的总体辐射剂量；例如，CT尿路成像可行2次而非3次采集[34, 35]。我们研究中心3次扫描方案的平均有效剂量分别为6.4mSv（腹部和盆腔平扫）、2.5 mSv（肾实质期）、5.9 mSv（腹部和盆腔，肾盂期）[32]。如果从扫描方案中减去肾实质期扫描，病人的辐射剂量可能减少17%。

生产厂家正在开发减少CT辐射剂量但不损失图像质量的技术。CT扫描容积采集时，利用病人的X线衰减信息，可为特殊部位调整管电流[36, 37]。可用来自前后位和侧位定位扫描的衰减信息制定管电流，以适应特殊区域的扫描。当球管绕病人旋转时，这种适用作用沿病人的纵轴和横断面发生[38, 39]。用已经确定的图像质量水平作为参考。然后，扫描软件以参考水平为基线，向上或向下调整管电流，使管电流在身体薄的部分减低、厚的部分升高。应用这种设计，扫描体体小的病人时，应尽可能减少不必要的辐射，病人接受的剂量就可减少。扫描体大的病人时，增加放射剂量以维持预定的图像质量的水平。

总 结

使用任何诊断性影像检查，比较它对健康的益处时，应考虑病人的辐射危险。一般情况下，虽然CT剂量高于其他诊断性X线的辐射，但单次采集的辐射危险较低。与普通X线摄片数量相同的是，CT检查病人的剂量与采集图像的数量呈正比。设计CT尿路成像方案时，影像学者应该了解CT剂量是累积的。

为使辐射剂量尽可能降低到仅能满足需要，CT检查时应调整技术曝光条件。管电压、管电流、扫描螺距或扫描长度都可以调整，可由技术人员手工调整，也可应用自动调整方法，减少CT尿路成像时病人接受的辐射剂量。

用于产生图像的辐射剂量水平极大地影响图像质量。目标是用最少辐射剂量提供满足需要的最优质影像质量。一般来说，较高辐射剂量提供更好的图像质量。确定适当的扫描技术因素使图像质量和辐射剂量达到均衡是影像医师的责任。对年轻病人（例如儿童组）应考虑应用低剂量版本的CT尿路成像方案，包括减少采集次数、缩小扫描容积，或两者均减少。通过降低技术因素以减低病人辐射剂量可同时使图像噪声增加，倘若噪声水平可以接受，应尽可能减低病人的辐射剂量。

CT尿路成像用于肾和尿路检查可为放射学医师提供极为有用的、详细的信息。然而，当挑选各种成像检查时，从CT尿路成像获取的诊断信息应超过病人的辐射危险。

参考文献

1. National Research Council, Committee to Assess Health Risks from Exposure to Low Levels of Ionizing Radiation. *Health risks from exposure to low levels of ionizing radiation, BEIR VII—Phase 2*. Washington, DC: National Academies Press, 2005.
2. Spielmann AL, Heneghan JP, Lee LJ, et al. Decreasing the radiation dose for renal stone CT: a feasibility study of single- and multidetector CT. *Am J Roentgenol*. 2002;178:1058–1062.
3. Nickoloff EL, Alderson PO. Radiation exposures to patients from CT: reality, public perception and policy. *Am J Roentgenol*. 2001;177:285–287.
4. Brenner D, Elliston C, Hall E, et al. Estimated risks of radiation-induced fatal cancer from pediatric CT. *Am J Roentgenol*. 2001;176:289–296.
5. Slovis TL. CT and computed radiography: the pictures are great, but is the radiation dose greater than required? *Am J Roentgenol*. 2002;179:39–41.
6. Kalra MK, Prasad S, Saini S, et al. Clinical comparison of standard-dose and 50% reduced-dose abdominal CT: effect on image quality. *Am J Roentgenol*. 2002;179:1101–1106.
7. Frush DP, Slack CC, Hollingsworth CL, et al. Computer-simulated radiation dose reduction for abdominal multidetector CT of pediatric patients. *Am J Roentgenol*. 2002;179:1107–1113.
8. Caoili EM, Cohan RH, Korobkin M, et al. Urinary tract abnormalities: initial experience with multi-detector row CT urography. *Radiology*. 2002;222:353–360.
9. McNicholas MM, Raptopoulos VD, Schwartz RK, et al. Excretory phase CT urography for opacification of the urinary collecting system. *Am J Roentgenol*. 1998;170:1261–1267.
10. McTavish JD, Jinzaki M, Zou KH, et al. Multi-detector row CT urography: comparison of strategies for depicting the normal urinary collecting system. *Radiology*. 2002;225:783–790.
11. Becker K. Threshold or no threshold, that is the question [Editorial]. *Radiat Prot Dosimetry*. 1997;71:3–5.
12. Cohen BL. Cancer risk from low level radiation. *Am J Roentgenol*. 2002;179:1137–1143.
13. National Council on Radiation Protection and Measurements. *Recommendations on limits for exposure to ionizing radiation*. NCRP report no. 91. Bethesda, MD: National Council on Radiation Protection and Measurements, June 1, 1987.
14. Mettler FA Jr, Wiest PW, Locken JA, et al. CT scanning: patterns of use and dose. *J Radiol Prot*. 2000;20(4):347–348.
15. Kalra MK, Maher MM, Toth TL, et al. Strategies for CT radiation dose optimization. *Radiology*. 2004;230:619–628.
16. Alpern EL. *Radiation biophysics*. San Diego: Academic Press; 1998.
17. Wolbarst AB. *Physics of radiology*. Madison, WI: Medical Physics Publishing; 2005.
18. *Federal Register* 481 (1990) (codified at 21 CFR §1020.33). Food and drugs: performance standards for ionizing radiation emitting products-computed tomography (CT) equipment.
19. American Association of Physicists in Medicine. *Specification and acceptance testing of computed tomography scanners*, report no. 39. New York: American Institute of Physics; 1993;52–55.
20. Rothenberg LN, Pentlow KS. CT dose assessment. In: Seibert JA, Barnes GT, Gould RG, eds. *Specification, acceptance testing, and quality control of diagnostic x-ray imaging equipment*, Medical Physics Monograph no. 20. Woodbury, NY: American Institute of Physics; 1994;899–936.
21. Atherton JV, Huda W. CT doses in cylindrical phantoms. *Phys Med Biol*. 1995;40:891–911.
22. Jansen JM, Geleijins J, Zweers D, et al. Calculation of computed tomography dose index to effective dose conversion factors based on measurement of the dose profile along the fan shaped beam. *Br J Radiol*. 1996;69:33–41.
23. Geleijins J, Van Unnik JG, Zoetelief J, et al. Comparison of two methods for assessing patient dose from computed tomography. *Br J Radiol*.

1994;67:360–365.

24. McCollough CH, Zink FE. Performance evaluation of a multi-slice CT system. *Med Phys.* 1999;2223–2230.

25. Dixon RL. A new look at CT dose measurement: beyond CTDI. *Med Phys.* 2003;30:1272–1280.

26. Brenner DJ. Is it time to retire the CTDI for quality assurance and dose optimization? [Letter to the Editor]. *Med Phys.* 2005; 3225–3226.

27. International Commission on Radiological Protection. 1990 Recommendation of the International Commission on Radiological Protection, ICRP Publication 60. *Ann ICRP.* 1991;21(1–3).

28. National Council on Radiation Protection and Measurements. *Risk estimates for radiation protection, recommendations of the National Council on Radiation Protection and Measurements*, NCRP report no. 115. Bethesda, MD: National Council on Radiation Protection and Measurements, December 31, 1993.

29. United Nations Scientific Committee on the Effects of Atomic Radiation. *Genetic and somatic effects of ionizing radiation*, Report to the General Assembly, with annexes. New York: United Nations; 1986.

30. Ware DE, Huda W, Mergo PJ, et al. Radiation effective doses to patients undergoing abdominal CT examinations. *Radiology.* 1999;210:645–650.

31. Huda W, Atherton JV, Ware DE, et al. An approach for the estimation of effective radiation dose at CT in pediatric patients. *Radiology.* 1997;203:417–422.

32. Nawfel RD, Judy PF, Schleipman AR, et al. Patient radiation dose at CT urography and conventional urography. *Radiology.* 2004;232: 126–132.

33. Liu W, Esler SJ, Kenny BJ, et al. Low-dose nonenhanced helical CT of renal colic: assessment of ureteric stone detection and measurement of effective dose equivalent. *Radiology.* 2000;215:51–54.

34. Chow LC, Sommer FG. Multidetector CT urography with abdominal compression and three-dimensional reconstruction. *Am J Roentgenol.* 2001;177(4):849–855.

35. Sudakoff GS, Dunn DP, Hellman RS, et al. Opacification of the genitourinary collecting system during MDCT urography with enhanced CT digital radiography: nonsaline versus saline bolus. *Am J Roentgenol.* 2006;186(1):122–129.

36. Kalender WA, Wolf H, Suess C, et al. Dose reduction in CT by on-line tube current control: principles and validation on phantoms and cadavers. *Eur Radiol.* 1999;9:323–328.

37. Gies M, Suess C, Wolf H, et al. Dose reduction in CT by anatomically adapted tube current modulation: I. Simulation studies. *Med Phys.* 1999;26(11):2235–2247.

38. Kalra MK, Rizzo S, Maher M, et al. Chest CT performed with z-axis modulation: scanning protocol and radiation dose. *Radiology.* 2005;237:303–308.

39. Mulkens TH, Bellinck P, Baeyaert M, et al. Use of an automatic exposure control mechanism for dose optimization in multi-detector row CT examinations: clinical evaluation. *Radiology.* 2005; 237:213–223.

第四章

正常解剖和变异

SUSAN HILTON, MD

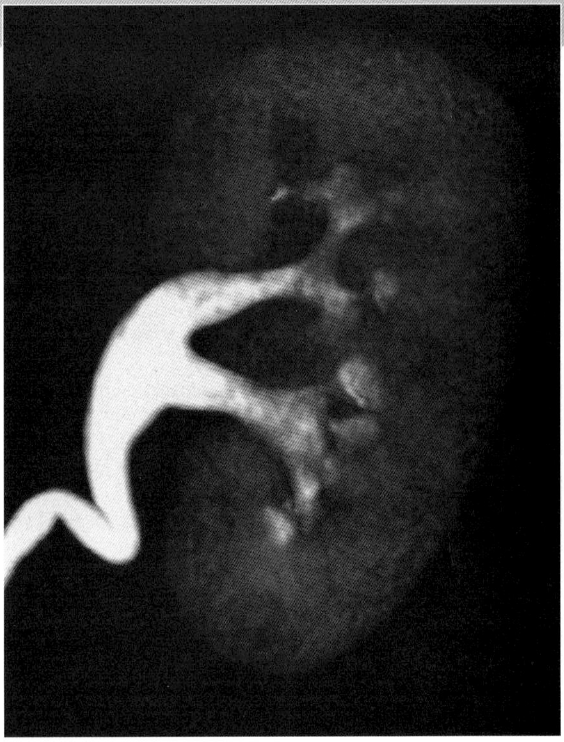

病例 4–1 正常 CT 尿路成像图像

病史：41 岁，男性，血尿。

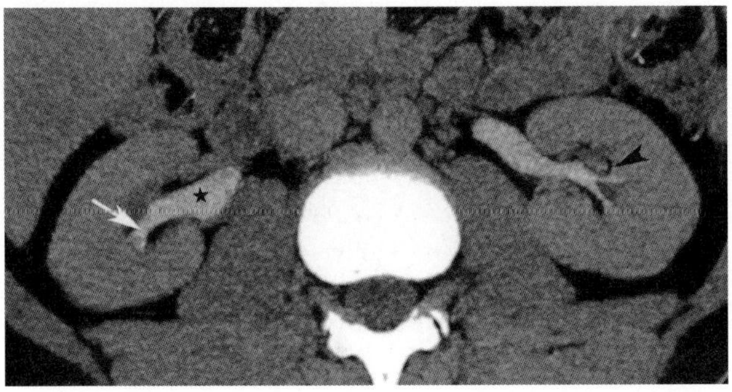

图 4.1 A

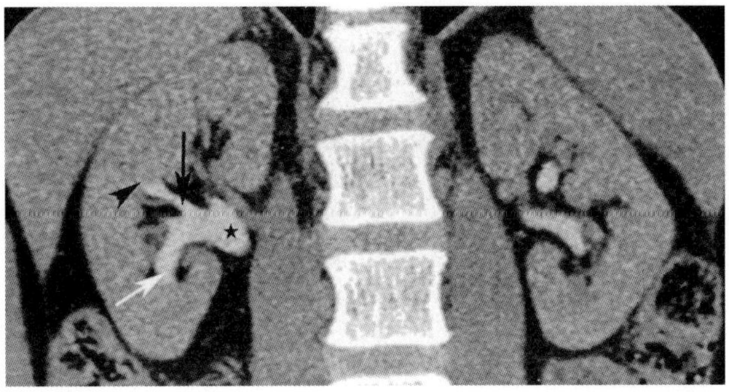

图 4.1 B

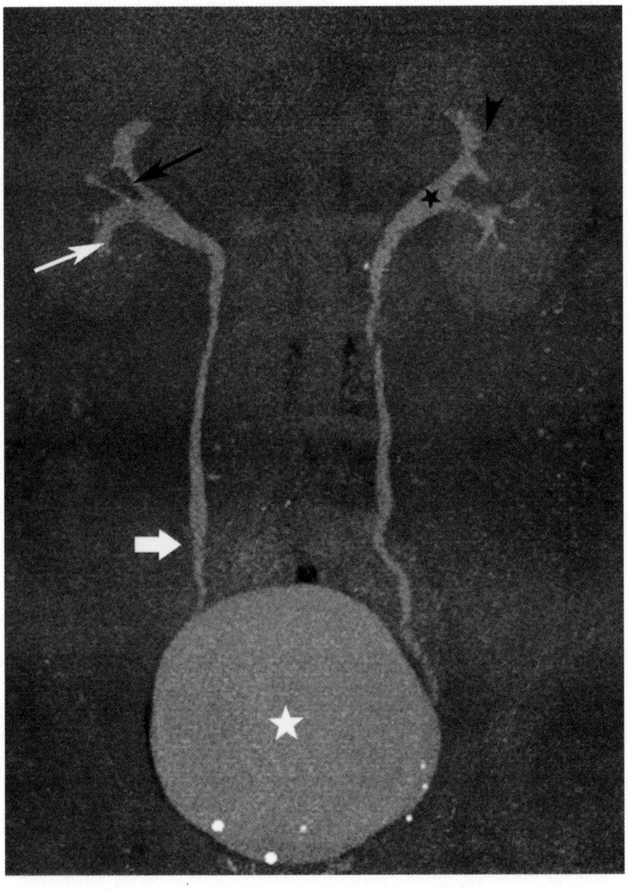

图 4.1 C

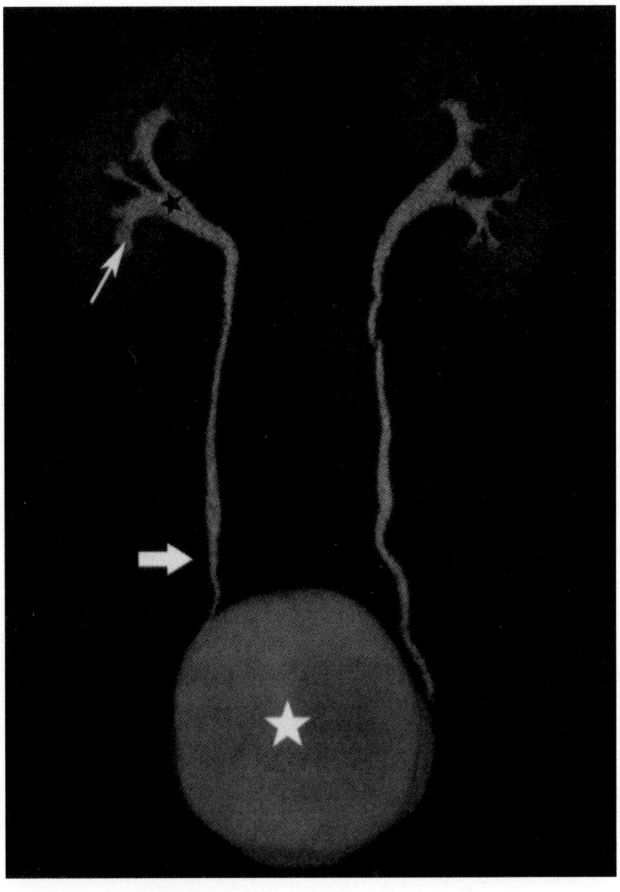

图 4.1 D（见彩图 图 4.1 D）

CT 表现：正常 CT 尿路成像（见彩图 4.1D）的横断面图像（A）、冠状面图像（B）、最大密度投影图像（C）和容积再现图像（D）。病人检查前静脉内注射 10mg 呋塞米。容积再现图像上用红色显示的肾实质厚度正常。肾盏（白箭）及穹隆（黑箭头）正常。漏斗（黑箭）、肾盂（黑星号）、输尿管（粗白箭）、膀胱

（白星号）等结构正常。

诊断：正常 CT 尿路成像图像

讨论：肾脏为肾筋膜内的腹膜后器官。肾的上1/3称为肾上极，中1/3称为肾极间区，下1/3称为肾下极。肾脏由多个肾叶组成，肾叶包含髓性的肾锥体，其中有许多收集肾小管，肾的周围，除在乳头部的锥体尖外，被皮质包绕。在肾髓质最内部的每个肾乳头突入到一个肾盏内。每个肾盏的锐利边缘围绕乳头延展，称为肾盏穹隆。肾盏相互连接形成漏斗，尿液自漏斗引流入肾盂。单纯型肾盏边界清楚，呈杯形，引流一个肾叶。复合型肾盏较常见于肾的两极，形态多样，引流数个肾叶（见病例 4-4）。肾盂呈三角形，底部位于肾窦内。肾盂顶部向下延伸与输尿管上部连接形成肾盂输尿管接合部。输尿管向下在腹膜后腰大肌前方走行，经骨盆上口入盆腔，输尿管以斜角进入膀胱形成输尿管膀胱接合部。（本病例由 Stuart G. Silverman，MD，Brigham and Women's Hospital，Boston，MA 提供。）

病例 4-2 正常肾锥体潮红

病史：46 岁，女性，血尿。

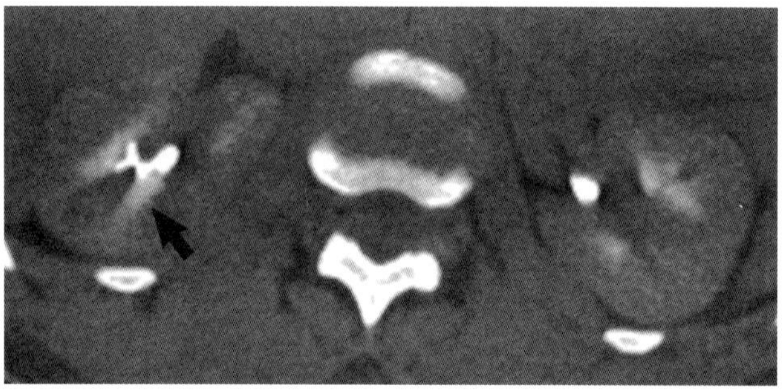

图 4.2 A

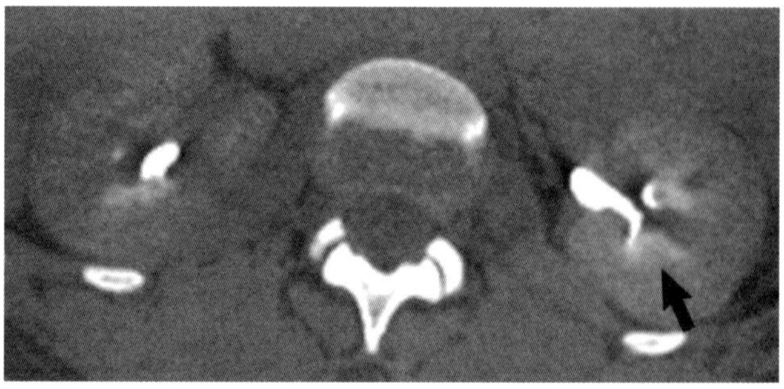

图 4.2 B

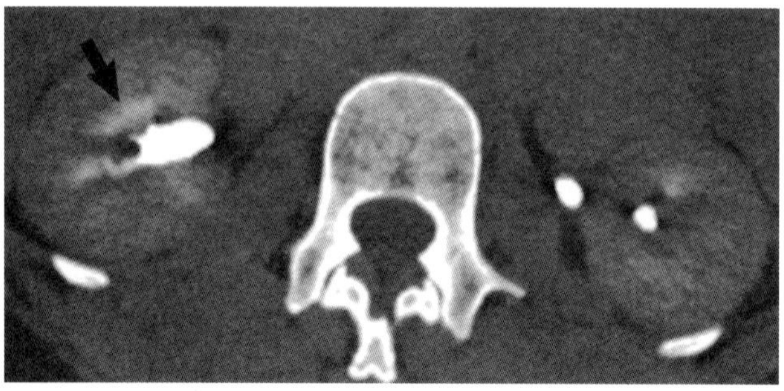

图 4.2 C

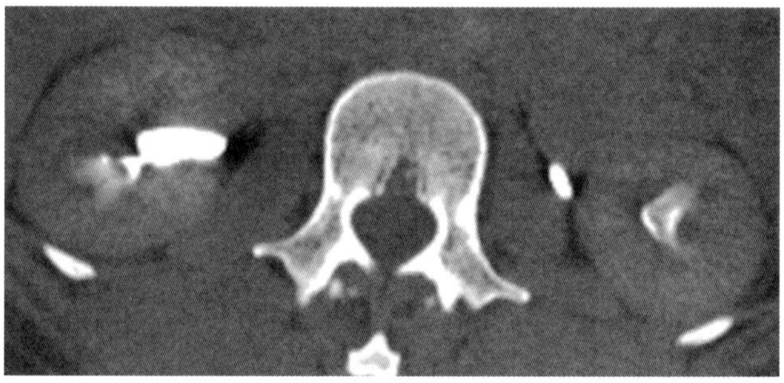

图 4.2 D

CT 表现：CT 尿路成像排泄期横断面图像（A-D）显示双侧肾乳头呈模糊的放射状高密度影（箭）。

诊断：正常肾锥体潮红（papillary blush）

讨论：在健康的病人中 CT 尿路成像可在肾锥体中看到模糊的阴影。多年来，这种现象已见于静脉尿路造影中，被认为是由于肾髓质内的浓度正常的对比剂所致（见病例 11－12）。有报道认为，这种表现是由于低渗对比剂使其显影能力更为突出，因为应用低渗对比剂时，分泌到肾小管内的液体相对较少，其中对比剂的浓度高于应用高渗对比剂，故该表现更加明显。CT 尿路成像的对比分辨率高于静脉尿路造影成像，故 CT 尿路成像上正常的锥体潮红更多见、更显著。正常的“潮红样”表现应与肾小管扩张时多发性、离散的、条纹状“潮红样”乳头高密影像鉴别。

病例 4–3 正常突显的肾乳头

病史：55 岁，女性，血尿。

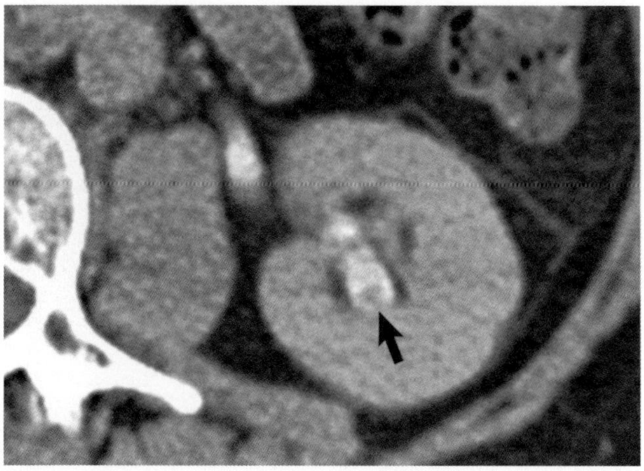

图 4.3 A

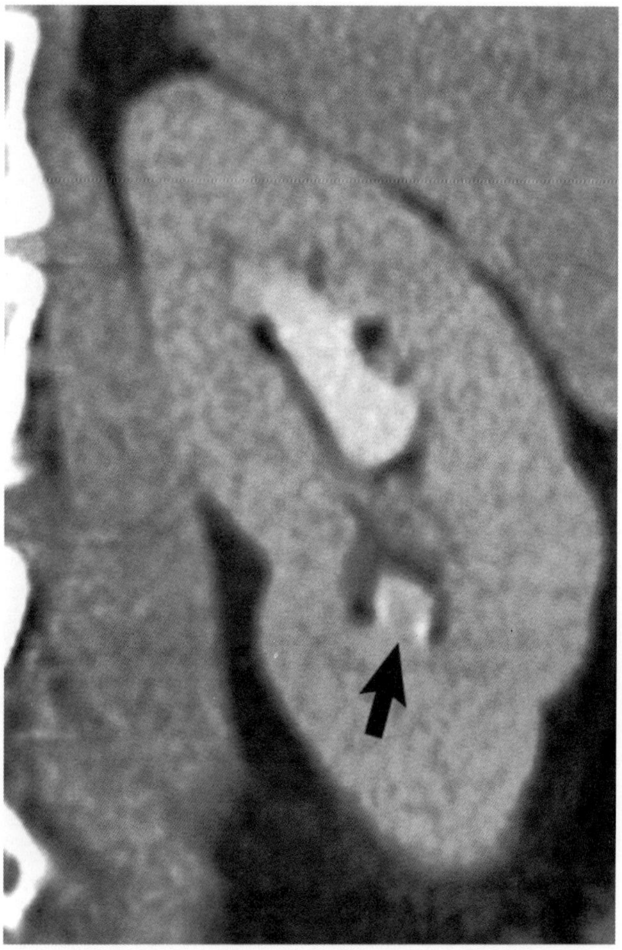

图 4.3 B

CT 表现：CT 尿路成像排泄期横断面（A）和冠状面（B）图像显示左肾下极肾盏内一明显小的（4mm）腔内充盈缺损（箭）。

诊断：正常突显的肾乳头

讨论：CT 尿路成像可用于鉴别正常突显的肾乳头与肾盏内的病理性充盈缺损。正常突显的肾乳头位于肾盏中心区，呈锥形，边缘光滑（见病例 11 – 8）。在多数情况下，在同样的肾内也可发现多发相似的突显乳头。在正交平面图像上观察收集系统，常可确定诊断。（本病例由 Stuart G. Silverman，MD，Brigham and Women's Hospital，Boston，MA 提供。）

病例 4-4 复合型肾盏

病史：56 岁，女性，血尿。

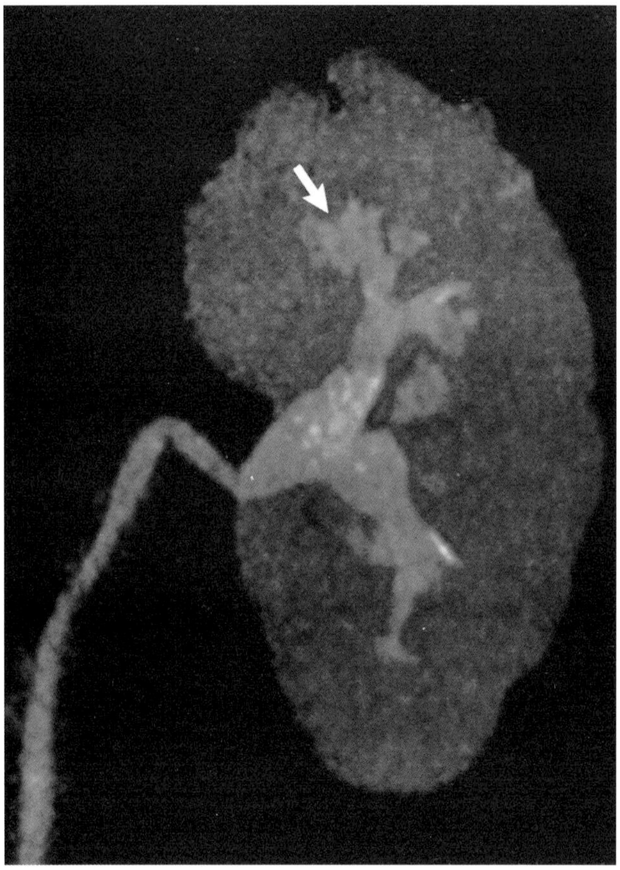

图 4.4 A

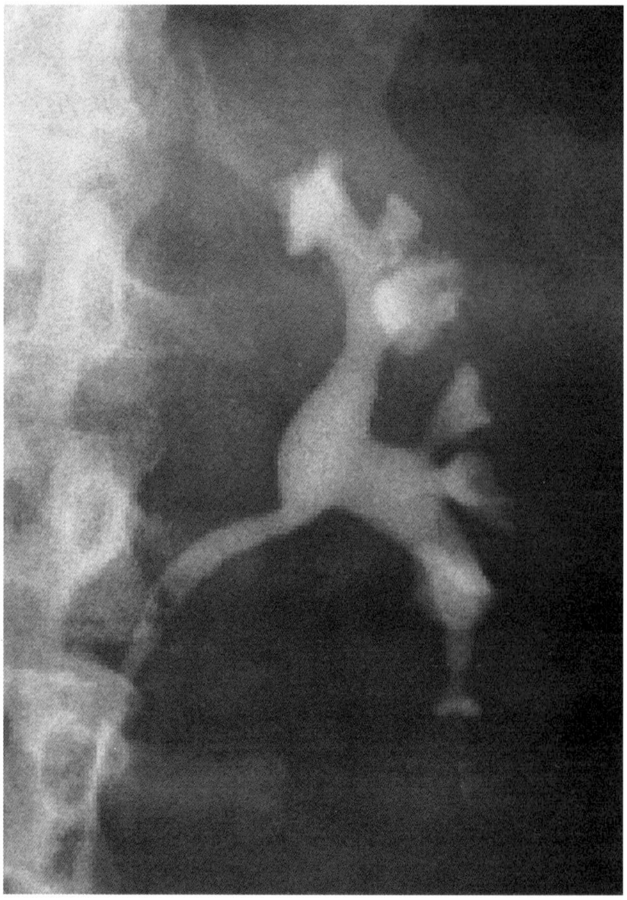

图 4.4 B

CT 表现：左肾容积再现冠状面图像（A）和左侧逆行肾盂造影图像（B）显示左肾上极的复合型肾盏。

诊断：复合型肾盏

讨论：胚胎学上，肾脏由多个肾叶组成，每个肾叶的集合管通过髓质内的锥体乳头引流入肾小盏。简单型肾盏，即一个肾小盏对应一个肾乳头。如所有的肾盏都是简单型肾盏，肾盏的数量将与肾叶的数量相同。复合型肾盏，即多个肾乳头对应一个肾盏。复合型肾盏多见于肾上极，肾的极间区最少见。70%病人有一个或多个复合型肾盏。复合型肾盏又称为“T”形肾盏或“椰头形”肾盏。（本病例由 Stuart G. Silverman，MD，Brigham and Women's Hospital，Boston，MA 提供。）

病例 4-5 邻近的髂动脉粥样硬化致右侧输尿管狭窄

病史：77 岁，男性，前列腺切除术后血尿。

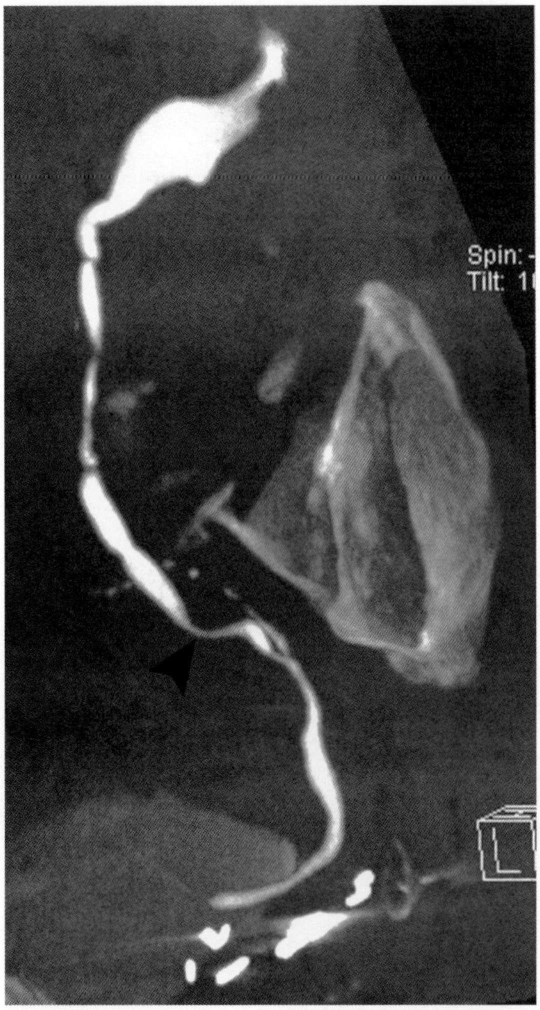

图 4.5 A

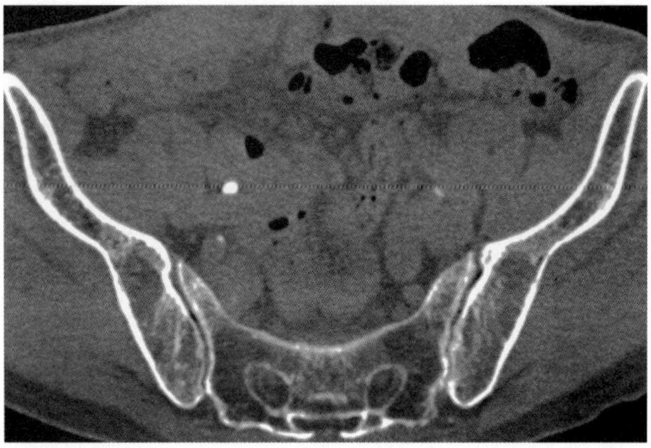

图 4.5 B

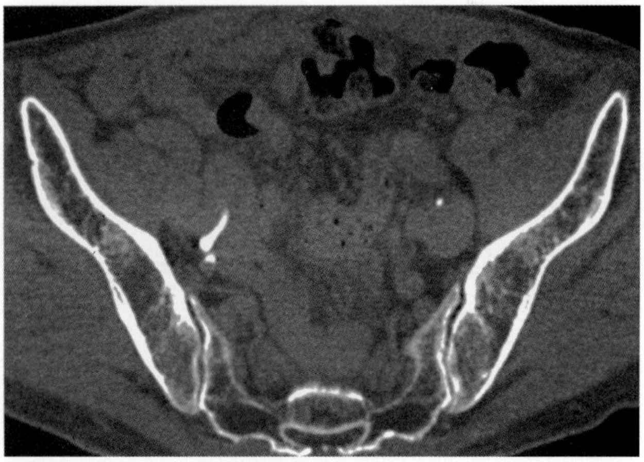

图 4.5 C

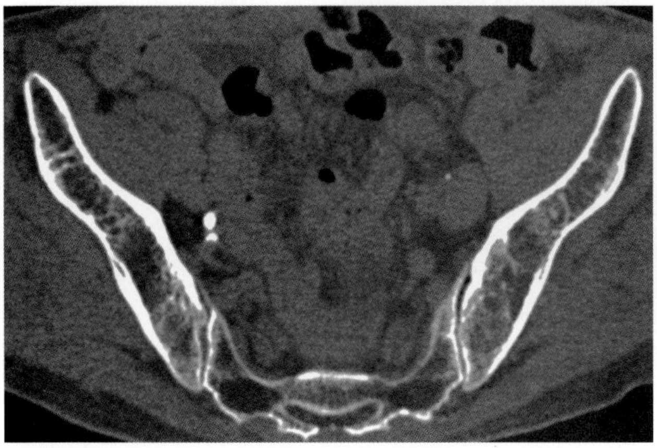

图 4.5 D

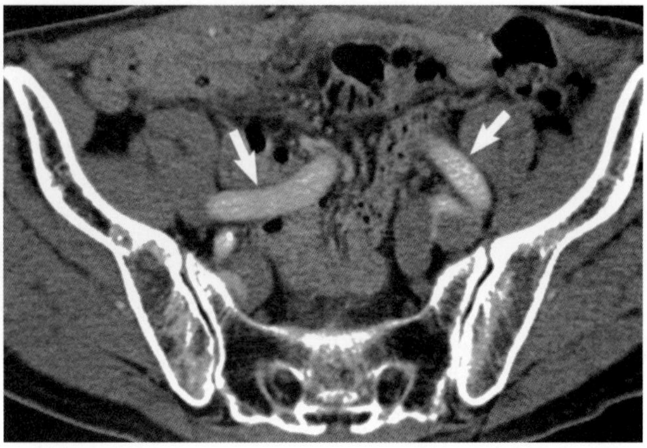

图 4.5 E

CT 表现：排泄期曲面重组图像（A）和横断面图像（B－D）显示右侧输尿管局部变窄（箭）。动脉期横断面图像（E）显示双侧髂总动脉迂曲（箭）。输尿管狭窄部与髂动脉钙化位于同一层面（箭）。髂动脉上方的右侧输尿管管径正常（B），输尿管与迂曲动脉交叉处呈平滑的变窄（C），血管下方输尿管管径正常（D）。

诊断：邻近的髂动脉粥样硬化致右侧输尿管狭窄

讨论：正常输尿管典型地有三个狭窄区：肾盂输尿管接合部；输尿管与髂总血管交叉处；输尿管膀胱接合部。髂血管粥样硬化迂曲及扩张可使输尿管明显外部受压、狭窄。肾盂内也可见到血管性压迹，即输尿管与正常肾动脉分支交叉可出现条带状或切迹样压迹。CT 应用前，静脉肾盂造影上可偶然发现此征象，需行血管造影检查才能确诊。目前，血管压迫尿路可完全通过 CT 尿路成像确诊。

病例 4-6 左肾收集系统裂

病史：77 岁，男性，血尿。

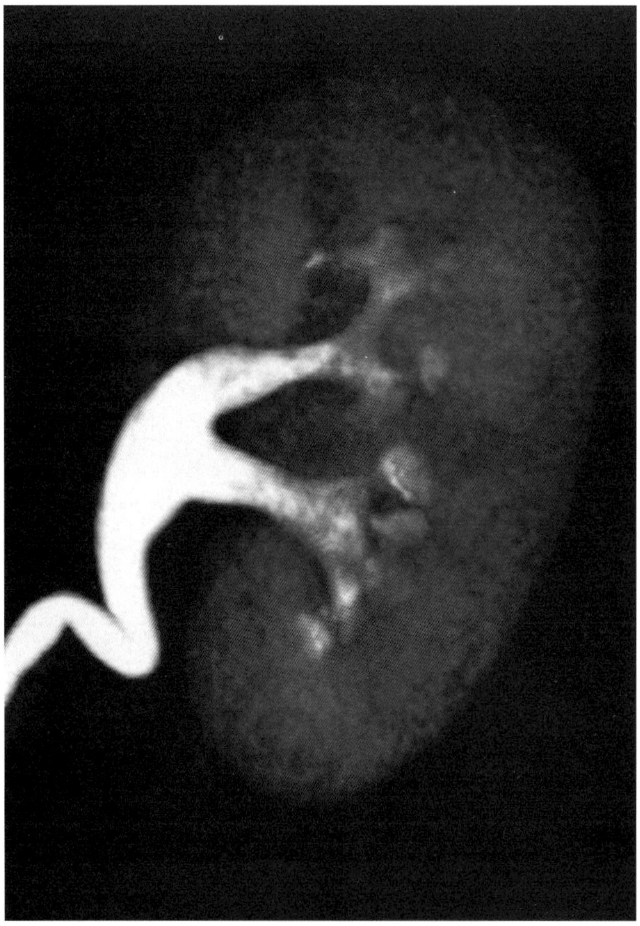

图 4.6（见彩图 图 4.6）

CT 表现：CT 尿路成像容积再现冠状面图像显示左肾收集系统裂。

诊断：左肾收集系统裂

讨论：由两个二次（或继发）性输尿管芽发育形成的重复畸形称为完全重复，单个输尿管芽余生的重复发育异常形成肾收集系统裂。重复畸形为尿路最常见的先天性变异，发病率为10%。该病例两个独立的肾收集系统融合形成一个肾盂和输尿管。

病例 4-7 右肾下垂

病史：92 岁，女性，膀胱癌病史。

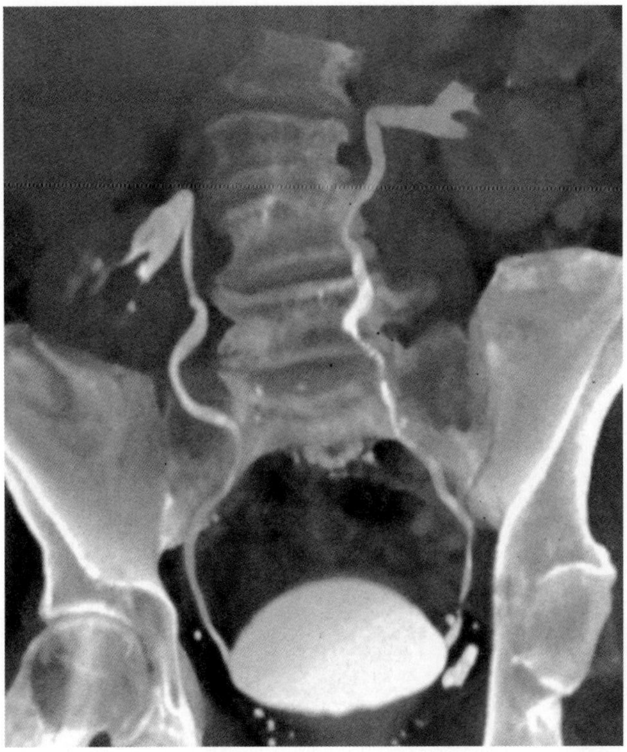

图 4.7 A

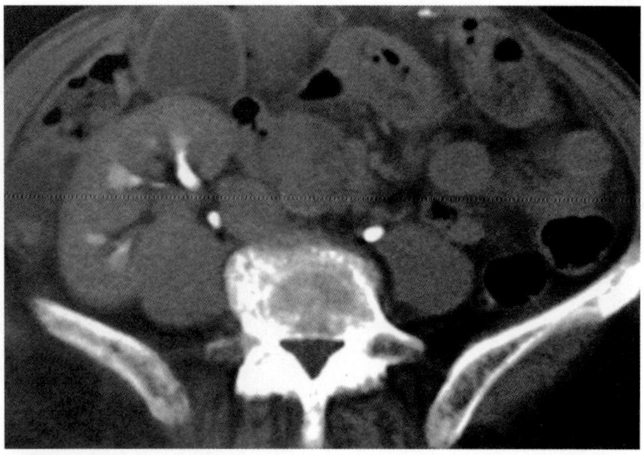

图 4.7 B

CT 表现：CT 尿路成像排泄期容积再现冠状面图像（A）和横断面图像（B）显示右肾低位。旋转异常，肾轴较呈水平方向。冠状位图像上，这种旋转异常使肾脏变短。

诊断：右肾下垂

讨论：右肾盂通常位于腰 2 椎体水平。肾下垂是指一侧肾脏的位置低于大多数人的肾脏正常水平。下垂肾的输尿管和肾动脉起始位置正常。而异位肾的输尿管变短，肾动脉起源异位，通常来自异位肾邻近的较大动脉。CT 尿路成像有助于确定肾脏为位置异常，而不是邻近肿块压迫所导致的移位。

病例 4-8 左侧盆腔肾

病史：40 岁，男性，血尿。

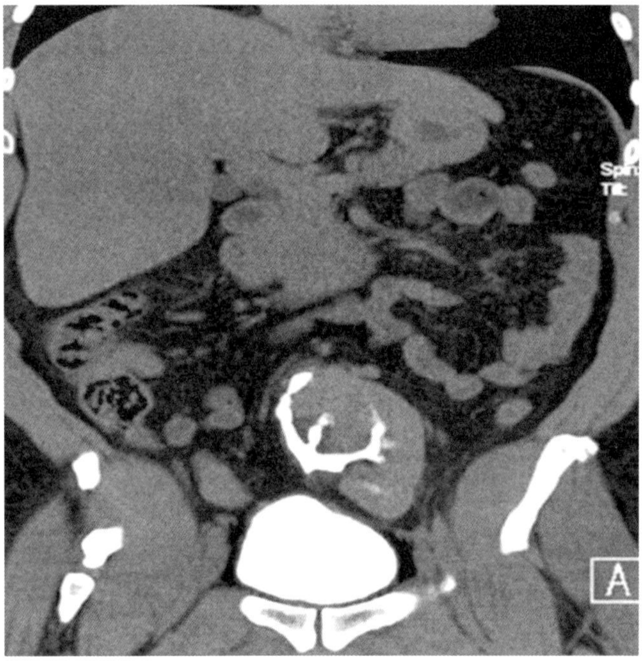

图 4.8

CT 表现：CT 尿路成像排泄期冠状面图像显示盆腔左侧有一肾脏。

诊断：左侧盆腔肾

讨论：盆腔肾可为单侧肾脏异位或双侧肾脏异位，双侧异位的肾脏可相互融合或单独存在。70%为左肾受累。盆腔肾常合并另外 4 种常见的畸形：肾脏旋转异常，肾盂内输尿管高位，异位输尿管，肾外肾盏。本例上极肾盏位于肾外。CT 尿路成像上可以清楚显示盆腔肾。静脉肾盂造影上盆腔肾及其收集系统可能因为与骶骨相互重叠，有时不能充分评估。(本病例由 Stuart G. Silverman, MD, Brigham and Women's Hospital, Boston, MA 提供。)

病例 4-9 马蹄肾

病史：48 岁，男性，血尿。

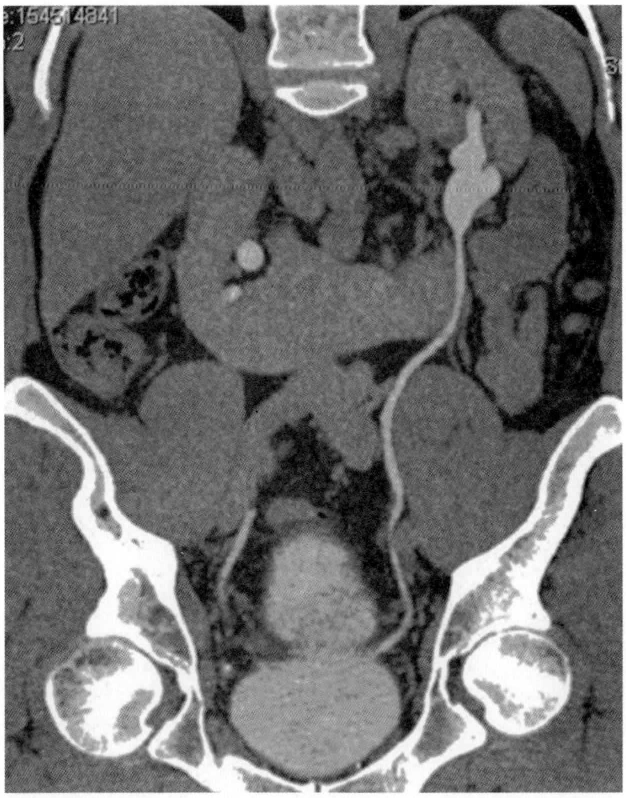

图 4.9 A

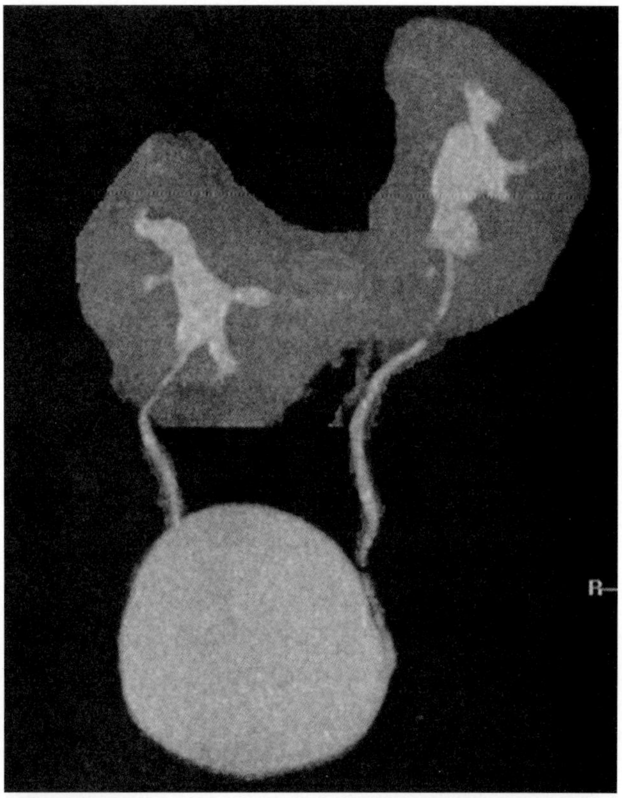

图 4.9 B

CT 表现：CT 尿路成像排泄期曲面重组（A）和最大密度投影（B）图像显示马蹄肾。

诊断：马蹄肾

讨论：马蹄肾是一种常见的肾融合畸形，发生率约为 1/400。两侧肾脏的上极或下极通过正常肾组织或结缔组织构成的峡部相连接。两肾的中线连接是在胚胎时期，两个形成后肾的原基融合的结果。马蹄肾的血供涉及来自主动脉、髂动脉或肠系膜下动脉的多种动脉。制定肾脏或主动脉的手术方案时，CT 尿路成像及动脉期扫描有助于确定本病引起的复杂血管的类型和尿路的解剖。(本病例由Stuart G. Silverman，MD，Brigham and Women's Hospital，Boston，MA 提供。)

病例 4-10 良性肾小管扩张

病史：57 岁，女性，反复尿路感染，怀疑右侧肾盂肾炎。

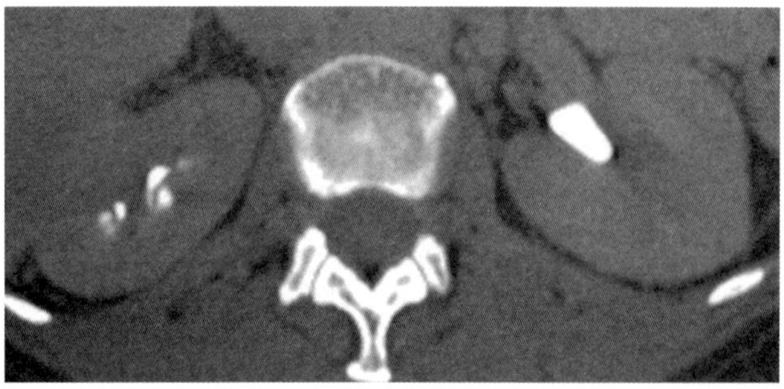

图 4.10 A

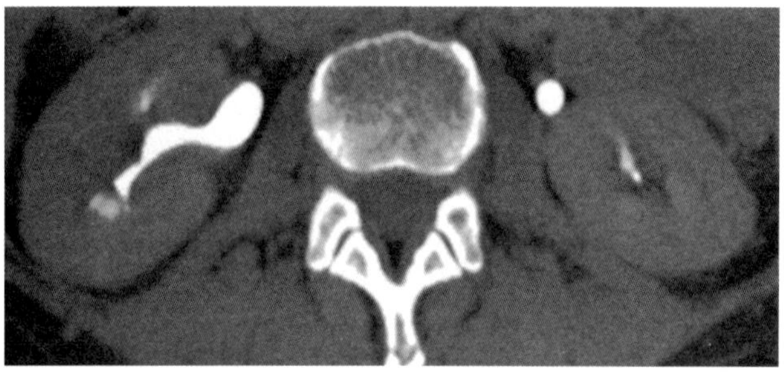

图 4.10 B

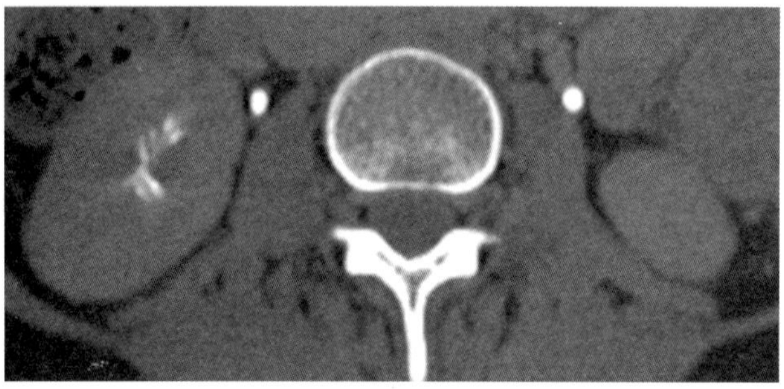

图 4.10 C

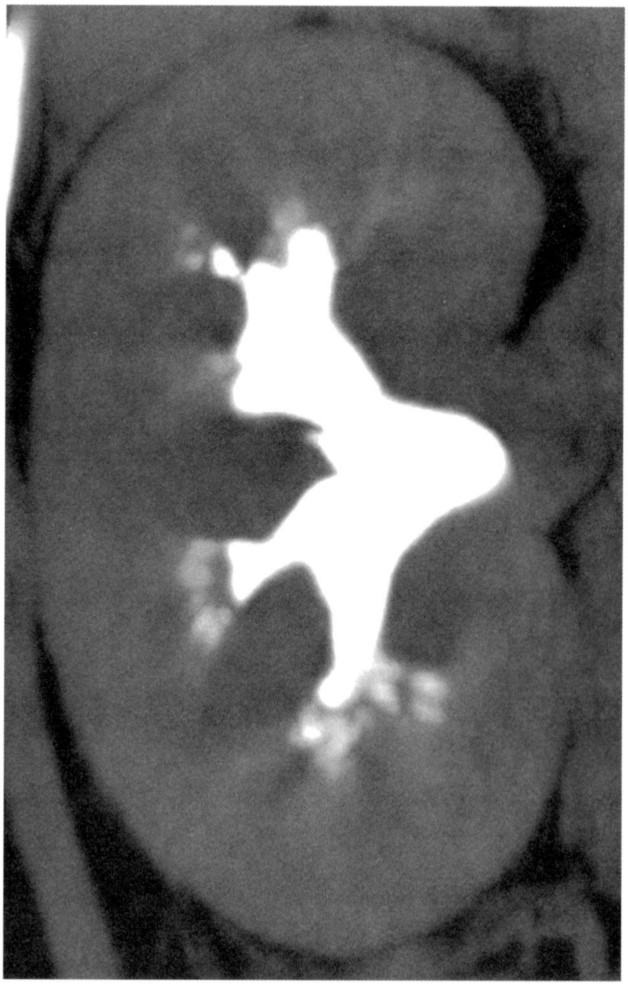

图 4.10 D

CT 表现：CT 尿路成像横断面（A–C）和斜冠状面最大密度投影（D）图像显示右侧肾乳头内离散的、条纹状致密影。

诊断：良性肾小管扩张

讨论：良性肾小管扩张中集合管管径大于 0.2~0.3mm。因此在 CT 尿路成像上，良性肾小管扩张的典型表现为离散的小管状结构，在一个或多个肾乳头内出现潮红样表现（见病例 11–2）。在髓质海绵肾中扩张集合管内常有结石。有些学者认为，良性肾小管扩张是髓质海绵肾的最不严重类型，但对髓质海绵肾的定义和诊断标准仍存在争议（见病例 8–1）。对尿路造影排泄期图像上有良性肾小管扩张表现的病人，CT 平扫图像可有助于确定病人是否合并肾结石或肾钙质沉着症。

病例 4–11 起源于肾盂的迷离肾乳头

病史：55 岁，男性，血尿。

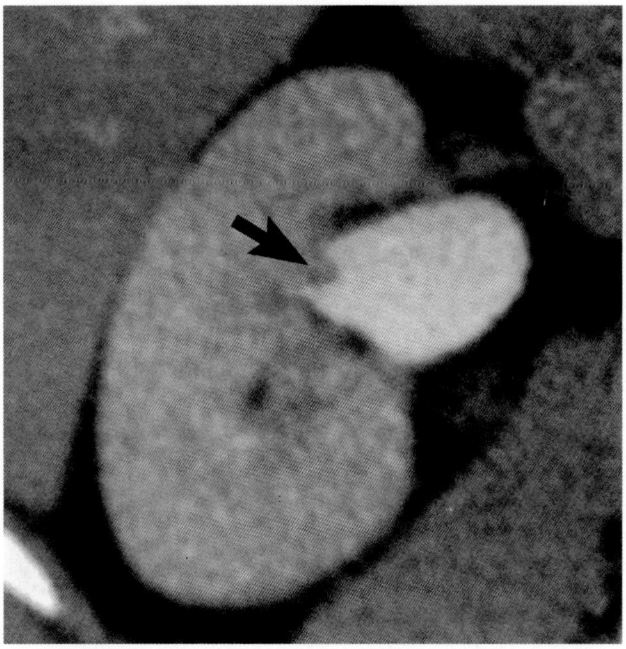

图 4.11 A

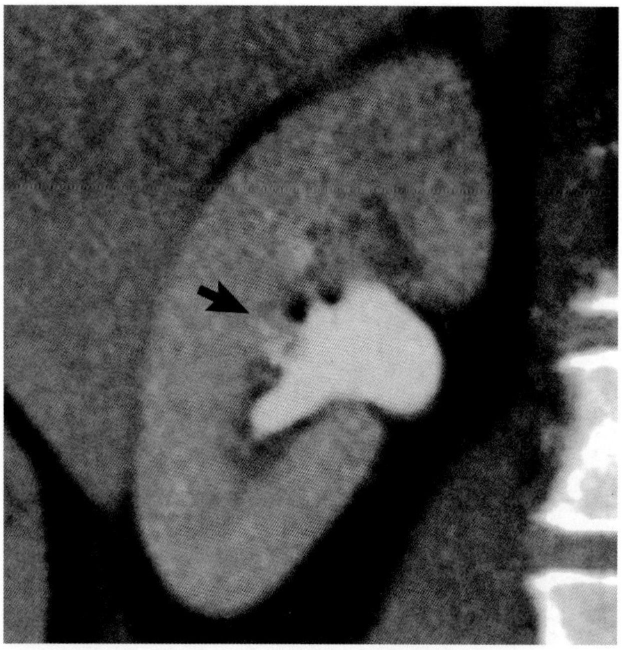

图 4.11 B

CT 表现：CT 尿路成像排泄期横断面（A）和冠状面(B)图像显示右肾极间区中心区一锥形的充盈缺损（箭）突入漏斗腔。

诊断：起源于肾盂的迷离肾乳头

讨论：迷离肾乳头是直接突入漏斗腔或肾盂内没有正常向外延展肾小盏的另一种正常肾乳头。如本例CT 尿路成像的两个层面所示，迷离的肾乳头与壁的附着部呈宽基底。据推测迷离肾乳头可能是在发育过程中，集合管未经过中间肾盏而直接起自肾盂形成。(本病例由Stuart G. Silverman, MD, Brigham and Women's Hospital, Boston, MA 提供。)

病例 4-12 原位型（单纯型）小的输尿管疝

病史：48 岁，女性，左侧腰部疼痛。

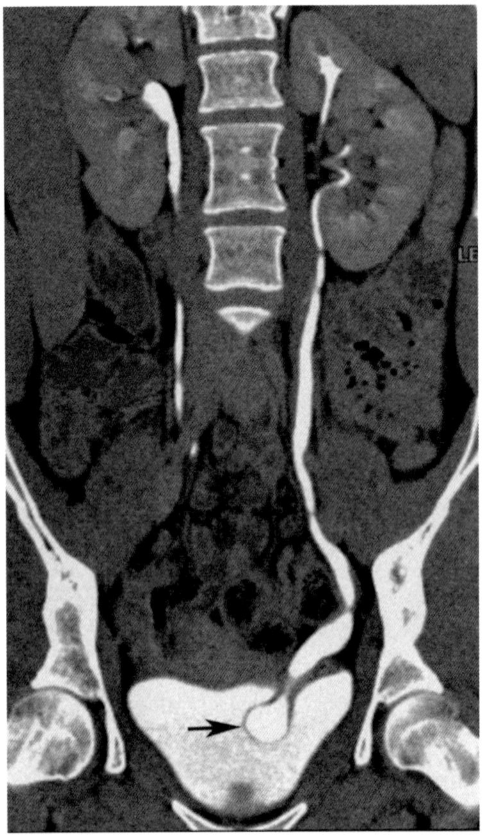

图 4.12 A

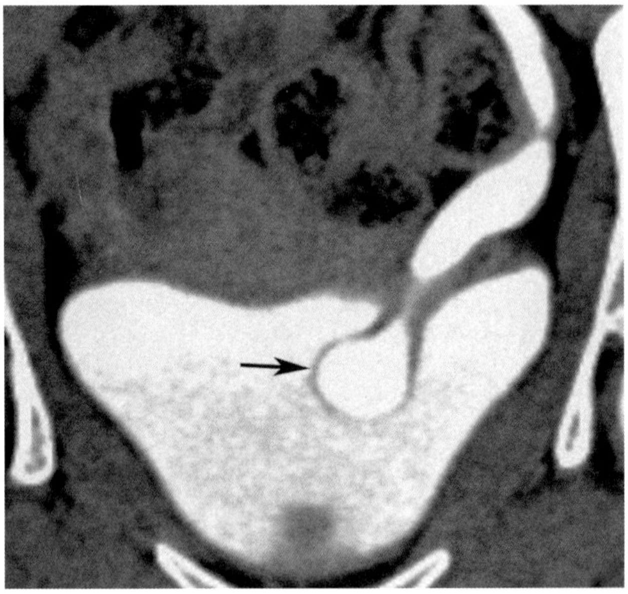

图 4.12 B

CT 表现：CT 尿路成像排泄期曲面重组图像（A）和曲面重组放大图像（B）显示左侧输尿管末端呈局灶性球根状扩张，其中对比剂充盈，并突入于有对比剂充盈的膀胱内。在球根状扩张及膀胱内的对比剂的衬托下，输尿管壁呈细弧线样软组织密度影（箭）。仅在左侧输尿管疝近侧的输尿管呈轻度扩张。

诊断：原位型（单纯型）小的输尿管疝

讨论：输尿管疝是输尿管远端的气球样扩张，形似眼镜蛇头状，因而将其称为"眼镜蛇头征"。可发生于单侧或双侧输尿管。本病分为原位型和异位型两类。如本例所见，原位型输尿管疝，输尿管开口和输尿管疝均在膀胱内（见病例10−15）。异位型输尿管疝位于膀胱黏膜下，疝的一部分延伸到膀胱颈部或尿道内。输尿管疝是形成输尿管和膀胱内肌肉的中胚层发育误区所致。原位型输尿管疝开口位置正常，管口狭窄。大多数原位型输尿管疝为偶然发现。但是当其变大时，可引起膀胱颈阻塞或肾盂积水。这两类型输尿管疝伴发的结石、持续性感染及钙乳的发生率增加。（本病例由Stuart G. Silverman，MD，Brigham and Women's Hospital，Boston，MA 提供。）

病例 4-13 小肾盏憩室伴一微小结石

病史：43 岁，女性，血尿。

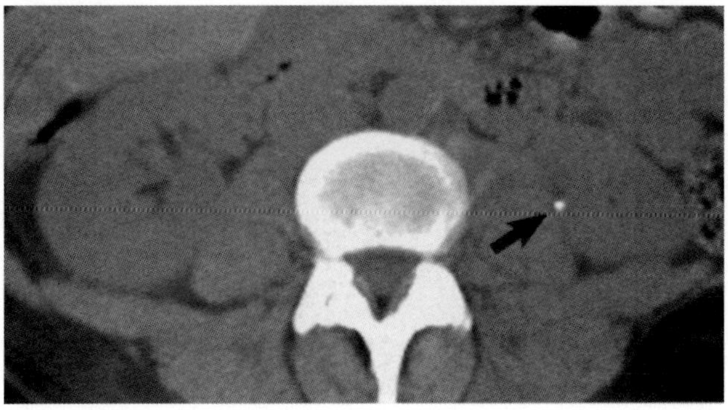

图 4.13 A

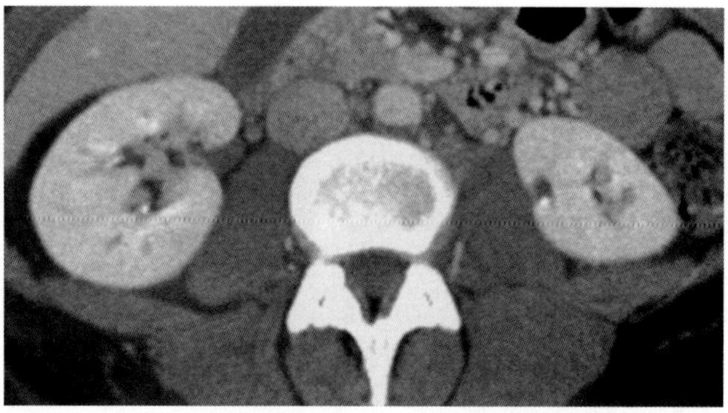

图 4.13 B

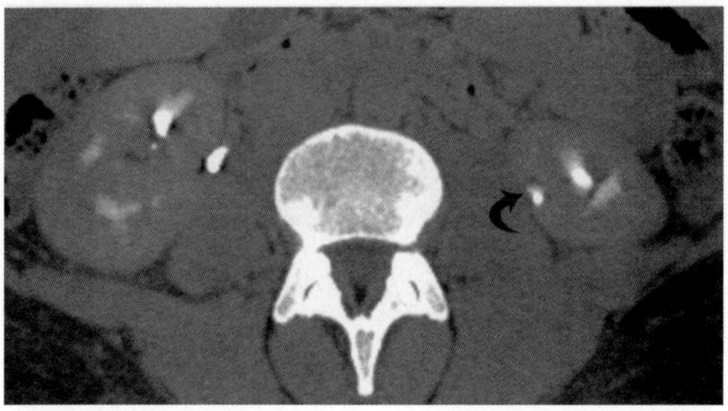

图 4.13 C

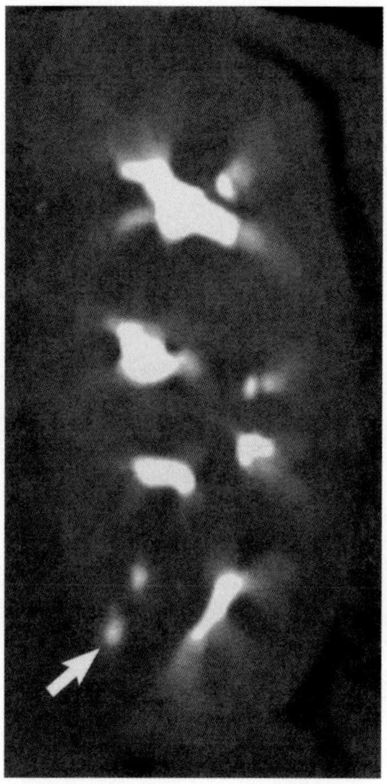

图 4.13 D

CT 表现：CT 平扫横断面图像（A）显示左肾下极内侧一液性结构，其内见一小结石（黑箭）。同一层面肾实质期（B）和排泄期（C）横断面图像显示该结构后部（弯箭）的对比剂在排泄期呈分层状表现。排泄期最大密度投影冠状面图像（D）显示结石位于肾的下内侧（白箭）。

诊断：小肾盏憩室伴一微小结石

讨论：肾盏憩室为一种少见的先天性畸形，是肾盏附近肾实质内含尿液的囊腔，在穹隆部囊腔经一狭窄通道（见病例 8-4）与肾盏相通。CT 尿路成像排泄期图像上，多数病例可见对比剂经这个通道进入憩室。肾盏憩室为肾小管最后发育阶段的分裂和膨胀障碍所致。此异常小管未发育成肾小盏漏斗部，而形成憩室。憩室可合并感染和结石形成，但很少合并恶变、憩室破裂、黄色肉芽肿性肾盂肾炎或肾脓肿。

病例 4-14 左肾收集系统完全性重复畸形；左侧输尿管疝合并结石及炎性组织粘连

病史：45 岁，女性，排泄功能障碍及膀胱结石。

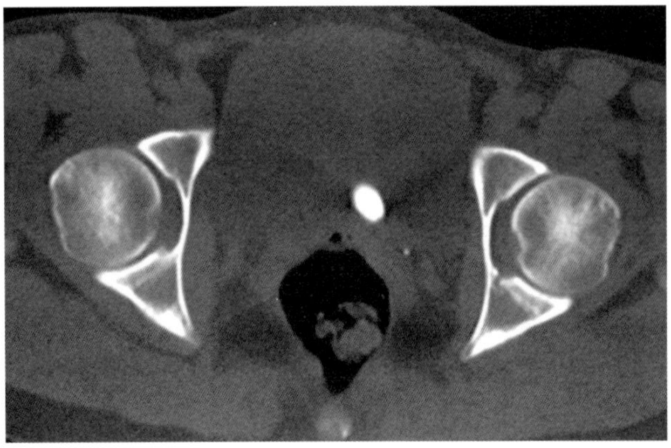

图 4.14 A

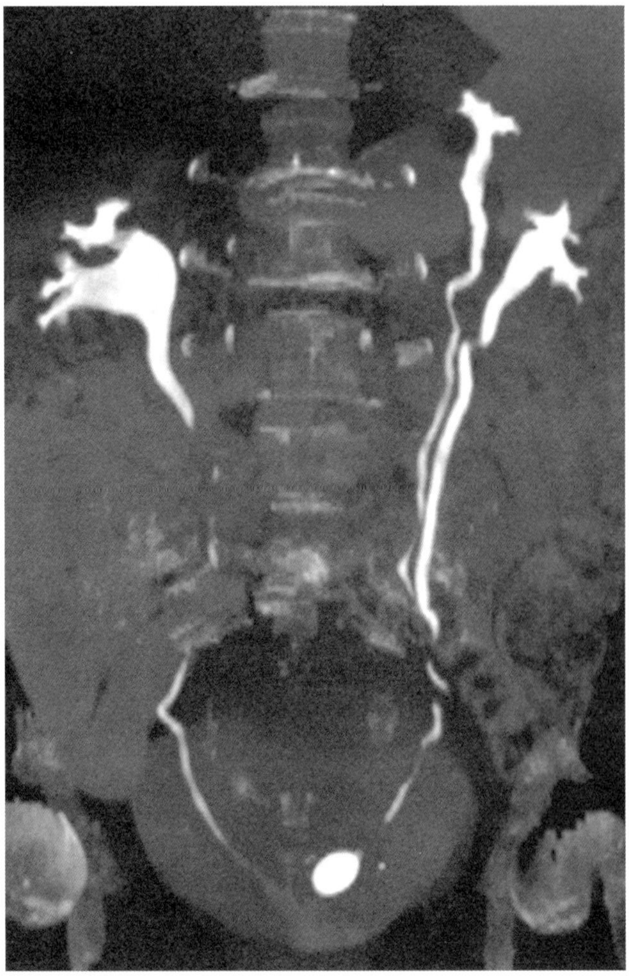

图 4.14 B

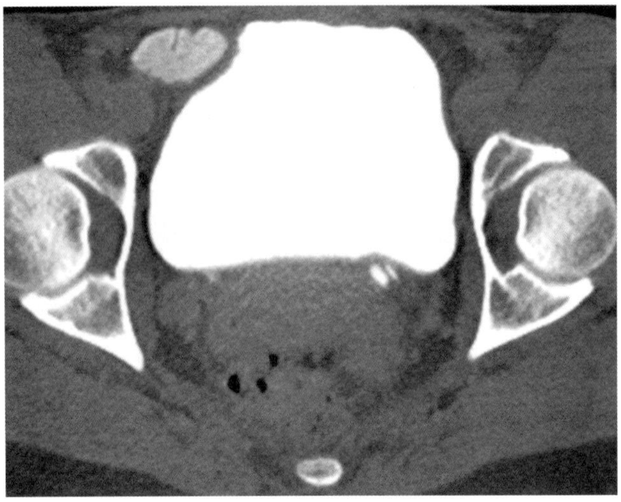

图 4.14 C

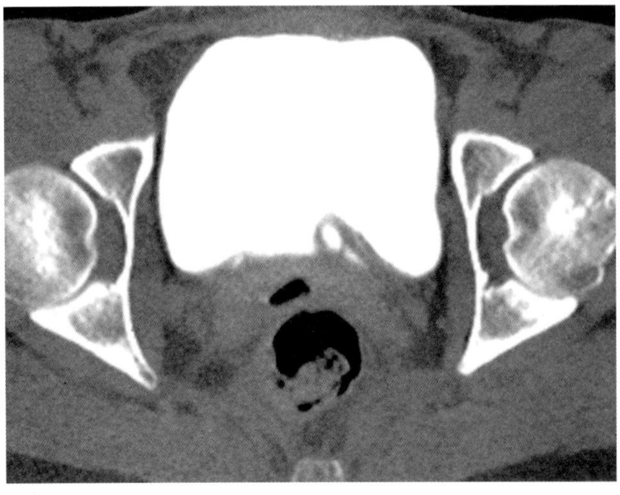

图 4.14 D

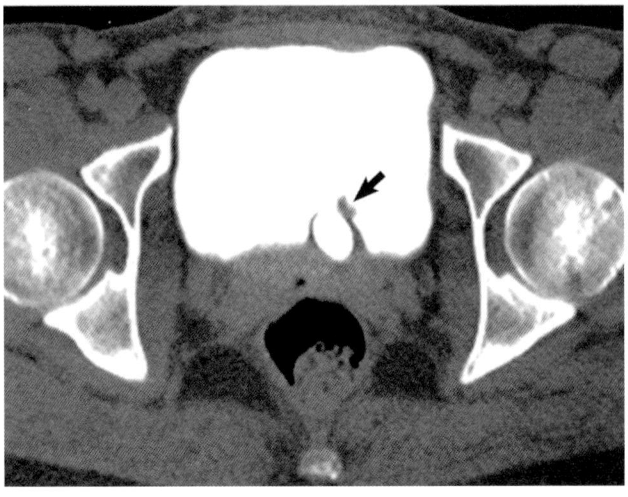

图 4.14 E

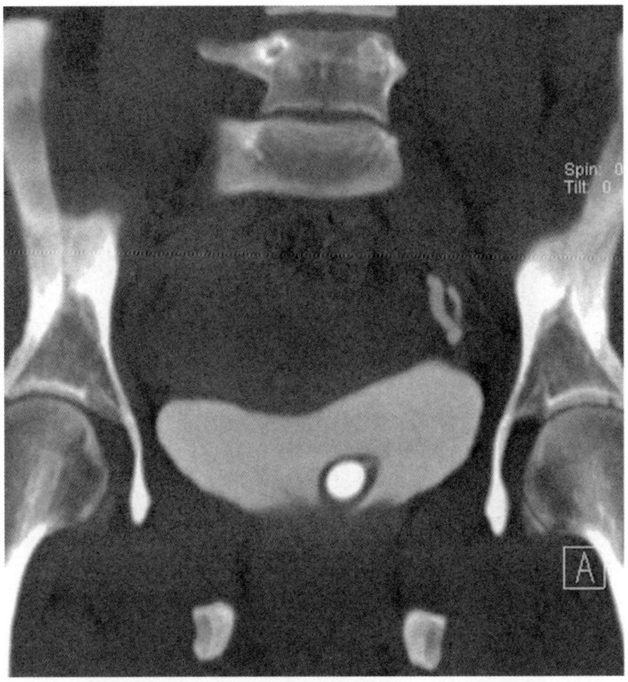

图 4.14 F

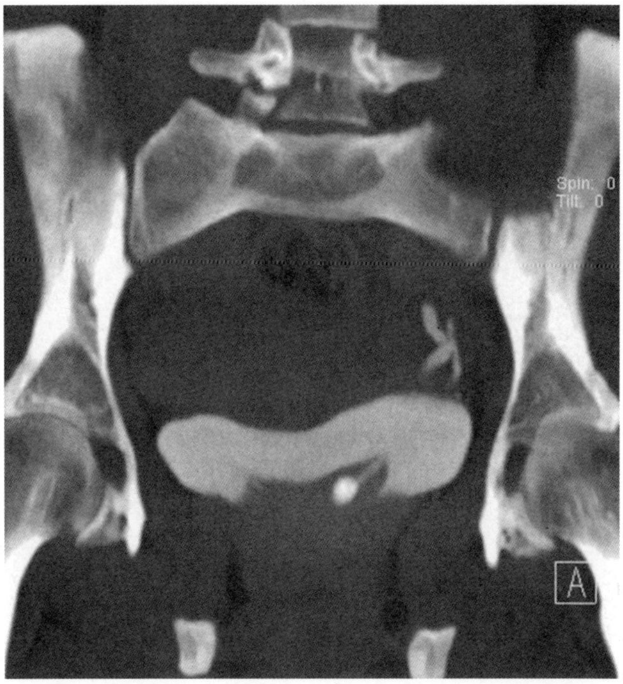

图 4.14 G

CT 表现：膀胱横断面平扫图像（A）显示一卵圆形结石突入膀胱的左后部。排泄期最大密度投影冠状面图像（B）显示左侧双输尿管的重复收集系统。横断面图像（C–E）示两支左侧输尿管分别开口于膀胱。上端输尿管开口于一壁光滑的囊性结构，此结构内可见结石影。冠状面图像（F–G）示上肾段输尿管开口于输尿管疝，疝内可见结石。可见一双瓣状软组织密度影（箭）自输尿管疝突出（E）。

诊断：左肾收集系统完全性重复畸形；左侧输尿管疝合并结石及炎性组织粘连

讨论：输尿管疝可发生于一个或两个输尿管远端。如本病例所示，当输尿管疝发生在重复性输尿管的末端时，它最常见于引流上肾段的输尿管。成年期发现的重复畸形并发的输尿管疝常小于婴儿期和儿童期发现的疝。由于输尿管疝内尿液淤滞，疝囊内可形成结石，尤其是直径大于2cm的疝。成人膀胱内输尿管疝常在静脉尿路造影时发现。输尿管疝应与输尿管假疝相鉴别，后者是指输尿管周围肿瘤或嵌顿的结石等病变引起的远端输尿管扩张。输尿管疝壁均匀、光滑，壁厚小于2mm，而输尿管假疝的边缘常不对称且较厚。CT 尿路成像多平面重组图像可以清楚显示正常输尿管膀胱段的解剖结构及输尿管疝壁。

病例 4–15 原发性巨输尿管

病史：45 岁，男性，血尿。

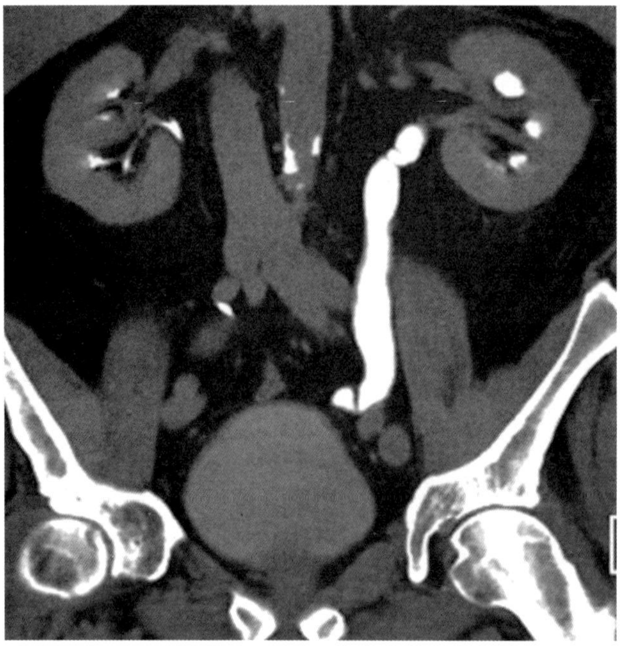

图 4.15 A

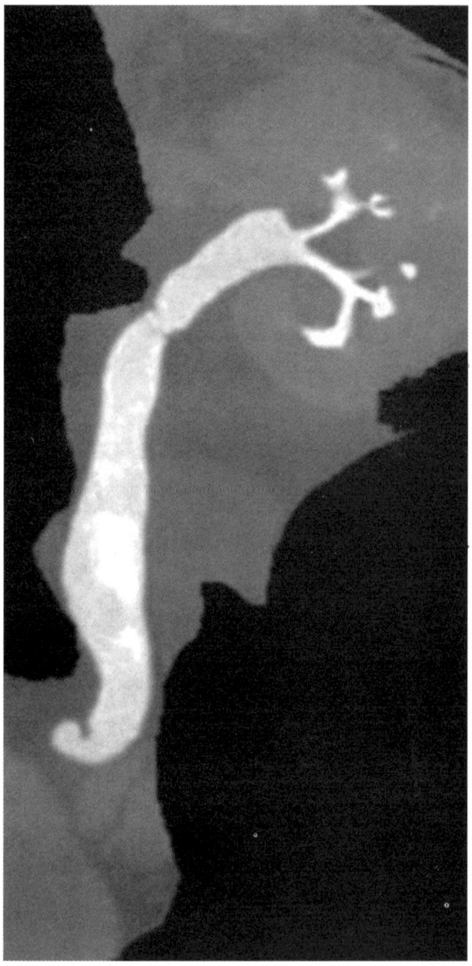

图 4.15 B

CT 表现：CT 尿路成像排泄期冠状面图像（A）和最大密度投影图像（B）显示接近膀胱水平以上的左侧输尿管呈弥漫性扩张，无肾盂积水。

诊断：原发性巨输尿管

讨论：巨输尿管的定义是输尿管的固定宽度大于 10mm。输尿管异常扩张，无明显输尿管反流或梗阻征象（见病例 9–22）。在这种先天性异常中，输尿管近膀胱段的蠕动消失。相对狭窄的近膀胱段输尿管以上部分扩张。蠕动消失的原因尚不清楚。本病以儿童多见，成人也可发病。男性多见，多为左侧发病。原发性巨输尿管能够与继发性输尿管梗阻相鉴别，后者肾内收集系统亦扩张。（本病例由 Stuart G. Silverman，MD，Brigham and Women's Hospital，Boston，MA 提供。）

病例 4-16 肾脏交叉融合异位

病史：35 岁，女性，肾功能不全。

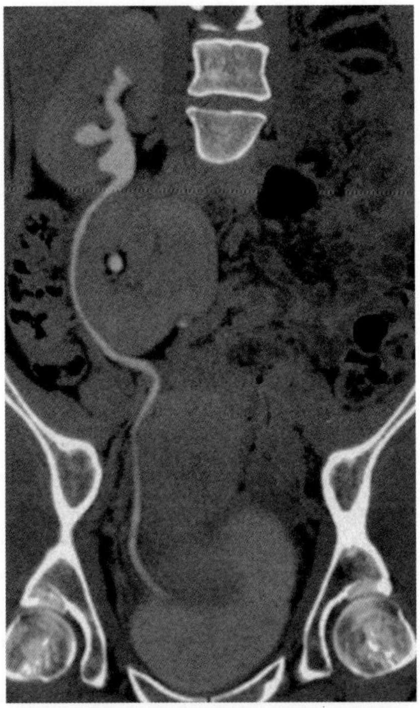

图 4.16 A

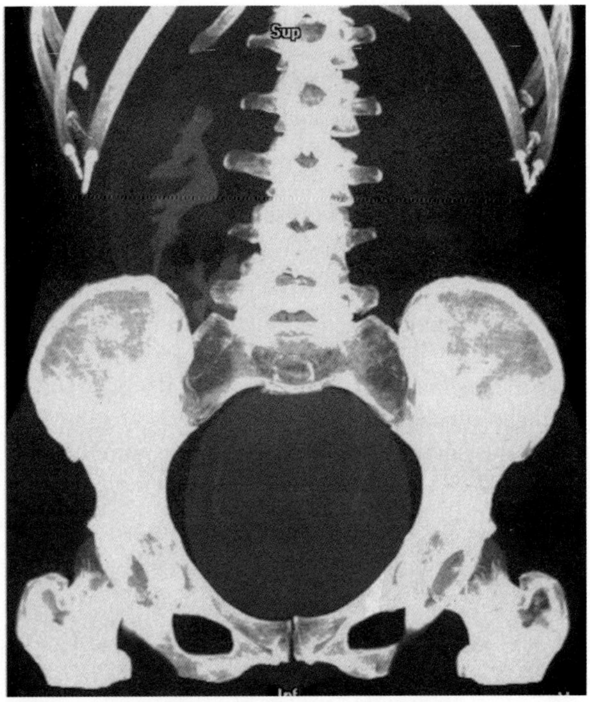

图 4.16 B

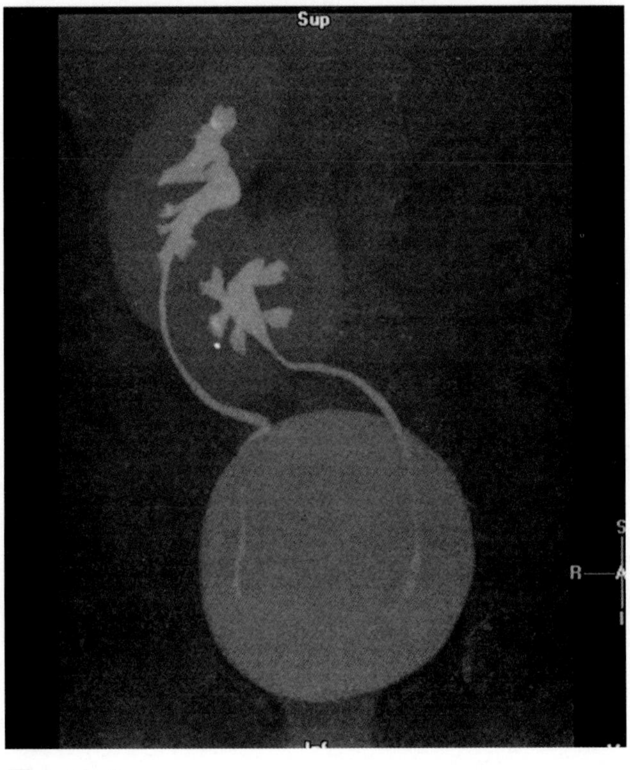

图 4.16 C

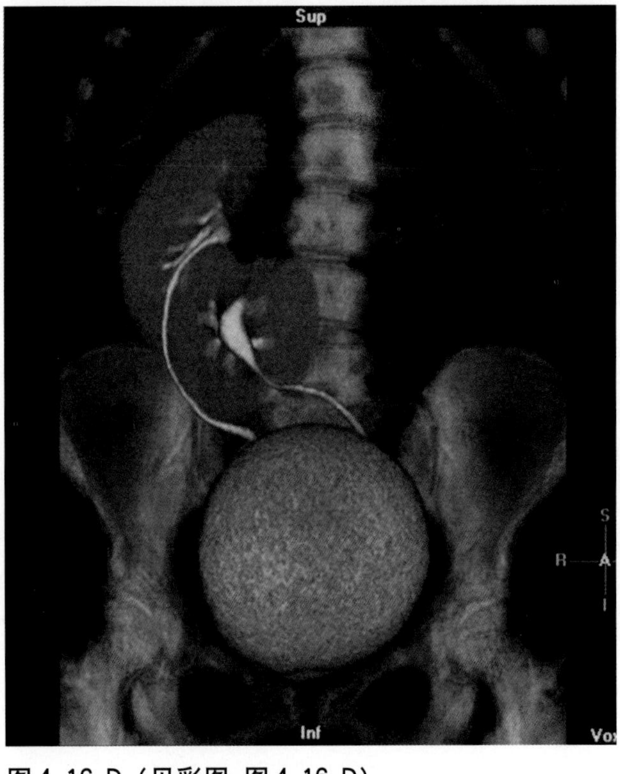

图 4.16 D（见彩图 图 4.16 D）

CT 表现：CT 尿路成像曲面重组图像（A）、最大密度投影骨图像（B）、最大密度投影去骨图像（C）及容积再现图像(D)显示右肾位置正常(见彩图4.16D)。左肾位于右腹部，与右肾下极融合。在正常进入盆腔之前，右侧输尿管沿右肾外缘走行。左侧输尿管从右侧越过中线至左侧，然后正常开口于膀胱左侧。

诊断：肾脏交叉融合异位

讨论：肾脏交叉融合异位畸形是指一侧肾脏完全或几乎完全越过中线至对侧，并与对侧肾脏融合的先天性畸形（见病例8–9）。输尿管开口位置正常。如本病例所示，交叉肾的输尿管越过中线，在融合肾对侧进入膀胱。本病多见于男性，右侧融合肾的发生率为左侧的2～3倍。肾实质融合的类型众多，如上异位、S 形肾、单侧块状肾、单侧 L 形肾、单侧盘状肾、下异位(如本病例)。起于邻近血管的异常血管供养交叉融合异位的肾脏。本病可合并因肾盂开口高位所导致的肾盂输尿管交界处梗阻、尿路结石。也可合并其他先天性畸形，如膀胱输尿管反流、双侧或单侧重复畸形、巨输尿管、肾发育不良、腔静脉后输尿管、食管闭锁、直肠阴道瘘和脐疝。(本病例由 Stuart G. Silverman，MD，Brigham and Women's Hospital，Boston，MA 提供。)

参考文献

1. Hodson CJ. The lobar structure of the kidney. *Br J Urol*. 1972;44:246–261.
2. Bigognari LR, Patel SK, et al. Medullary rays: visualization during excretory urography. *Am J Roentgenol*. 1975;125:795–803.
3. Ohlson L. Normal collecting ducts: visualization at urography. *Radiology*. 1989;170:33–37.
4. Goldstein HM, Reuter SR, Wallace S. Pseudotumor of the renal pelvis caused by arterial impression. *J Urol*. 1974;111(6):735–737.
5. Lefleur RS, Ambos MA, Rothberg M. An unusual vascular impression on the renal pelvis. *Urol Radiol*. 1979;1:117–118.
6. Zagoria RJ. The kidney and retroperitoneum: anatomy and congenital abnormalities. In: Zagoria RJ, ed. *The requisities: genitourinary radiology*. 2nd ed. Philadelphia: Mosby; 2004:51–79.
7. Nino-Murcia M, DeVries PA, Friedland GW. Congenital anomalies of the kidney. In: Pollack HM, McClennan BL, eds. *Clinical urology*. 2nd ed. Philadelphia: Saunders; 2000:690–763.
8. Lee CT, Hilton S, Russo P. Renal mass within a horseshoe kidney: preoperative evaluation with three-dimensional helical computed tomography. *Urology*. 2001;57:168.
9. Saxton HM. Opacification of collecting ducts at urography [Editorial]. *Radiology*. 1989;170:16–17.
10. Ginalski J, Spiegel T, Jaaeger P. Use of low-osmolality contrast medium does not increase prevalence of medullary sponge kidney. *Radiology*. 1992;182:311–314.
11. Binder R, Korobkin M, Clark RE, et al. Aberrant papillae and other filling defects of the renal pelvis. *Am J Roentgenol*. 1972;114: 746–752.
12. Schwartz BB, Mindelzun RE. Ectopic (intrapelvic) renal papilla. *J Urol*. 1972;108:28–29.
13. Nino-Murcia M, Friedland GW, DeVries PA. Congenital anomalies of the papillae, calyces, renal pelvis, ureter, and ureteral orifice. In: Pollack HM, McClennan BL, eds. *Clinical urology*. 2nd ed. Philadelphia: Saunders; 2000:764–825.
14. Zagoria RJ. The renal sinus, pelvocalyceal system, and ureter. In: Zagoria RJ, ed. *The requisities: genitourinary radiology*. 2nd ed. Philadelphia: Mosby; 2004:158–200.
15. Talner LB, O'Reilly PH, Wasserman NF. Specific causes of obstruction. In: Pollack HM, McClennan BL, eds. *Clinical urology*. 2nd ed. Philadelphia: Saunders; 2000:2000–2007.
16. Herman TE, McAlister WH. Radiographic manifestations of congenital anomalies of the lower urinary tract. *Radiol Clin North Am*. 1991;29:365–382.

第五章

泌尿系统结石

SATOMI KAWAMOTO, MD
ELLIOT K. FISHMAN, MD

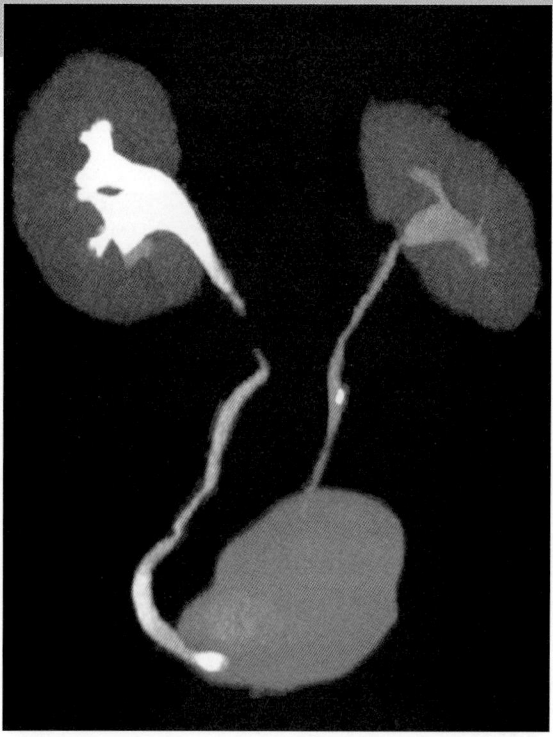

病例 5-1 双侧肾盂结石伴轻度肾盂积水

病史：76 岁，男性，体外冲击波碎石后肉眼血尿。

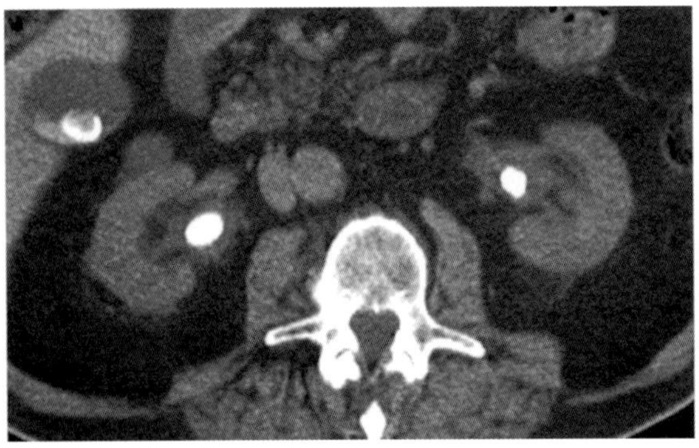

图 5.1 A

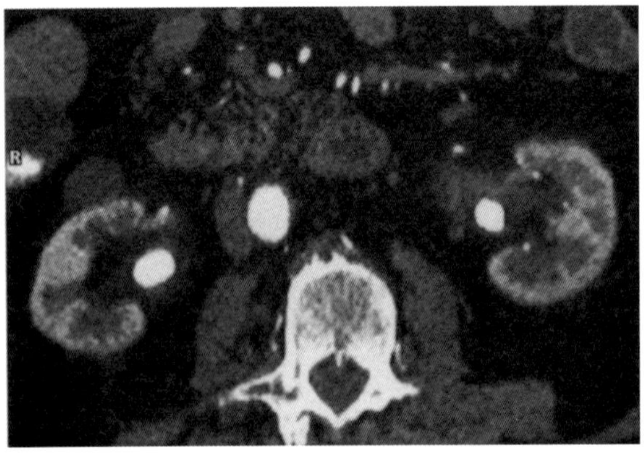

图 5.1 B

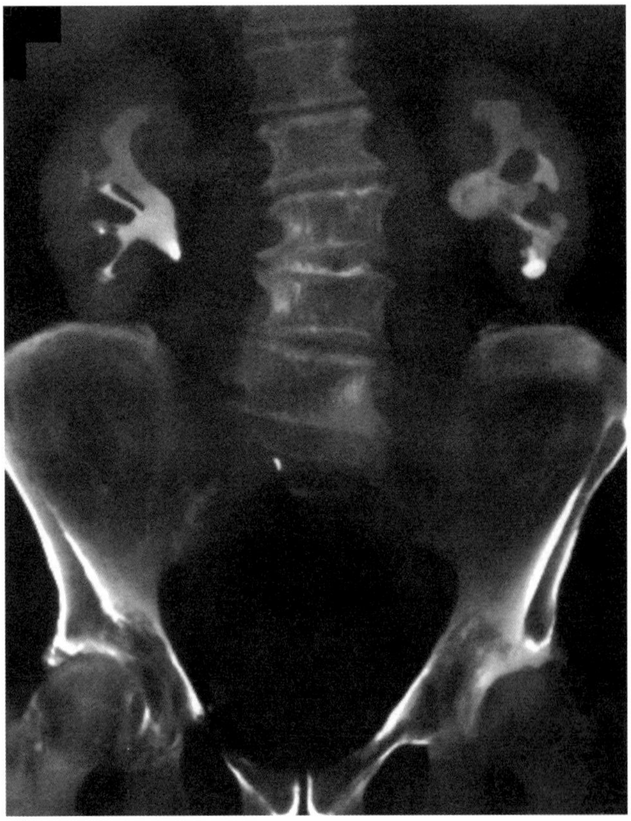

图 5.1 C

CT 表现：CT 平扫横断面图像（A）显示双侧肾盂内大的结石，胆囊内也有结石影。动脉期横断面图像（B）也显示了双侧肾盂内结石。肾盂周围可见少许脂肪线影。右肾前方可见一囊肿。排泄期容积再现图像（C）显示双侧肾盏轻度扩张，左侧较大。结石密度与对比剂密度相似，而不能显示。

诊断：双侧肾盂结石伴轻度肾盂积水

讨论：泌尿系统结石是一种常见病；男性一生中发生尿路结石的风险约为 20%、女性为 5%～10%。螺旋CT在泌尿系统结石诊断和治疗上的应用使泌尿影像学的实践发生了巨大变化。在 CT 应用前，泌尿系统结石的诊断主要依靠平片、静脉尿路造影和超声检查。

几乎 3/4 的尿路结石成分为草酸钙、磷酸钙或由二者共同组成。约10%的结石不含钙；大多数不含钙结石的主要成分是尿酸或胱氨酸。纯尿酸结石在平片上不显影。而在 CT 平扫图像上，包括尿酸结石在内的多数尿路结石均显影。另有少数结石，如基质结石和应用 Indinavir（一种治疗 HIV 感染的蛋白酶抑制剂）后发生的结石，在 CT 上不呈高密度。CT 平扫图像上，基质结石表现为肾盂及肾盏内不强化的软组织肿块影。约 19 % 的药物经过肾脏排泄，难溶性 Indinavir 结晶可成为结石形成的“核”。这些结石也呈软组织密度影。

病例 5-2 双侧肾盂及膀胱结石伴肾盂肾炎

病史：85 岁，男性，反复发作性肉眼血尿。

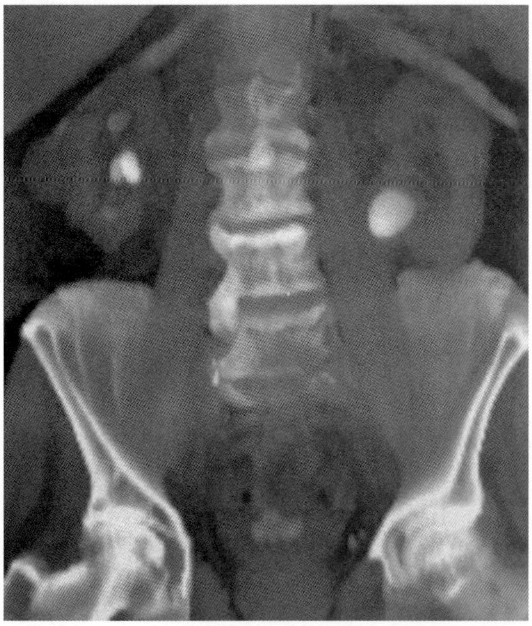

图 5.2 A

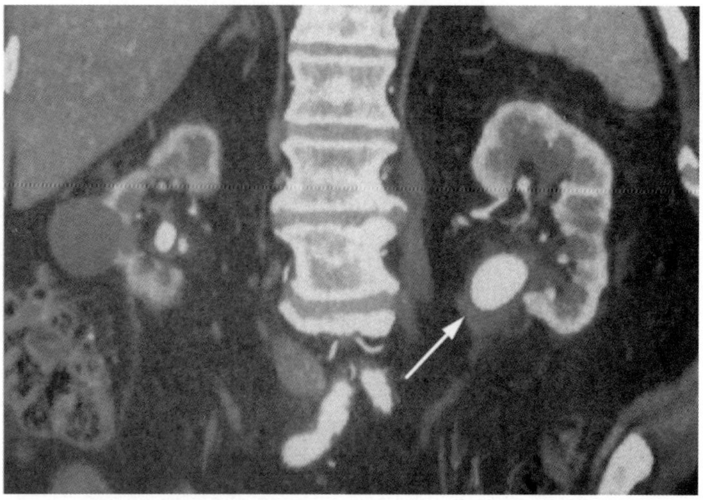

图 5.2 B

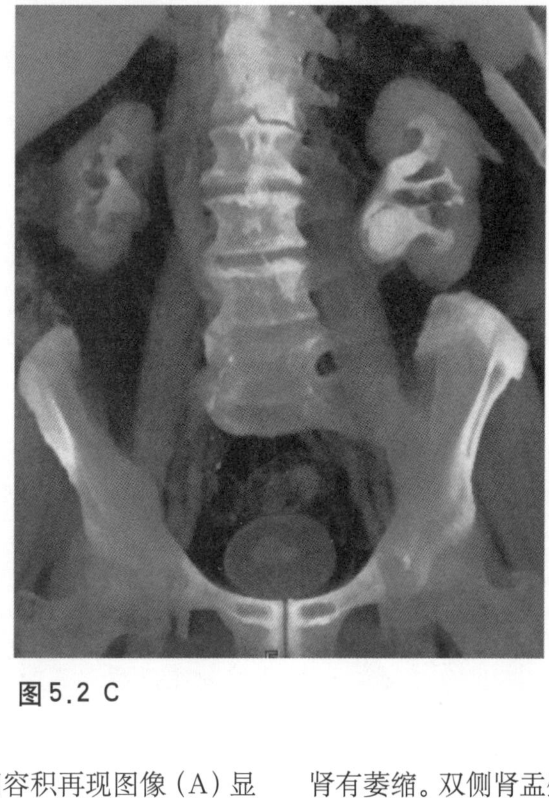

图 5.2 C

CT 表现：CT 尿路成像平扫容积再现图像（A）显示左侧肾盂内一巨大结石。右侧肾盂、上下极肾盏内见较小结石影，膀胱内多发结石。在动脉期冠状面图像上（B）左侧扩张肾盂内的大结石和右侧肾盂内的较小结石也能见到。右肾可见一囊肿，与左肾相比，右肾有萎缩。双侧肾盂壁增厚，以左侧为著（箭）。排泄期容积再现图像（C）显示双侧肾盏轻度扩张。由于扫描时，左侧扩张的肾盂内未完全充盈对比剂，其内大结石也能见到；而右侧收收集系统内充满对比剂，其内结石显示不清。膀胱内可见多发结石。

诊断：双侧肾盂及膀胱结石伴肾盂肾炎

讨论：结石长期滞留于肾盂内，刺激邻近的尿路上皮，可诱发感染性或非感染性的炎性反应，导致尿路上皮增厚和邻近的线样脂肪形成。这些表现提示肾盂肾炎（见病例 8–6）。

本病例膀胱内的结石在平片上未显示，故诊断为纯尿酸结石。肾内结石在平片上隐约可见，其成分可能包括尿酸和少量钙。膀胱镜检查证实膀胱内为多发尿酸结石。本例病人经尿液碱化治疗，症状明显改善，随后进行了体外冲击波碎石治疗。最终发现左肾结石由99%尿酸和1%单水化草酸钙构成。

纯尿酸结石在平片上为透光结石，不显影，但如前所述，在CT平扫图像上容易看到。大的尿酸结石可能因混有钙质而呈高密度，或作为草酸钙结石的核心而显影。尿液pH值低是尿酸钙结石形成的一个重要因素。尿酸结石在酸性尿中形成；但是当尿液的pH值上升到6.5或更高时，尿酸的溶解性明显提高。这可以解释为什么可以用尿液碱化的方法治疗尿酸结石的病人。

病例 5–3 左肾和右侧输尿管远端非梗阻性结石

病史：72 岁，男性，有膀胱和肾结石病史。

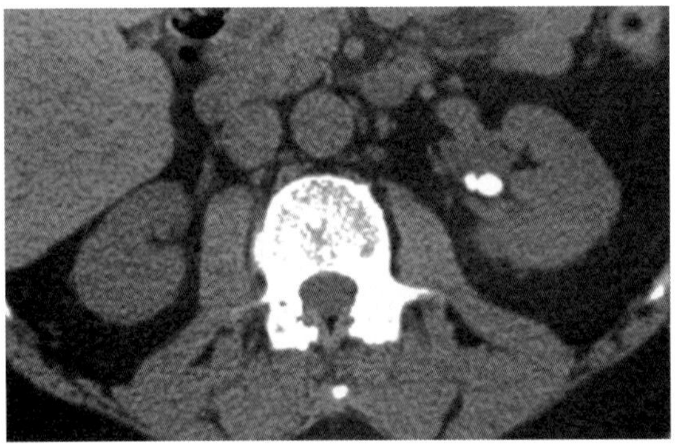

图5.3 A

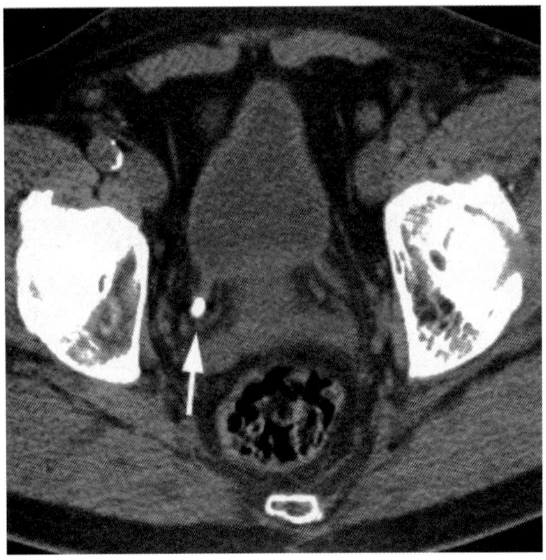

图5.3 B

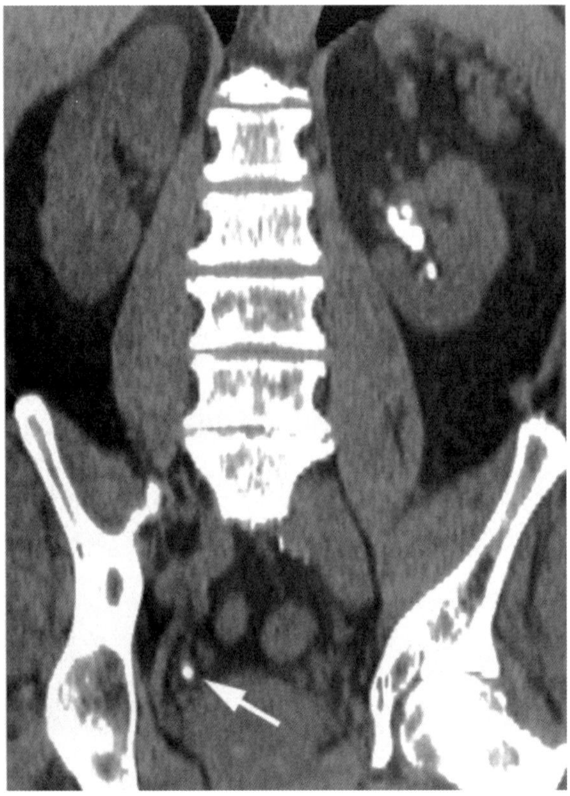

图5.3 C

CT 表现：CT 平扫横断面图像（A）显示左侧肾盂内两个相邻的结石。盆腔横断面图像（B）显示右侧输尿管远端一结石影。平扫冠状面重组图像（C）显示左侧肾盂和下极肾盏内多发的小结石，右侧输尿管远端多发小结石（箭）。无肾盂积水及输尿管积水的征象。

诊断：左肾和右侧输尿管远端非梗阻性结石

讨论：事实上，输尿管结石均来自肾髓质或肾内收集系统。结石可不阻塞输尿管，但多数情况下，结石阻塞输尿管导致近端肾盂积水。

输尿管邻近的钙化影，如动脉钙化或静脉石，可能难与输尿管结石鉴别，尤其是在输尿管结石位于远端，且无梗阻，和在不能认定下腹部或盆腔内无扩张的输尿管时。50%～77%的输尿管结石有“软组织轮缘征”（soft tissue rim sign）表现，此征象为结石周围的输尿管壁水肿增厚所致，静脉石无此征象。故“软组织轮缘征”可以可靠地鉴别输尿管结石与静脉石。因为有些输尿管结石不引起壁水肿，故无法除外静脉石。无软组织轮缘征的骨盆密度即可能是静脉石也可能是输尿管结石。多数病人因存在尿路梗阻的其他征象，如肾盂肾盏扩张、输尿管扩张及肾周和输尿管周围脂肪和积液，通常使输尿管内结石的“软组织轮缘征”表现更为明显。

本病例右侧输尿管轻度扩张，和结石在输尿管内的部位，无需“软组织轮缘征”的辅助即可确认。右侧输尿管结石在输尿管镜的引导下利用激光碎石取出。

病例 5-4 右肾盂结石，并可能有急性肾盂肾炎

病史：87 岁，男性，右髋部疼痛，血尿，尿分析提示尿路感染。

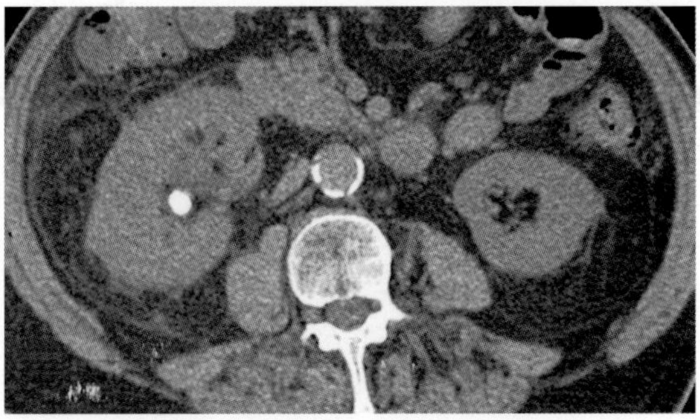

图 5.4 A

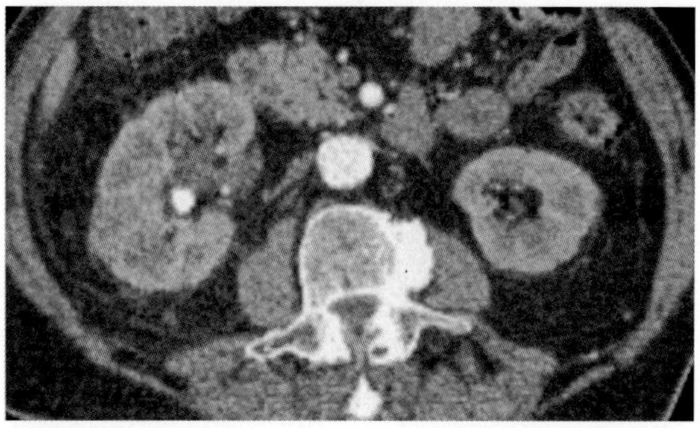

图 5.4 B

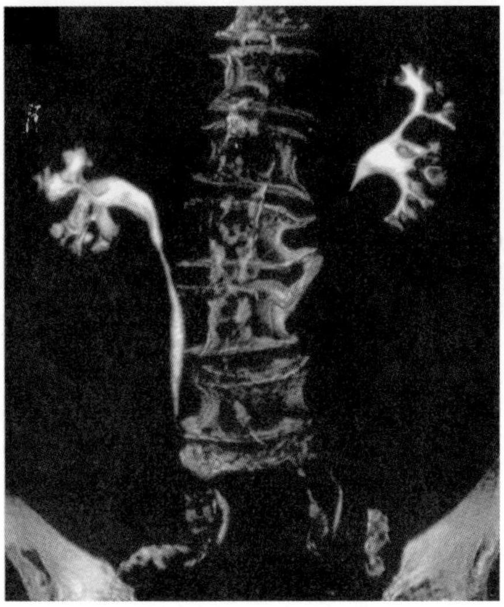

图 5.4 C

CT 表现：CT 尿路成像平扫横断面图像（A）显示右肾盂内一结石影。右肾增大，肾周脂肪较左侧明显。动脉期横断面图像（B）显示右肾盂结石，右肾增大和肾周脂肪影也可见到。排泄期容积再现图像（C）显示右侧肾盏轻度扩张，右肾盂内结石被排泄的对比剂密度所掩盖而显示不清。

诊断：右肾盂结石，并可能有急性肾盂肾炎

讨论：大多数尿路结石的并发症是梗阻或感染的结果。肾脏扩大及肾周脂肪是梗阻、感染或二者兼有的征象。

肾盂肾炎及其后遗症，如肾脓肿，常见于有梗阻性结石的病人，如果临床病史和 CT 表现相符，就可诊断肾盂肾炎。急性肾盂肾炎的特征性表现包括发热、

腰部疼痛、菌尿及脓尿。CT 可见病变侧肾脏普遍性增大和片状或楔形强化减低区。这些表现在肾实质期显示最佳。

病例 5-5 左肾下极肾盏内非梗阻性结石，左侧输尿管远端梗阻性结石伴穹隆破裂

病史：43 岁，男性，左侧腰部剧痛突然好转。

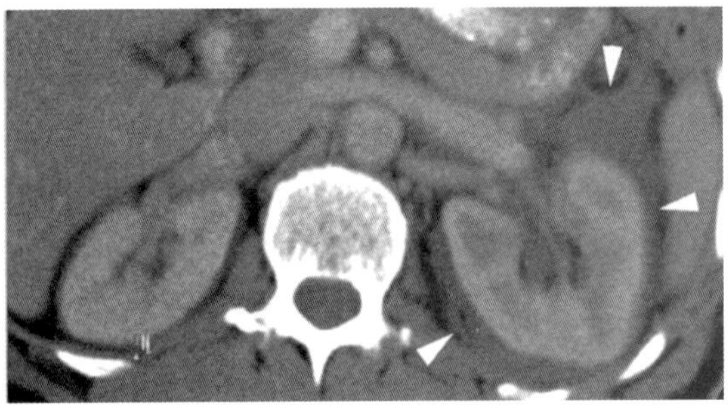

图 5.5 A

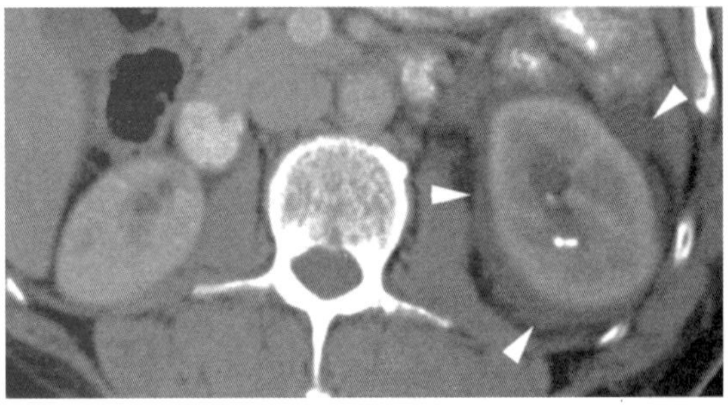

图 5.5 B

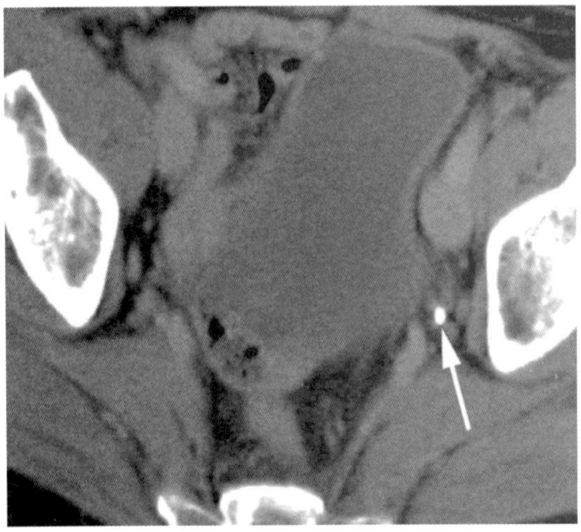

图 5.5 C

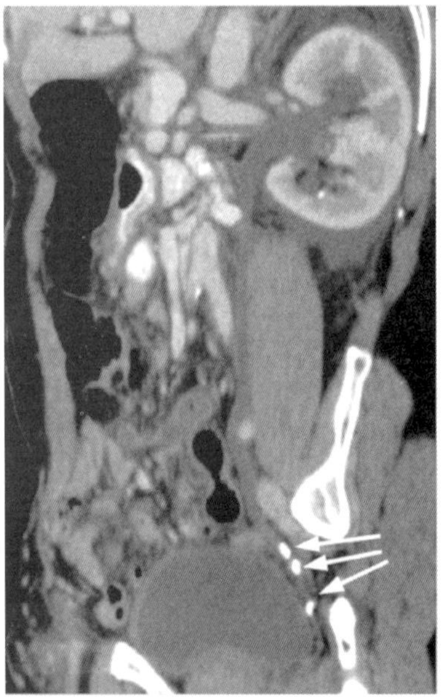

图 5.5 D

CT 表现：肾实质期横断面图像（A，B）显示左肾盂轻度积水和延迟强化。左肾下极肾盏可见非梗阻性结石（B）。左肾周围可见中量液体密度物质（箭头）。盆腔肾实质期横断面图像（C）显示左侧输尿管远端一结石影（箭）。肾实质期曲面重组图像（D）显示位于左侧输尿管远端的3个结石，轻度肾盂积水及输尿管积水。并可见左肾周围的液体密度物质。

诊断：左肾下极肾盏内非梗阻性结石，左侧输尿管远端梗阻性结石伴穹隆破裂

讨论：梗阻性输尿管结石最常位于或接近输尿管膀胱接合部。其他常见部位包括肾盂输尿管接合部和输尿管与髂血管交叉处。急性输尿管梗阻引起腰部剧痛，又称为肾或输尿管绞痛。肾绞痛为收集系统近端突然扩张或肾水肿所致，输尿管蠕动亢进时疼痛加

重。约 50%泌尿系统结石的病人表现腰部剧痛伴血尿。

CT 平扫或尿路造影三期扫描的第一期是肾绞痛病人的首选。很少需增强CT检查。一项研究表明，急诊 CT 平扫诊断输尿管结石的敏感性和特异性分别是97%和96%。对输尿管结石引起的急性尿路梗阻，CT检查可通常显示梗阻性结石及梗阻的继发性征象，如输尿管积水、肾盂积水、肾周脂肪和肾脏增大。

偶尔，阻塞的收集系统可自然减压，这是由于尿液从肾收集系统漏出，典型地从一个或多个肾盏穹隆漏出。肾盏穹隆是肾内收集系统的最薄弱点。肾盏穹隆破裂可能与急性尿路梗阻所致的肾内收集系统压力突然增加、顺行性或逆性行肾盂造影时对比剂直接注入收集系统有关。在大多数病例中，溢出的尿液流入肾窦。CT 尿路成像延迟期图像上，在肾盂和近端输尿管周围可见到溢出的对比剂，对比剂可进一步流入肾周间隙（见病例9–18）。在顺行和逆行性造影时，对比剂的溢出和压力突然增加与随后的“反流”现象有关。这种情况下，穹隆破裂导致肾盂肾窦反流或肾盂肾窦外溢。

穹隆破裂使阻塞的收集系统突然减压，所以病人的症状可迅速好转。临床医生可能误认为梗阻的结石已经通过。如果尿液没有感染，急性泌尿道梗阻导致的穹隆破裂通常无临床意义。液体经过一段时间会消散，特别是尿路梗阻得到缓解时。（本病例由 Stuart G. Silverman，MD，Brigham and Women's Hospital，Boston，MA提供。）

病例 5-6 右侧输尿管远端和输尿管膀胱接合部梗阻性结石

病史：66 岁，男性，血尿。

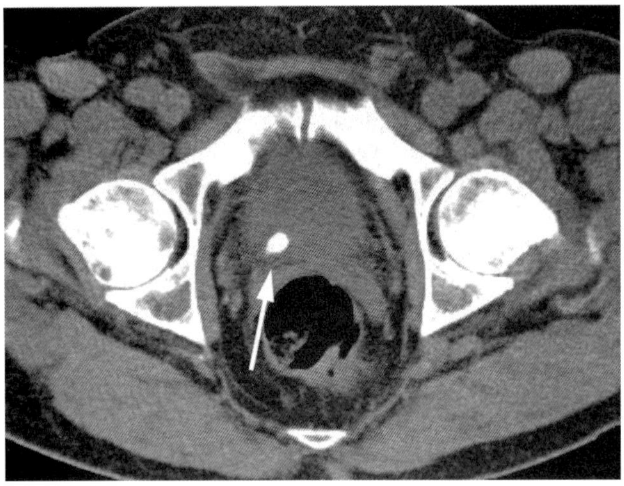

图 5.6 A

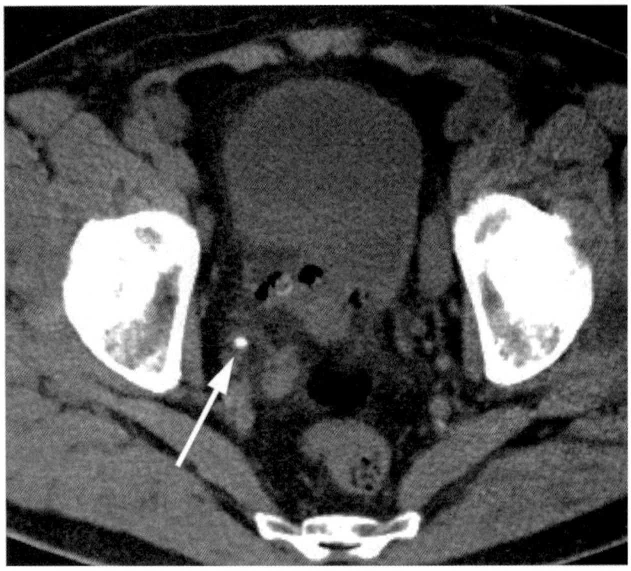

图 5.6 B

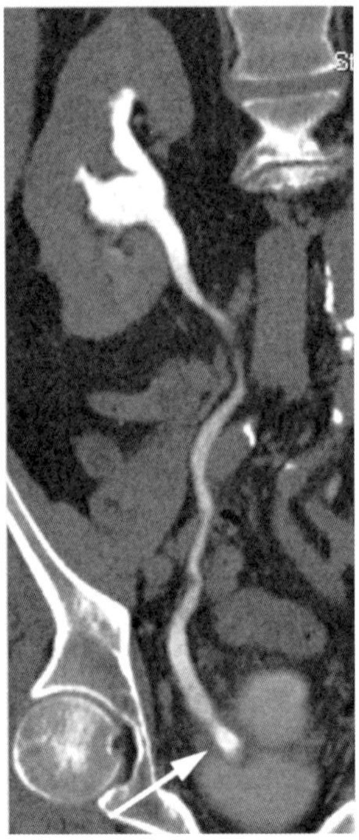

图 5.6 C

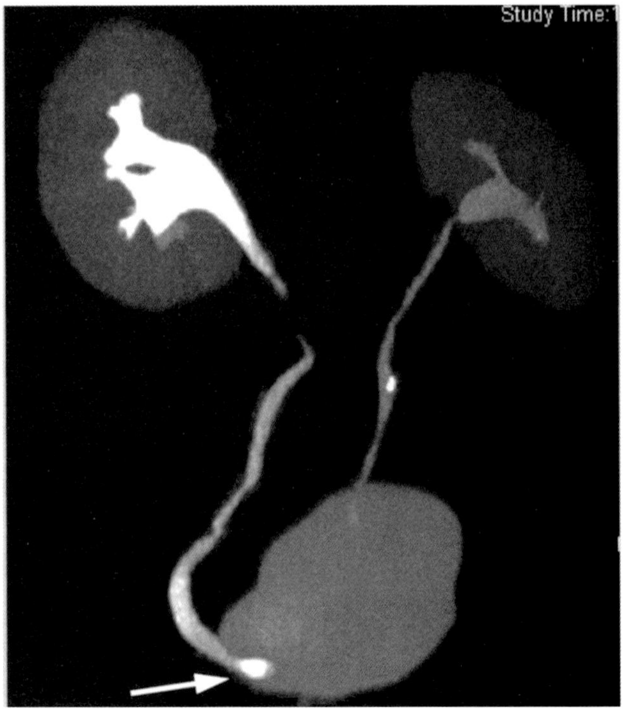

图 5.6 D

CT 表现：CT 尿路成像盆腔平扫横断面图像（A）显示右侧输尿管膀胱接合部一个 1cm 结石（箭）。图 A的上一层图像(B)显示右侧输尿管远端另一个4mm 结石，位于输尿管膀胱接合部上方1.5cm处(箭)。排泄期冠状面（C）和MIP（D）图像显示右侧轻度肾盂积水和输尿管积水。右侧输尿管膀胱接合部的结石清晰可见(箭)；然而，右侧输尿管远端上方较小的结石被排泄的对比剂掩盖而显示不清。

诊断：右侧输尿管远端和输尿管膀胱接合部梗阻性结石

讨论：CT 重组技术，包括三维成像、多平面重组、曲面重组等有助于判断结石的大小及范围。结石最大径测量可用于预测结石通过的可能性。较大结石，特别是直径大于5mm的结石比小于5mm的结石更难通过。可在CT横断面图像上对结石的大小进行测量；而结石的最长径通常在Z轴上，在重组的冠状面或矢状面图像上更容易行Z轴的测量。

当结石与收集系统和输尿管内排泄的对比剂密度不同时，在排泄期的CT尿路图像上可显示尿路内的结石。排泄期的最大密度投影图像最有助于描画结石的形态。不管重组技术如何，但当结石与对比剂的密度相似时，排泄的对比剂可使结石显示不清。

结石位于或接近输尿管膀胱接合部时，CT 平扫很难鉴别结石是位于输尿管接合部还是已经进入了膀胱。这时可应用俯卧位成像进行鉴别，如果结石已经进入膀胱，在俯卧位图像上，结石将落到膀胱的另一侧，而嵌插在输尿管膀胱接合部的结石位置无改变。(本病例由Stuart G. Silverman，MD，Brigham and Women's Hospital，Boston，MA提供。)

病例 5-7 右肾收集系统、右侧输尿管远端和膀胱结石，输尿管膀胱接合部结石伴输尿管梗阻

病史：56 岁，男性，右腹部和腰部疼痛 3 天，恶心、呕吐恶化，脱水。

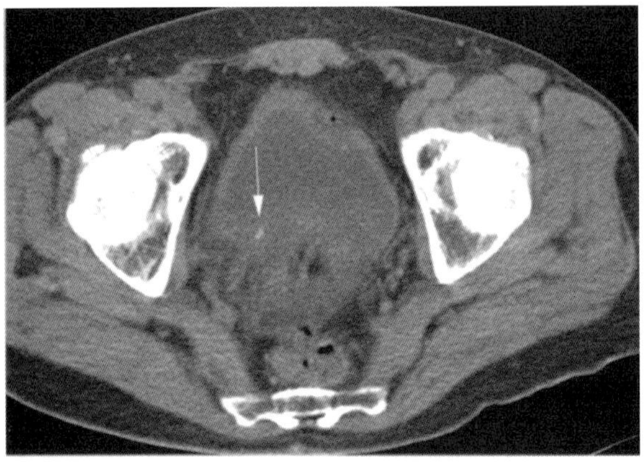

图 5.7 A

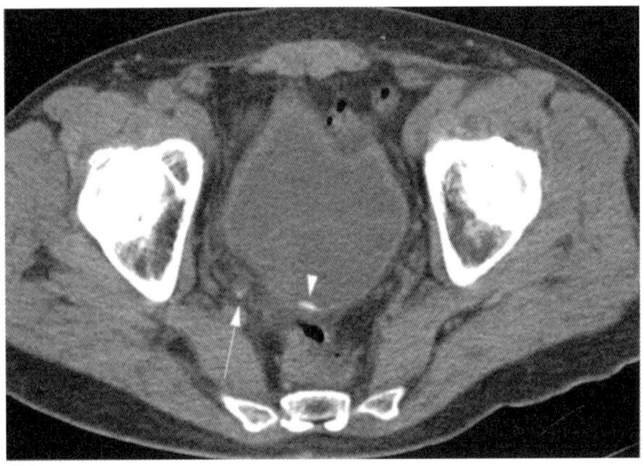

图 5.7 B

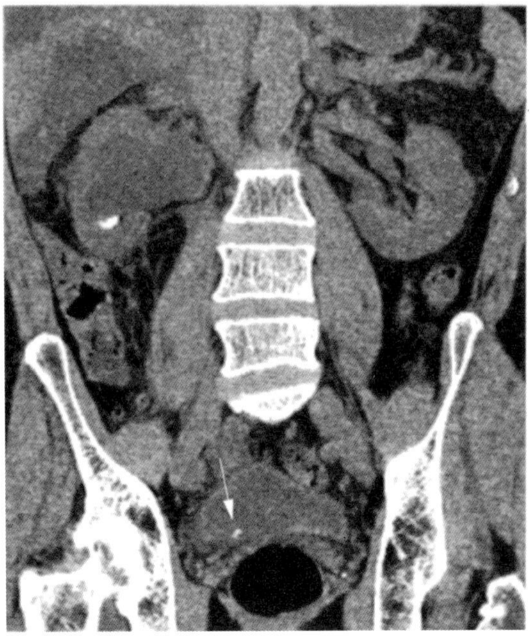

图 5.7 C

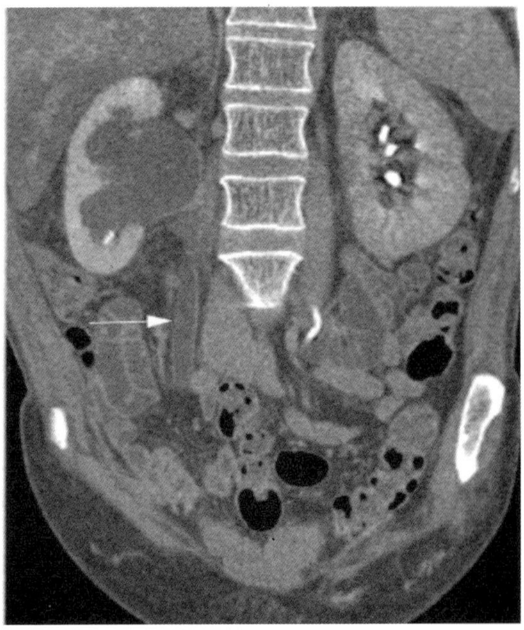

图 5.7 D

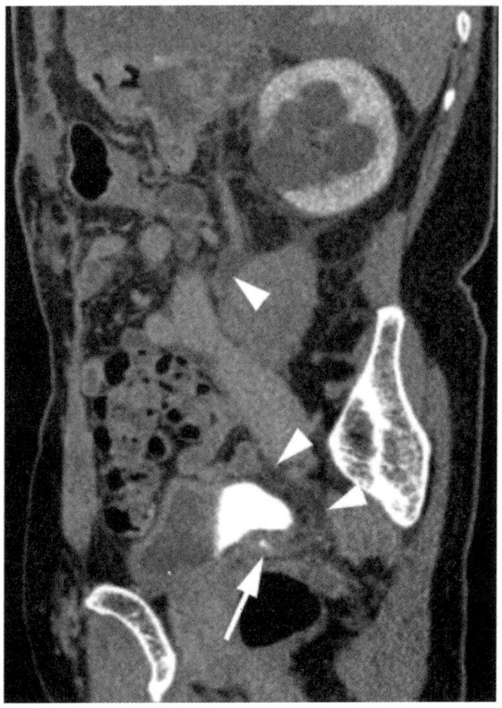

图 5.7 E

CT 表现：盆腔下部 CT 平扫横断面图像（A）显示右侧输尿管膀胱接合部一小结石（箭）。图 A 稍上层面平扫横断面图像（B）显示右侧输尿管远端一微小结石（箭）。膀胱悬垂部也可见一小结石（箭头）。平扫冠状面图像（C）显示右侧中度肾盂积水，图 A 所示的右侧输尿管膀胱接合部结石再次显示（箭）。排泄期冠状面图像（D）显示右肾盂及输尿管中度积水（箭），右肾对比剂排泄延迟。排泄期右肾斜后位图像（E）显示右侧扩张的输尿管（箭头）延伸到输尿管膀胱接合部内的结石（箭）部位。

诊断：右肾收集系统、右侧输尿管远端和膀胱结石，输尿管膀胱接合部结石伴输尿管梗阻

讨论：大多数小输尿管结石可自行通过，不引起梗阻。使输尿管阻塞的小结石＜ 5mm 时常可自行通过，这种结石通常能够得到有效的处理，而无需介入性治疗。因本病例的输尿管结石很小，最初应用静脉内输液和观察，病人的不适依然存在，随后行膀胱和输尿管镜检查，输尿管远端未发现结石，推测梗阻的结石已经自行通过。膀胱内发现了多个结石。

病例 5–8 长期右肾盂积水可能由慢性肾盂输尿管接合部梗阻所致，扩张肾盏内多发结石，右侧输尿管膀胱接合部结石

病史：71 岁，男性，血尿。

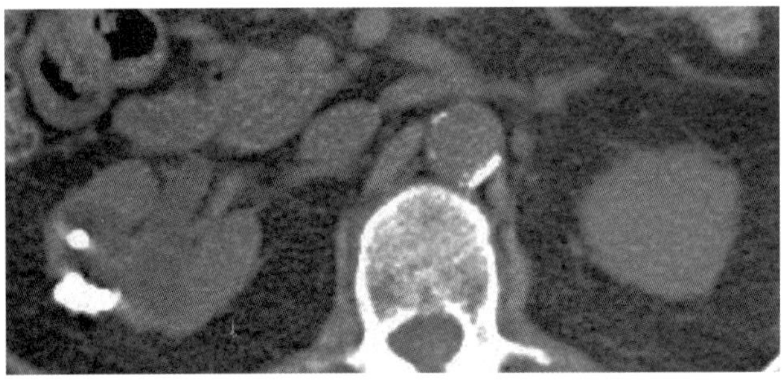

图 5.8 A

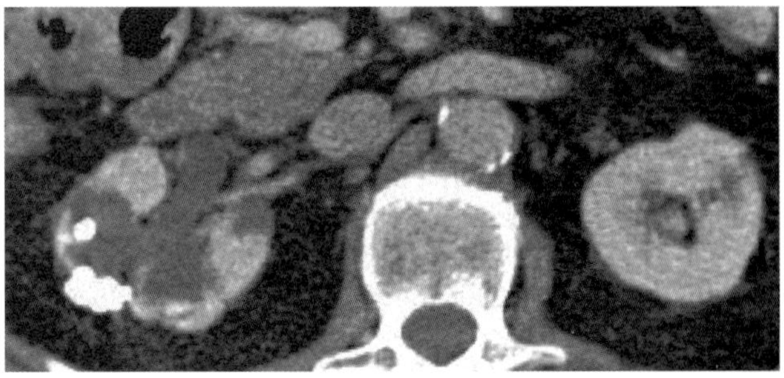

图 5.8 B

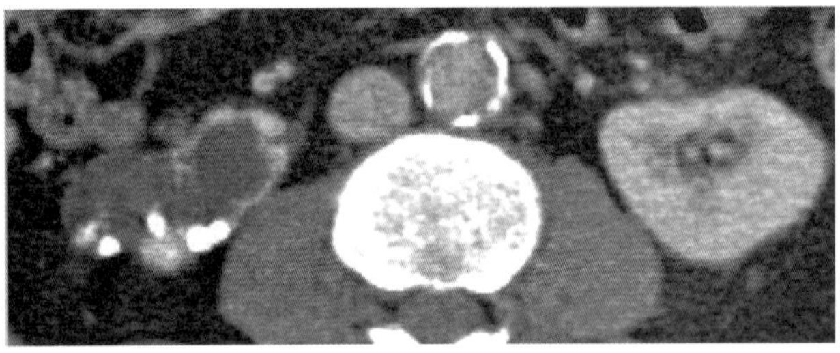

图 5.8 C

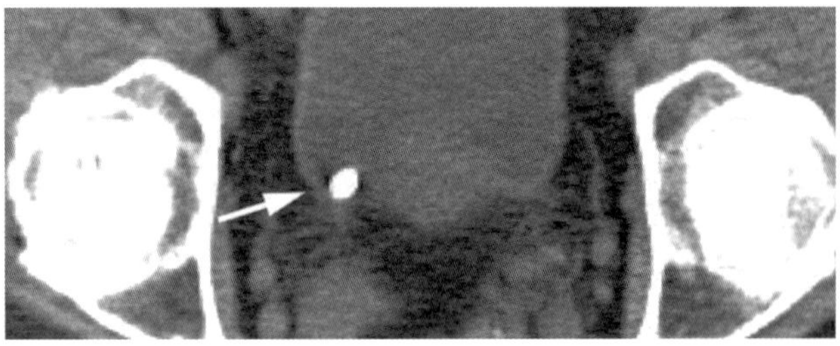

图 5.8 D

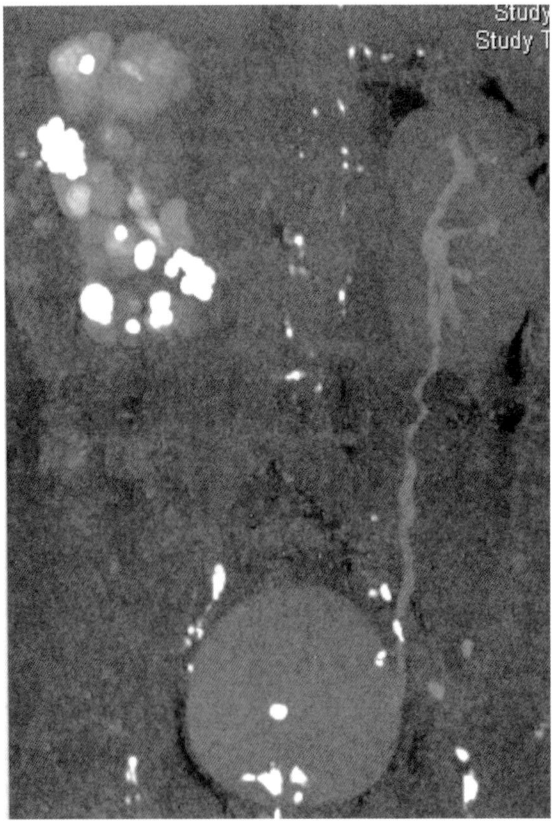

图 5.8 E

CT表现：CT尿路成像平扫（A）和肾实质期（B）横断面图像显示右肾中度到重度积水，扩张肾盏内可见多发结石。右肾实质萎缩，提示肾盂积水和阻塞可能为时甚久。稍下方层面实质期横断面图像（C）亦显示右侧肾盂积水和明显萎缩。左肾正常。右侧输尿管无扩张。盆腔平扫横断面图像（D）显示右侧输尿管膀胱接合区（箭）有一个7mm的结石。排泄期最大密度投影（MIP）图像（E）显示右肾多个扩张的肾盏伴多发结石。

诊断：长期右肾盂积水可能由慢性肾盂输尿管接合部梗阻所致，扩张肾盏内多发结石，右侧输尿管膀胱接合部结石

讨论：在慢性尿路梗阻的情况下，可能由于肾脏组织的流体静力压增加和肾内动静脉的压力导致缺血而引起肾实质萎缩。这种改变典型地累及全肾。

本病例因为右侧输尿管无扩张，所以长期肾盂积水可能由肾盂输尿管接合部梗阻所致。肾盂输尿管接合部梗阻伴结石病是常见的，曾有研究报道，此类病人的结石发病率为20%。如本病例所见，结石是慢性梗阻的结果，应视为继发性尿路结石。结石可位于肾盏内、在肾盂内自由漂浮或嵌插在肾盂输尿管接合部。结石嵌顿可使已经存在的梗阻加重。（本病例由Stuart G. Silverman，MD，Brigham and Women's Hospital，Boston，MA提供。）

病例 5-9 左侧盆腔肾，左肾盂内多发非梗阻性结石

病史：71 岁，男性，血尿，左侧盆腔肾，反复性左肾盂结石行左肾切开取石术。腹主动脉瘤行左肾动脉移植、修复术后。

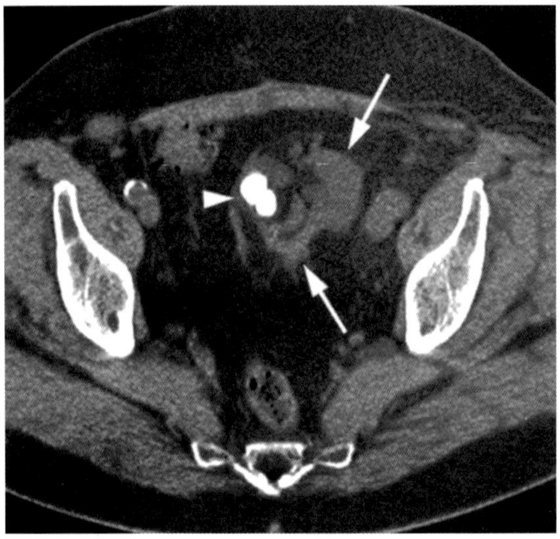

图 5.9 A

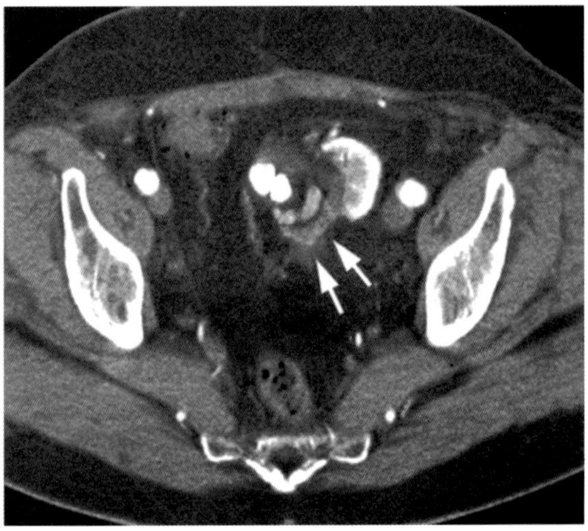

图 5.9 B

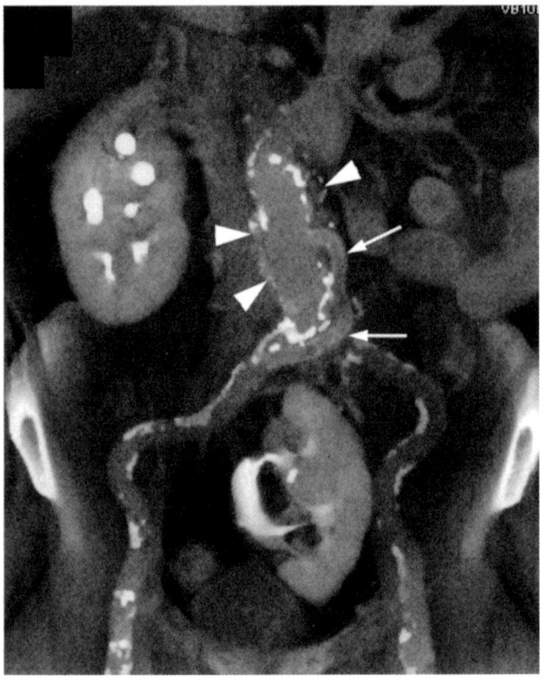

图 5.9 C

CT 表现：CT 尿路成像盆腔平扫横断面图像（A）显示左侧异位盆腔肾（箭），肾盂内2个大结石（箭头）。左肾萎缩，肾周少量脂肪带。动脉期横断面图像（B）显示盆腔肾内大面积瘢痕形成，后部呈低灌注（箭）。排泄期容积再现图像（C）显示无肾盂或输尿管积水，结石因对比剂掩盖而显示不清。右肾位置正常，但是旋转不良。左肾动脉移植物（箭）显示清楚，可见腹主动脉瘤修复术后改变（箭头）。腹主动脉下部和髂血管壁可见广泛的粥样硬化性钙化影。

诊断：左侧盆腔肾，左肾盂内多发非梗阻性结石

讨论：胚胎发育过程中，肾脏上升、形成或融合异常可导致肾脏位置异常。马蹄肾和盆腔肾是最常见

的先天性上升异常。

马蹄肾和盆腔肾病人较其他人群更易发生结石。据推测这可能与这种病人的肾盂位置偏前、肾旋转不良和尿液自肾脏引流障碍的结果。异常的血管系统也可能部分地压迫部分肾盂输尿管接合部的输尿管，阻碍尿液的引流。对处理症状性尿路结石病人的泌尿专家来说，解剖变异是一种重大挑战。结石取出治疗方案应考虑得更加详尽、周全。CT 尿路成像有助于手术和／或介入治疗方案的制定。

病例 5-10 右侧盆腔肾伴肾内多发结石，包括一个梗阻性肾盂大结石

病史：30 岁，女性，右侧盆腔肾，下腰部间断性疼痛，加重数月。

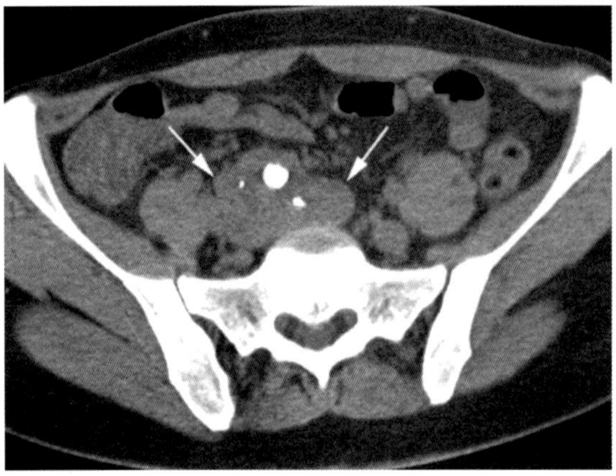

图 5.10 A

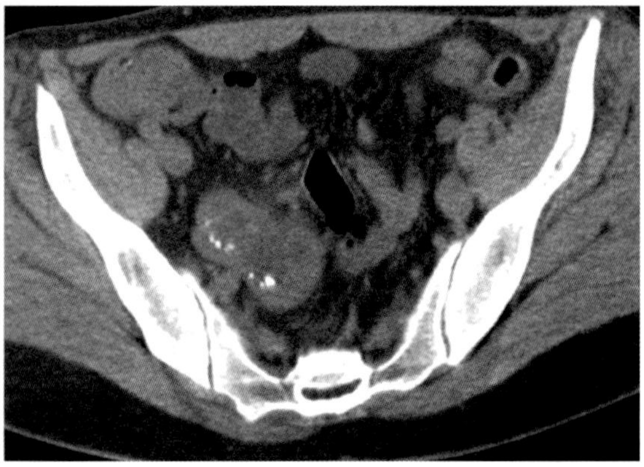

图 5.10 B

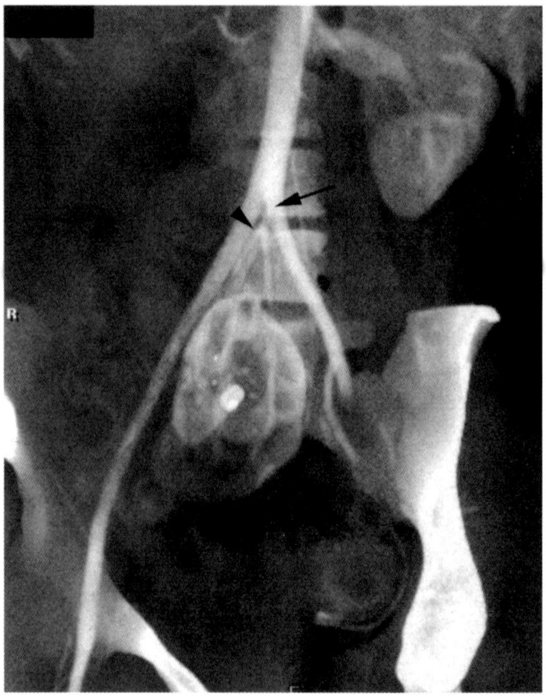

图 5.10 C

CT 表现：盆腔平扫横断面图像（A）显示右侧盆腔肾（箭），肾盂内可见一大结石，肾盏内多发较小结石。稍下层面平扫横断面图像（B）显示盆腔肾下极内扩张肾盏的悬垂部内有多发小结石。动脉期容积再现图像（C）见右侧盆腔肾的肾盂内的大结石和肾内许多其他散在分布的结石。右肾动脉（箭）起自腹主动脉远端，紧邻肾动脉分叉的近侧（箭头）。左肾位置正常。

诊断：右侧盆腔肾伴肾内多发结石，包括一个梗阻性肾盂大结石

讨论：本病例说明另一例盆腔肾伴肾结石，如前所述这是肾异位熟知的常见并发症（见病例5-9）。本病人因为肾盂输尿管接合部梗阻，在结石取出的同时行肾盂成形术。

病例 5-11 盆腔块状或饼状肾，肾内多发结石

病史：49 岁，女性，肾结石和盆腔肾病史。

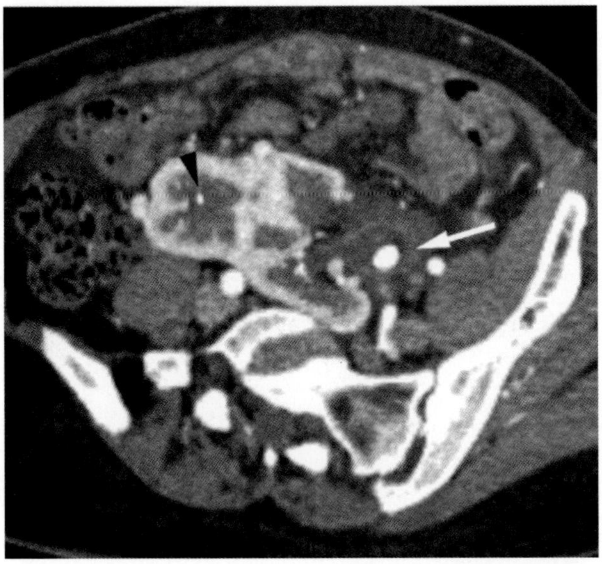

图 5.11 A

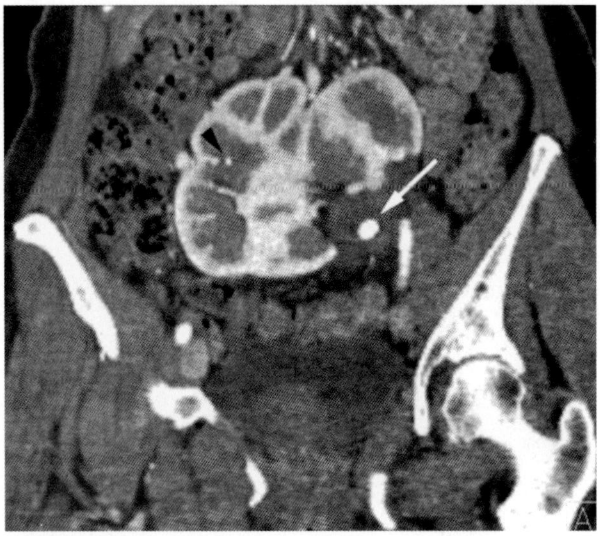

图 5.11 B

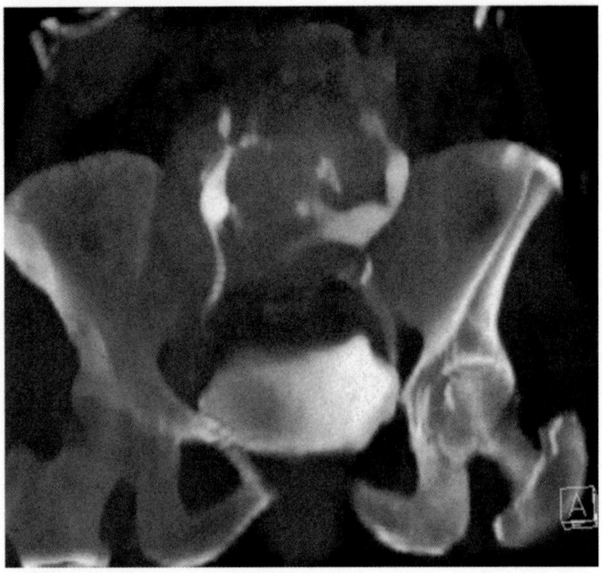

图 5.11 C

CT 表现：CT 尿路成像动脉期斜横断面（A）和冠状面图像（B）显示一融合的盆腔肾呈块状肾或饼状肾。左半肾肾盂内见一大结石（箭），右半肾的肾盏内见一小结石（箭头）。左半肾的肾盂增厚，可见脂肪影。排泄期容积再现图像（C）显示一融合的单一盆腔肾，有分离的肾收集系统和输尿管。结石因分泌的对比剂掩盖而显示不清。

诊断：盆腔块状或饼状肾，肾内多发结石

讨论：肾脏融合畸形有几种类型。每侧肾脏上下极的内侧面融合，形成一个炸面圈形或环形团块，称为炸面圈肾。每侧肾脏的内侧面广泛融合，形成盘状肾或盾状肾。盘状肾或盾状肾的外缘仍保留其正常的

轮廓，其肾的正常形态比团状肾和饼状肾保留的更多。块状或饼状肾是一种相对罕见的融合畸形，是由成熟的肾胚基的宽阔边缘广泛连接而形成，整个肾块形态不规则，呈分叶状。在许多情况下，融合肾仍留在盆腔内。两肾盂均位于前方，引流各自的实质区。

大多数肾融合畸形的病人无症状，但可合并肾结石和肾盂积水。本例病人，两半肾内均可见肾结石。左半肾肾盂增厚和肾盂脂肪带是由于左肾盂大结石引发的肾盂肾炎所致。

病例 5-12 膀胱切除和回肠尿路分流术后，右侧输尿管远端梗阻性结石

病史：61 岁，男性，膀胱癌行膀胱根治性切除和回肠分流术后，发烧。

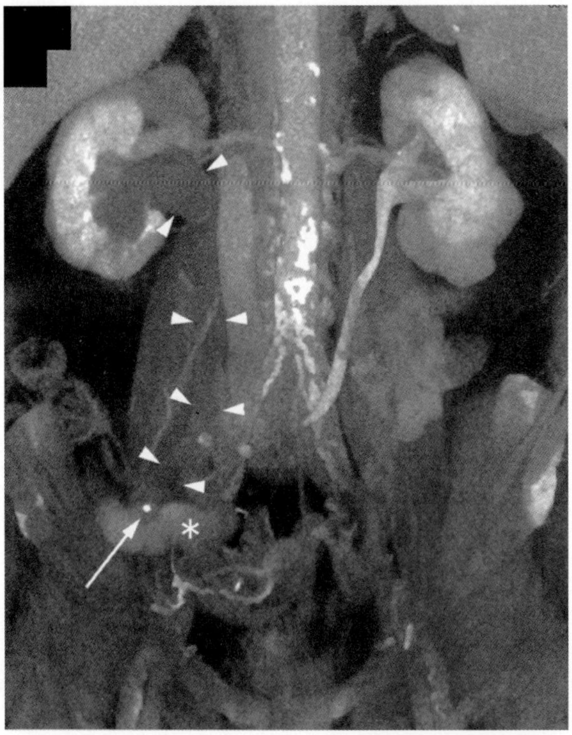

图 5.12 A

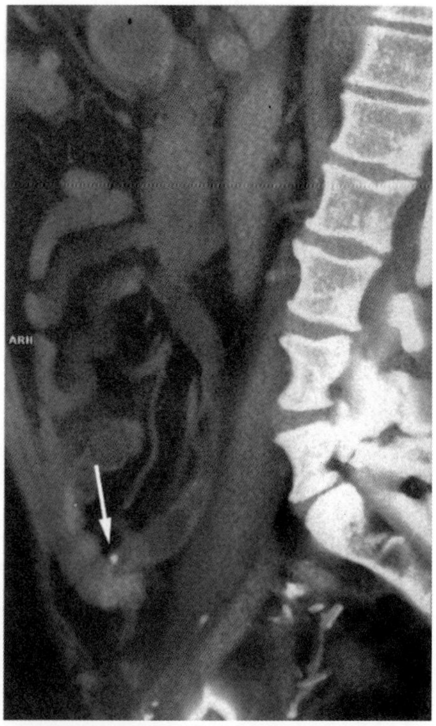

图 5.12 B

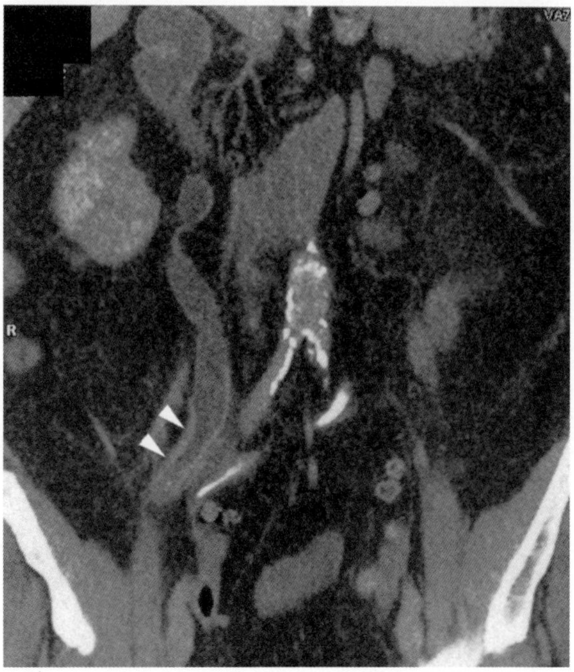

图 5.12 C

CT 表现：CT尿路成像排泄期容积再现图像（A）显示右肾盂中度积水和延伸到右下腹回肠分流肠管（星号）的输尿管积水。右肾收集系统和输尿管内可延迟分泌的对比剂。右侧输尿管回肠吻合口水平的输尿管远端可见一小结石（箭）。排泄期斜矢状面容积再现图像（B）再次显示右侧输尿管回肠吻合口水平的输尿管远端小结石（箭）。排泄期冠状面图像（C）显示右侧输尿管远端增厚、扩张（箭头）。

诊断：膀胱切除和回肠尿路分流术后，右侧输尿管远端梗阻性结石

讨论：尿路分流术病人发生尿路结石的危险性增加。事实上，10%～20%回肠分流术的病人可伴发尿路结石。本例病人随后行输尿管镜检查，从右输尿管远端取出一小结石。并发现回肠吻合口处的右侧输尿管狭窄。之后病人行狭窄切除及输尿管肠管吻合口修复术治疗。病理结果示狭窄处轻度慢性炎症、浆膜纤维化，未发现恶变的征象。

病例 5-13 克罗恩病伴左肾结石，左肾静脉血栓形成

病史：54 岁，男性，克罗恩病行回结肠切除术后，多发性血管内血栓形成病史。行 CT 检查以确定是否有血管内血栓形成；无尿路症状。

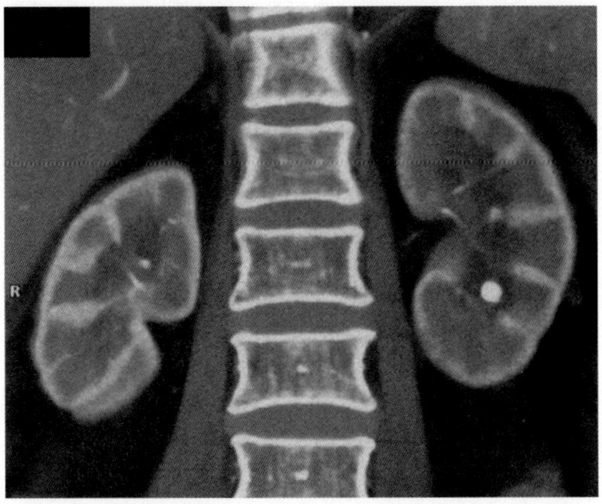

图 5.13 A

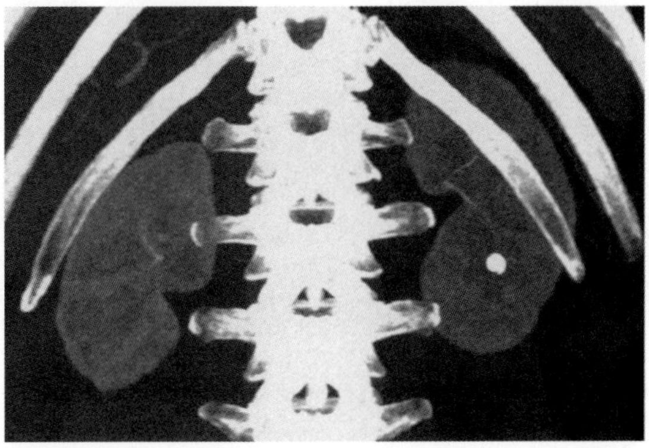

图 5.13 B

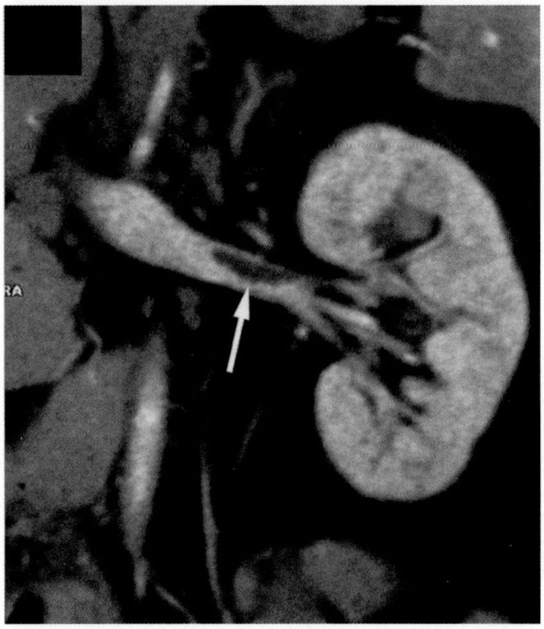

图 5.13 C

CT 表现：皮髓质交界期容积再现图像（A）和肾实质期最大密度投影图像（B）显示左肾下极有一8mm 的非梗阻型结石。肾实质期容积再现图像（C）显示左肾静脉内有一非闭塞性血栓（箭）。

诊断：克罗恩病伴左肾结石，左肾静脉血栓形成

讨论：克罗恩病伴发肾结石形成的几率增加，肾结石见于3.2～8.6%的克罗恩病病人。大多数结石含钙，然而29%为尿酸钙结石。克罗恩病病人肾结石形成的机制有两种：粪便中的水分和盐丢失可导致慢性容积收缩。这可导致尿量减少，草酸钙结石沉积；另外由于粪便中重碳酸盐的过度丢失使尿液倾向酸化，酸性尿导致尿酸结石形成。克罗恩病病人也可发生继发性草酸盐沉着症。这见于小肠远端疾病的病人，其结肠黏膜正常。在这种情况下，过量的草酸被吸收。继发性草酸盐沉着症病人也可发生肾钙质沉着症（常为“皮质”型）。

尿路结石也多见于其他病变引起的慢性腹泻，特别是回肠造口术的病人。

病例 5-14 左肾盂内巨大结石伴左肾明显萎缩和右肾代偿性肥大

病史：57 岁，女性，肾结石病史

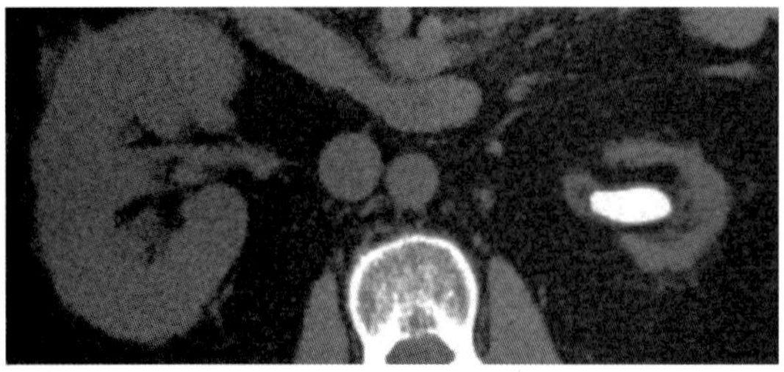

图 5.14 A

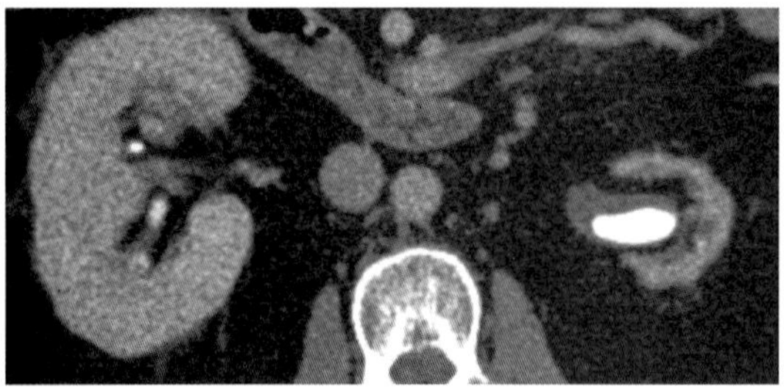

图 5.14 B

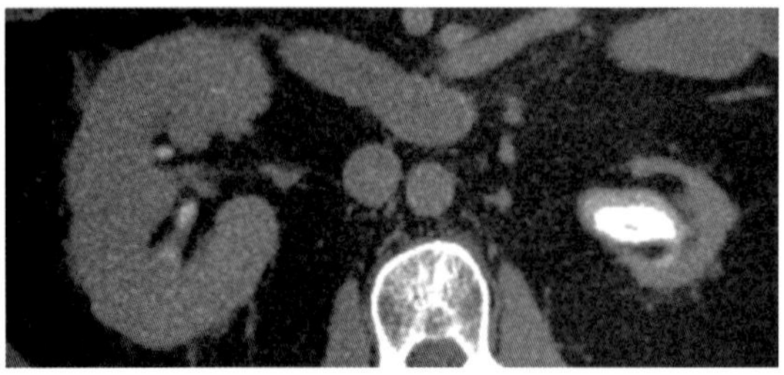

图 5.14 C

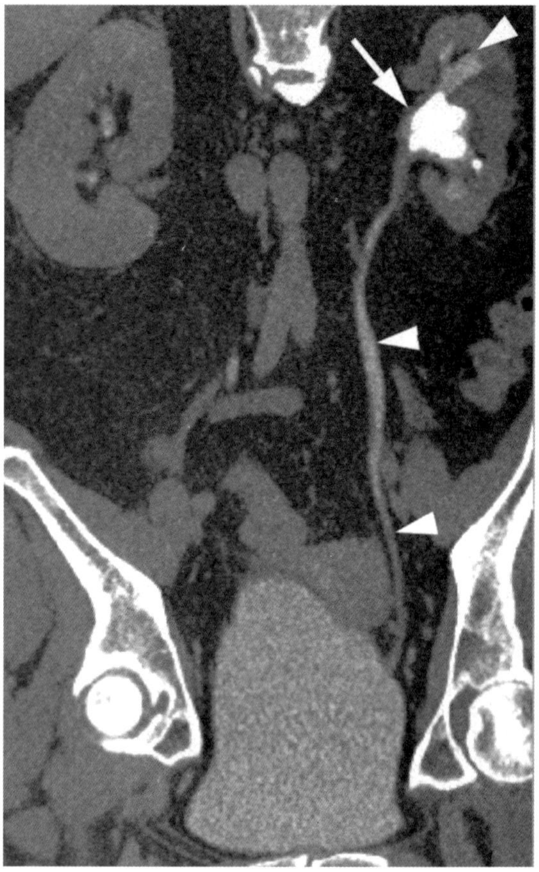

图 5.14 D

CT 表现：CT 尿路成像平扫（A）、肾实质期（B）和排泄期横断面（C）图像显示左肾盂内有一大结石，左肾明显萎缩，右肾因代偿性增生而增大。排泄期曲面重组图像（D）再次显示左侧肾盂内的大结石（箭）。结石密度高于肾收集系统和输尿管内（箭头）的对比剂密度，所以在排泄期图像上结石显示清晰。

诊断：左肾盂内巨大结石伴左肾明显萎缩和右肾代偿性肥大

讨论：长期非感染性尿路梗阻可导致肾萎缩，即使一旦梗阻解除，肾功能也不能恢复正常。对侧肾脏肥大可代偿病侧肾功能缺失或下降。本例病人左侧肾盂内结石的密度高于收集系统和输尿管内对比剂的密度（病例 5-6 中已经讨论），故在排泄期横断面及重组图像上结石均清晰可见。本例病人在做 CT 尿路成像时静脉注射了速尿，以改善尿液的透过度和收集系统及输尿管的扩张，因此较容易显示结石。（本病例由 Stuart G. Silverman，MD，Brigham and Women's Hospital，Boston，MA 提供。）

病例 5-15 双肾鹿角形结石，黄色肉芽肿性肾盂肾炎

病史：40 岁，女性，肾结石病史 3 年，现在有左侧腰部疼痛。

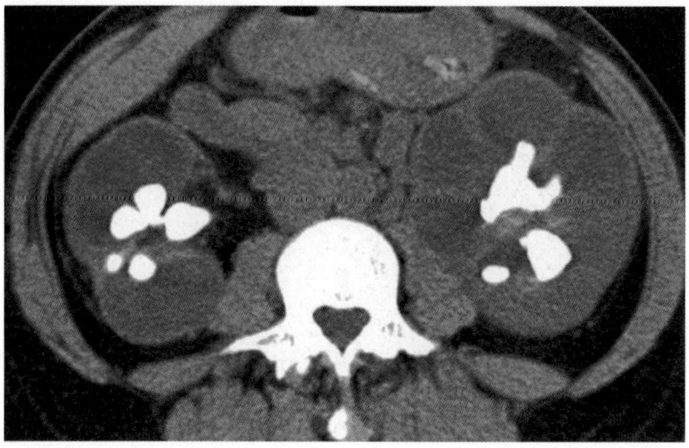

图 5.15 A

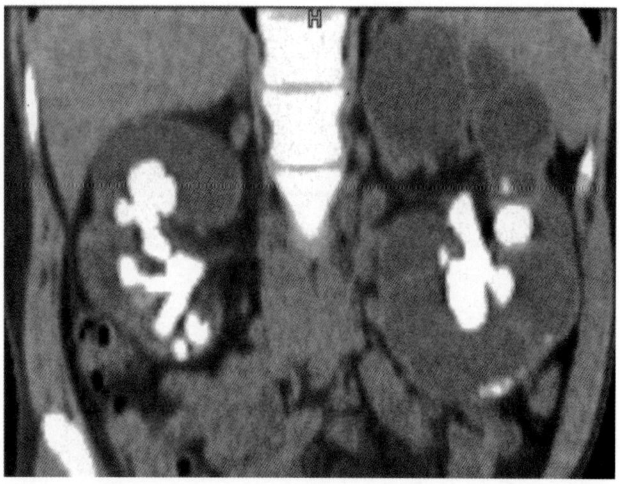

图 5.15 B

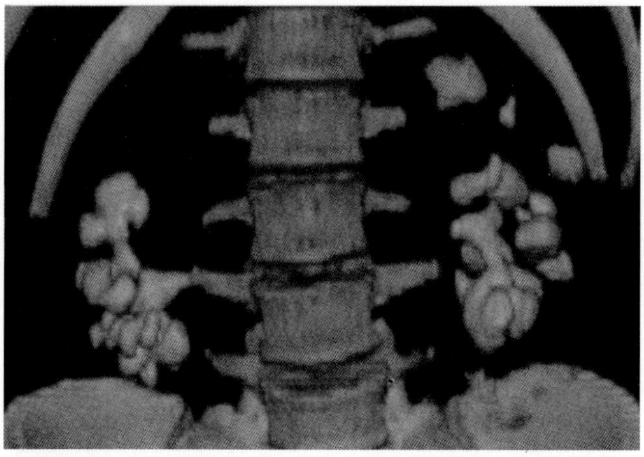

图 5.15 C

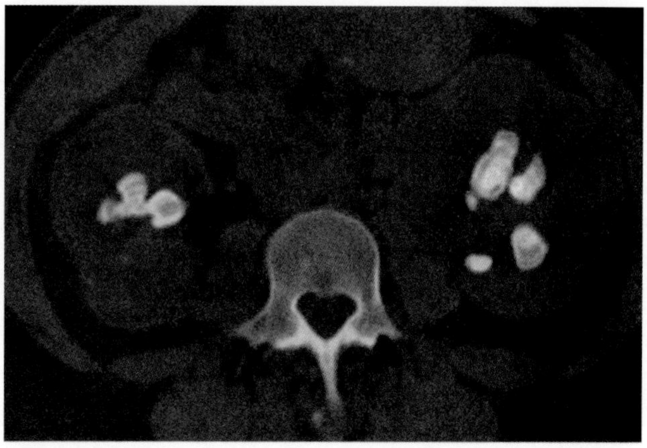

图 5.15 D

CT 表现：肾脏平扫横断面（A）和冠状面图像（B）显示双肾鹿角形梗阻型结石，双侧肾实质明显变薄和严重肾盂积水。前冠状面平扫图像（B）上见肾实质变薄，肾实质与结石间可见低密度区。平扫容积再现图像（C）通过调整域值只显示高密度的鹿角形结石（和骨骼）。宽窗横断面图像（D）显示结石呈分层状，各层的密度不同。

诊断：双肾鹿角形结石，黄色肉芽肿性肾盂肾炎

讨论：鹿角形结石是指局限于或填充于肾内收集系统的结石。约 70%的鹿角形结石的成分是磷酸氨镁，其余鹿角形结石的成分是胱氨酸或尿酸。磷酸氨镁结石常伴发于感染的尿液，通常混有磷酸钙（磷灰石）而形成所谓的三磷酸石（磷酸镁氨钙）。变形杆菌、假单胞菌、克雷伯氏菌及葡萄球菌能产生尿素酶，尿素酶分解尿素形成氨，氨呈弱碱性，这些微生物可使尿液碱化，促进磷酸氨镁结晶的形成。磷酸钙常在磷酸氨镁层间沉积，使磷酸氨镁结石呈现分层状的影像学表现。

黄色肉芽肿性肾盂肾炎是一种极少见的慢性肾实质感染，是尿路长期梗阻的典型结果（见病例6-14和

8-19)。病理上，正常的肾实质被含脂肪成分的泡沫状巨噬细胞、其他炎性细胞及纤维化的黄色肿块所取代。黄色肉芽肿性肾盂肾炎有两种类型：弥漫型和局灶型。弥漫型常导致受累的肾脏功能完全丧失。局灶型较少见，表现为局限性炎性肿块。70%以上的弥漫型黄色肉芽肿性肾盂肾炎的成年病人出现与本例相同的梗阻性鹿角形结石或输尿管结石（结石成分多为磷酸氨镁）和重度肾盂积水。有时炎性病变可扩展到腰大肌、肾周和肾旁间隙。肾周间隙积液通过经皮导管引流获得成功地治疗，然而肾内通常仍保留有感染灶，最终常需全肾切除。

本例病人做了双侧肾开口术，右侧引流出大量脓液。锝［99mTc］二巯丁二酸（DMSA）肾功能成像显示右肾无功能，左肾功能差。之后右肾切除发现为黄色肉芽肿性肾盂肾炎。

病例 5-16 继发于远端肾小管性酸中毒的肾髓质钙质沉着症，右侧输尿管远端梗阻型结石

病史：40 岁，女性，远侧肾小管性酸中毒，反复尿路感染，右侧腰部疼痛病史。

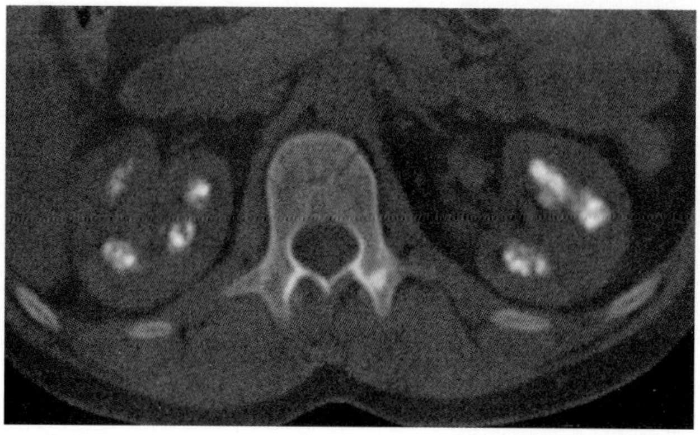

图 5.16 A

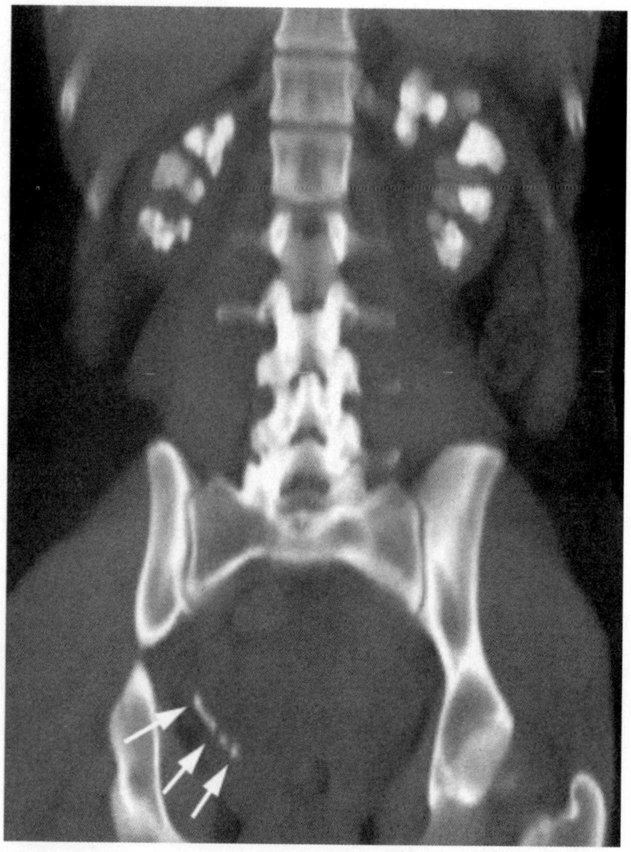

图 5.16 B

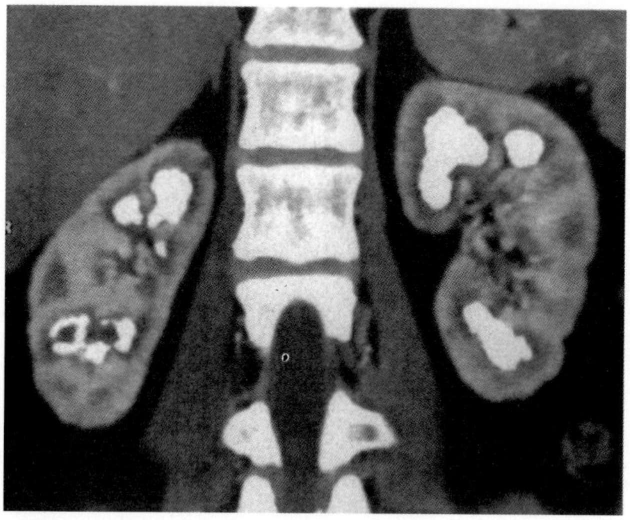

图 5.16 C

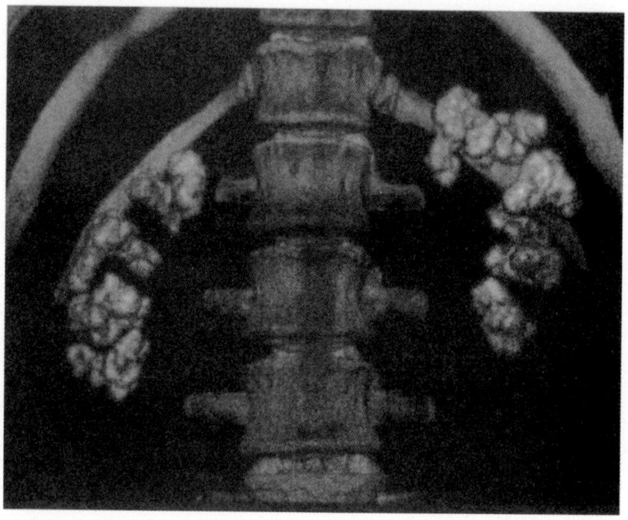

图 5.16 D

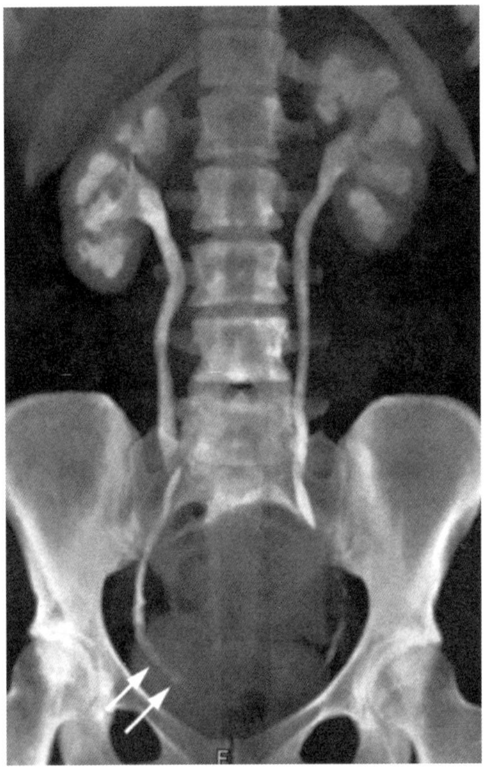

图 5.16 E

CT 表现：CT 尿路成像肾脏平扫横断面宽窗图像（A）显示双肾髓质广泛钙化，肾实质变薄。平扫容积再现图像（B）也显示双肾髓质广泛性钙化和右侧输尿管远端多发结石（箭）。动脉期冠状面重组图像（C）与容积再现图像（D）亦显示髓质内钙化。排泄期容积再现图像（E）显示钙化，虽然难于判断是否来源于肾内收集系统。右侧输尿管远端结石导致右侧输尿管轻度扩张（箭）。

诊断：继发于远端肾小管性酸中毒的肾髓质钙质沉着症，右侧输尿管远端梗阻型结石

讨论：尿路结石性疾病主要包括两种类型：(i) 肾钙质沉着症，即结石在肾实质内形成；(ii) 尿路结石，即结石位于尿路腔内。因远端肾小管内的结石可侵入到收集系统，两种类型结石常可同时存在。在髓质性肾钙质沉着症的病例中，在肾锥体区的远端肾小管内可见斑点状钙化。此类钙质性结石可小而边界不清，或大而粗糙。髓质性肾钙质沉着症最常见的病因为甲状旁腺功能亢进（大约 40%）。约 20% 为肾小管性酸中毒引起，20% 为肾小管扩张引起，余下的病因不同，包括各种疾病导致的高血钙状态。远端型肾小管性酸中毒（Ⅰ型）中，远端肾小管不能有效的分泌氢离子来降低尿液的 pH 值，结果使尿液的 pH 值高于正常，结石在肾小管内沉积形成。肾小管性酸中毒可导致显著的肾钙质沉着症。实际上，当出现广泛的肾髓质钙质沉着症时，肾小管性酸中毒通常是其潜在的病因。

参考文献

1. Amis ESJ, Newhouse JH. Urinary stone disease. In: Amis ESJ, Newhouse JH, eds. *Essentials of uroradiology*. Boston: Little, Brown; 1991:153–170.
2. Liu CC, Li CC, Shih MC, et al. Matrix stone. *J Comput Assist Tomogr*. 2003;27:810–813.
3. Schwartz BF, Schenkman N, Armenakas NA, et al. Imaging characteristics of indinavir calculi. *J Urol*. 1999;161:1085–1087.
4. Blake SP, McNicholas MM, Raptopoulos V. Nonopaque crystal deposition causing ureteric obstruction in patients with HIV undergoing indinavir therapy. *Am J Roentgenol*. 1998;171:717–720.
5. Bell TV, Fenlon HM, Davison BD, et al. Unenhanced helical CT criteria to differentiate distal ureteral calculi from pelvic phleboliths. *Radiology*. 1998;207:363–367.
6. Kawashima A, Sandler CM, Boridy IC, et al. Unenhanced helical CT of ureterolithiasis: value of the tissue rim sign. *Am J Roentgenol*. 1997;168:997–1000.
7. Heneghan JP, Dalrymple NC, Verga M, et al. Soft-tissue "rim" sign in the diagnosis of ureteral calculi with use of unenhanced helical CT. *Radiology*. 1997;202:709–711.
8. Davidson AJ. *Davidson's radiology of the kidney and genitourinary tract*. 3rd ed. Philadelphia: Saunders; 1999.
9. Smith RC, Verga M, McCarthy S, et al. Diagnosis of acute flank pain: value of unenhanced helical CT. *Am J Roentgenol*. 1996;166:97–101.
10. Smith RC, Verga M, Dalrymple N, et al. Acute ureteral obstruction: value of secondary signs of helical unenhanced CT. *Am J Roentgenol*. 1996;167:1109–1113.
11. Levine J, Neitlich J, Smith RC. The value of prone scanning to distinguish ureterovesical junction stones from ureteral stones that have passed into the bladder: leave no stone unturned. *Am J Roentgenol*. 1999;172:977–981.
12. Dalrymple NC, Verga M, Anderson KR, et al. The value of unenhanced helical computerized tomography in the management of acute flank pain. *J Urol*. 1998;159:735–740.
13. Coll DM, Varanelli MJ, Smith RC. Relationship of spontaneous passage of ureteral calculi to stone size and location as revealed by unenhanced helical CT. *Am J Roentgenol*. 2002;178:101–103.
14. Takahashi N, Kawashima A, Ernst RD, et al. Ureterolithiasis: can clinical outcome be predicted with unenhanced helical CT? *Radiology*. 1998;208:97–102.
15. Rutchik SD, Resnick MI. Ureteropelvic junction obstruction and renal calculi. Pathophysiology and implications for management. *Urol Clin North Am*. 1998;25:317–321.
16. Bauer SB. Anomalies of the upper urinary tract. In: Walsh PC, ed. *Campbell's urology*. Philadelphia: Saunders; 2002.
17. Weizer AZ, Springhart WP, Ekeruo WO, et al. Ureteroscopic management of renal calculi in anomalous kidneys. *Urology*. 2005;65:265–269.
18. Beiko DT, Razvi H. Stones in urinary diversions: update on medical and surgical issues. *Curr Opin Urol*. 2002;12:297–303.
19. Worcester EM. Stones from bowel disease. *Endocrinol Metab Clin North Am*. 2002;31:979–999.
20. Dunnick NR, Sandler CM, Amis ESJ, et al. Nephrocalcinosis and nephrolithiasis. In: Mitchell CW, ed. *Textbook of uroradiology*. Baltimore: Williams & Wilkins; 1997:254–281.

第六章

肾感染性疾病

SAMEH K. MORCOS, MD, FRCS, FRCR

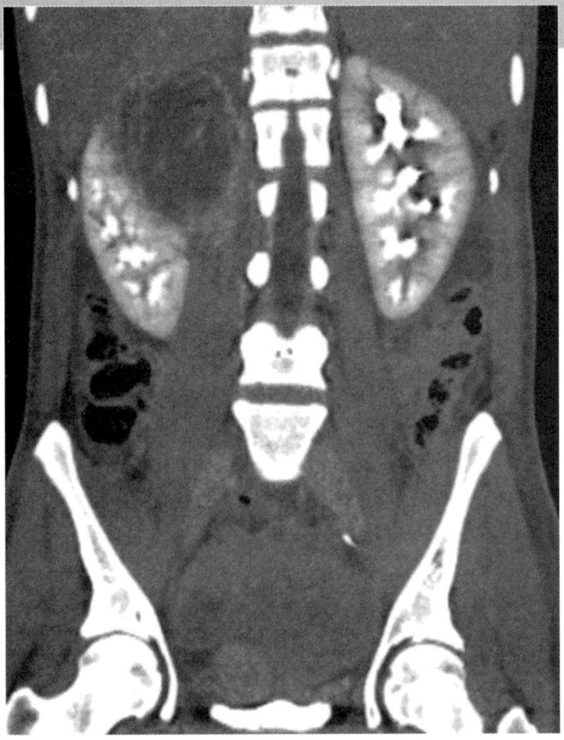

病例 6-1 多灶性急性细菌性肾盂肾炎

病史：26 岁，女性，右侧腰部疼痛，发热、恶心，尿培养阳性。

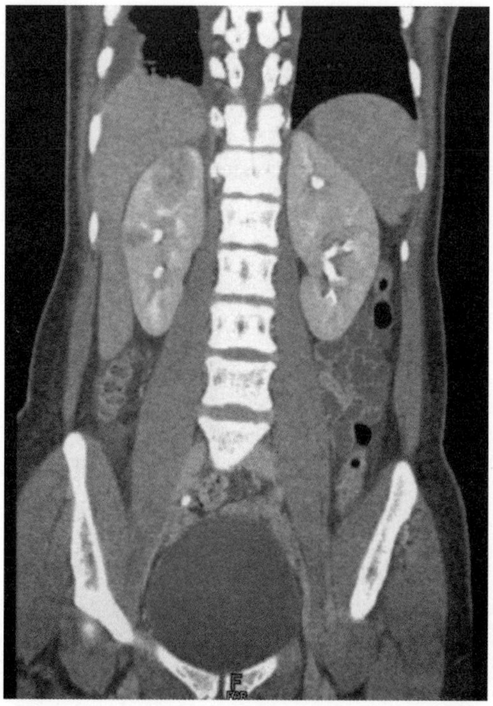

图 6.1

CT 表现：CT 尿路成像冠状面重组图像显示右肾上极有一局灶性、圆形低密度区，右肾极间区可见一较小的低密度区。

诊断：多灶性急性细菌性肾盂肾炎

讨论：急性肾盂肾炎是指肾实质的急性感染过程。中青年妇女多见。感染通常起自膀胱，向上蔓延，累及输尿管、肾内收集系统和肾。最常见病原体是大肠杆菌。如本例所示，CT 尿路成像上，急性肾盂肾炎形成一个或多个圆形低密度区，或弥漫性肾增大。肾脏的一些部分也可见交替的线性密度增高和减低区，形成一幅条纹的肾图。抗生素治疗通常有效；然而有些病人抗生素治疗需6－8周。（本病例由Satomi Kawamoto，MD，Johns Hopkins Medical Institutions，Baltimore，MD 提供。）

病例 6-2 急性肾盂肾炎

病史：33 岁，女性，结核病史，发烧、腰痛、白细胞计数升高。

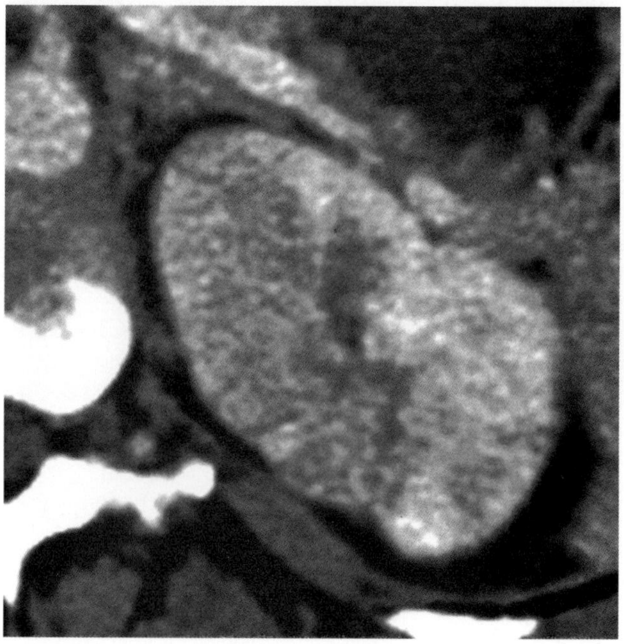

图 6.2

CT 表现：CT 尿路成像肾实质期的左肾横断面图像显示，肾实质内有一边界不清的低密度区。

诊断：急性肾盂肾炎。

讨论：急性肾盂肾炎病人，CT 尿路成像实质期图像上可见局限性密度减低区。这些异常强化减低区可为斑片状、圆形或楔形。

相对而言，延迟排泄期图像可显示先前异常低密度的肾实质内或其邻近的对比剂积聚增加。本例 CT 尿路成像先前的异常低密度实质内未见结核征象。CT 检出的改变与随后临床确诊的细菌性肾盂肾炎相符。肾结核的肾内表现更严重，包括肾内边界清楚的低密度区，肾实质钙化，肾收集系统扭曲及扩张（本病例由 Stuart G. Silverman，MD，Brigham and Women's Hospital，Boston，MA 提供）。

病例 6-3 肾脓肿

病史：30岁，女性，静脉药物成瘾史，寒战、右侧腰部疼痛、尿频。

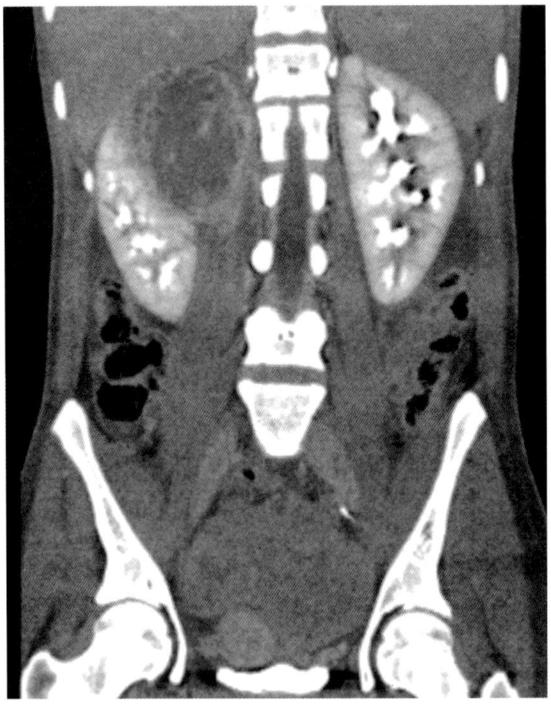

图6.3 A

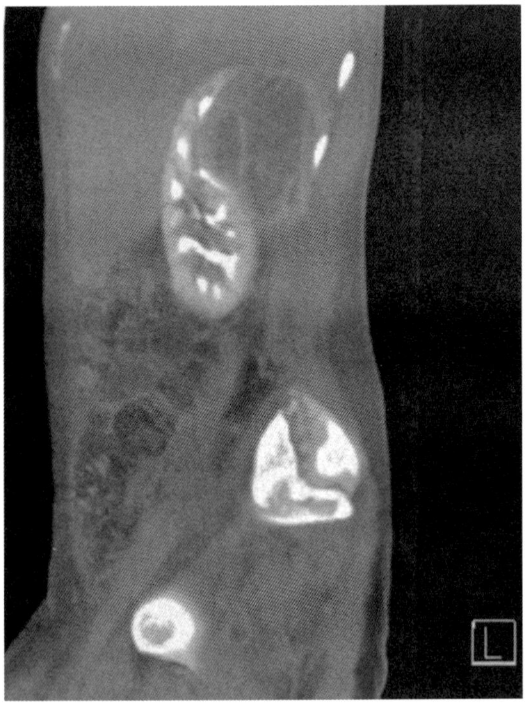

图6.3 B

CT 表现：CT 尿路成像增强冠状面（A）和矢状面（B）图像显示右肾上极有一7cm肿块影。肿块主要呈低密度，伴有多个强化的间隔，其中含有不规则增厚和强化的壁。

诊断：肾脓肿

讨论：尽管大多数急性肾感染的病人，应用抗生素治疗可以缓解，但有些病人，尤其是那些免疫抑制的病人，可发展为肾脓肿。大多数肾脓肿为上行性感染（典型的为E大肠杆菌）治疗不当所致。静脉内药物成瘾者，肾脓肿为血源性感染。此类病人葡萄球菌、链球菌和肠杆菌感染较E大肠杆菌多见。CT尿路图像上，肾脓肿的表现与良性复杂性肾囊肿相似。在适当的条件下，当一个囊性肿物表现为增厚的炎症性囊壁，环绕低密度的积液区，就可以诊断为脓肿。常见于炎症过程背景下的肾周脂肪带，也是诊断肾脓肿的一个重要征象。本病人的肾脓肿病原体是金黄色葡萄球菌，经CT引导下经皮穿刺针吸和导管引流后治愈。（本病例由Satomi Kawamoto，MD，Johns Hopkins Medical Institutions，Baltimore，MD提供。）

病例 6-4 肾脓肿

病史：18 岁，男性，右侧腰部疼痛，抗生素治疗过程中反复发烧 4 周。

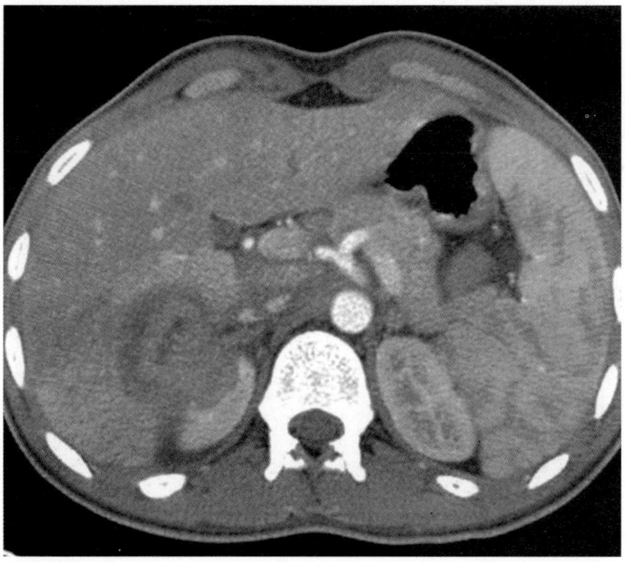

图6.4 A

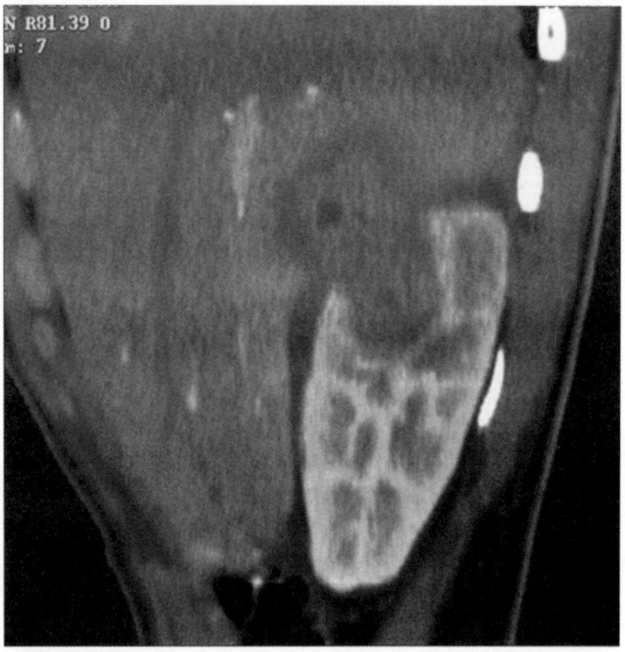

图6.4 B

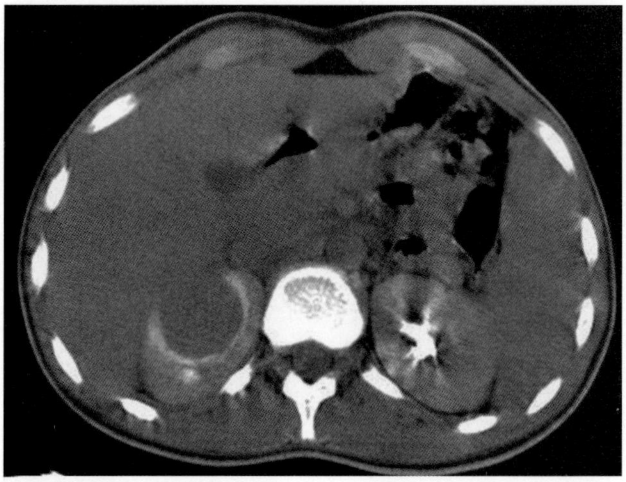

图6.4 C

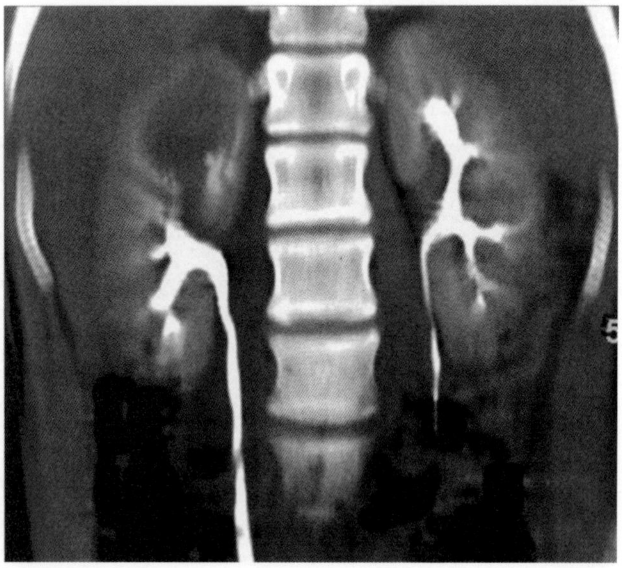

图6.4 D

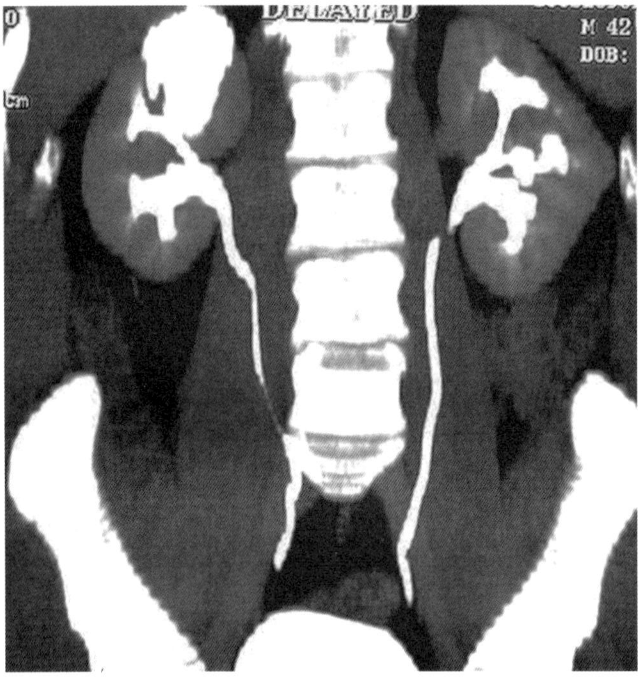

图6.4 E

CT 表现：CT 尿路成像皮髓质期横断面（A）和矢状面图像（B）显示一4.5cm 的肿块累及右肾和邻近肝脏的周边部分。肿块壁厚、有强化，肿块中心可见低密度无强化区。排泄早期图像（C,D）显示邻近肾实质明显强化。延迟期（30 分钟）厚层块最大密度投影冠状面图像（E）显示肿块内充满对比剂。

诊断：肾脓肿

讨论：如果未予治疗，肾脓肿可扩大或局部扩散。脓肿可突破肾包膜，累及肾周间隙，形成肾周脓肿。肾脓肿可累及邻近器官，但不常见。如本例所示，脓肿可累及部分肝脏。本例最终发现肾脓肿破入收集系统。因此，在排泄延迟期图像上，脓腔因充填对比剂而显影。上行性尿路感染的病人，尿培养典型地呈阳性。然而血行性种植的肾脓肿，尿培养可呈阴性。本例病人尿培养未检出致病菌。（本病例由 Tarek EI Diasty，MD，Mansoura University，Mansoura，Egypt 提供。）

病例 6-5 肾包膜下脓肿

病史：32 岁，男性，截瘫，预防性抗生素治疗过程中，尿路感染、右腰部疼痛。

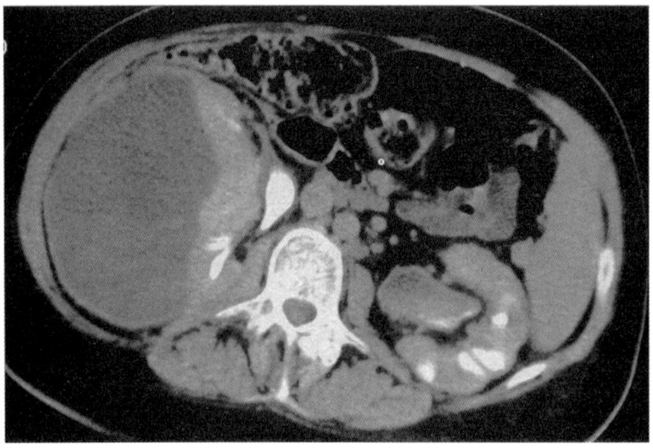

图6.5 A

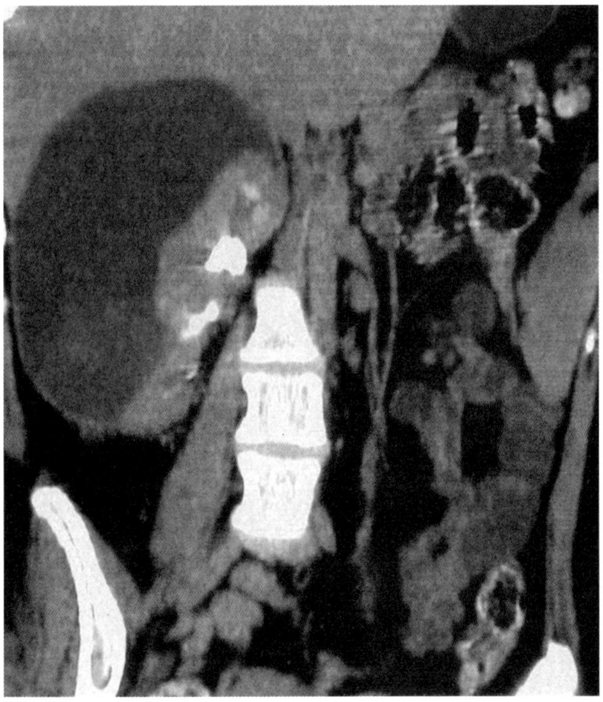

图6.5 B

病例 6–5，续

CT 表现：CT 尿路成像排泄期横断面（A）及冠状面（B）图像显示沿右肾外侧面有一巨大低密度积液；肾实质明显受压。双侧肾盏中度扩张，左侧多灶性肾实质缺失，可能由慢性肾盂肾炎或反流性肾病所致。

诊断：肾包膜下脓肿

讨论：感染性肾包膜下积液是肾脏感染的一种少见后遗症。最佳的治疗方法是经皮导管引流。CT 尿路成像可用于显示包膜下积液的位置、范围，帮助制定经皮引流术方案。本例病人，引流出大量脓性物，然而未发现致病微生物（可能与病人应用抗生素有关）。该病人经皮引流后好转，继续应用广谱抗生素治疗。

病例 6-6 左肾结石，左肾脓肿

病史：42 岁，女性，脓尿，发烧，腰部疼痛。

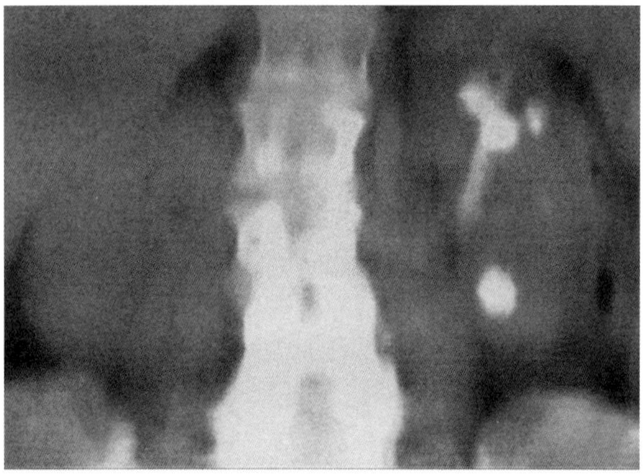

图6.6 A

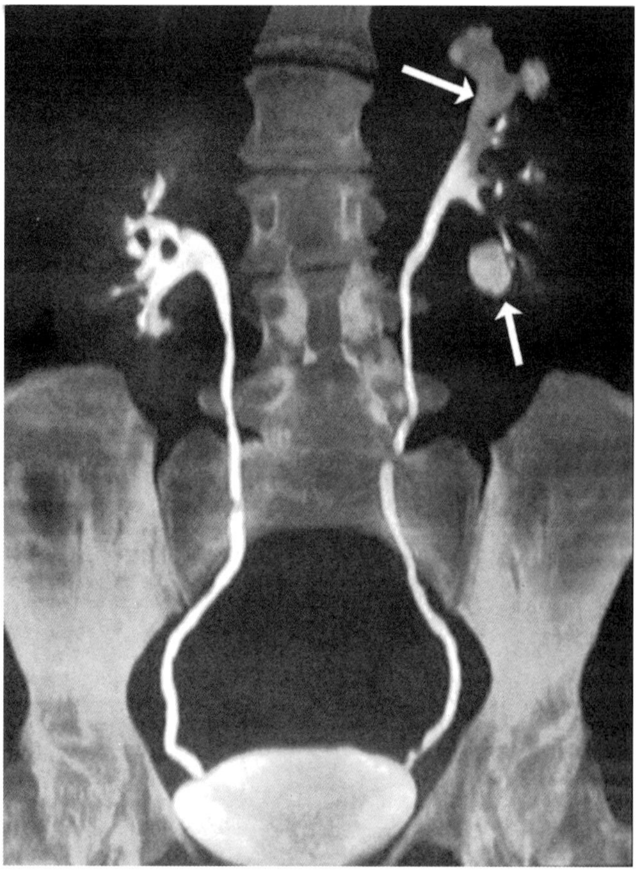

图6.6 B

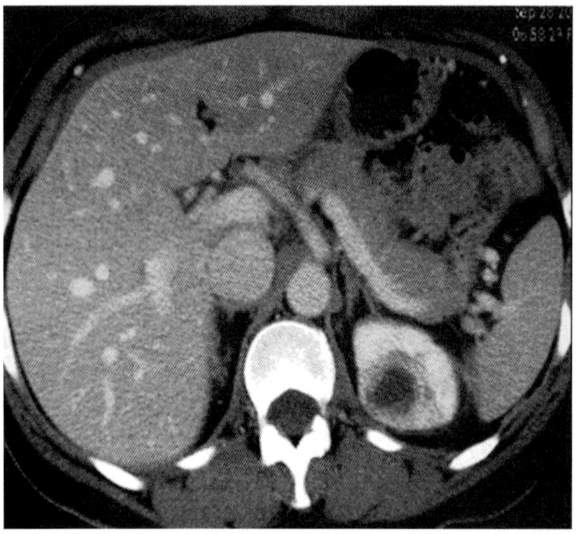

图6.6 C

CT 表现：CT 尿路成像平扫冠状面平均密度投影图像（A）显示左肾上极内有一分枝状大结石，下极内有一较小的圆形结石，肾中部可见数个小结石。排泄期容积再现图像（B）显示对比剂排泄至双肾收集系统。左肾上、下极肾盏变钝。因结石密度低于排泄的对比剂密度，上极结石（上箭）和下极结石（下箭）也可见到。下极的钙化位于一肾盏憩室内。横断面图像(C)显示左肾上极内的分枝状大结石附近有一3cm的密度不均匀肿块。该肿块的壁厚而均匀，中心为低密度区。

诊断：左肾结石，左肾脓肿

讨论：尽管有些类型的尿路结石（如磷酸钙结石和磷酸氨镁结石）可能在慢性感染的碱性尿液中形成，泌尿系统感染和脓肿形成也可能是未经治疗的结石的一种并发症(如本病例)。如泌尿系统感染和结石同时存在，除非结石取出，否则感染无法有效控制。多数肾脓肿需要引流治疗；如脓肿较小，只需长期抗生素治疗。(本病例由Richard Cohan，MD，and Elaine Caoili，MD，University of Michigan， Ann Arbor，MI 提供。)

病例 6-7 气肿性肾盂肾炎

病史：44 岁，男性，脊柱外伤后截瘫，严重的泌尿系统感染。血和尿培养可见 E 大肠杆菌。

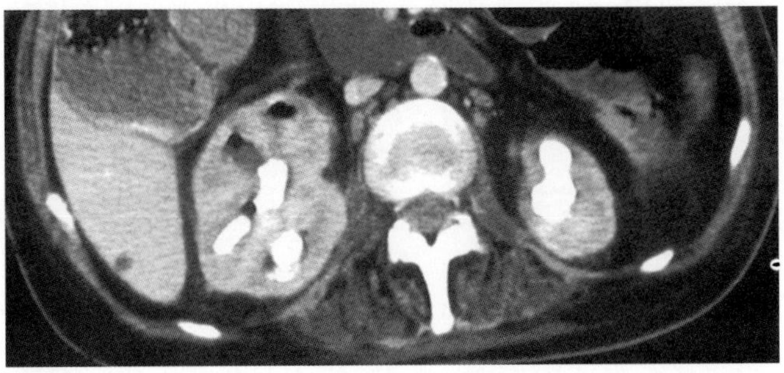

图 6.7

CT 表现：CT 尿路成像排泄期横断面图像显示右肾收集系统内少量积气。左肾小，肾实质瘢痕性改变符合慢性肾盂肾炎/反流性肾病的改变。肝右叶内可见一小囊肿。

诊断：气肿性肾盂肾炎（见病例 8-18）

讨论：肾收集系统内积气可有几种原因。气体由器械导入(如逆行性肾盂造影或输尿管镜检查)，穿透性外伤。膀胱输尿管反流的病人中，气体可通过膀胱导管进入肾收集系统。肠瘘病人的肾收集系统内也可发现气体。除上述原因外，收集系统内的气体为泌尿系统感染所致。当收集系统内积气是感染唯一的影像学表现时，称为气肿性肾盂肾炎。

肾实质内发现气体，称为气肿性肾盂肾炎。局限于肾周间隙的气体，可能由于肾周围感染所致（见病例 6-8）。该病人应用静脉内抗生素治疗后痊愈。

病例 6-8 产气性肾和肾周感染

病史：45 岁，男性，右肾切除术后，腹泻，发烧，白细胞计数增高。

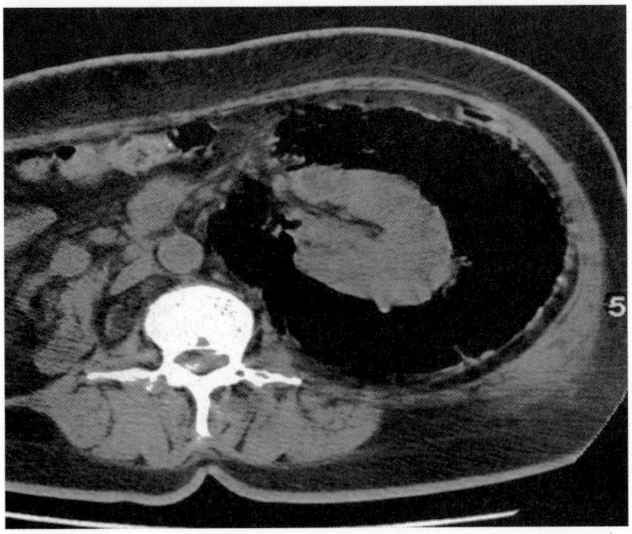

图 6.8 A

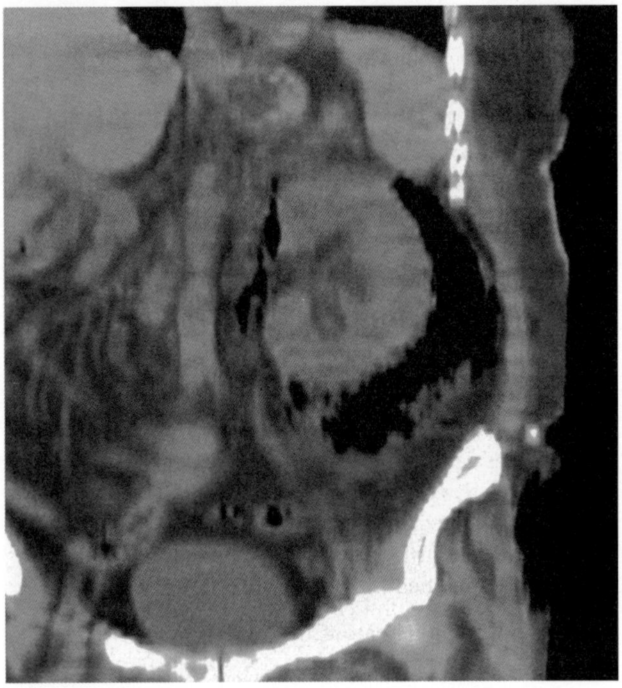

图 6.8 B

CT 表现：CT 平扫横断面图像[横断面图像(5mm 层厚)(A)和冠状面图像(3mm层厚)(B)] 显示左肾周围大量的积气影。

诊断：产气性肾和肾周感染

讨论：CT 尿路成像可用于发现肾内及肾周的气体。气肿性肾盂肾炎是由产气性致病菌感染所致，最常见的致病菌是E大肠杆菌，变性杆菌和克雷白氏杆菌较少见。此类感染导致肾实质内产生气体，尽管气体也可聚集于肾周间隙。产气性感染最常见于糖尿病的病人，死亡率高，约40%。前面已经讲述了两种不同类型的气肿性肾盂肾炎。一种是局灶性含气性积液，可用经皮导管引流术治疗。另一种是气体散布在肾实质内，无积液形成。无局限性、可引流积液的病人，预后较差。（本病例由 Tarek EI Diasty，MD，Mansoura University，Mansoura，Egypt 提供。）

病例 6-9 尿路感染伴急性肾乳头坏死

病史：22岁，男性，头外伤导致脑损伤，尿路重度感染，应用抗生素治疗后症状无缓解。行CT尿路成像检查，评价是否存在尿路结石和肾脓肿。

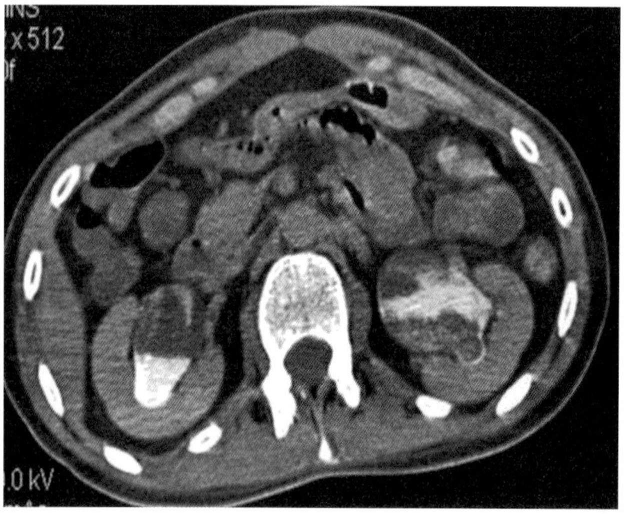

图6.9 A

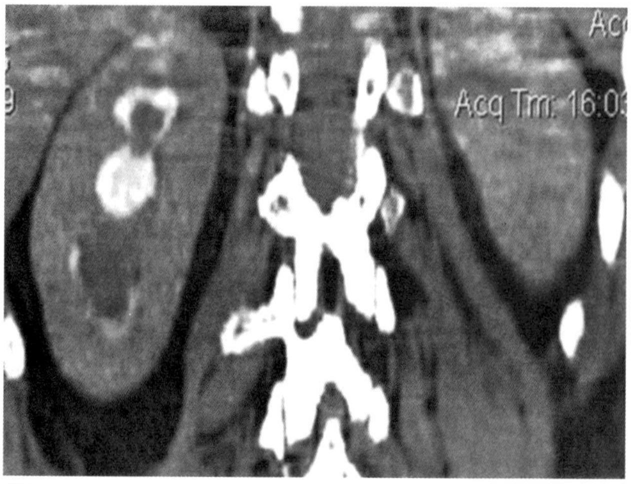

图6.9 B

CT 表现：CT 尿路成像排泄期横断面（A）和冠状面图像（B）显示双肾盂积水，肾盂肾盏扩张，双侧肾盂肾盏系统内可见广泛的碎片。横断面图像显示双肾收集系统内的对比剂呈前、后分层。冠状面图像显示右肾收集系统上方一分离的充盈缺损。

诊断：尿路感染伴急性肾乳头坏死

讨论：肾乳头坏死多见于糖尿病、镰状细胞性贫血、止痛药成瘾及以结核为代表的慢性泌尿系统感染（见病例8-5）等慢性疾病的病人。如本病例所见的急性肾感染引起的急性坏死性乳头炎很少见。CT 尿路成像可用于显示肾盂肾盏系统和输尿管内坏死的乳头组织，坏死的乳头组织可滞留，并引起梗阻。当 CT 尿路成像上发现一个或多个肾盏变钝同时伴有充填对比剂的空腔，肾内收集系统或输尿管内有一个或多个分散的软组织密度的充盈缺损时，应怀疑可能为肾乳头坏死。

病例 6–10 慢性肾盂肾炎（反流性肾病）

病史：35 岁，男性，截瘫，继发于先天性脊柱裂的严重脊柱后凸侧弯畸形。下胸椎及腰椎脊髓脊膜膨出，尿路分流与经输尿管的输尿管造口术后，反复尿路感染。

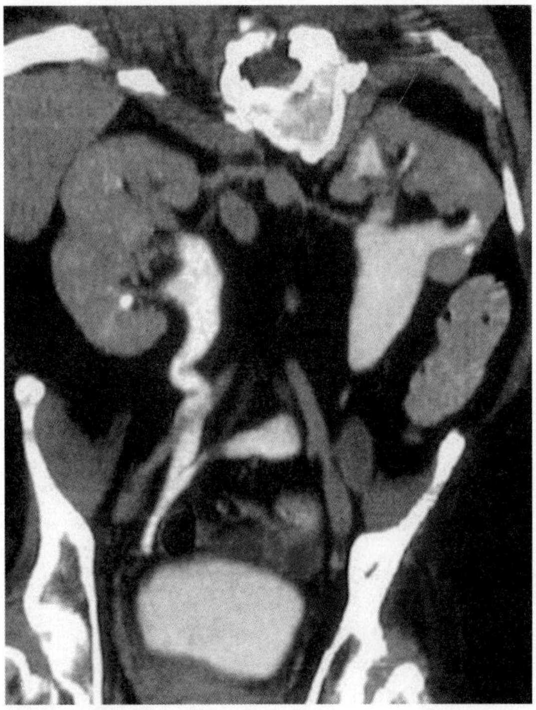

图 6.10

CT 表现：CT 尿路成像排泄期冠状面图像显示左肾小，肾实质瘢痕形成伴邻近肾盏畸形。实质瘢痕附近的正常肾组织肥大。右肾除其中部有一小皮质瘢痕外，余未见明显异常。可见从左至右的经输尿管的输尿管造口术的吻合口。

诊断：慢性肾盂肾炎（反流性肾病）

讨论：CT尿路成像可用于显示慢性肾盂肾炎（又称为反流性肾病）的典型改变，包括肾实质瘢痕形成，邻近肾盏畸形和肾脏体积缩小（见病例 6–10，7–1，8–2）。冠状面图像可显示包括左侧输尿管下部与右侧输尿管间吻合口在内的整个尿路的解剖。反流性肾病是感染性尿液慢性反流所致，通常发生于儿童时期。如本病例所示，肾脏的两极区（尤其是上极）被累及的机会多于极间区，因为在肾两极区内，肾乳头水平的开口为圆形，尚有较多的肾内反流；而肾极间区的开口呈裂缝状。

病例 6-11 急性感染性输尿管炎

病史：39 岁，男性，慢性骨髓性白血病骨髓移植术后，免疫抑制药物治疗后排尿困难。

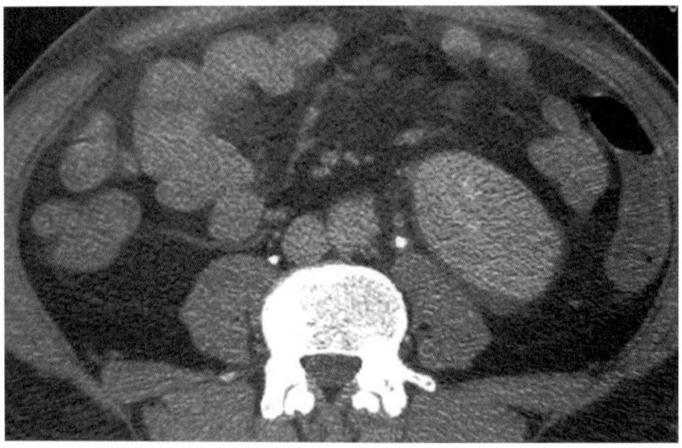

图 6.11 A

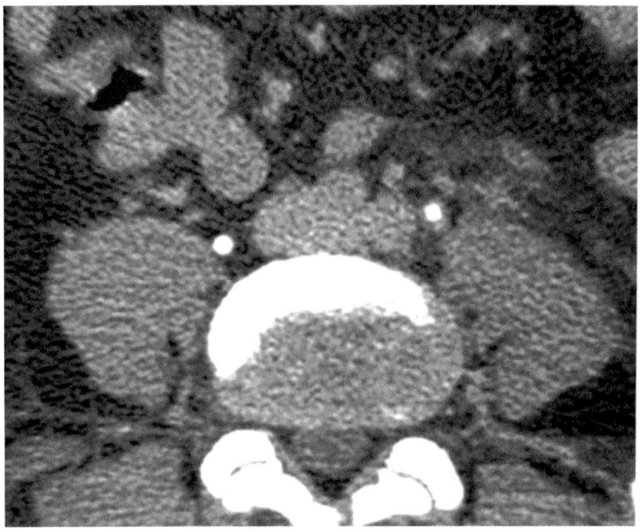

图 6.11 B

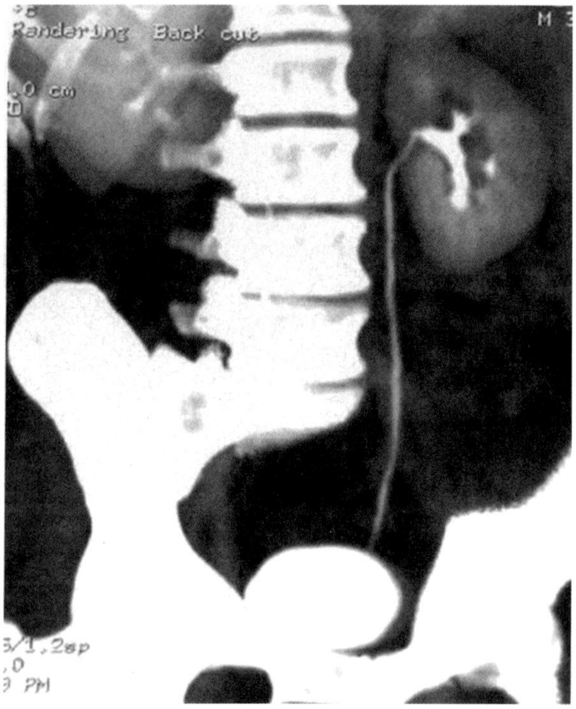

图 6.11 C

CT 表现：CT 尿路成像排泄期横断面相邻层面的两幅图像（A，B）显示左侧输尿管壁呈环形增厚。增厚的范围为从肾盂到膀胱。整个输尿管的管腔形态和管径正常，这在排泄期左后斜位容积再现图像（C）显示最好，见左侧输尿管正常。

诊断：急性感染性输尿管炎

讨论：输尿管炎可表现为输尿管壁的环形增厚，鉴别诊断包括移行细胞癌。输尿管炎可为急性、感染性（如本病例）或慢性，长期刺激和炎症所致，如有输尿管内支架的病人。CT 尿路成像可用于发现输尿管的管壁变化及其周围组织的受累情况。CT 尿路成像应用前，很少应用影像学诊断输尿管炎；静脉肾盂造影主要用于显示输尿管的管腔，对管壁异常的检查只能是次要的。容积再现图像类似静脉肾盂造影，仅能显示管腔，因此不能显示输尿管炎的异常表现。(本病例由 Richard Cohan，MD，and Elaine Caoili，MD，University of Michigan，Ann Arbor，MI提供。)

病例 6-12 肾及输尿管结核

病史：55 岁，男性，脓尿，有长期反复性尿路感染病史。

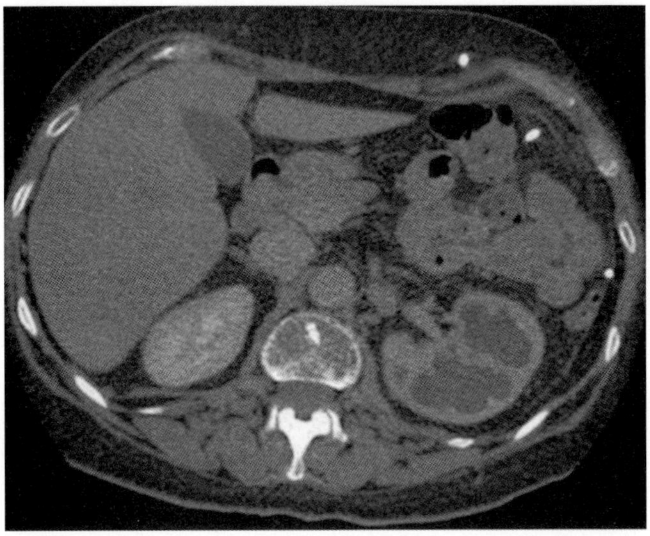

图 6.12 A

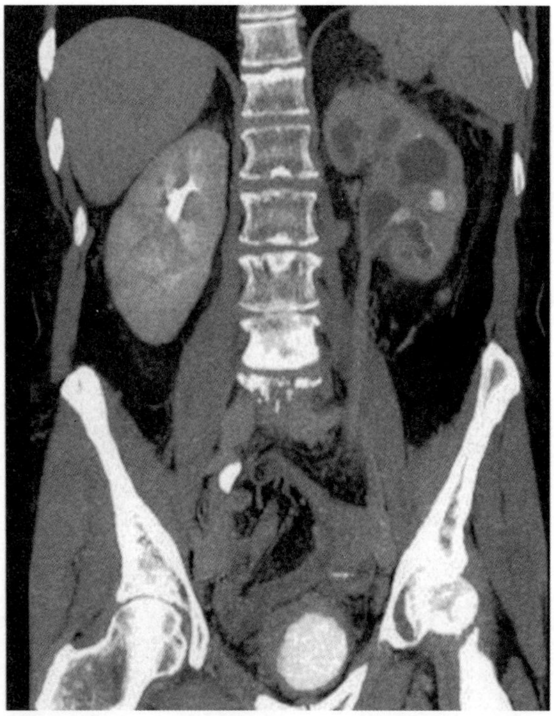

图 6.12 B

CT 表现：横断面图像（A）显示左肾中心大面积低密度区。冠状面重组图像（B）显示低密度区符合左肾扩张的收集系统。左侧输尿管管壁广泛增厚，输尿管周围脂肪内可见炎性条带影。左肾内的高密度物质是钙化。

诊断：肾及输尿管结核

讨论：泌尿生殖系统结核是由于肾内血源性种植所致，通常来自肺内的感染。肾的累及几乎总是先于尿路系统的其他部位。肾结核早期表现之一为肾乳头坏死。经过一段时间后，近50%的病人可出现肾实质钙化，肾脏可形成瘢痕。随后结核病变可蔓延到收集系统和输尿管。之后尿路结核可表现蠕动异常，输尿管壁增厚和狭窄，伴狭窄近端扩张。CT 尿路成像横断面图像较静脉尿路造影或容积再现图像更易显示输尿管壁的增厚，因为后者只能显示泌尿系统的管腔。该病人的输尿管弥漫性受累。肾盂积水可能是输尿管受累引起的蠕动异常和轻度狭窄所致（本病例由 Nigel Cowan，MD，Oxford University，UK 提供。）

病例 6-13 右肾结核（肾自截）

病史：65 岁，男性，有尿路结核病史，出现尿频和脓尿。

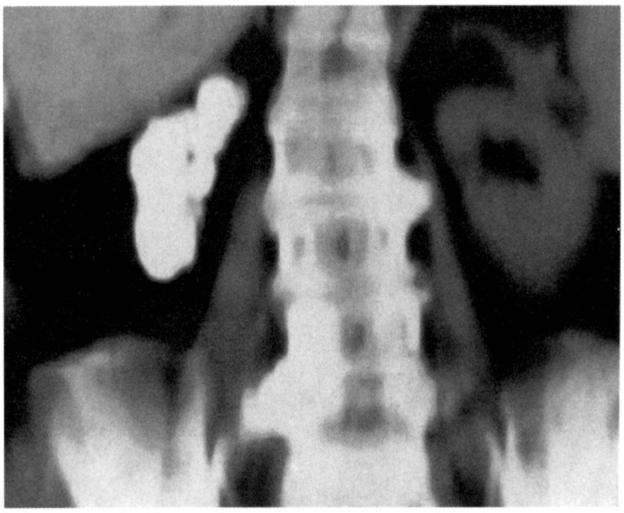

图 6.13 A

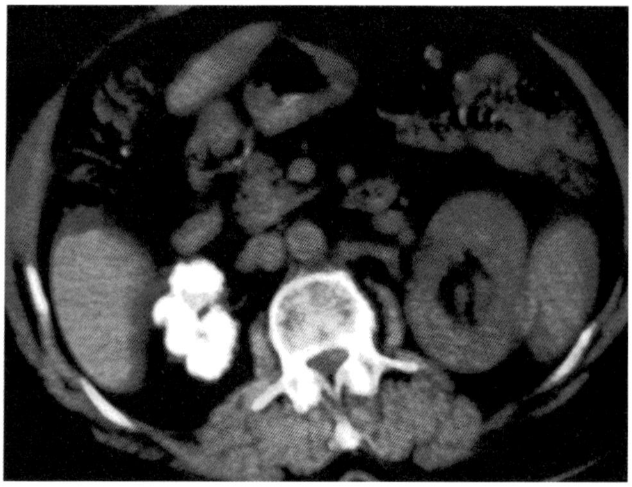

图 6.13 B

CT 表现：上腹部平扫和冠状面（A）及横断面图像（B）示右肾广泛钙化形成铸形。未见正常肾实质。左肾未见明显异常。

诊断：右肾结核（肾自截）

讨论：正常生理性狭窄区（漏斗区、肾盂输尿管接合部、输尿管膀胱接合部）缩窄是泌尿系统结核的典型并发症。虽然本例病人只做了CT平扫，但CT尿路成像可用于检查泌尿系统结核的继发性改变。感染早期可见受累的肾小盏轮廓消失（所谓的鼠咬征），输尿管壁形态不规则，呈结节状表现。长期的表现包括漏斗部狭窄，近侧的肾盏扩张。如果漏斗部狭窄并引起高度梗阻，在排泄期图像上扩张的肾盏不能显影。可出现结核性脓肿，在CT平扫和肾实质期图像上显示低密度影；延迟期图像上，脓肿内可含有或不含有显影的尿液（取决于脓肿是否破入肾收集系统）。肾实质破坏和纤维化的影像学表现与非结核性慢性肾盂肾炎相似。在持久未愈的肾结核病人中，扩张肾盏内的干酪样物质可钙化，形成肾盂肾盏样铸形，如本病例所示，称为肾自截。还可见到其他形态的肾钙化，如实质内边界不清和不规则的钙化或类似在良性复合型肾囊肿中偶见的曲线形钙化。（本病例由 Tarek EI Diasty，MD，Mansoura University，Mansoura，Egypt 提供。）

病例 6–14 黄色肉芽肿性肾盂肾炎

病史：46 岁，男性，截瘫（继发于脊柱损伤），反复的泌尿系统感染和肾结石。

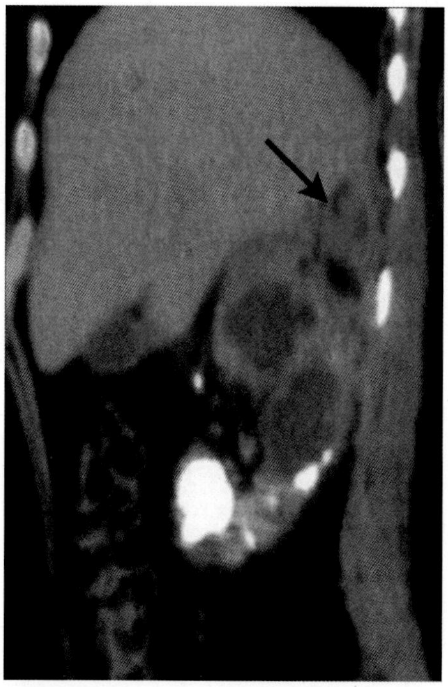

图6.14 A

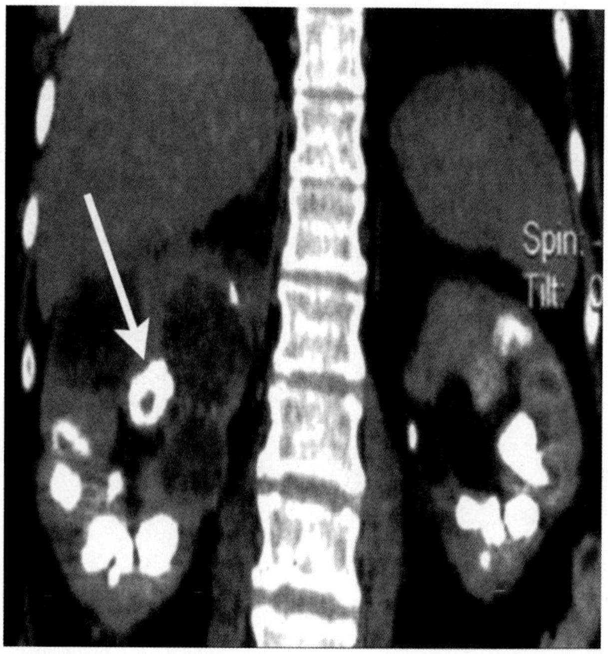

图6.14 B

CT 表现：CT 尿路成像排泄期矢状面（A）和冠状面图像（B）显示右肾上极肾盏重度扩张，其内无对比剂。右肾中部可见一较大高密度病灶（白箭），病灶中心呈低密度，此为一梗阻型结石嵌插于一漏斗内。右肾下极和左肾的扩张肾盏内可见对比剂充填，左肾变小，肾实质瘢痕形成。右肾上极可见一边界不清、密度不均匀的 3cm 的肿块延伸到腹后壁内（黑箭）。肿块内可见几个低密度区。

诊断：黄色肉芽肿性肾盂肾炎

讨论：黄色肉芽肿性肾盂肾炎是一种少见的肾感染的并发症（见病例 5–15 和 8–19）。女性较多见。也多见于糖尿病病人，大多数病例是长期尿路梗阻和结石引起的并发症。可以发现不同的病原体，其中变性杆菌和 E 大肠杆菌最常见。病理上，黄色肉芽肿性肾盂肾炎有特殊的表现；炎性病变包括由含脂肪细胞体的组织细胞构成肉芽肿区，这些细胞称为黄色瘤细胞，这样可以解释此病名的来源。黄色肉芽肿性肾盂肾炎是一种最常见的弥漫性过程，累及整个肾脏。当全肾受累时，通常没有功能正常的肾实质存在。炎性组织可以强化。CT 尿路成像上，大面积低密度区代表脓液和坏死碎片，常包绕在一个大的慢性梗阻性鹿角形或分枝状结石的周围。受累肾脏典型的增大，但正常的肾形仍然保留。炎性病灶可侵袭肾周组织。肾周通常可见脂肪带，肾周炎性肿块或脓肿也可见到，如本病例所见。少数情况下，黄色肉芽肿性肾盂肾炎可表现为肾内局限性炎性肿块，仅部分肾脏受累。局限性或节段性黄色肉芽肿性肾盂肾炎可由梗阻性结石和进展的感染引起，可延伸到邻近的肾周组织。没有结石存在的情况下，也可发生局灶性黄色肉芽肿性肾盂肾炎，其表现与肾癌相似。治疗方法包括肾周积液的引流。对于弥漫型病变，通常需行肾切除术。局限性病变只需部分肾切除。单独应用抗生素成功地治疗局限性黄色肉芽肿性肾盂肾炎已有报道。

病例 6-15 左肾念珠菌感染

病史：50 岁，女性，糖尿病病人，慢性肾功能不全，从衰竭到兴旺，尿频和排尿困难。

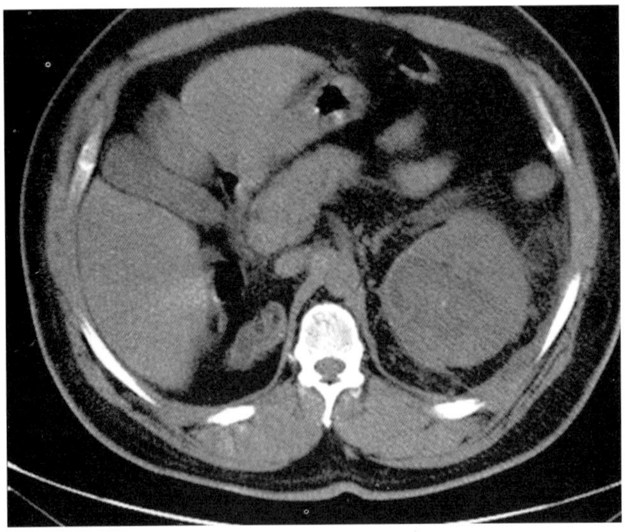

图 6.15 A

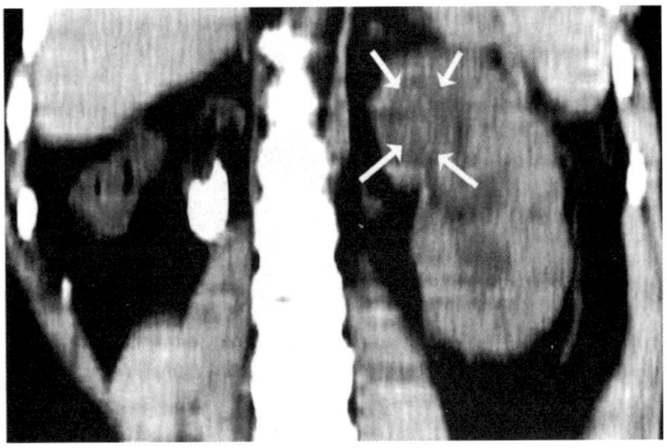

图 6.15 B

CT 表现：上腹部 CT 平扫横断面（A）和冠状面图像（B）显示左肾盂积水，左侧扩张肾盏的密度高于水。冠状面图像显示上极肾盏内可见一圆形软组织密度肿块（箭）被尿液环绕。横断面图像（A）显示软组织肿块的中心可见一斑点状高密度影。右肾萎缩，其下极内可见一巨大结石（B）。

诊断：左肾念珠菌感染

讨论：泌尿系统真菌感染最常见于免疫减弱的病人，尤其是糖尿病病人、静脉药瘾者、AIDS 病人及其他免疫抑制者。念珠菌、曲霉菌、毛霉菌、孢子球菌、隐球菌、放线菌、诺卡氏菌为常见的尿路感染致病菌。这些致病菌可导致急性肾盂肾炎、乳头坏死、多发的肾内和肾周脓肿。含真菌凝结物的真菌球可在肾盂肾盏系统内形成，导致梗阻。真菌球在 CT 尿路成像上表现为充盈缺损，平扫图像上偶尔也能见到，如本病例。真菌球的密度高于水的密度。真菌球在顺行性肾盂造影上也能显示，本例病人肾造瘘术前做了此项检查，真菌球已通过经皮穿刺肾造瘘术取出。（本病例由Tarek EI Diasty，MD，Mansoura University，Mansoura，Egypt 提供。）

病例 6–16 泌尿道血吸虫病

病史：50 岁，男性，泌尿道血吸虫病史，已知有右侧输尿管狭窄，现出现右侧腰部疼痛。

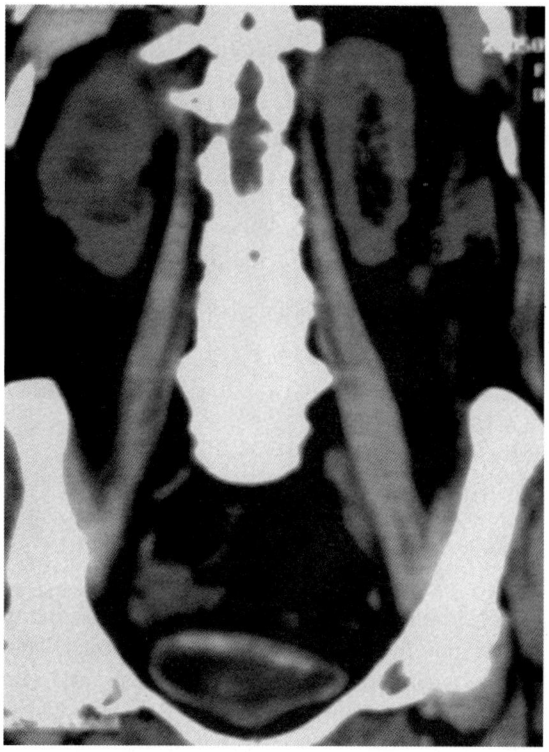

图 6.16 A

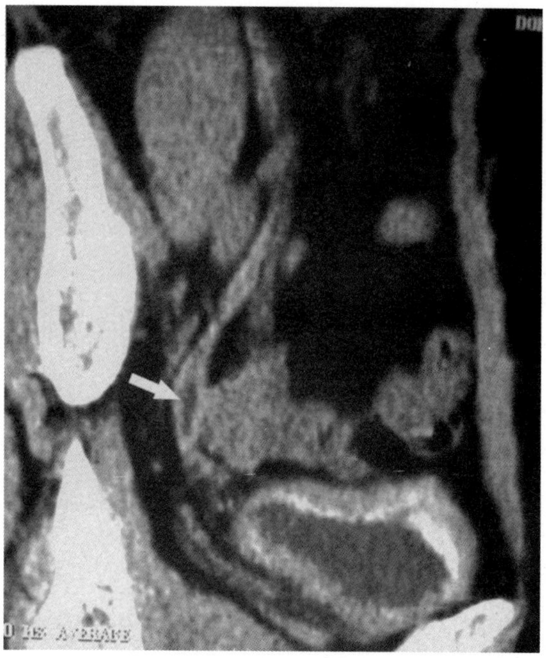

图 6.16 B

CT 表现：冠状面图像（A）和斜冠状面图像（B）显示膀胱和右侧输尿管下 1/3 段钙化（箭），伴右侧肾盂积水。未见尿路结石。左肾实质瘢痕形成。

诊断：泌尿道血吸虫病

讨论：血吸虫病主要累及膀胱和输尿管的下 1/3 段。单独的肾脏受累少见。然而可出现继发于下尿道血吸虫病的肾脏并发症，包括急性肾盂肾炎、反流性肾病、阻塞性肾病、结石形成、血吸虫病相关性肾小球肾炎和淀粉样变性病。在血吸虫病的早期，可导致膀胱黏膜水肿，表现为膀胱内的小充盈缺损。输尿管内也可见到类似的小结节样充盈缺损。之后，膀胱壁出现钙化。输尿管钙化少见，如有，可累及输尿管全程。典型的输尿管钙化发生于黏膜下层，但肌层和浆膜也可见到。输尿管即使不存在梗阻，也可出现扩张和迂曲的表现。输尿管狭窄常位于输尿管下段或输尿管的膀胱内段。输尿管结石也较常见，通常位于狭窄部的近端。膀胱鳞状细胞癌为泌尿系统血吸虫病的一种常见远期并发症。可应用 CT 尿路成像显示尿路进行性血吸虫病的相关表现。平扫图像对于判断膀胱和输尿管钙化及发现结石是至关重要的。（本病例由 Tarek El Diasty，MD，Mansoura University，Mansoura，Egypt 提供。）

参考文献

1. Baumgarten DA, Baumgartner BR. Imaging and radiologic management of upper urinary tract infections. *Urol Clin North Am*. 1997;24: 545–569.
2. Benson M, Li Puma JP, Resnick MI. The role of imaging studies in urinary tract infection. *Urol Clin North Am*. 1986;13:605–625.
3. Browne RF, Zwirewich C, Torreggiani WC. Imaging of urinary tract infection in the adult. *Eur Radiol*. 2004;14(Suppl 3):168–183.
4. Gold RP, McLennan BL. Renal inflammation. In: Pollack HM, McLennan BL, Dyer R, et al., eds. *Clinical urography*. Philadelphia: Saunders; 2000:923–947.
5. Kawashima A, Sandler CM, Goldman SM. Imaging in acute renal infection. *BJU Int*. 2000;86(Suppl 1):70–79.
6. Kawashima A, LeRoy AJ. Radiologic evaluation of patients with renal infections. *Infect Dis Clin North Am*. 2003;17:433–456.
7. Soulen MC, Fishman EK, Goldman SM, et al. Bacterial renal infection: role of CT. *Radiology*. 1989;171:703–707.
8. Talner LB, Davidson AJ, Lebowitz RL, et al. Acute pyelonephritis: can we agree on terminology? *Radiology*. 1994;192:297–305.

第七章

肾脏肿物

LISA M.ZORN,MD
STURT G.SILVERMAN,MD

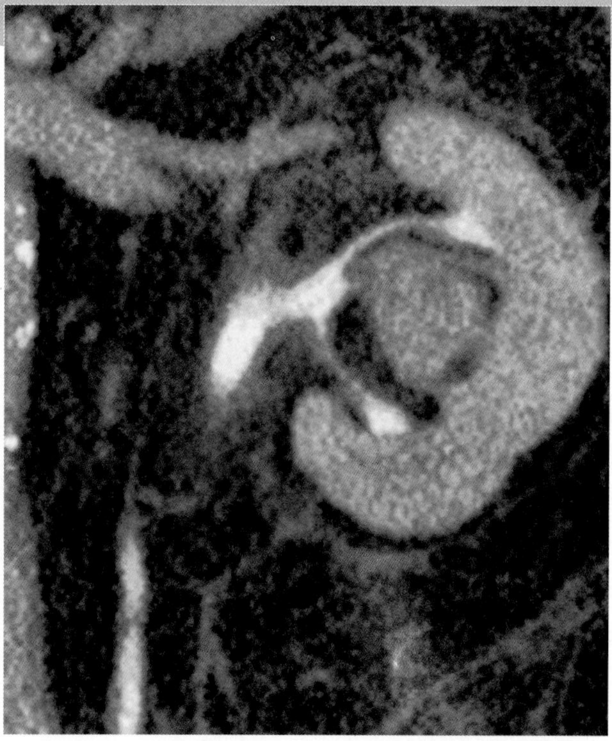

病例 7-1 反流性肾病

病史：33岁，女性，肾结石，左侧腰部疼痛。

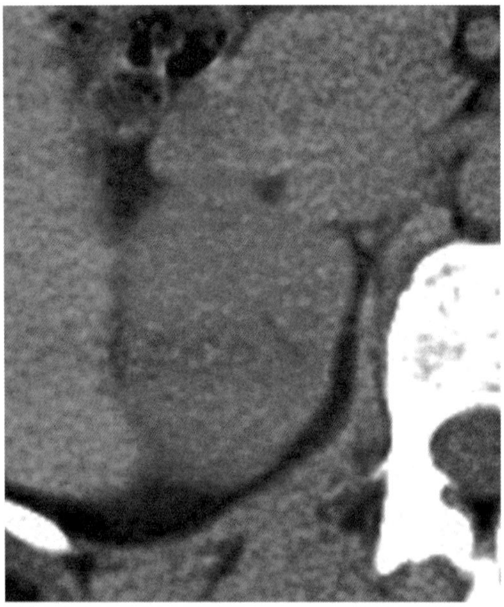

图 7.1 A

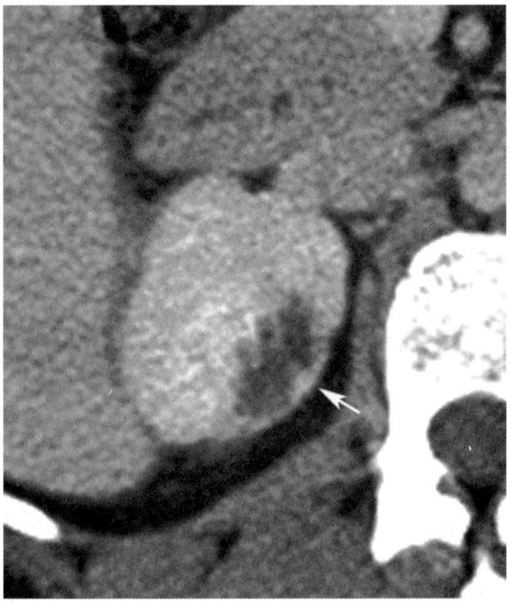

图 7.1 B

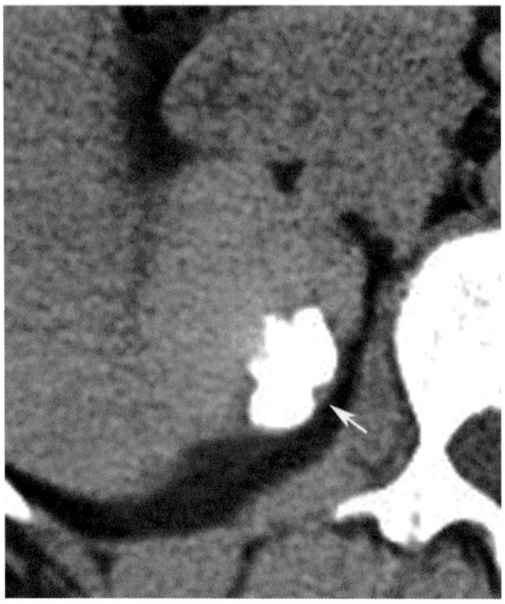

图 7.1 C

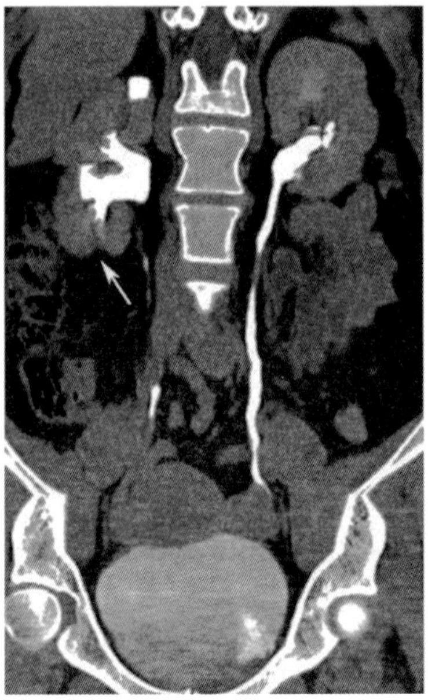

图 7.1 D

CT表现：CT尿路成像平扫横断面图像(A)和肾实质期图像(B)显示右肾上极有一个2.5×1.6×1.5cm的低密囊性肿物，边缘呈分叶状。肾实质期图像(B)显示病灶内可见细分隔及强化的外侧壁(箭)。排泄期横断面图像（C）显示病变内充满对比剂（箭）。冠状面图像(D)显示在双肾上、下极处沿扩张的肾盏分布的多发局灶性实质瘢痕区（箭）。

诊断：反流性肾病

讨论：感染性尿液反流引起的肾脏进行性损伤，称为反流性肾病（见病例6-10，8-2）。感染性尿液向肾内反流，损伤受累的肾叶，引发肾盏扩张和相应的实质瘢痕形成。反流性肾病首先累及肾的两极区。本病例CT尿路成像排泄期冠状面图像有助于诊断。如果不含排泄期图像，肾上极的病变可能被误认为囊性肿瘤。冠状面图像对显示肾两极区的首先受累是有价值的。冠状面图像可用于确定肾盏扩张与肾瘢痕形成相关。

病例 7-2 单纯性肾囊肿

病史：67 岁，女性，肾盂积水。

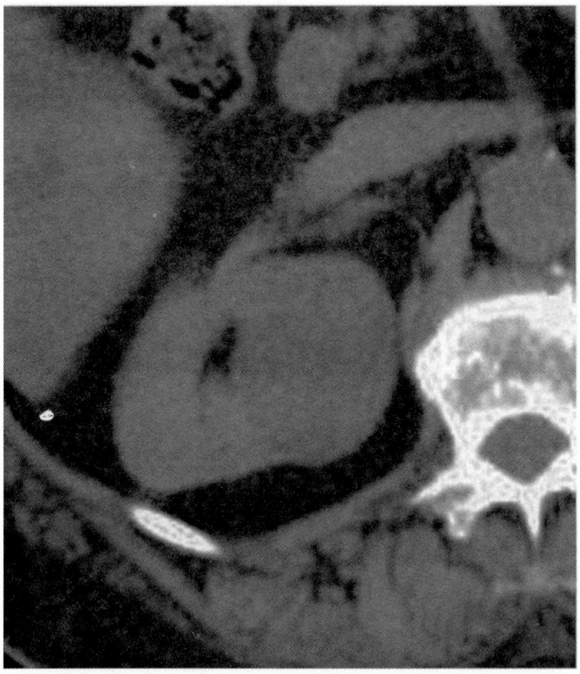

图 7.2 A

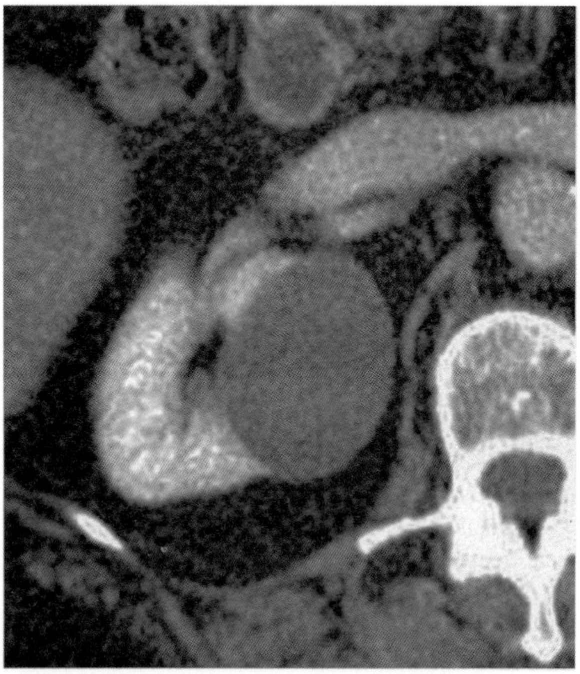

图 7.2 B

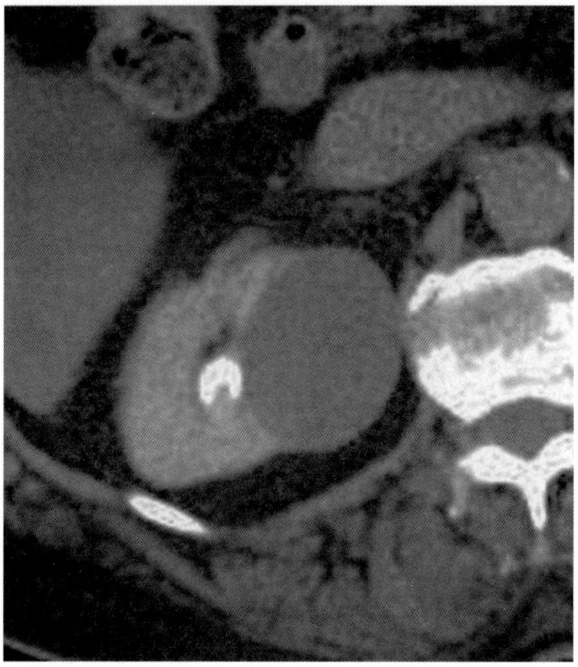

图 7.2 C

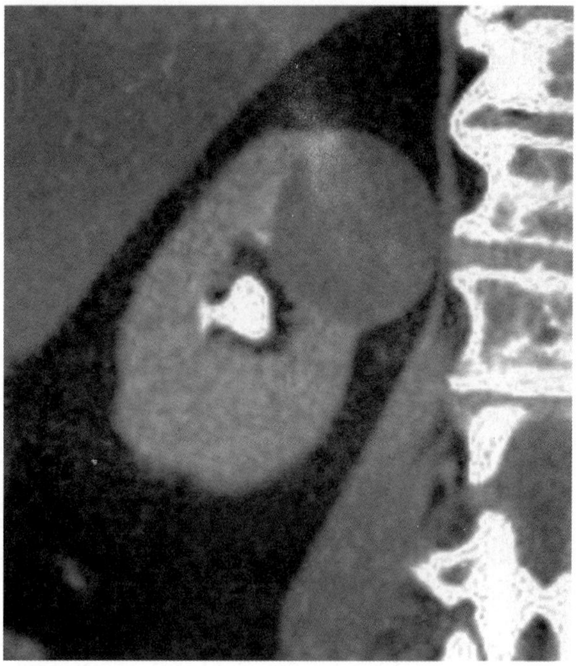

图 7.2 D

CT 表现：CT 尿路成像平扫（A）、肾实质期（B）、排泄期（C）横断面图像和排泄期冠状面图像（D）显示右肾上极有一 4.0cm 低密度肿块，密度均匀，边界清晰，光滑薄壁，肿块内无分隔和钙化，无强化。

诊断：单纯性肾囊肿

讨论：单纯性肾囊肿是最常见的肾脏肿块，可能为肾小管阻塞、肾血管的累及或肾髓质间隔纤维化所致。50 岁以上人群中半数人有肾囊肿。单纯性肾囊肿常为多发，双侧。较小肾囊肿几乎总是没有症状。大肾囊肿可引起梗阻、疼痛、血尿或高血压。单纯性肾囊肿在 CT 上表现为一个边界清楚、低密度（<20HU）、无分隔和钙化、无强化（也就是注入对比剂后肿块强化程度不大于 10HU）的肿块。单纯性肾囊肿，按 Bosniak 分型属 I 类囊肿，可以确切地诊断为良性病变。CT 尿路成像薄层扫描有助于仔细观察肾囊肿的复杂特征，这些表现可以使人想到恶性肿瘤的可能。薄层扫描也可用于降低部分容积效应，使肾肿块的密度测量结果更为可信。在一般情况下，只有当肾脏肿块的直径是扫描层厚的两倍以上时，密度测量结果才认为是准确的。例如，一个 6mm 的小囊肿，CT 尿路成像注射对比剂前后的扫描层厚如果是 3mm，病变就可定性，扫描层厚如果是 5mm，测量结果就不可能准确。CT 尿路成像排泄期图像上，单纯性肾囊肿可以与反流性肾病所致的肾盏扩张（见病例 7-1）、肾盂周围囊肿（见病例 7-4）、肾盏憩室（见病例 7-5）相鉴别。排泄期图像上，肾盏扩张及肾盏憩室内常可见显影的尿液，而肾囊肿仍呈低密度。

病例 7-3 肾盂旁囊肿

病史：60岁，女性，左侧腰部疼痛，左肾肿块。

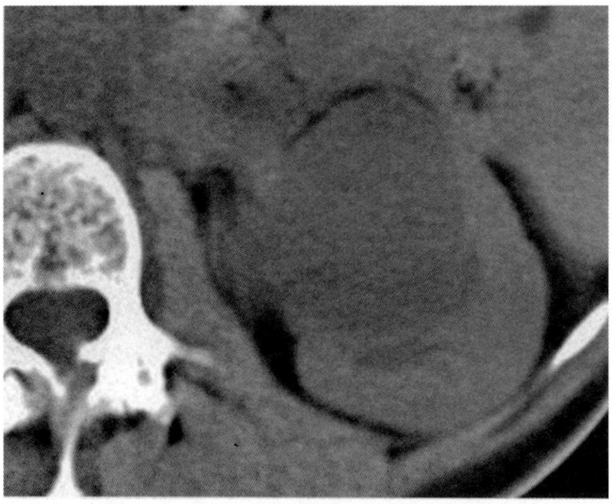

图 7.3 A

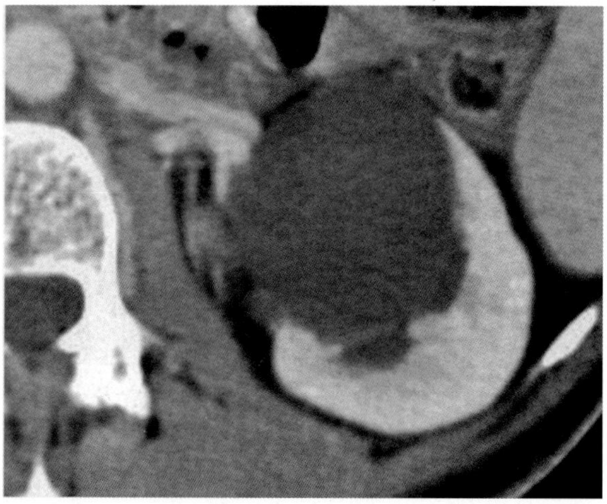

图 7.3 B

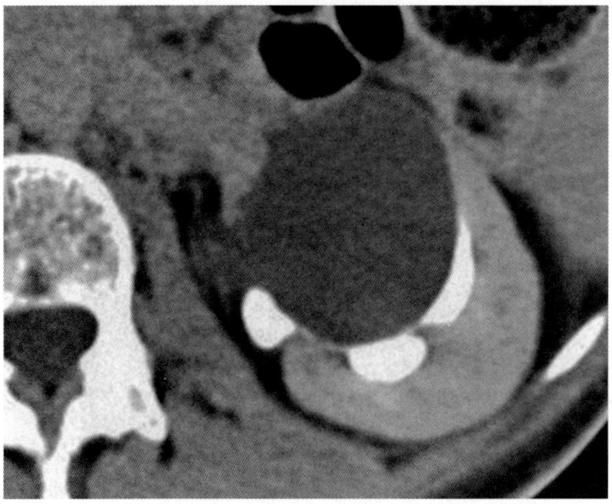

图 7.3 C

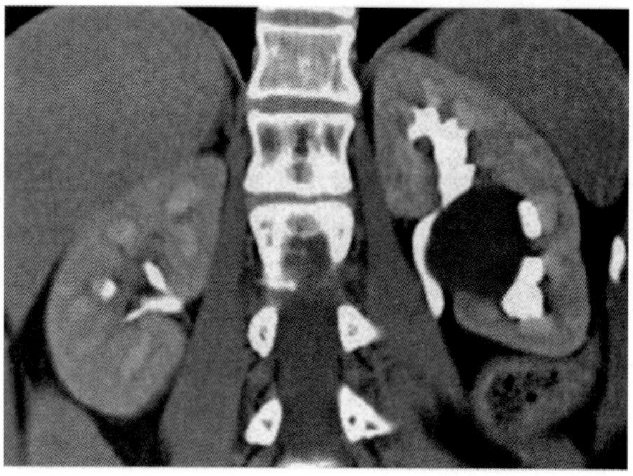

图 7.3 D

CT表现：CT尿路成像平扫（A）、肾实质期（B）、排泄期（C）横断面图像显示左肾有一4cm的低密度囊性肿块，边缘清晰，无分隔和钙化，无强化。冠状面图像（D）显示轻度肾盂积水。

诊断：肾盂旁囊肿

讨论：此肿块符合单纯性肾囊肿的所有CT诊断标准。囊肿周边近一半被肾实质包绕。此“爪征”（“clam sign”）提示囊肿起自于肾脏。囊肿因为靠近肾窦，且起于肾脏，故称之为肾盂旁囊肿。超声上，肾盂旁囊肿呈典型的低回声孤立性肿块。典型的肾盂周围囊肿为多发，常为双侧，较肾盂旁囊肿小（见病例7-4）。因其位于肾脏的中心区，肾盂旁囊肿可导致漏斗和肾盏轻度扩张。CT平扫和肾实质期图像上，肾门或肾门周围的囊性肿块与肾内收集系统不能鉴别。需要用排泄期图像鉴别收集系统（在许多情况下含显影的尿液）和囊性肿块（不含显影的尿液）。

病例 7-4 肾盂周围囊肿

病史：52 岁，女性，肉眼血尿。

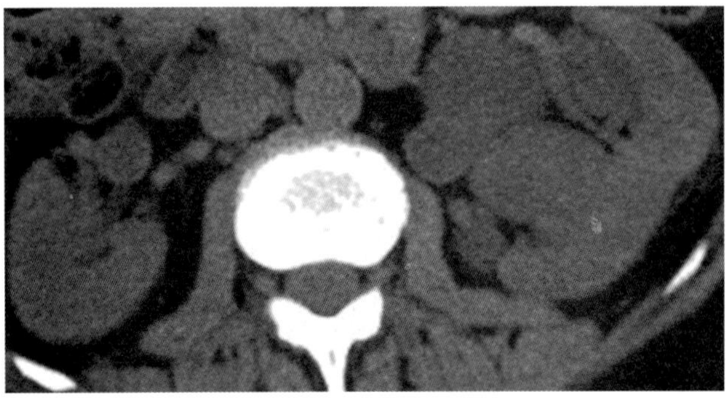

图 7.4 A

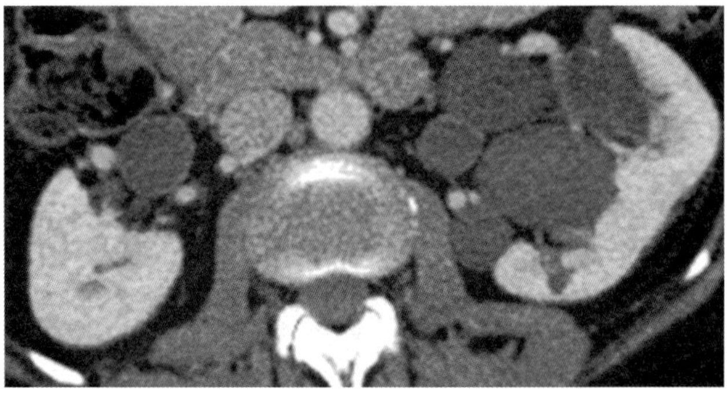

图 7.4 B

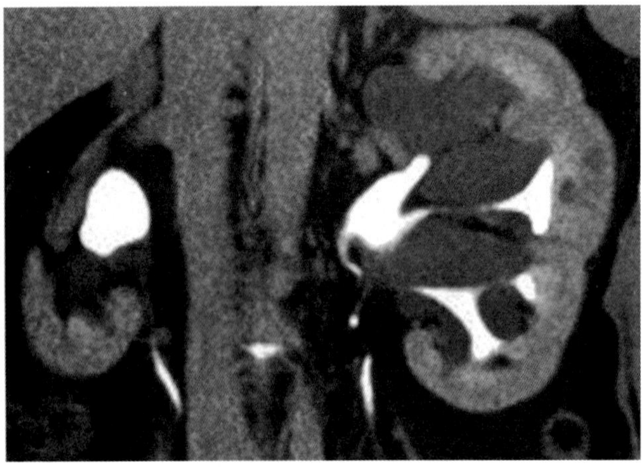

图 7.4 C

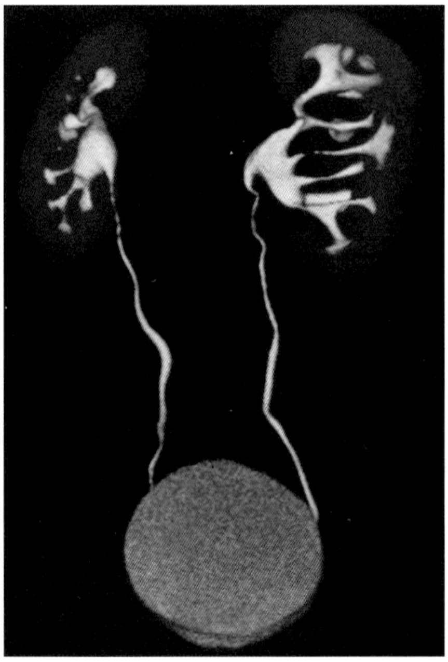

图 7.4 D（见彩图 图 7.4 D）

CT 表现：平扫（A）和肾实质期（B）横断面图像显示左侧肾窦内有多发的、边缘清晰，低密度，无强化的肿块（<20HU）。肾实质内有一小（<1cm）低密度病灶，几乎可肯定为一囊肿。排泄期冠状面重组图像（C）显示双肾收集系统内充满对比剂，双侧大多数漏斗可见囊性肿块。容积再现图像（D）未直接显示囊肿，但显示了其对邻近肾内高密度收集系统的压迫效应。

诊断：肾盂周围囊肿

讨论：肾盂周围囊肿起源于肾窦结构，在肾窦脂肪内慢慢滋长。肾盂周围囊肿可能起自淋巴管，也称为先天性肾盂淋巴管扩张。而肾盂旁囊肿起源于肾实质，向肾窦内扩展（见病例7–3）。肾盂周围囊肿常见，通常为多发。囊肿常导致肾盏扭曲，使漏斗变细、拉长。超声检查上，肾盂周围囊肿与肾盂积水极其相似。CT 尿路成像可显示肾窦囊肿与邻近肾内收集系统的关系。如果 CT 扫描只包括平扫、皮髓质交界期和肾实质期，肾盂周围囊肿难于与肾盂积水鉴别。CT 尿路成像，尤其是冠状面排泄期图像，可显示收集系统的所有结构以及漏斗和肾盏如何被囊肿压成喇叭口形、撑开。如果像排泄性尿路造影那样只用容积再现图像，鉴别诊断应包括肾盂周围囊肿和肾窦脂肪瘤病。

病例 7–5 先天性肾盏憩室

病史：28 岁，女性，尿频。

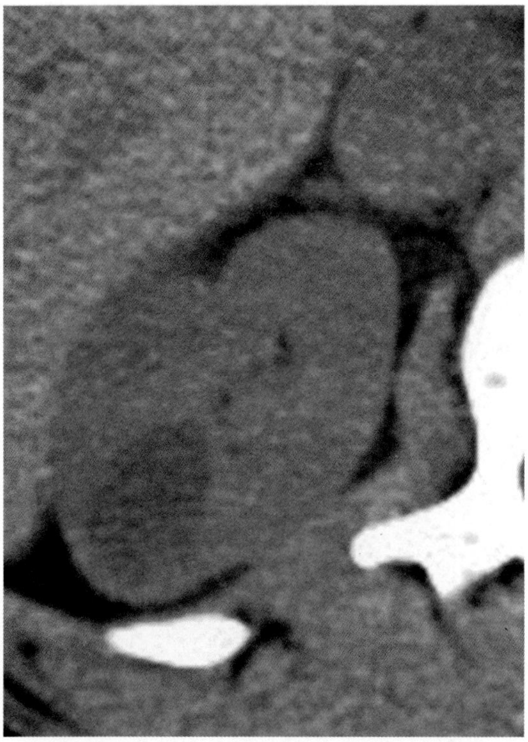

图 7.5 A

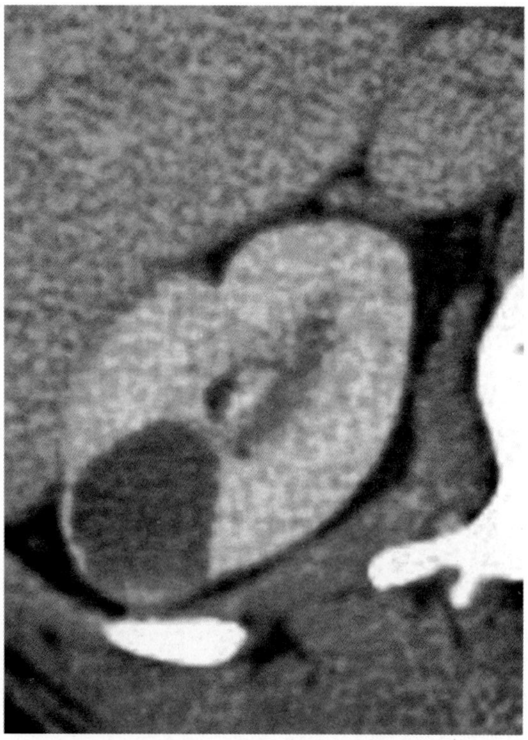

图 7.5 B

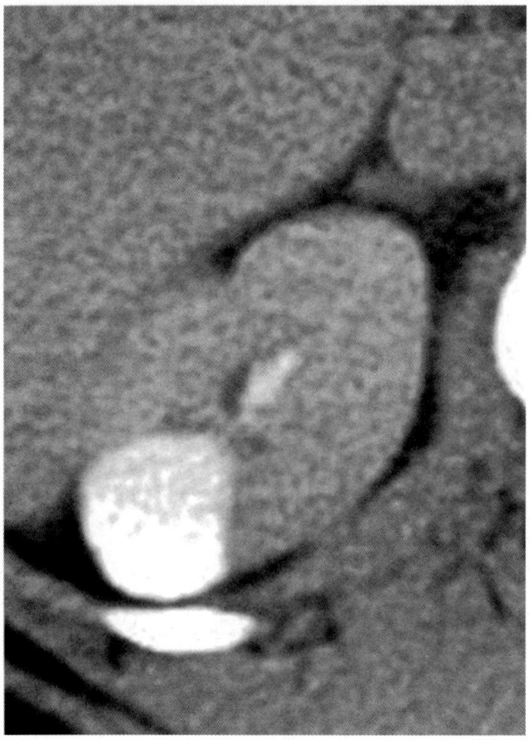

图 7.5 C

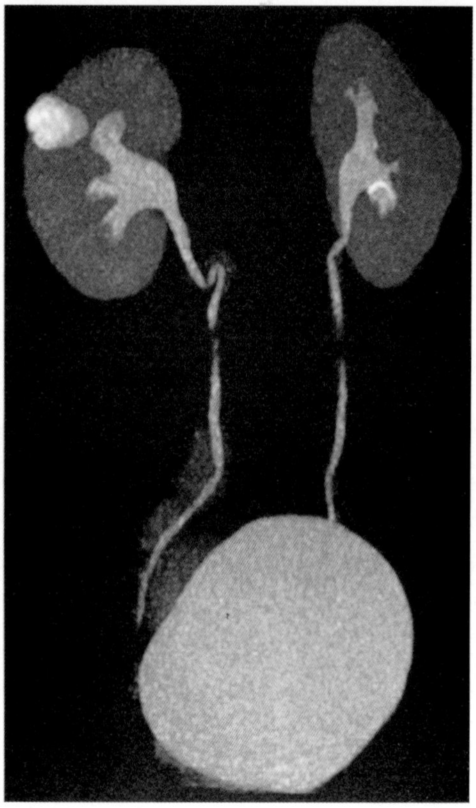

图 7.5 D

CT 表现：CT 尿路成像平扫（A）、肾实质期（B）横断面图像显示右肾上极可见一边缘清晰、低密度、无强化、2.5cm 的囊性肿块，无分隔和钙化。排泄期图像（C）显示病变内充满对比剂。排泄期最大密度投影图像（D）显示右肾上极肾盏外侧可见一对比剂聚集区。

诊断：先天性肾盏憩室

讨论：肾盏憩室是一种先天性病变，为一个发育终末期的肾小管在二分裂的第一阶段未能正常展开以形成正常的肾小盏漏斗，而残留成为一个憩室（见病例 4–13，8–4）。肾盏憩室内衬尿路上皮，通过一细长通道与肾盏穹隆相通。肾盏憩室通常无症状，特别是在较小的时候。大的憩室可合并结石，引起疼痛。憩室也可合并感染。如未做排泄期扫描，肾盏憩室可与肾囊肿或肾肿瘤表现相似。在排泄期图像上，肾盏憩室内通常有对比剂充填，而囊肿和肿瘤内几乎总是没有对比剂充填。在 CT 尿路成像上，鉴别诊断还包括与收集系统相通的脓肿残腔和囊肿。

病例 7–6 常染色体显性多囊性肾病

病史：57岁，男性，血尿。

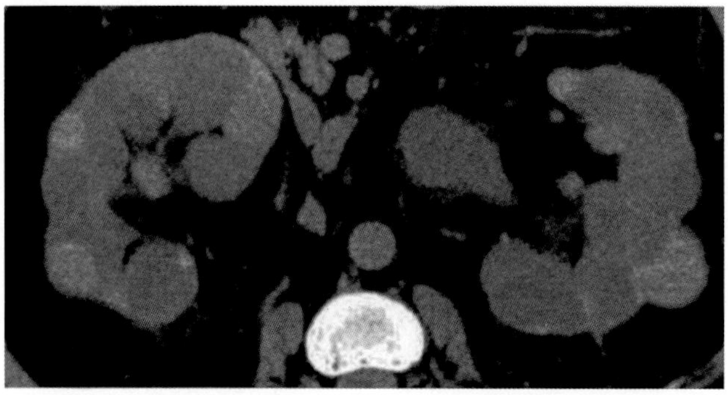

图 7.6 A

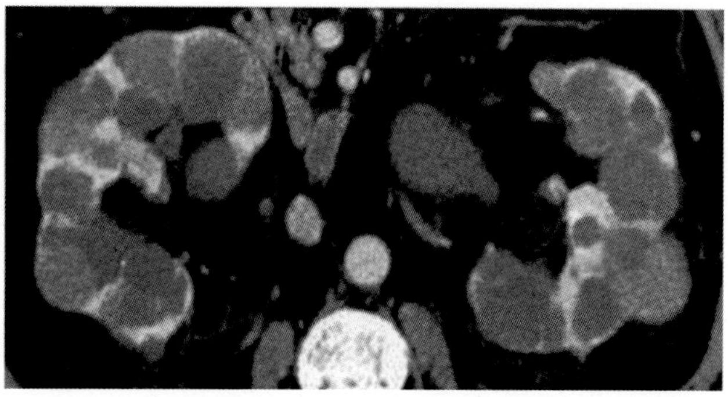

图 7.6 B

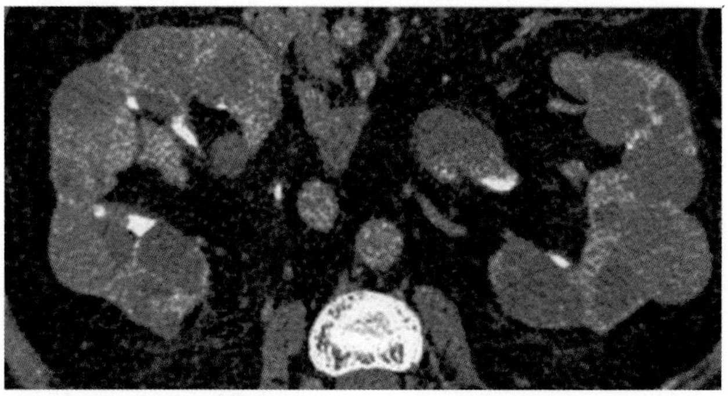

图 7.6 C

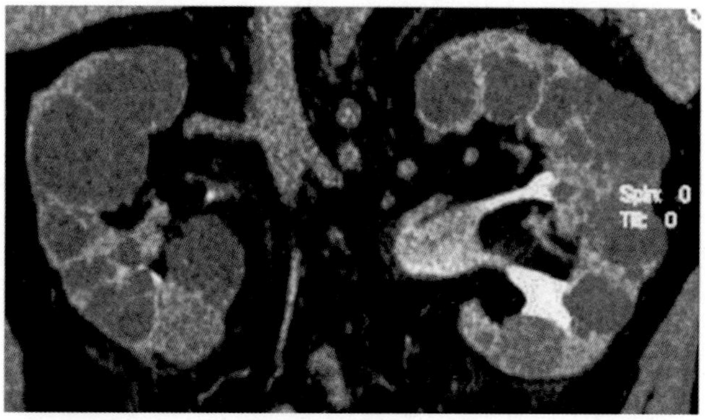

图 7.6 D

CT表现：CT尿路成像平扫（A）、肾实质期（B）、排泄期（C）横断面图像显示双肾增大，双肾实质内可见无数大小不等的囊性肿块。排泄期冠状面重组图像（D）显示双肾上下径扩大（右侧14.0cm；左侧14.5cm）。在平扫图像上（A），有些囊肿呈高密度（密度高于肾实质）。在平扫和增强图像上测量囊肿的密度，均无强化。

诊断：常染色体显性多囊性肾病

讨论：常染色体显性（成人）多囊性肾病是一种遗传性疾病，通常见于21～40岁，伴高血压、血尿和肾衰竭等临床表现。随着病人年龄增加，肾囊肿增大、增多，最终可完全取代正常肾实质。静脉肾盂造影的肾实质期图像显示的多发低密度病变被描述为“瑞士奶酪”征，这个措词在CT尿路成像上也适用。有些囊肿内可有出血，在CT图像上表现为高密度影。囊肿也可引起疼痛或感染。常染色体显性多囊性肾病可同时合并其他脏器囊肿，如肝脏（70%），胰腺（10%），脾脏（5%），卵巢和甲状腺很少见。20%病人可合并颅内莓果样动脉瘤。45%的病人到60岁时出现终末期肾病。

病例 7-7 良性复杂性肾囊肿

病史：52 岁，女性，尿失禁，尿潴留，超声检查偶然发现肾脏囊性肿块。

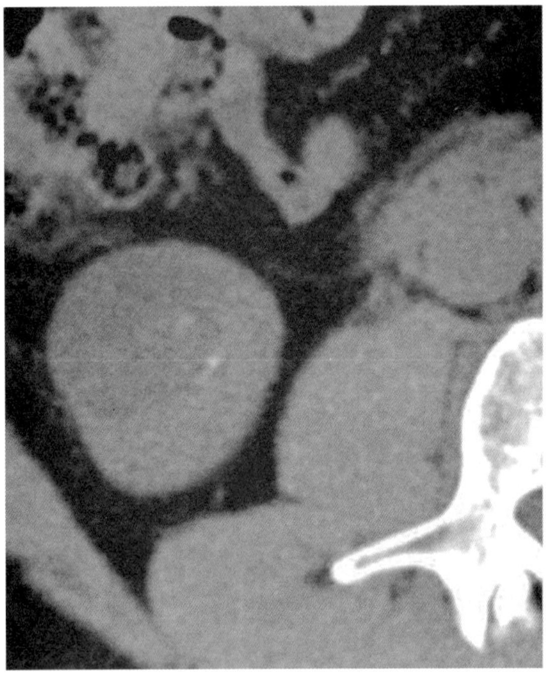

图 7.7 A

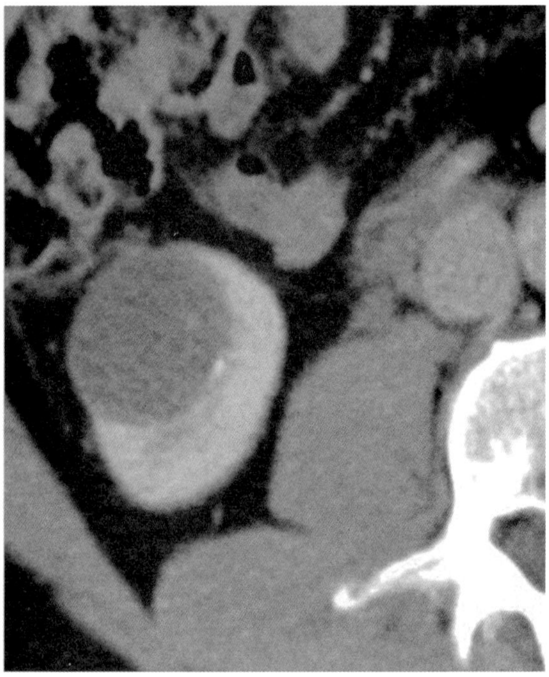

图 7.7 B

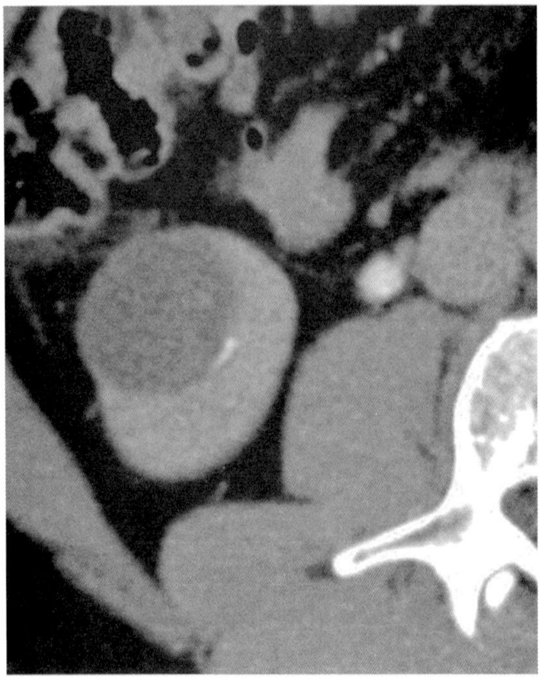

图 7.7 C

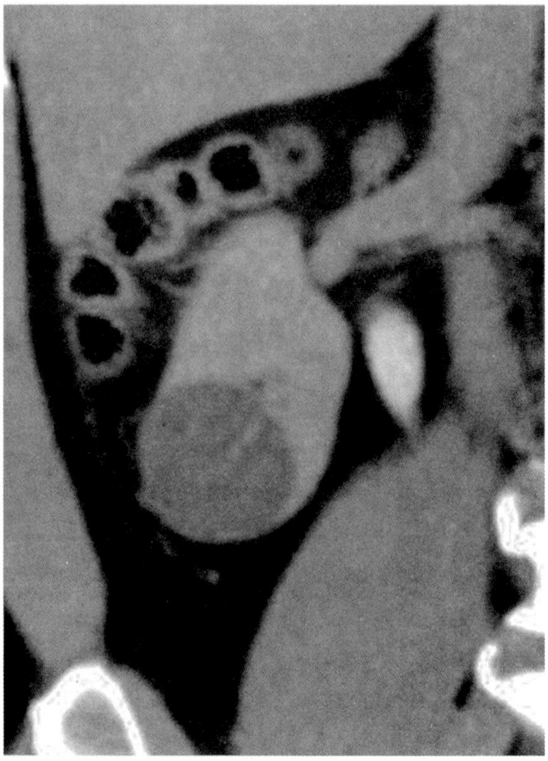

图 7.7 D

CT 表现：CT尿路成像平扫（A）、肾实质期（B）、排泄期（C）横断面图像显示右肾下极内有一3.8cm低密度肿块，其中有一细分隔，分隔和肿块内壁可见细条状钙化（A）。冠状面排泄期图像显示分隔呈条纹状，有强化，增强后分隔显示更加清楚。

诊断：良性复杂性肾囊肿

讨论：包含几个（<3个）细（1或2mm）分隔的囊性肾肿块，被划分为Bosniak Ⅱ型囊性肿物。细小和边缘的钙化（即位于囊壁或分隔）可长期存在。包括高密度囊肿在内的Bosniak Ⅱ型囊性肿块（见病例7-8），是只依据影像学就能可靠地视为良性病变。包含较多细分隔、粗大或结节样钙化的囊性肿块，符合高密度囊肿的诊断标准但大于3cm或位于肾内的囊性肿块，被划分为Bosniak ⅡF 病变。这些肿块多为良性，但需要随诊观察。“F”指需要影像学随诊。CT尿路成像提供的注入对比剂前后的薄层图像，有利于观察肿瘤的特征。

病例 7-8 良性高密度肾囊肿

病史：46 岁，女性，有一偶发的肾脏肿块。

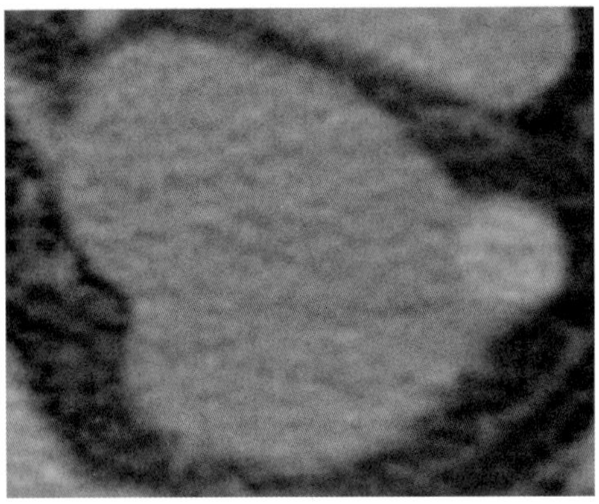

图 7.8 A

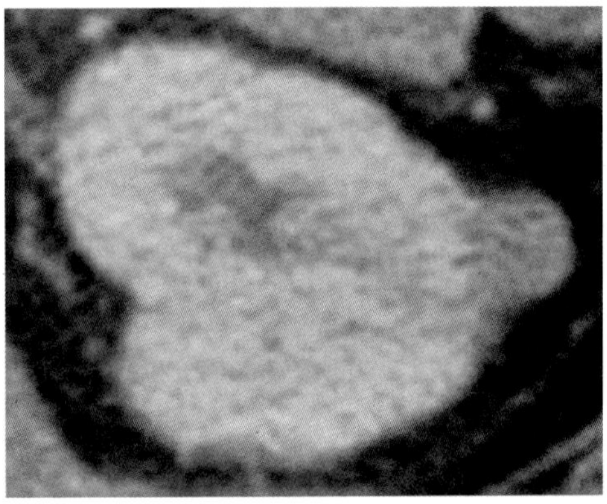

图 7.8 B

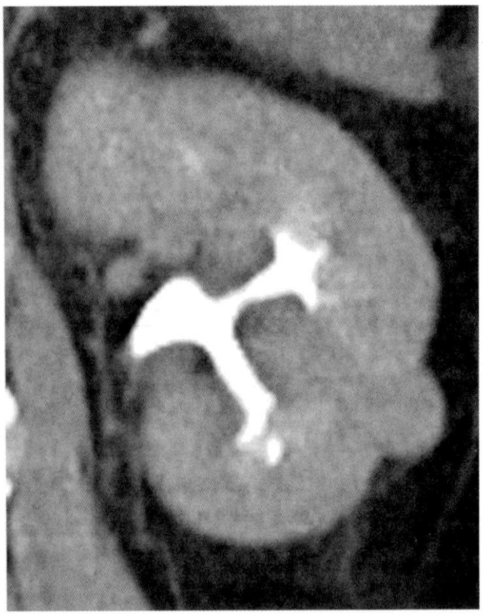

图 7.8 C

CT 表现：CT 尿路成像平扫（A）和肾实质期（B）横断面图像显示左肾下极外侧面有一 1.1cm、密度均匀的外生性高密度肿块（70HU）。肾实质期图像显示肿块密度保持不变（70HU），因此肿块无强化。注入对比剂后 15 分钟的排泄期冠状面图像（C）也显示肿块内密度无变化。

诊断：良性高密度肾囊肿

讨论：肾肿块密度高于肾实质密度（既>40HU），被认为是高密度，CT 值通常为 50～90HU。大多数高密度肾肿块为良性高密度囊肿，如本病例。此类囊肿与病例 7-7 所示的囊肿，被划分为 Bosniak Ⅱ型囊肿，可能为良性。良性高密度囊肿的诊断需符合以下标准：肿块必须较小（≤ 3cm），均匀高密度（即使应用窄窗），边缘清晰，无强化，至少 1/4 边缘突向肾实质外以便于观察囊肿壁。高浓度蛋白成分或血液降解产物是表现高密度的原因。如果 CT 增强扫描时发现一个高密度肿块，应行延迟 15 分钟的扫描，观察是否出现对比剂的廓清或“强化逐步减低”。如果有逐步减低强化，应考虑为实性或肿瘤性肿块（血管畸形除外）。如果肿块无逐步减低强化，就可明确诊断为一良性高密度囊肿。

病例 7-9 囊性肾细胞癌（透明细胞型）

病史：42岁，男性，无症状，肾移植可供者。

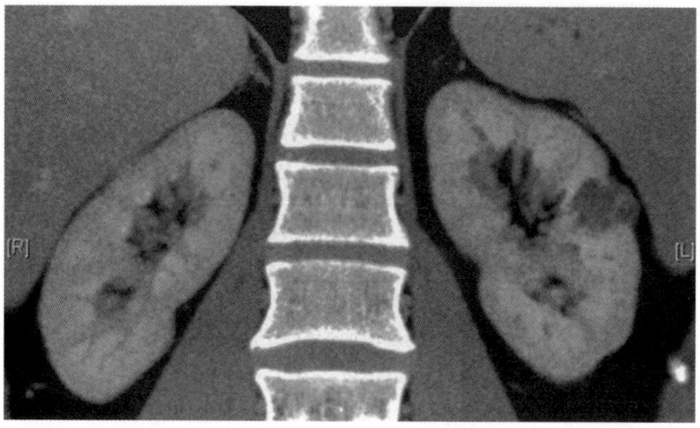

图7.9 A

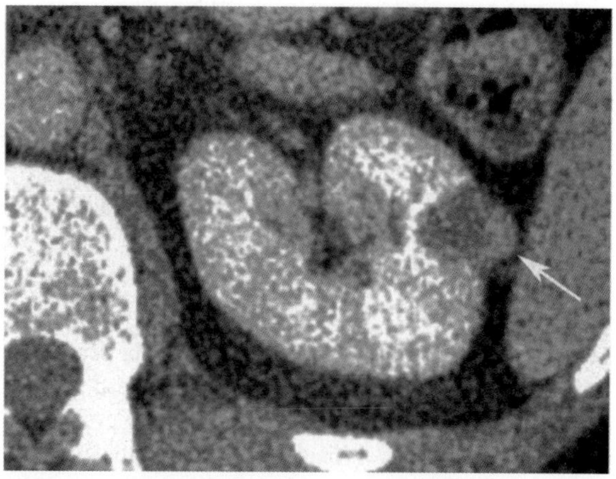

图7.9 B

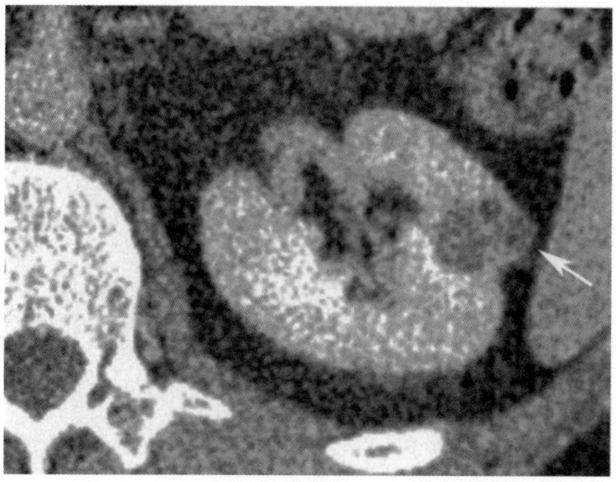

图7.9 C

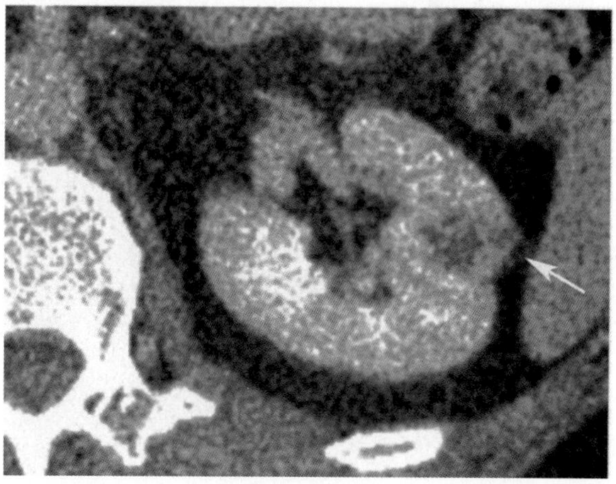

图7.9 D

CT表现：肾实质期冠状面图像（A）显示左肾极间区有一2.5×1.6cm有分隔的囊性肿块，此图像的成像参数为3mm层厚，2.5mm准直。用3mm层厚，1.5mm间距重建的肾实质期横断面图像（B－D）显示肿块内的分隔较厚，呈结节状（箭）。

诊断：囊性肾细胞癌（透明细胞型）

讨论：肾内多隔性囊性肿块的鉴别诊断包括肾多房性囊肿、多房性囊性肾瘤和多房性囊性肾细胞癌。分隔较厚的多隔性囊性肿块为待定的恶性肿瘤，属BosniakⅢ型。因良性和恶性病变均可有这种表现，故这类肿块一般需要手术切除。含结节性增强的囊性病变，恶性可能性高，属BosniakⅣ型。如果用5mm层厚（A）的成像参数扫描，其显示的肿块内的薄分隔及结节性增强是可疑的。本病例的肿块最初考虑为BosniakⅢ型病变。与其相比，用3mm层厚，1.5mm间距的成像参数，清晰地显示了肿块内的厚分隔的和结节状部分，因此重新分类为BosniakⅣ型囊肿。本病例说明了应用薄层图像评估肾肿块以便发现细微的强化结节的重要性。本病例也说明了多层螺旋CT尿路成像可用于发现囊性肾肿块的细微变化。“超薄”层厚CT（3mm层厚）可应用2.5mm或更小的准直采集图像。薄准直数据重建的薄层图像不增加病人的放射剂量，而是增加了需要评估的图像的数量。

病例 7–10 囊性肾细胞癌（透明细胞型）

病史：37 岁，女性，偶然发现的病变。

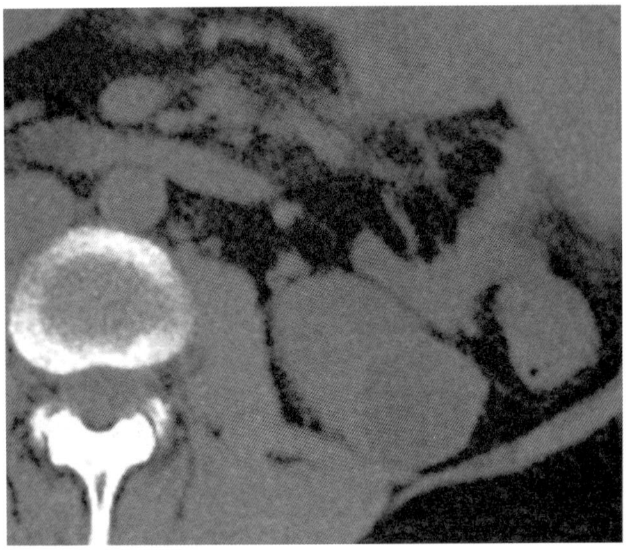

图 7.10 A

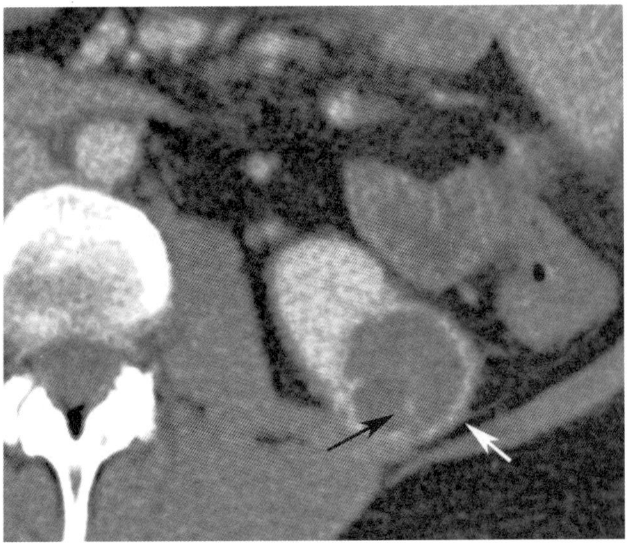

图 7.10 B

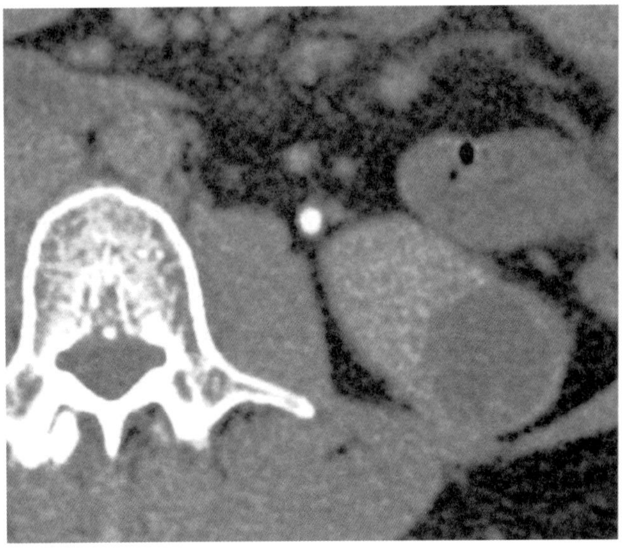

图 7.10 C

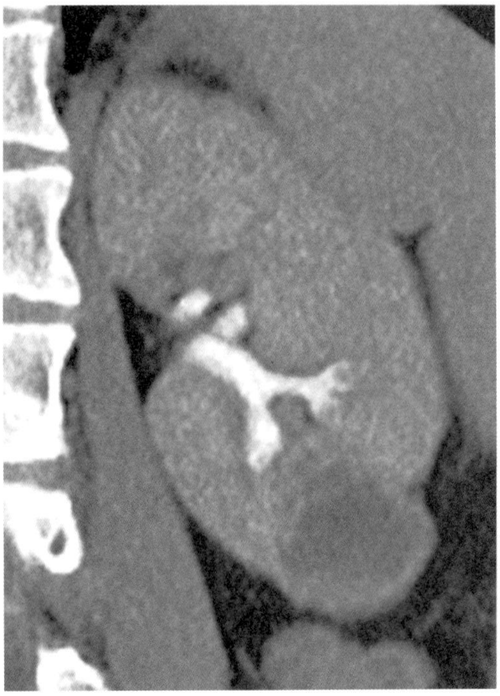

图 7.10 D

CT 表现：CT 尿路成像平扫（A）、肾实质期（B）、排泄期（C）横断面图像显示左肾下极一 3.0cm 多房性的囊性肿块，后壁和分隔较厚，强化程度超过了 20HU。囊肿壁（箭）的 CT 值在平扫图像上为 25HU，肾实质期图像上为 77HU，排泄期图像上为 54HU。分隔（黑箭）的 CT 值从平扫时的 8HU 增加到肾实质期的 31HU。冠状面图像（D）显示肿块壁较厚，呈部分外生性。

诊断：囊性肾细胞癌，透明细胞型

讨论：多房性囊性肿块可为良性多房性囊肿、多房性囊性肾瘤或多房性肾细胞癌。因良性和恶性病变均包括在鉴别诊断中，故有此表现的肿块被认为是待定肿瘤，被划分为 Bosniak Ⅲ型病变。许多有此征象的肿块最终被确诊为肾癌。因此，Bosniak Ⅲ型囊肿需要手术治疗。厚壁和分隔（本例在肾实质期显示最佳）有强化的多房性囊性肿块，恶性的可能性增加。肿块超过 10HU 的强化被定为有强化，尤其是超过 20HU 时。CT 尿路成像包括平扫和增强图像，便于测量病变的强化程度。采集薄层图像可详细观察分隔，准确分析强化程度（见病例 7–9）。除横断面图像外，CT 尿路成像数据可重建成矢状面、冠状面和斜状面图像，用于观察肾脏肿块与肾收集系统及血管的关系。

病例 7-11 多房性囊性肾细胞癌，透明细胞型

病史：36 岁，女性，恶心，腹痛。

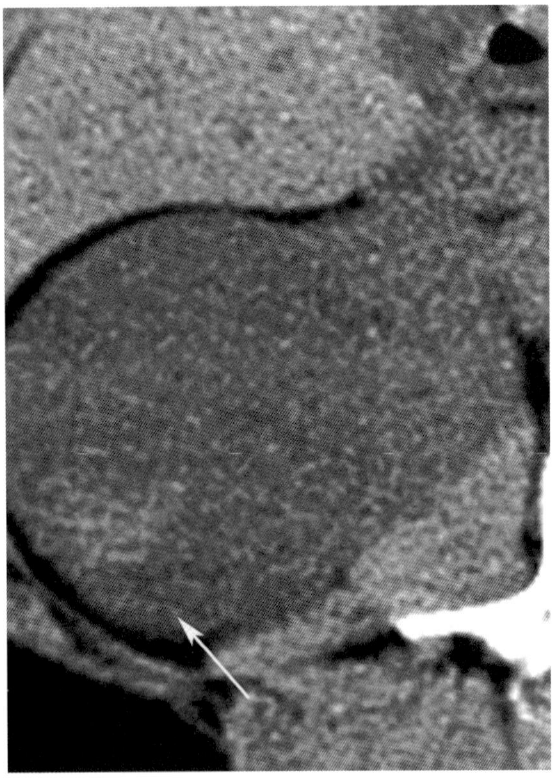

图 7.11 A

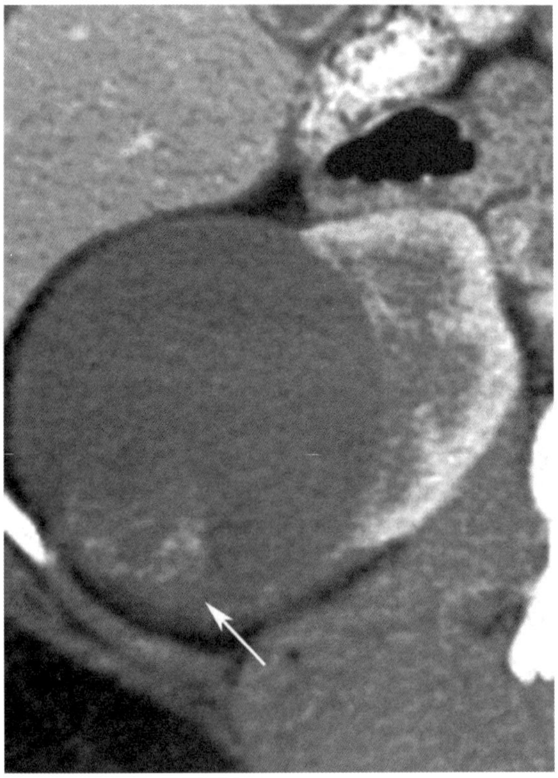

图 7.11 B

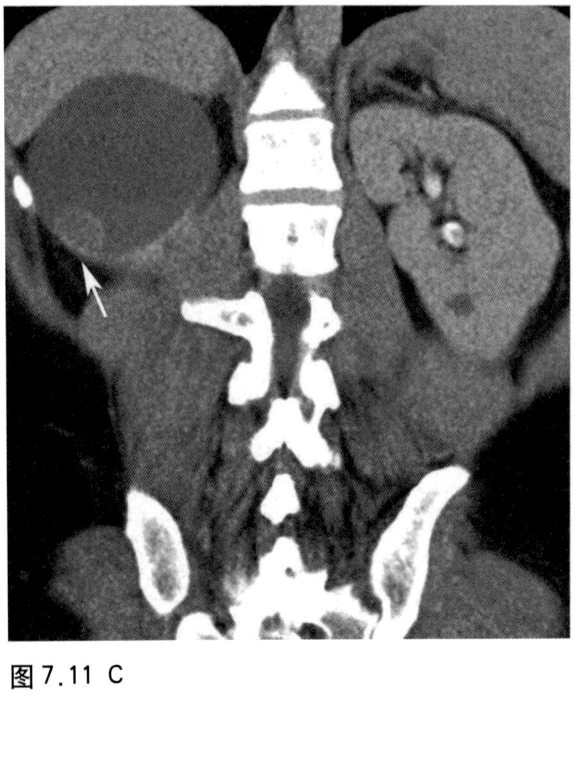

图 7.11 C

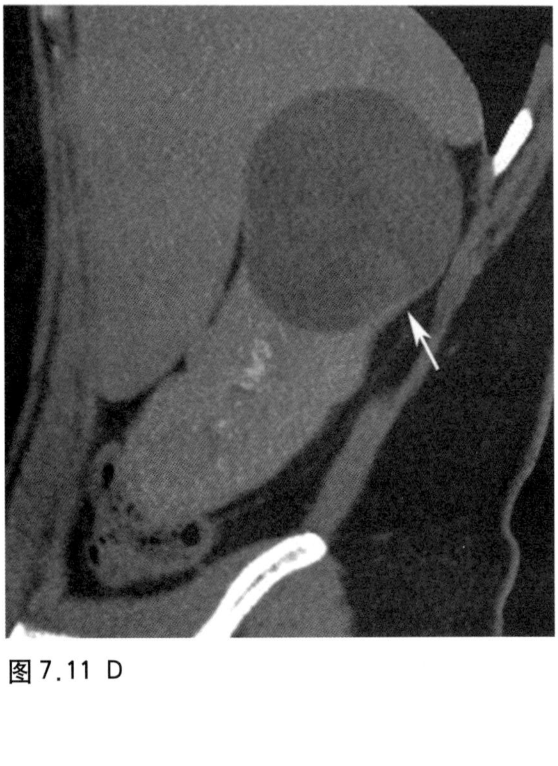

图 7.11 D

CT 表现：CT 尿路成像平扫（A）和皮髓质交界期横断面图像（B），排泄期冠状面（C）和矢状面图像（D）显示右肾上极有一 8.0cm 的囊性肿块，除肿块后下方一孤立的强化结节（箭）外，其他表现均符合良性囊肿的表现。平扫图像上（A）结节的 CT 值是 50HU，皮髓质交界期（B）是 70HU。

诊断：多房性囊性肾细胞癌，透明细胞型

讨论：含有强化结节的囊性肾肿块，属 Bosniak Ⅳ型。因为结节成分在病理上几乎都是瘤岛，故此类病变为肾细胞癌的可能性高。CT 尿路成像薄层扫描有助于发现小结节区的强化（见病例7–9）。本病例说明了多平面重组的价值：有助于观察强化的肿瘤结节，与那些由邻近强化的肾实质的部分容积效应而形成的表观结节相鉴别。

病例 7-12 肾细胞癌，乳头型

病史：41 岁，男性，血尿。

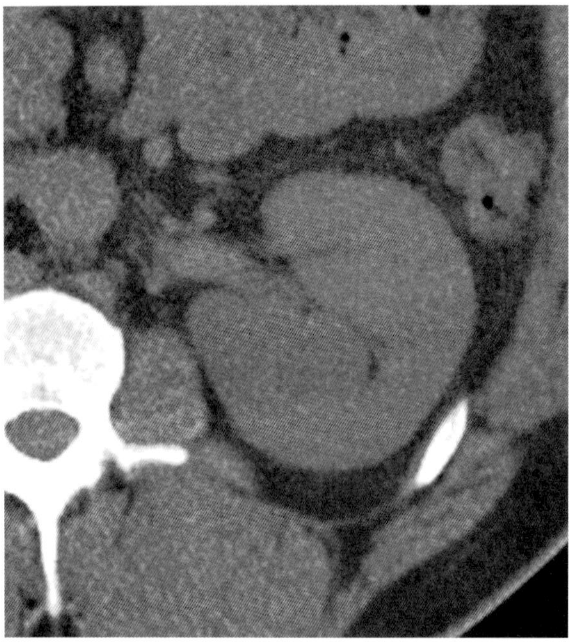

图 7.12 A

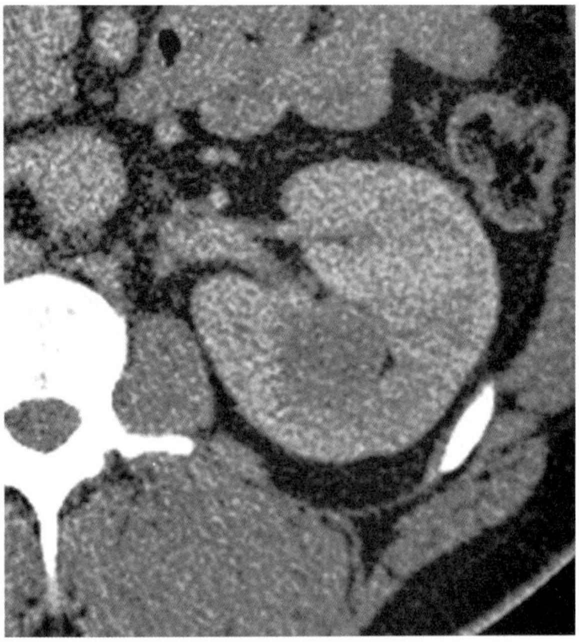

图 7.12 B

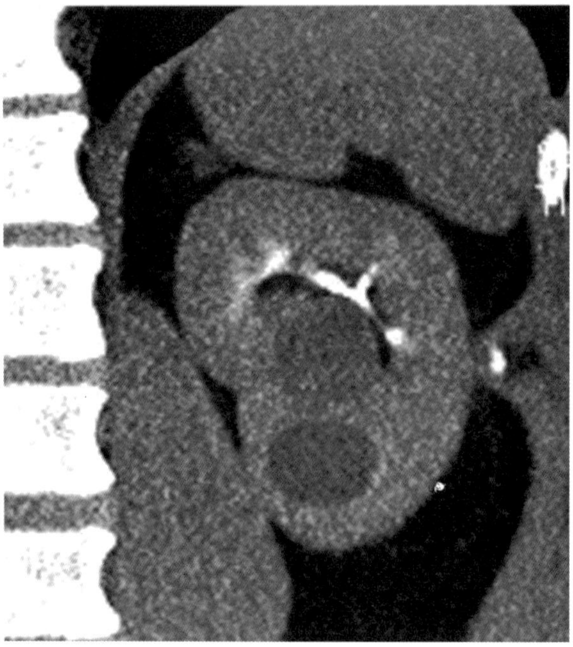

图 7.12 C

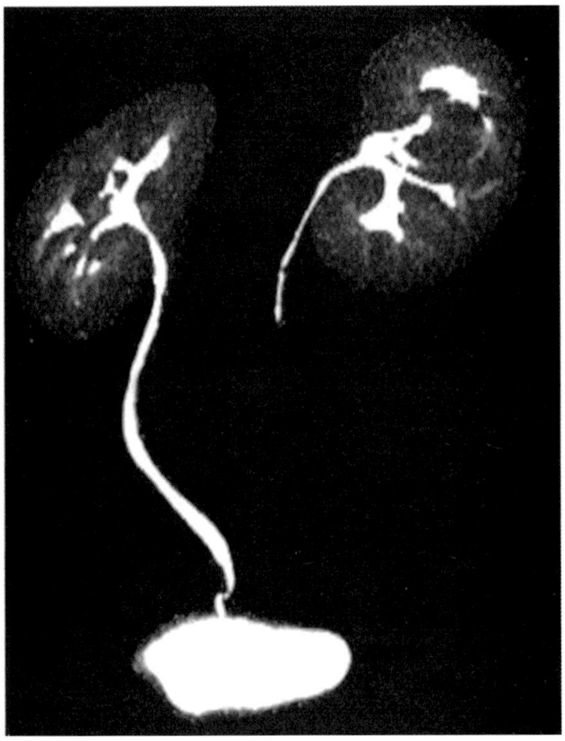

图 7.12 D

CT 表现：平扫（A）和肾实质期（B）横断面图像显示左肾下极有一 3cm 肿块，注入对比剂前后的 CT值分别为21HU和35HU。排泄期冠状面图像（C）显示肿块的下方可见一单纯性囊肿。最大密度投影图像（D）显示了肿块和收集系统的关系。

诊断：肾细胞癌，乳头型

讨论：CT 尿路成像应包括增强前和增强后的肾脏图像，以便观察肾脏肿块内是否存在脂肪、钙化及对比强化。除炎性病变和血管畸形外，呈均匀强化的小孤立性肾肿块为实性肿瘤。最常见的肾肿瘤包括肾细胞癌（见病例7-14）、嗜酸细胞腺瘤（见病例7-15）、血管平滑肌脂肪瘤（见病例7-18）、转移瘤及淋巴瘤。移行细胞癌（见病例 7-16）也可表现为孤立性肾肿块。肾细胞癌是肾脏最常见的恶性肿瘤，肿瘤内常有出血和坏死，因此，肾细胞癌可呈部分甚至大部分囊性或多囊性的表现。通常，肿瘤的实质部分血供比较丰富。肿瘤累及肾静脉和下腔静脉的发生率分别为30%和5～10%。乳头型肾细胞癌占肾细胞癌发病的第二位，约占发病率的10%～15%。乳头型肾细胞癌可为散发性，或为遗传性疾病，发生在家族成员中呈双肾多灶性肿瘤结节。乳头型肾细胞癌为少血供肿瘤，通常有强化，但典型病变只呈轻度强化（大约20HU），如本病例为14HU。三维图像有助于手术方案的制订；本病例的最大密度投影图像显示肿块位于肾上极收集系统附近。

病例 7-13 肾细胞癌，透明细胞型

病史：71 岁，男性，贫血，有结肠癌家族史。

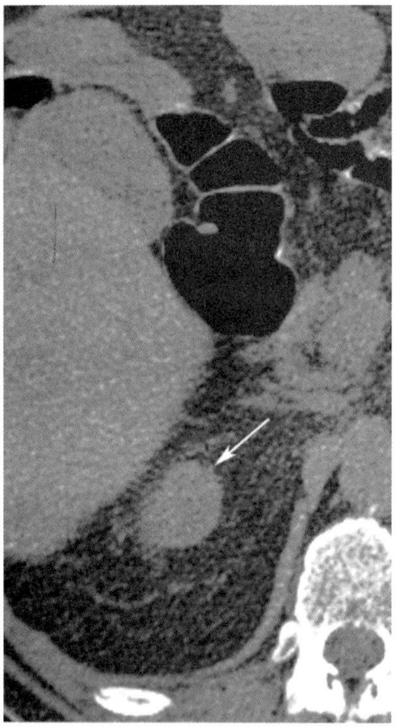

图 7.13 A

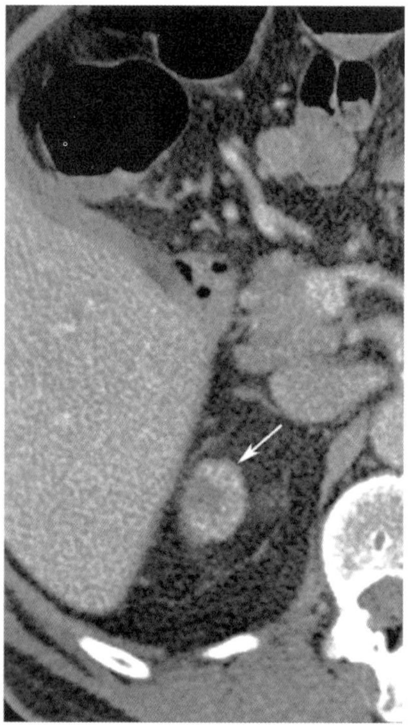

图 7.13 B

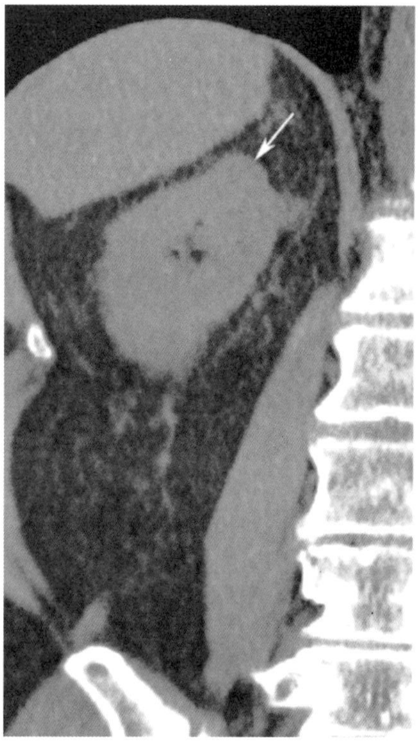

图 7.13 C

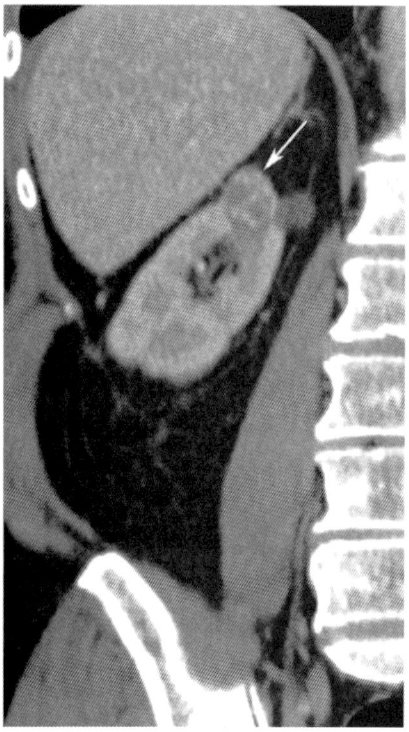

图 7.13 D

CT 表现：平扫（A）和肾实质期横断面图像（B）显示右肾上极轻度不均匀强化的组织(箭)，表现似一簇小囊肿。只在这些图像上，不能辨别是否为一实性肾肿块。冠状面平扫（C）和肾实质期（D）图像显示一 2.3cm 部分外突、不均匀强化的肾肿块（箭），考虑为肾细胞癌。

诊断：肾细胞癌，透明细胞型

讨论：本病例说明了 CT 尿路成像多平面显示的重要性。检查肾肿块时，多平面显示有助于发现肾脏两极的肿块。横断面图像上，肾两极的小肿块，尤其当肿块很小，只有稍令人怀疑的肾脏增强和轮廓改变，如本病例所见，其表现可能看上去像是正常肾脏的延伸部分。冠状面或矢状面图像可发现肾脏轻微的强化和轮廓改变，与正常肾脏区分开。多平面图像也可显示肾脏肿块与周围结构的关系，帮助制定微创性治疗方案（见病例 7-15）。

病例 7-14 （嫌色型）肾细胞癌

病史：78 岁，女性，腹痛。

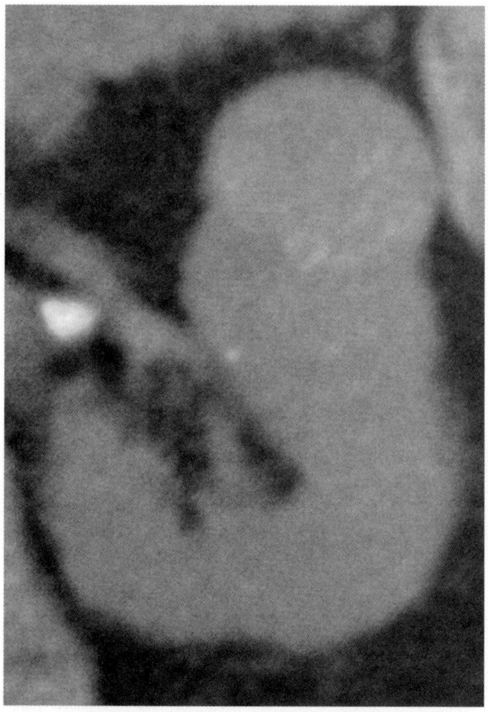

图 7.14 A

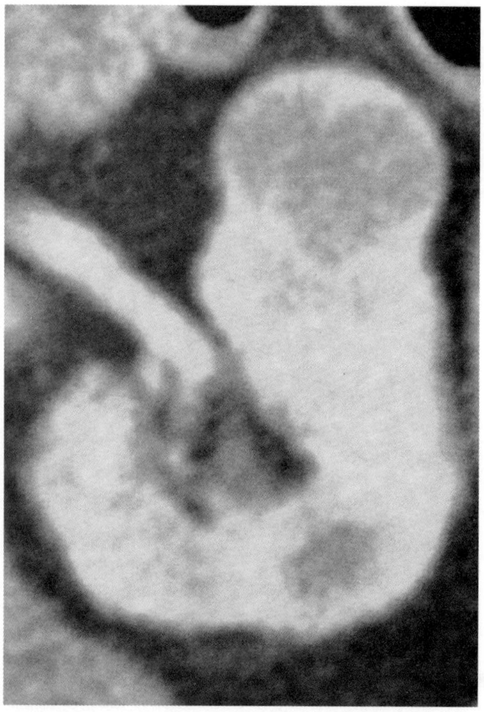

图 7.14 B

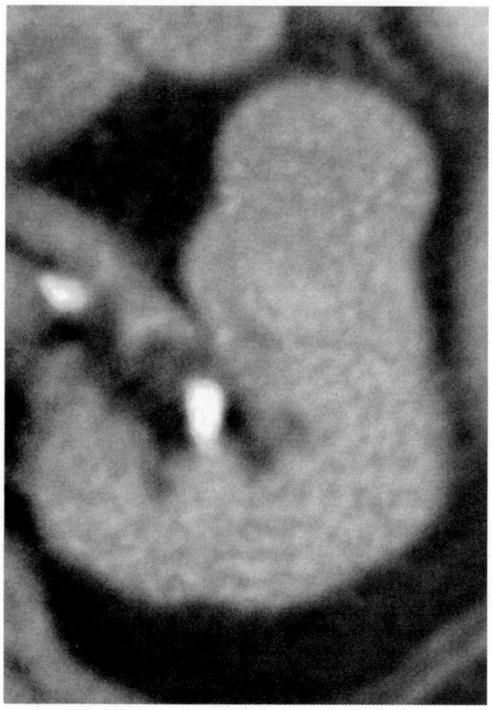

图 7.14 C

CT 表现：平扫（A）、肾实质期（B）和排泄期（C）横断面图像显示左肾内有一 2cm、部分外突、高密度和有强化的肿块。平扫图像上肿块的 CT 值为 47HU，肾实质期图像上 CT 值为 67HU，排泄期图像上 CT 值为 75HU。

诊断：（嫌色型）肾细胞癌

讨论：嫌色型肾细胞癌为肾细胞癌亚型，起源于肾收集小管闰细胞。认为是一种嗜酸细胞癌，占肾细胞肿瘤的 5%。嫌色型肾细胞癌的预后好于相同期的透明细胞癌；5 年生存率大约 90%。嫌色型肾细胞癌与其他嗜酸细胞性肾肿瘤相似，在 CT 上呈均匀强化。病理上，嫌色型肾细胞癌的切面为均质性，没有出血或坏死，呈实性生长。本病例在排泄期图像上，肿瘤密度高于肾实质期的表现是不常见的。

病例 7-15 肾嗜酸细胞腺瘤

病史：57 岁，男性，腹痛。

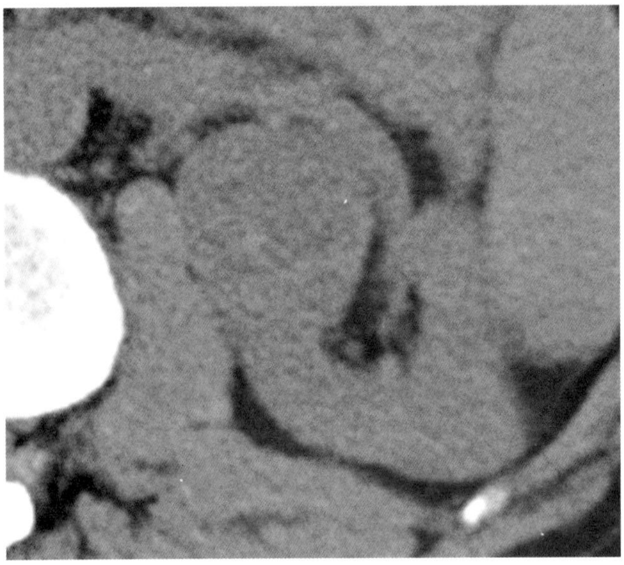

图 7.15 A

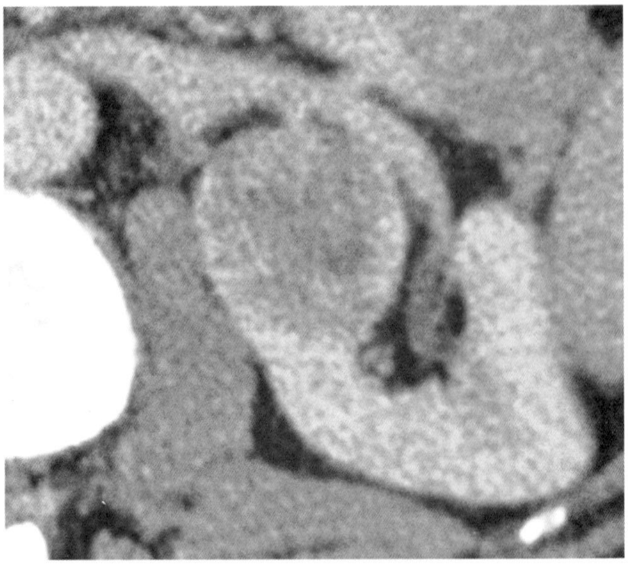

图 7.15 B

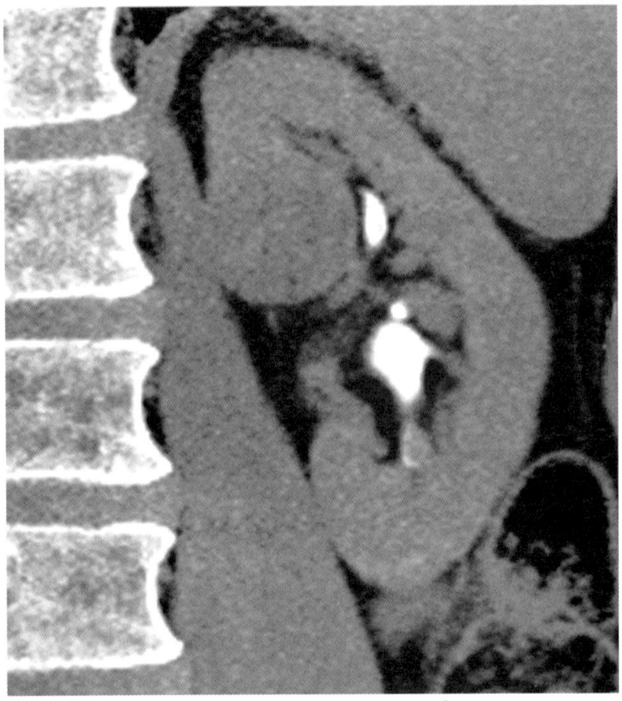

图 7.15 C

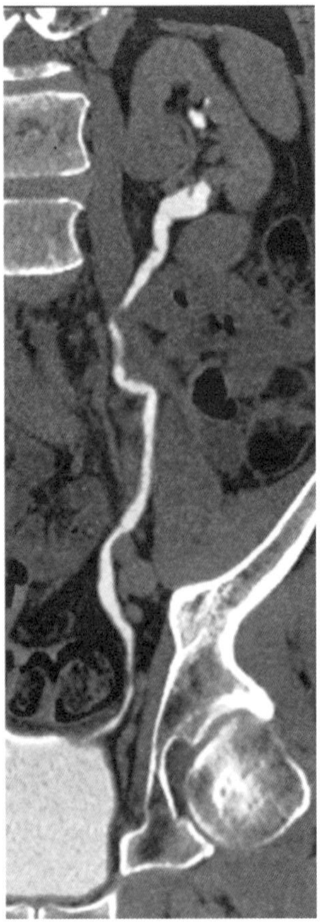

图 7.15 D

CT 表现：平扫（A）和增强（B）横断面图像显示左肾上极有一强化的实性肿块。平扫 C T 值为 17HU，增强后为 90HU。排泄期冠状面（C）和曲面重组（D）图像显示了肿块与前方的肾静脉和动脉（C）和外下方的肾内收集系统（D）的关系。输尿管内明显的充盈缺损（D）是因输尿管扭结所致。

诊断：肾嗜酸细胞腺瘤

讨论：肾嗜酸细胞腺瘤常为一种均匀强化的实性肿块；病变中心可有特征性的星芒状瘢痕。另一个提示性表现是血管造影上“辐条状”（“spoke wheel”）的放射状血管充盈。这些特征有助于影像学医师提出诊断，但并非特有病征。肾细胞癌可有同样的表现。通常，肾嗜酸细胞腺瘤被认为是一种良性肿瘤，或一种潜在低度恶性肿瘤。因此，常用微创治疗（如部分肾切除术或经皮肿瘤消融术）。CT尿路成像多平面和曲面重组图像可显示肾肿瘤与肾血管、肾内收集系统及输尿管的关系，有助于制定微创手术方案。极少数情况下，肾嗜酸细胞腺瘤可为多发和双侧性，称为肾嗜酸细胞腺瘤病。

病例 7-16 移行细胞癌伴鳞状分化

病史：85 岁，男性，间断血尿。

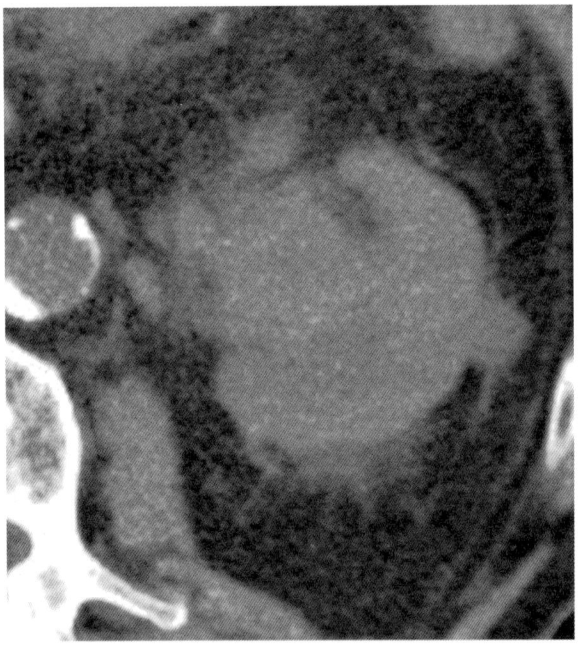

图 7.16 A

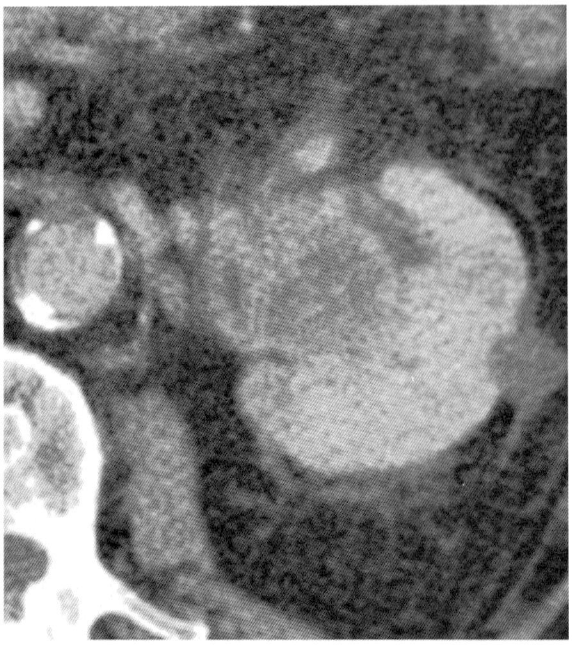

图 7.16 B

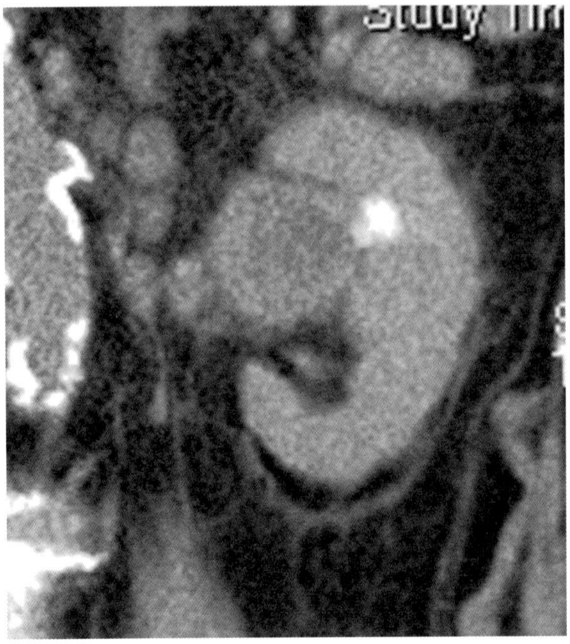

图 7.16 C

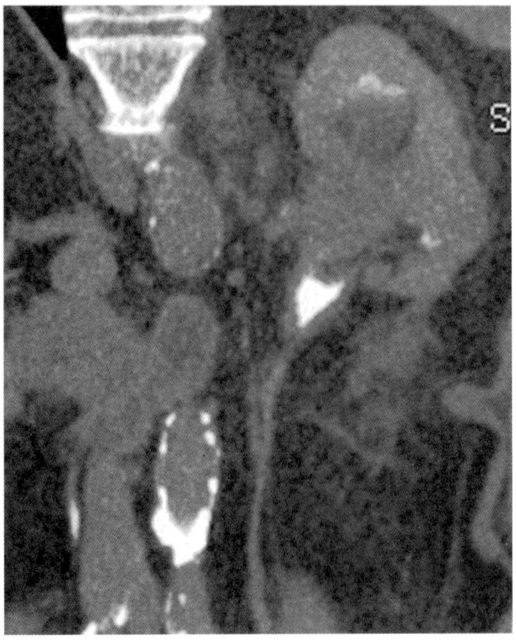

图 7.16 D

CT 表现：CT 尿路成像平扫（A）和肾实质期（B）横断面图像显示左肾窦内有一 3cm 肿块，其周围强化。平扫图像上，肿块内侧的 CT 值为 32HU（A），肾实质期图像上为 53HU（B）。排泄期冠状面图像（C）显示肾盏轻度扩张。曲面重组图像（D）显示左侧输尿管近端增厚。

诊断：移行细胞癌伴鳞状分化

讨论：强化性肾肿块的鉴别诊断包括移行细胞癌（TCC）。肾脏中心区如肾窦内或肾窦周围的肿块，可能为 TCC。TCC 需行肾输尿管切除治疗，肾细胞癌需行肾切除治疗，故正确的术前诊断非常重要。TCC 占尿路上皮性肿瘤的 85%～90%，其余尿路上皮性肿瘤大多为鳞状细胞癌。如本病例所见，TCC 偶尔可出现鳞状分化。TCC 的发生率与尿路上皮组织的表面积成正比。膀胱为最常见部位，其次是肾盂和输尿管。TCC 有强烈的多发倾向。约 25%TCC 起源于肾盂或肾盏，侵犯肾实质，如本病例。如果不行排泄期 CT 扫描，肾收集系统内的病变可能漏诊。这强调了 CT 尿路成像排泄期扫描的重要性。

病例 7-17 肾淋巴瘤

病史：63 岁，男性，高血钙。

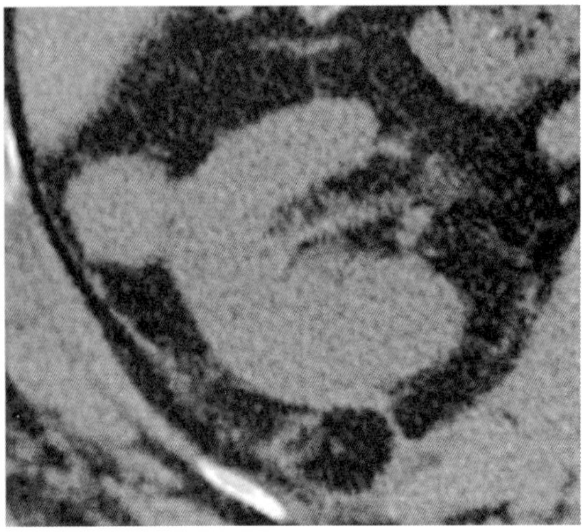

图 7.17 A

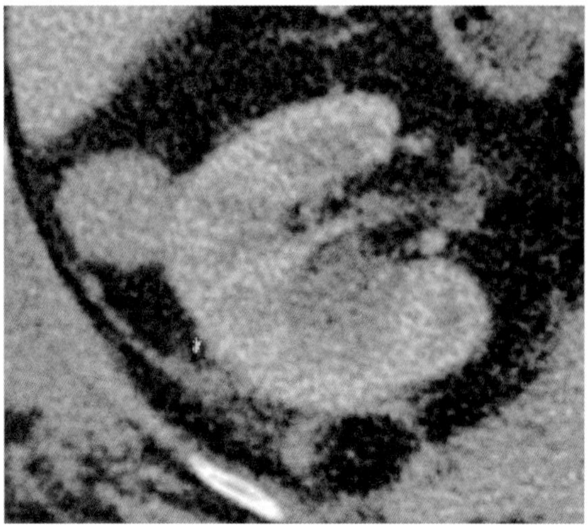

图 7.17 B

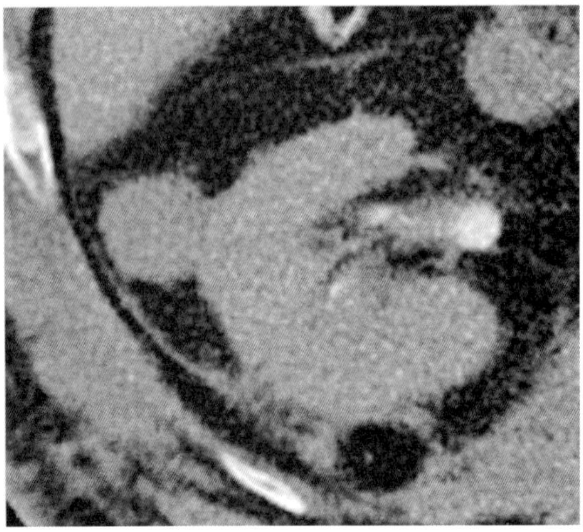

图 7.17 C

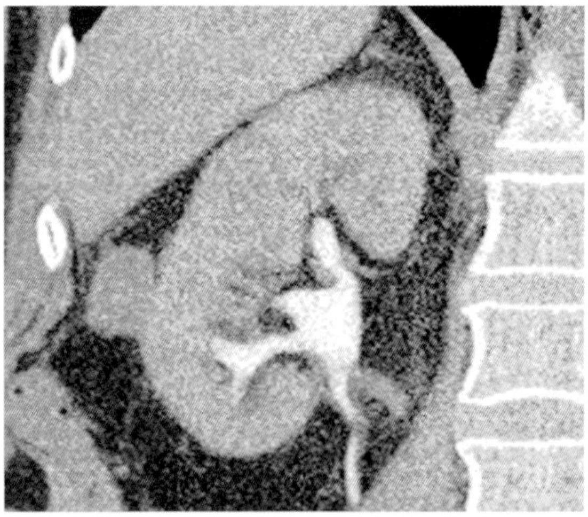

图 7.17 D

CT 表现：CT 尿路成像平扫（A）、肾实质期（B）和排泄期（C）横断面图像及排泄期冠状面图像（D）显示右肾极间区有一2cm 肿块，密度均匀，呈均匀性强化，平扫CT值为32HU（A），增强后为53HU（B）。肾周脂肪带为术后改变。冠状面图像证实肿瘤的外生性特点，未见肾盂积水。

诊断：肾淋巴瘤

讨论：原发性肾淋巴瘤罕见；肾脏淋巴瘤多为继发性，通过血源性播散或由邻近的淋巴瘤结病直接侵犯。非霍奇金淋巴瘤比霍奇金淋巴瘤更易侵犯肾脏。肾淋巴瘤可以几不同形式发生。可能以浸润性生长方式的多灶性、均匀强化的肾实质肿块最常见，淋巴瘤肾脏受累的其他方式包括：导致一侧或双侧肾增大的弥漫性肾实质浸润，孤立性肾肿块（如本病例）及腹膜后淋巴结病直接侵犯肾实质或肾窦。

病例 7-18 肾血管平滑肌脂肪瘤伴肿瘤内出血

病史：61 岁，女性，左侧腰部疼痛，血尿。

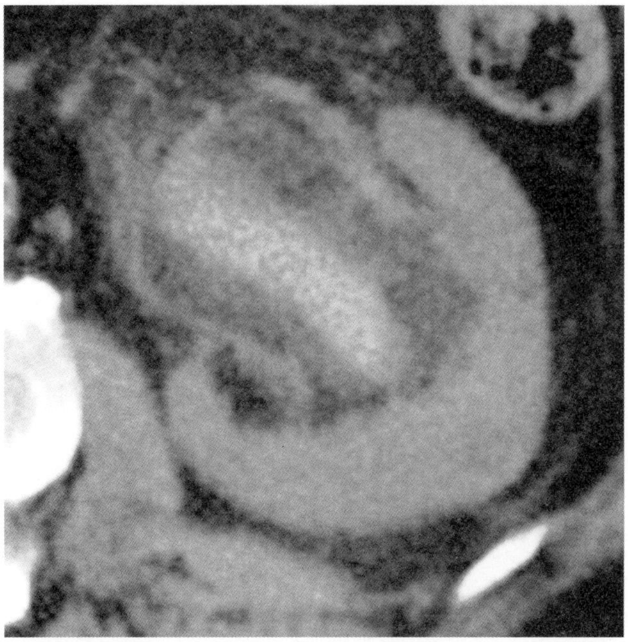

图 7.18 A

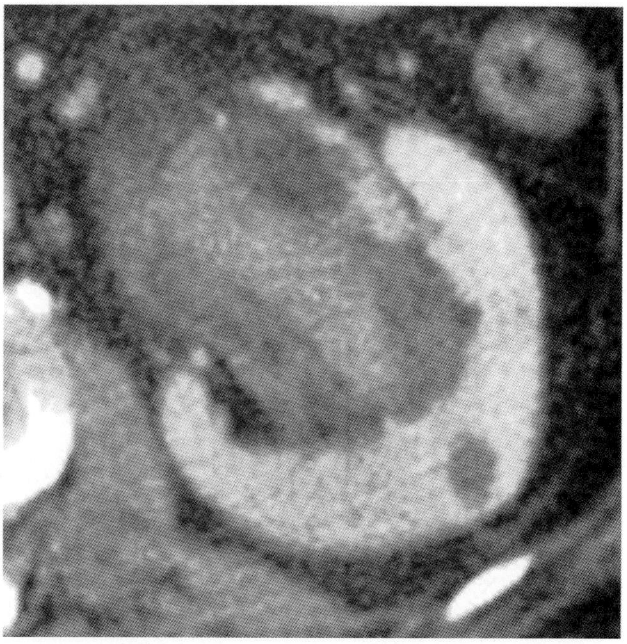

图 7.18 B

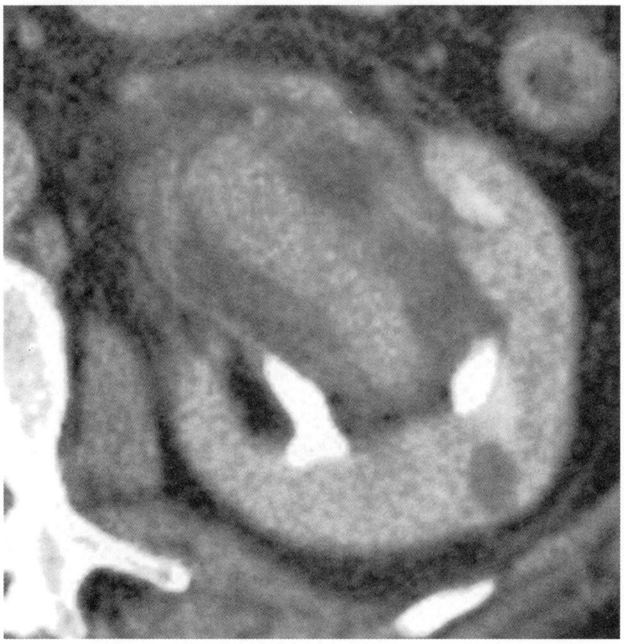

图 7.18 C

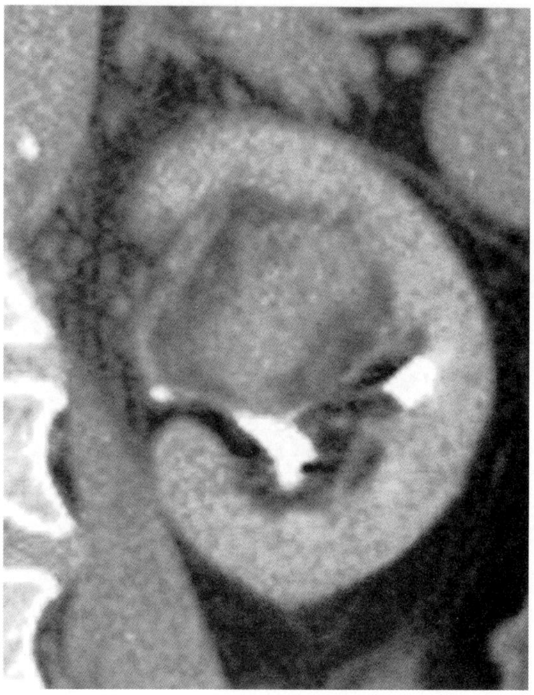

图 7.18 D

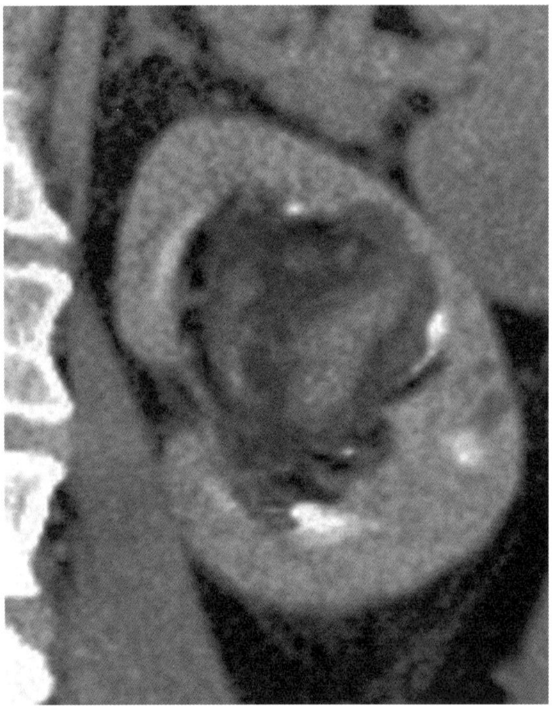

图 7.18 E

CT表现：平扫（A）、肾实质期（B）和排泄期（C）横断面图像显示左肾上极肾窦内有一5.6cm肿块。肿块内含脂肪密度（−48HU），中心可见带状高密度物质（73HU），可见肾窦内脂肪线。排泄期冠状面图像（D，E）显示肿块位于肾脏中心区，与肾实质相连或可能起自肾实质（D）。

诊断：肾血管平滑肌脂肪瘤伴肿瘤内出血

讨论：肾血管平滑肌脂肪瘤（AML）是一种良性肿瘤，主要由脂肪、平滑肌和异常的血管构成。大多数AML（80%）为孤立性肾肿瘤，在中年妇女中偶然发现。其余的见于结节性硬化的病人。偶然发现的无症状AML无需治疗。AML诊断是根据肿块内发现脂肪成分（感兴趣区CT值≤−10HU）。其他含脂肪的肾肿瘤包括脂肪瘤、脂肪肉瘤、Wilms瘤，肾细胞癌极少见。尽管这些病例是少见的，仍有几例关于肾细胞癌含脂肪的报道，其中大部分同时含有钙化。AML极少出现钙化。另外，有些不含脂肪成分的肿瘤由于卷入或侵袭肾窦及肾周脂肪而表现为含脂肪肿瘤。应行薄层CT扫描（3～5mm），以减少部分容积效应所致的AML脂肪丢失的可能性。因为AML内含异常薄壁的血管，而有出血倾向，尤其当肿瘤大于4cm时，如本病例所见。如合并出血，其影像表现可能变得复杂。本病例的冠状面图像是用于显示肿瘤在肾内的起源，勾画出肿瘤内血肿的轮廓和位置。

病例 7-19 极少脂肪性血管平滑肌脂肪瘤

病史：61 岁，女性，左侧腰部疼痛。

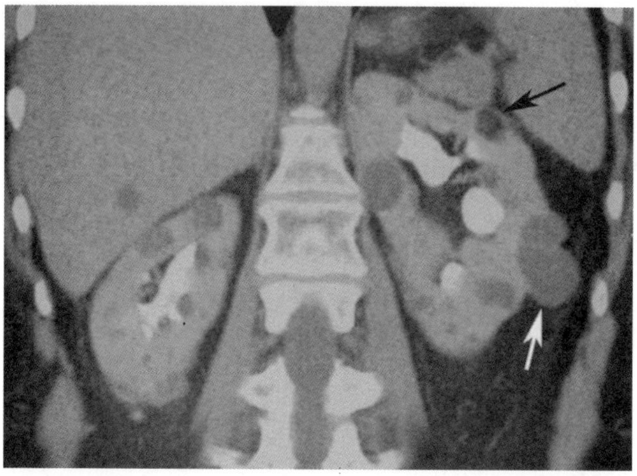

图 7.19 A

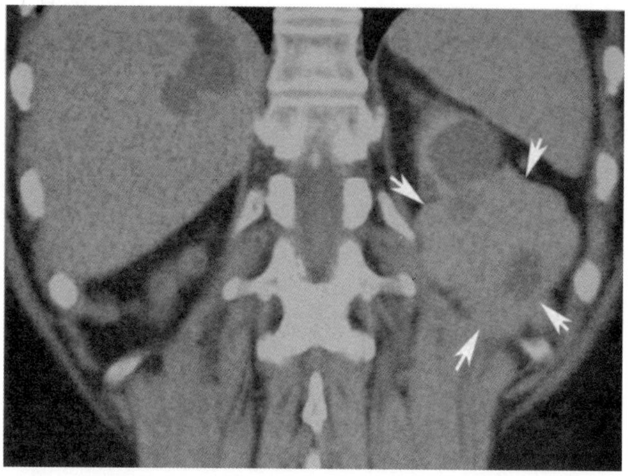

图 7.19 B

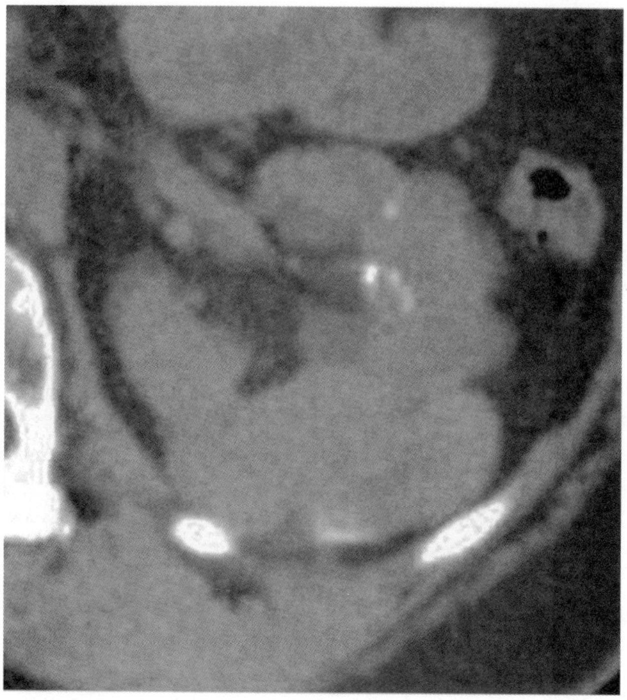

图 7.19 C

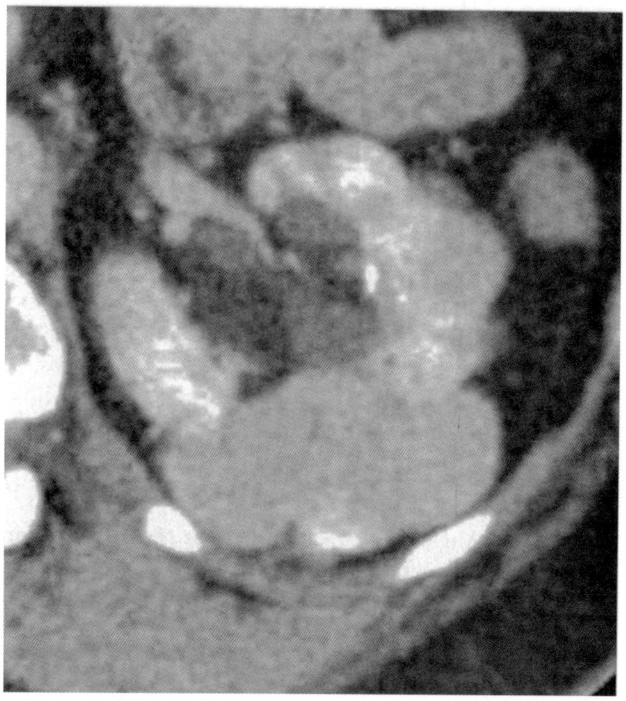

图 7.19 D

CT表现：CT尿路成像排泄期冠状面图像（A，B）显示双肾多发囊肿［(A) 中白箭］，左肾上极外侧有一1.4cm含脂肪的血管平滑肌脂肪瘤（−63HU)[(A) 中(黑箭)]，左肾下极后外侧有一6cm肿块[(B) 中白箭]。平扫横断面图像（C）显示6cm的肿块呈高密度(50HU)，沿肿块后面可见细小的周围性钙化。肾实质期横断面图像显示肿块强化到97HU。

诊断：极少脂肪性血管平滑肌脂肪瘤

讨论：多数血管平滑肌脂肪瘤（AML）含充足的脂肪成分，可以在影像检查上发现。本例中的1.4cm肿块是一个含脂肪AML的范例。如果在一个非钙化性肾肿块内发现小于−10HU的密度值，如本例（A）中所显示的脂肪性肿块，就可明确诊断为AML。相反，有些AML只含少量脂肪。在这种情况下，需行CT平扫检查，因为少量的脂肪可能完全被静脉内注射的对比剂所掩盖。然而，另有4%或5%的AML含很少或不含脂肪，所以，影像检查上无法发现脂肪成分。这类病变又称为极少脂肪性血管平滑肌脂肪瘤，主要由平滑肌构成，而呈典型的高密度和均匀强化。高密度、均匀性强化的肾肿块的鉴别诊断还包括：恶性病变如肾细胞癌(特别是乳头状亚型)、转移瘤及良性病变如嗜酸细胞瘤、后肾腺瘤、平滑肌瘤。因鉴别诊断中包括良性病变，也包括恶性病变，故对高密度、均匀性强化的肾肿块，治疗前应行经皮穿刺活检。本例所示的肾下极的6cm肿块经皮活检证实为一个极少脂肪性AML。多发性AML和囊肿的出现，应当考虑有结节性硬化的可能性（见病例7–20）。但病人无家族史及结节性硬化的其他表现。

病例 7-20 结节性硬化

病史：23岁，女性，双侧腰痛。

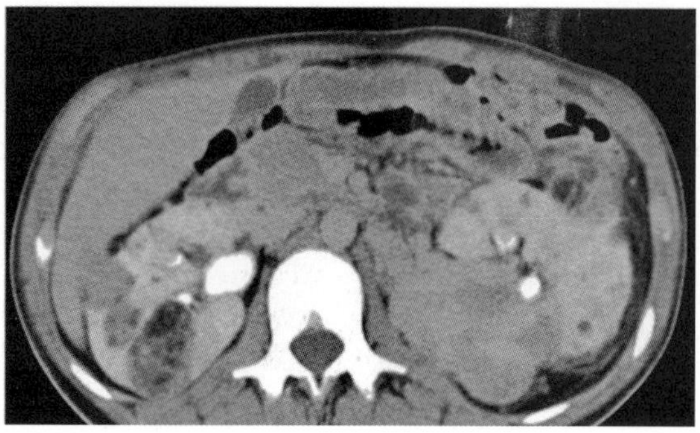

图 7.20 A

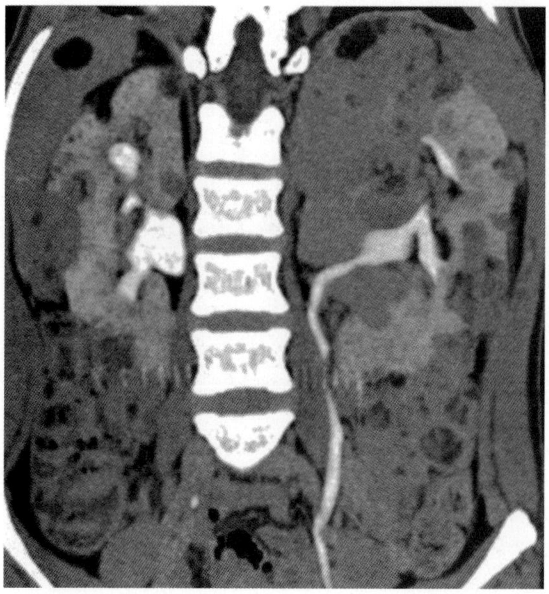

图 7.20 B

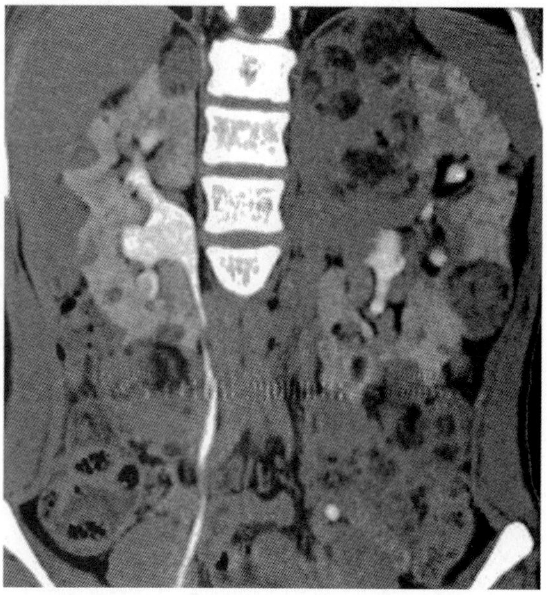

图 7.20 C

CT表现：CT尿路成像排泄期横断面图像（A）和曲面重组图像（B，C）显示明显增大的双侧肾脏内有多发含脂肪密度区（＜－10HU）符合多发性血管平滑肌脂肪瘤（AML）的诊断。部分肿块内含很少或不含脂肪。也可见多发囊性肿块。排泄期曲面重组图像（B，C）显示多个肿块所致的收集系统受压扭曲。曲面重组可见无数的肿块延伸到肾周间隙。AML也偶见于肝内。

诊断：结节性硬化

讨论：无数的含脂肪的肾脏肿块符合结节性硬化的诊断，结节性硬化是一种常染色体显性遗传性疾病，以面部皮脂腺瘤、脑室周围错构瘤和智力低下为临床特征。结节性硬化的其他肾外表现包括肺淋巴管平滑肌瘤病、心脏横纹肌瘤、皮肤鲨鱼斑，及如本例所示的肝脏AML。多发性肾AML是泌尿生殖系统结节性硬化最常见且具特征性的表现。80%的结节性硬化病人出现肾AML。直径大于4cm的AML有出血的可能，需要行血管栓塞或肾切除。典型AML包含大量脂肪，而本病例中部分病变内含很少或不含脂肪。包括薄层图像的CT尿路成像常有助于发现少量脂肪。

多发性硬化的病人也可出现多发性肾囊肿，在极少情况下可能成为主流。

病例 7-21 获得性囊性肾病伴肾细胞癌

病史：58 岁，男性，终末期肾病伴血尿，血液透析治疗。

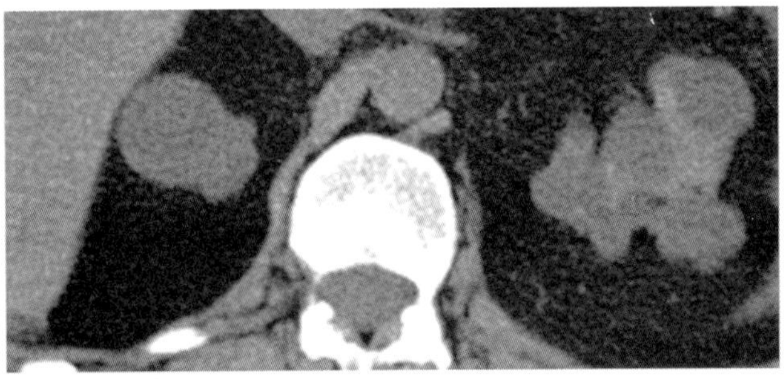

图 7.21 A

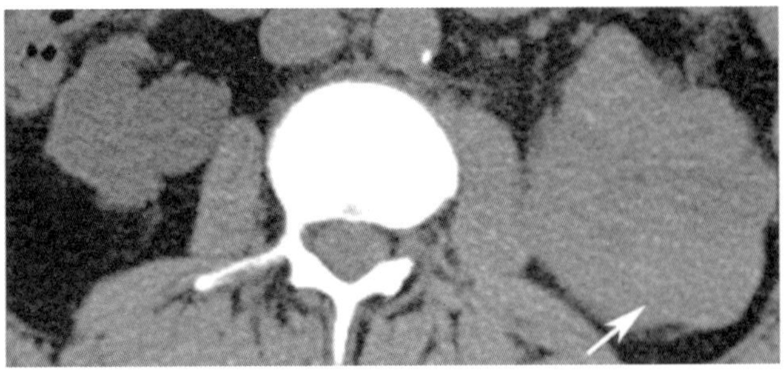

图 7.21 B

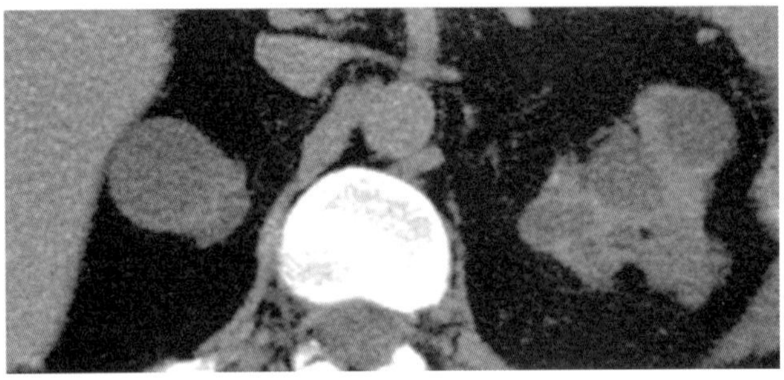

图 7.21 C

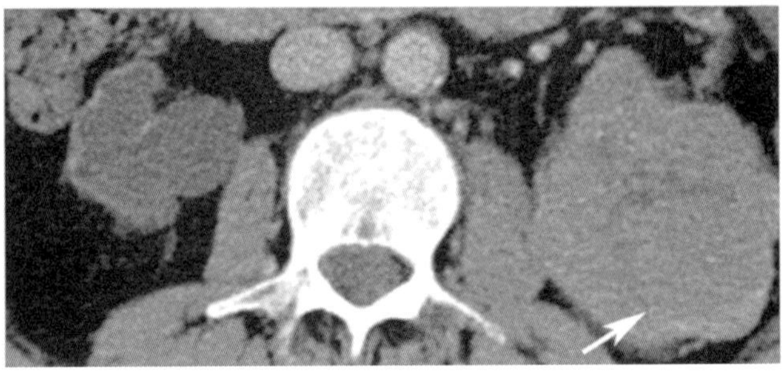

图 7.21 D

CT 表现：平扫（A，B）和排泄期（C，D）横断面图像显示双侧肾萎缩，肾实质内遍布多发囊性病变，左肾下极可见一 9cm 均匀强化的肿块（箭）。平扫图像（B）上肿块的 CT 值为 47HU，排泄期图像上（D）为 69HU。

诊断：获得性囊性肾病伴肾细胞癌

讨论：获得性囊性肾病是一种发生于终末期肾病长期接受血液透析病人的囊性肾病。也可发生于未接受血液透析的慢性肾衰病人及移植肾功能良好病人的自体肾。有5年的血液透析史病人中的发生率约为90%。获得性囊性肾病对男性累及多于女性，黑种人的发病率是白种人的两倍左右。受累肾脏通常变小、萎缩，如本病例所见。囊肿主要发生于皮质，通常为双侧，每侧肾囊肿的数量至少为4个。随血液透析时间延长，此病的发生率、囊肿的数量和大小会增加。多数病人无症状，部分病人可出现血尿、腰痛或一可触及的肾肿块。持续或严重性出血可能要做肾切除术或肾栓塞治疗。也有报道认为，透析病人肾细胞癌发生率为一般居民的57～134倍。此类肾细胞癌多为低度恶性肿瘤。获得性囊性肾病病人发生侵袭性肾癌的机会只较一般居民高 5 倍。一旦在超声检查上发现囊肿，需要进一步行 CT 增强检查以除外癌症。

病例 7-22 肾血肿

病史：69 岁，男性，含糊的腹痛。

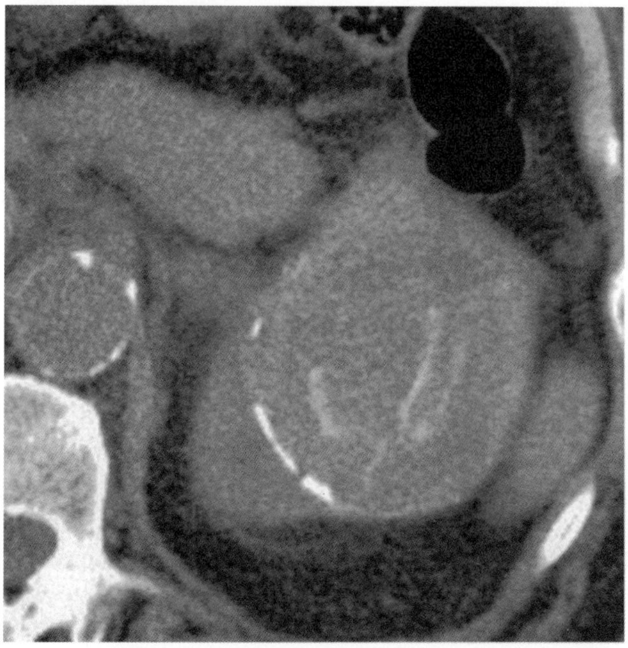

图 7.22 A

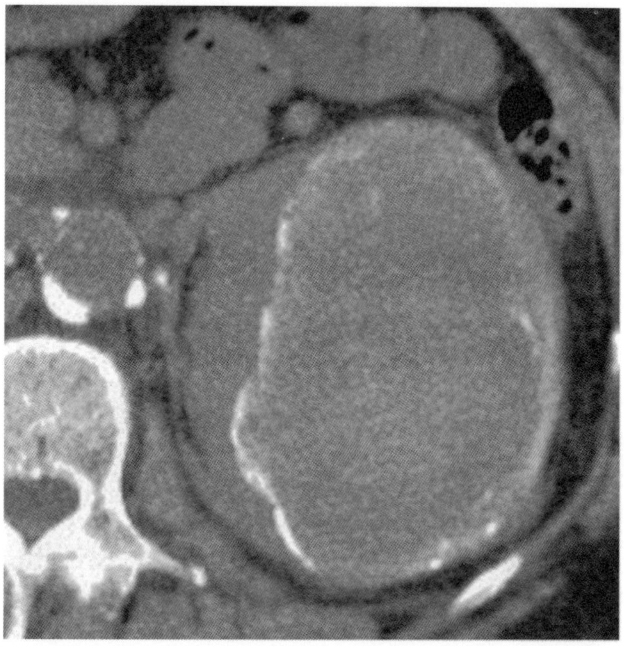

图 7.22 B

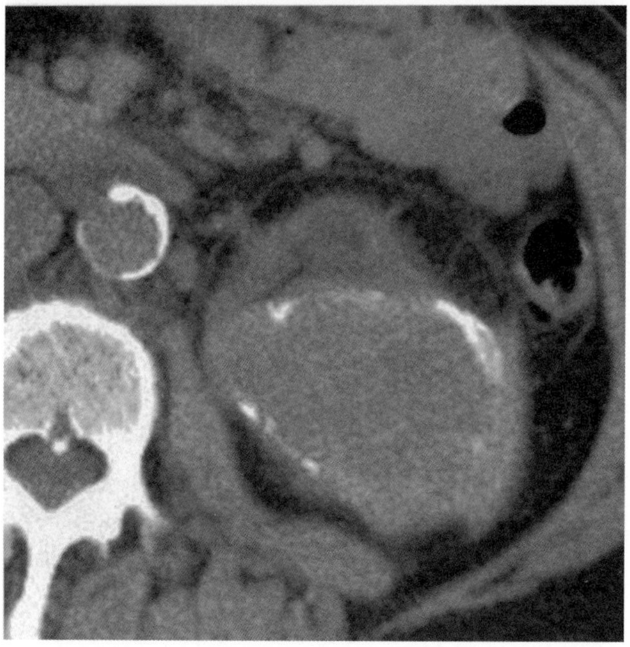

图 7.22 C

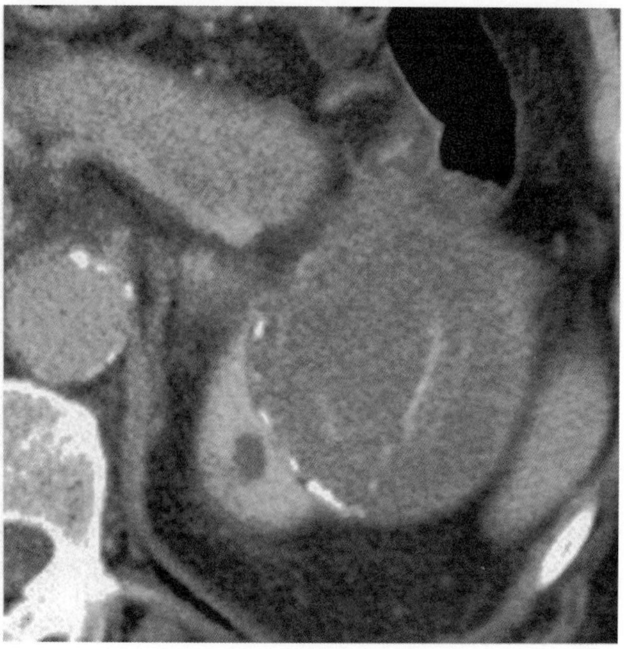

图 7.22 D

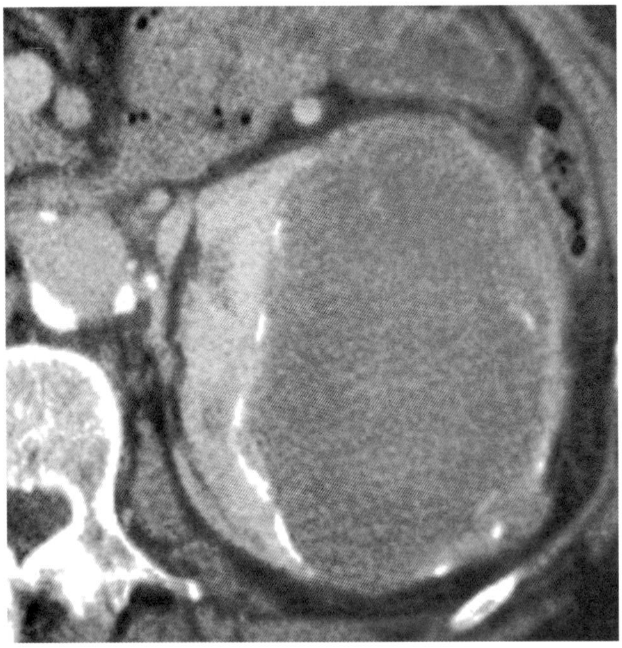

图 7.22 E

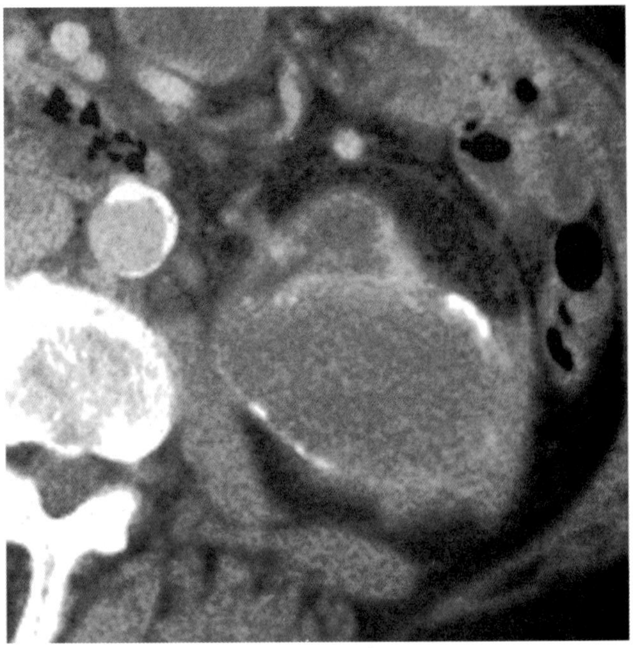

图 7.22 F

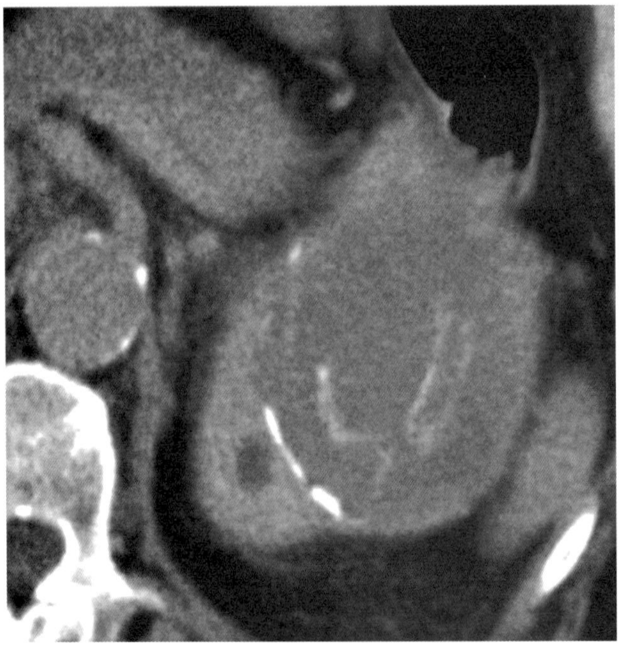

图 7.22 G

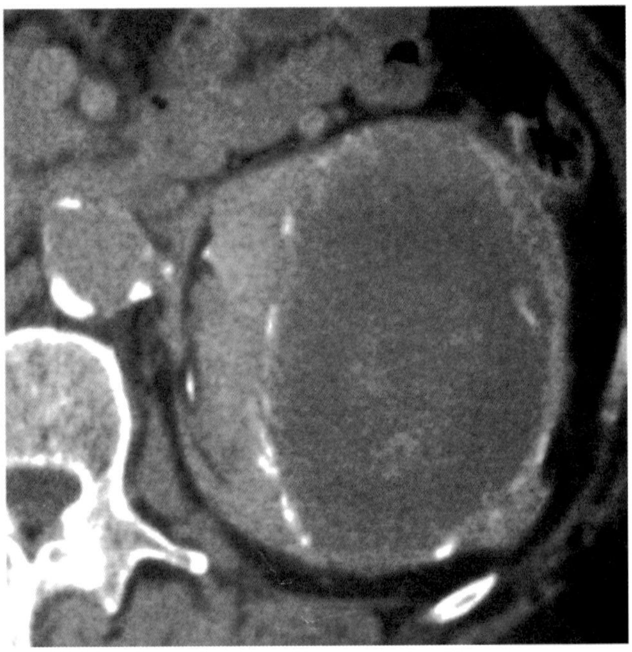

图 7.22 H

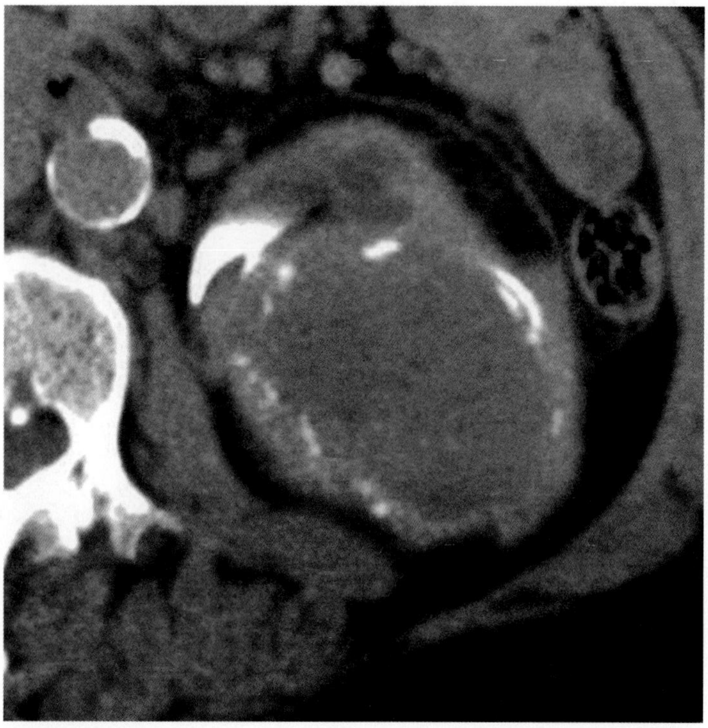

图 7.22 I

CT 表现：平扫（A－C）、肾实质期（D－F）和排泄期（G－I）横断面图像显示左肾有一10cm的肿块。平扫图像上，肿块呈不均匀高密度，CT 值为46HU，病灶中心和周围可见钙化。肿块无强化。肾周可见少量脂肪带。

诊断：肾血肿

讨论：肾血肿可能酷似肾肿瘤，尤其是慢性血肿。引起血肿的创伤性事件常已被忘记，通常伴发于急性肾血肿的肾周脂肪带等炎症表现大部分已被吸收。因此，慢性血肿由于含高密度（>20HU）组织和钙化，可能与实性肿瘤非常相似。但是，肾血肿不强化。因为肾细胞癌几乎总是有强化，所以见到一个周围钙化且无强化的肾肿块时，应考虑为血肿。极少数情况下，肾癌也可不强化，尤其是乳头型。因此，本病例所示的肿瘤被认为可能是一个大的、无强化的肾细胞癌，予手术切除。

病例 7-23 肾窦内血管畸形，部分血栓形成

病史：77 岁，男性，有一偶发病变。

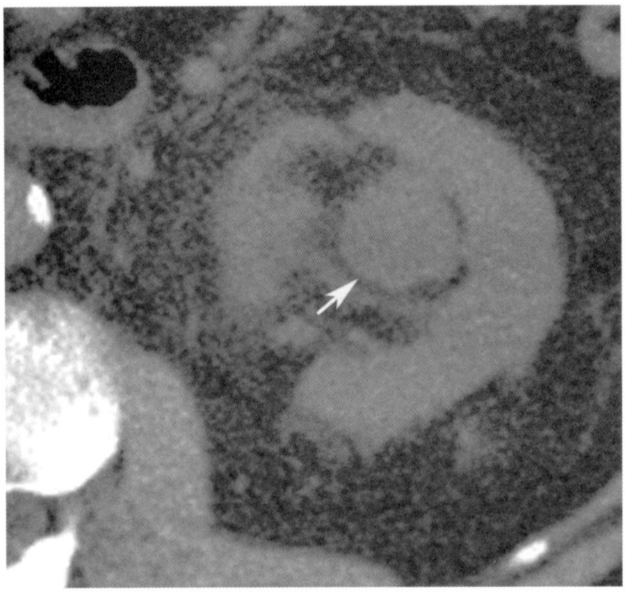

图 7.23 A

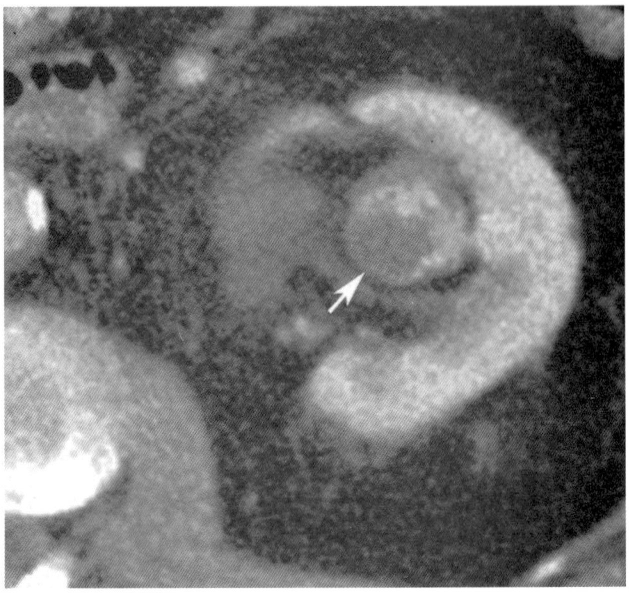

图 7.23 B

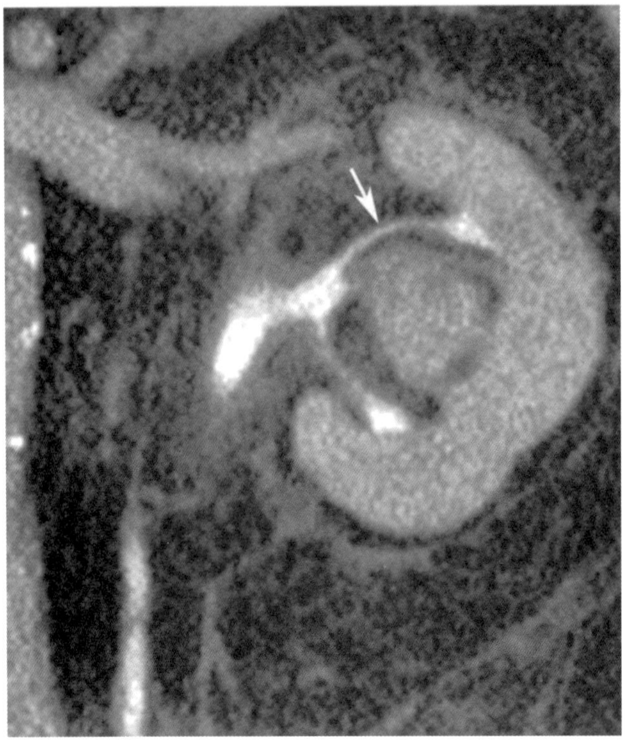

图 7.23 C

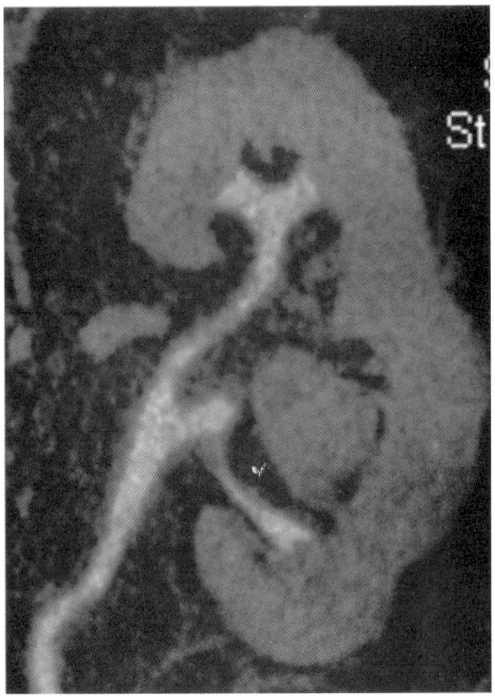

图 7.23 D

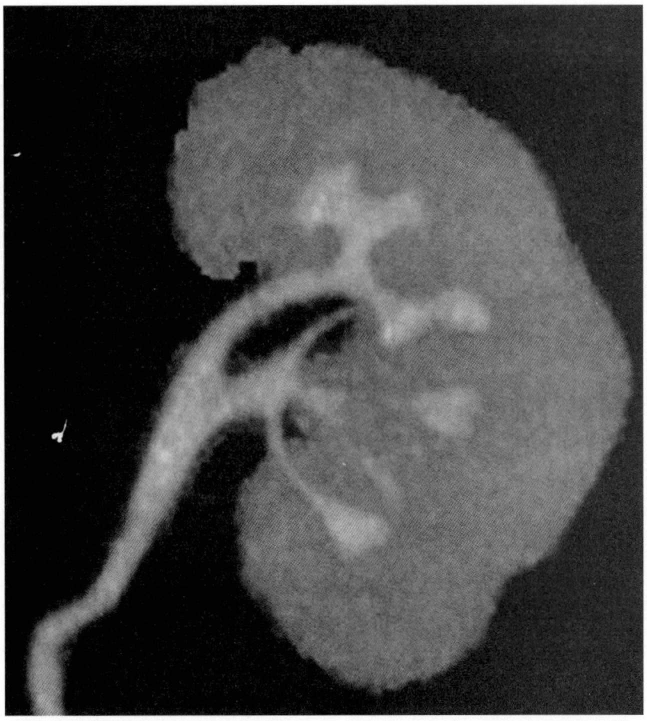

图 7.23 E

CT表现：CT尿路成像平扫（A）和肾实质期（B）横断面图像显示左侧肾窦内有一2.7cm的肿块（箭）。在平扫图像上，肿块的CT值为19HU，注入对比剂后为92HU。排泄期冠状面（C）、曲面重组（D）和最大密度投影（E）图像显示肿块与肾实质的离，使邻近的漏斗向上移位（箭）。这些图像提示肿瘤起自于肾窦，而不是起自于肾脏或收集系统。可见输尿管周围脂肪内的条纹。

诊断：肾窦内血管畸形，部分血栓形成

讨论：并非所有强化的肾肿块都是实性肿瘤。炎症性病变和血管畸形也可以强化，与肿瘤非常相似。本病例CT尿路成像有助于从解剖学上确定肿块为一肾窦内病变，而不是肾实质肿块，为诊断提供了一个重要线索。肾窦包括肾周脂肪、血管、淋巴管和肾收集系统。了解肾窦内的成分，就可以确定相应的鉴别诊断。少见的软组织肿瘤，如未分化的淋巴肉瘤也应考虑，但这些病变在就诊时通常较大。肾血管畸形可分为先天性、获得性或自发性。75%的动静脉畸形为获得性，其余为先天性。几乎所有的获得性病变都与自然性或医源性的穿透伤有关，包括肾切除术和针刺活检。较少的情况下，侵袭性肿瘤可引起自发性动静脉瘘。自发性动静脉瘘通常合并原发性肾动脉疾病，如肾动脉夹层或肾动脉瘤破裂。病人可有血尿或高血压的表现。较大的血管畸形可出现分流，在受累的肾脏上可听到杂音，出现高流量充血性心衰。应用动脉造影可以明确诊断。典型的获得性或自发性血管畸形包括单一的供血动脉和单一的引流静脉。先天性动静脉畸形，因构成病变的小血管纠结成团，在动脉和静脉之间呈曲张样连接，又称为静脉曲张性动脉瘤。CT可以显示肿块的占位效应或对肾收集系统的挤压，如本病例所见，还有肾脏受累部分的高度强化。对持续性及有症状的自发性或获得性良性动静脉畸形，应选择经导管栓塞治疗。

病例 7-24 节段性多囊性肾发育不良

病史：32 岁，女性，左下腹疼痛和一偶发病变。

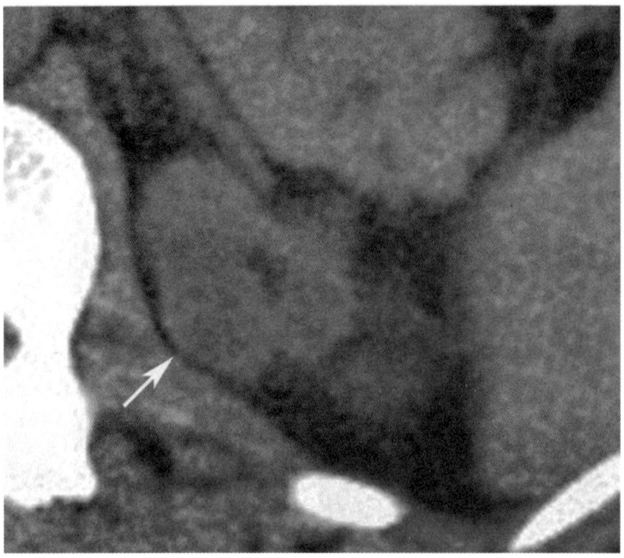

图 7.24 A

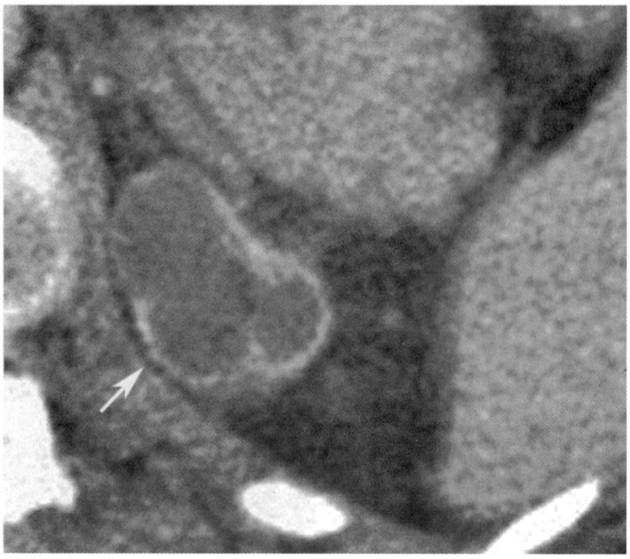

图 7.24 B

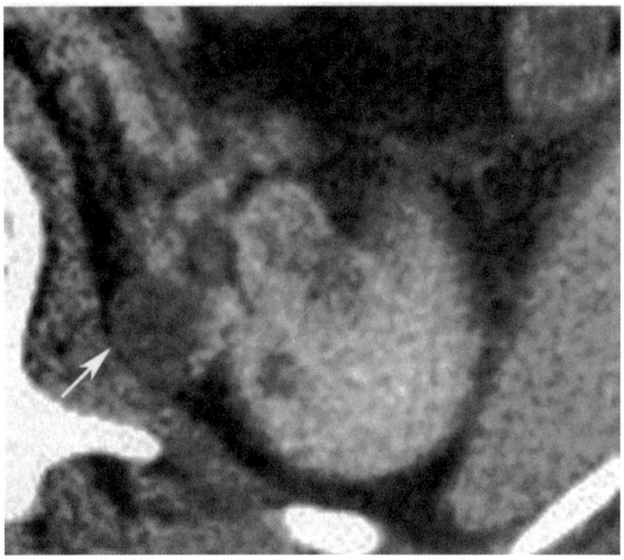

图 7.24 C

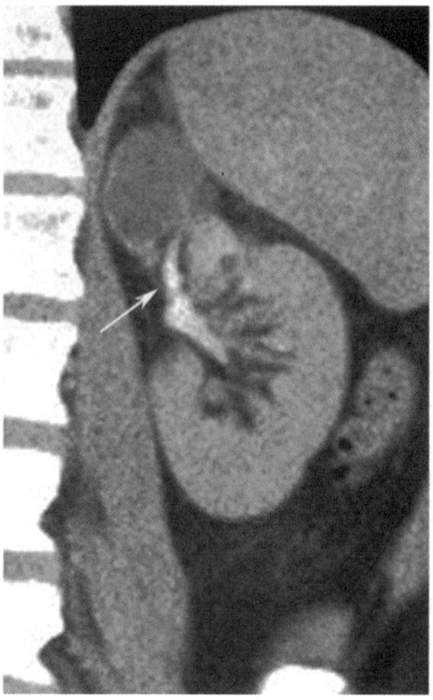

图 7.24 D

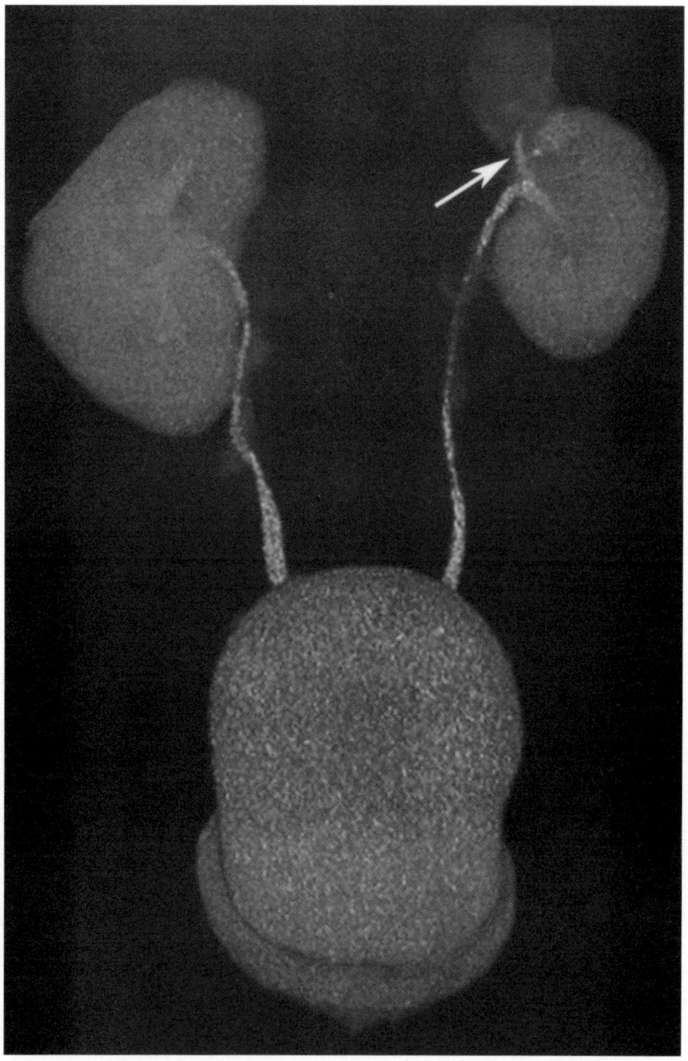

图 7.24 E（见彩图 图 7.24 E）

CT表现：CT尿路成像平扫（A）和肾实质期（B，C）图像显示左肾上极有一4cm的囊性肿块样病变（箭）。该病变表现为肾脏上极肾盂积水（扩张的肾盏包绕肾窦脂肪）。排泄期冠状面（D）和容积再现图像（E）显示一个左肾上极漏斗（箭）。左肾上极小于正常表现的下极部分。

诊断：节段性多囊性肾发育不良

讨论：本病例在外院的腹部CT扫描检查时该肿块被解释为一个肾脏肿瘤。该病人被推荐给我们研究所的一位泌尿外科专家，准备手术治疗。在CT尿路成像上，依据上极肾盂积水，一个显影的上极漏斗及肾实质缺失，说明肿块样结构为一个发育不良的肾上极。多囊性肾发育不良是发育早期子宫尿道梗阻所致的一种发育畸形，其特点是患肾被大小不等互不相通的囊肿所代替，囊肿间没有正常的肾实质。本病是新生儿腹部包块最常见的原因之一，也是婴儿最常见的肾脏囊性发育不良。本病为散发性，无遗传性。当多囊性肾发育不良只局限于肾脏一部分时，称为节段性多囊性肾发育不良。节段性多囊性肾发育不良常合并输尿管重复畸形及重复收集系统的上肾段梗阻，梗阻可能与病变本身狭窄或输尿管疝有关。本病例未见到重复输尿管，可能由于重复的输尿管呈线样而无法看到。

参考文献

1. Blumethal I. Vesicoureteric reflux and urinary tract infection in children. *Postgrad Med J*. 2006;82:31–35.
2. Bosniak MA. The small (less than or equal to 3.0 cm) renal parenchymal tumor: detection, diagnosis, and controversies. *Radiology*. 1991;179:307–317.
3. Bosniak MA. Problems in the radiologic diagnosis of renal parenchymal tumors. *Urol Clin North Am*. 1993;20:217–230.
4. Browne RFJ, Meehan CP, Colville J, et al. Transitional cell carcinoma of the upper urinary tract: spectrum of findings. *Radiographics*. 2005;25:1609–1627.
5. Casper KA, Donnelly LF, Chen B, et al. Tuberous sclerosis complex: renal imaging findings. *Radiology*. 2002;225:451–456.
6. Crotty KL, Orihuela E, Warren MM. Recent advances in the diagnosis and treatment of renal arteriovascular malformations and fistulas. *J Urol*. 1993;150:1355–1359.
7. Davidson AJ, Hayes WS, Hartman DS, et al. Renal oncocytoma and carcinoma: failure of differentiation with CT. *Radiology*. 1993;186:693–696.
8. Dyer RB, Chen MY, Zagoria RJ. Classic signs in uroradiology. *Radiographics*. 2004;24:S247–S280.
9. Fallon B, Williams RD. Renal cancer associated with acquired cystic disease of the kidney and chronic renal failure. *Semin Urol*. 1989;7:228–236.
10. Gabow PA. Autosomal dominant polycystic kidney disease: more than a renal disease. *Am J Kidney Dis*. 1990;16:403–413.
11. Gupta S, Seith A, Sud K, et al. CT in the evaluation of complicated autosomal dominant polycystic kidney disease. *Acta Radiol*. 2000;41:280–284.
12. Israel GM, Bosniak MA. Follow-up CT of moderately complex cystic lesions of the kidney: Bosniak category IIF. *Am J Roentgenol*. 2003;181:627–633.
13. Jeon A, Cramer BC, Walsh E, et al. A spectrum of segmental multicystic renal dysplasia. *Pediatr Radiol*. 1999;29:309–315.
14. Jinzaki M, McTavish JD, Zou KH, et al. Evaluation of small (≤3 cm) renal masses with MDCT: benefits of thin overlapping reconstructions. *Am J Roentgenol*. 2004;183:223–228.
15. Jinzaki M, Tanimoto A, Narimatsu Y, et al. Angiomyolipoma: imaging findings in lesions with minimal fat. *Radiology*. 1997;205:497–502.
16. Kawashima A, Sandler CM, Corl FM, et al. Imaging of renal trauma: a comprehensive review. *Radiographics*. 2001;21:557–574.
17. Kim JK, Kim TK, Ahn HJ, et al. Differentiation of subtypes of renal cell carcinoma on helical CT scans. *Am J Roentgenol*. 2002;178:1499–1506.
18. Macari M, Bosniak MA. Delayed CT to evaluate renal masses incidentally discovered at contrast-enhanced CT: demonstration of vascularity with deenhancement. *Radiology*. 1999;213:674–680.
19. Quinn MJ, Hartman DS, Friedman AC, et al. Renal oncocytoma: new observations. *Radiology*. 1984;153:49–53.
20. Silverman SG, Gan YU, Mortele KJ, et al. Renal masses in the adult patient: the role of percutaneous biopsy. *Radiology*. 2006;240:6–22.
21. Urban BA, Fishman EK. Renal lymphoma: CT patterns with emphasis on helical CT. *Radiographics*. 2000;20:197–212.

第八章

肾内收集系统

TERRI J.VERTISK, MD

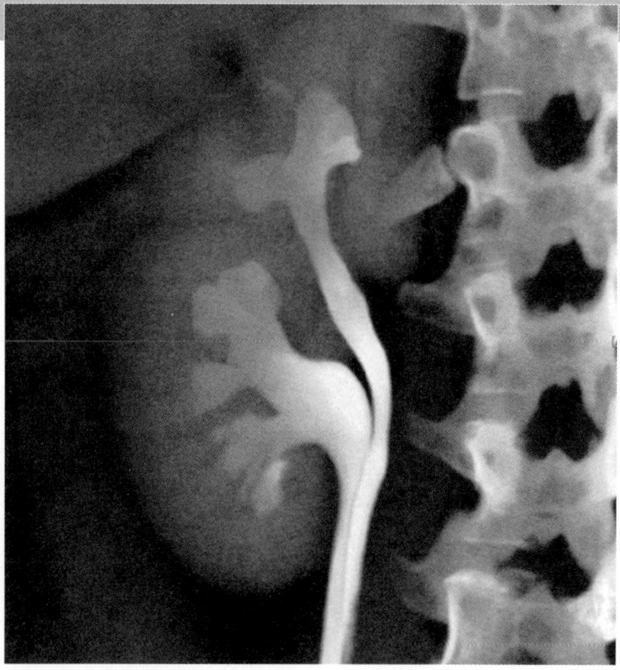

病例 8-1 髓质海绵肾

病史：16岁，女性，镜下结石，尿路结石反复发作。

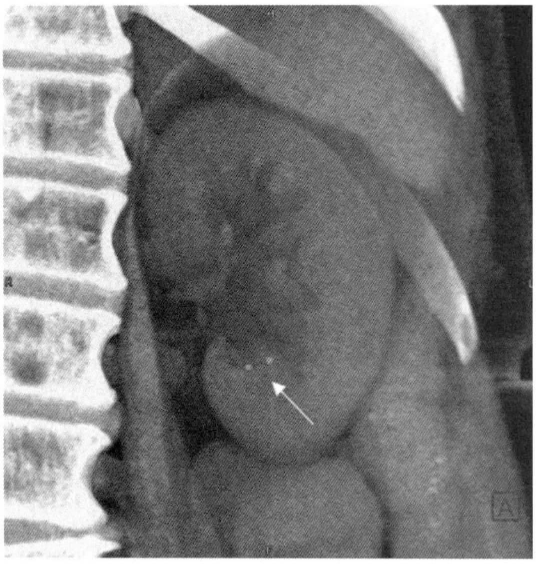

图8.1 A

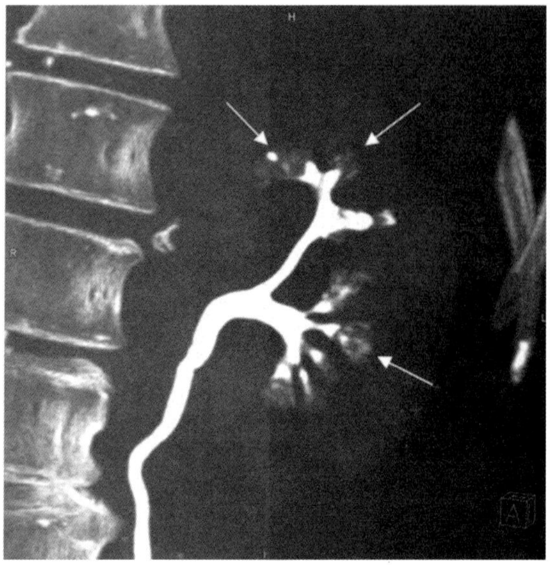

图8.1 B

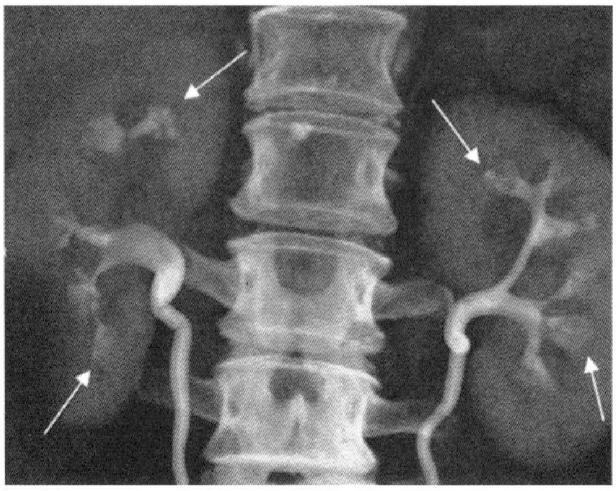

图8.1 C

CT表现：左肾平扫容积再现冠状面图像（A）显示左肾下极两个小结石(箭)。左肾排泄期最大密度投影（B）和双肾排泄期容积再现（C）图像显示遍及双侧肾乳头的多发毛刷状及圆形的对比剂聚集（箭）。

诊断：髓质海绵肾

讨论：肾小管扩张的诊断是通过显示的对比剂在收集管内的线条样聚集。呈线状画笔状条纹（见病例4-10和11-2）。不应将离散的线条样聚集（类似一个画笔）与轮廓不清的正常锥体“潮红”（见病例4-2）相混淆。相对于老式的CT，多层螺旋CT空间分辨率的提高有助于诊断和描述这种上尿路收集系统病变的范围。

肾小管扩张可能累及一个或多个肾乳头，60%～80%为双侧受累。孤立的线条样聚集称为良性肾小管扩张。当对比剂呈囊性聚集且合并尿路结石或肾髓质钙化症时，如本病例所见，称为髓质海绵肾。临床表现包括感染，症状性结石和（或）血尿。

病例 8-2 反流性肾病（慢性肾盂肾炎）

病史：19 岁，女性，反流性肾病行双侧输尿管再植术后。

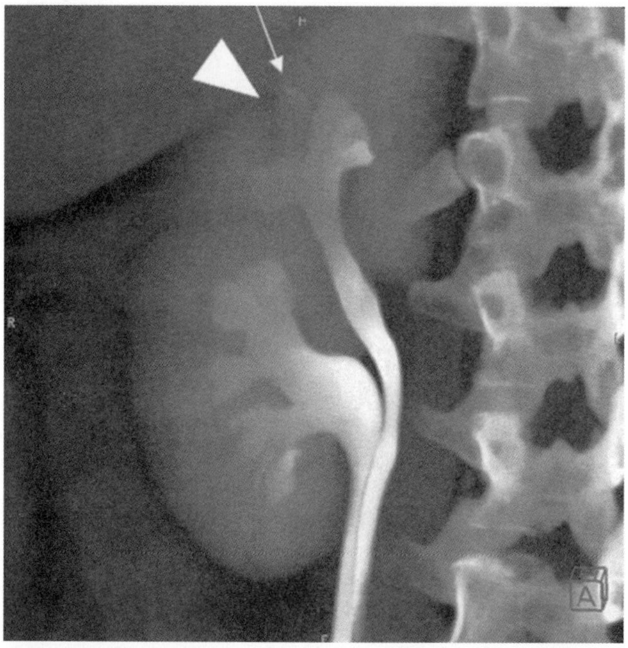

图8.2 A

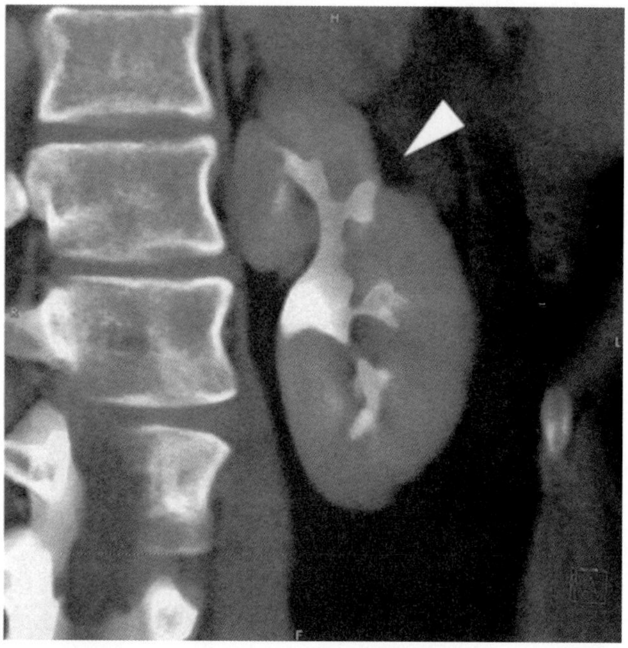

图8.2 B

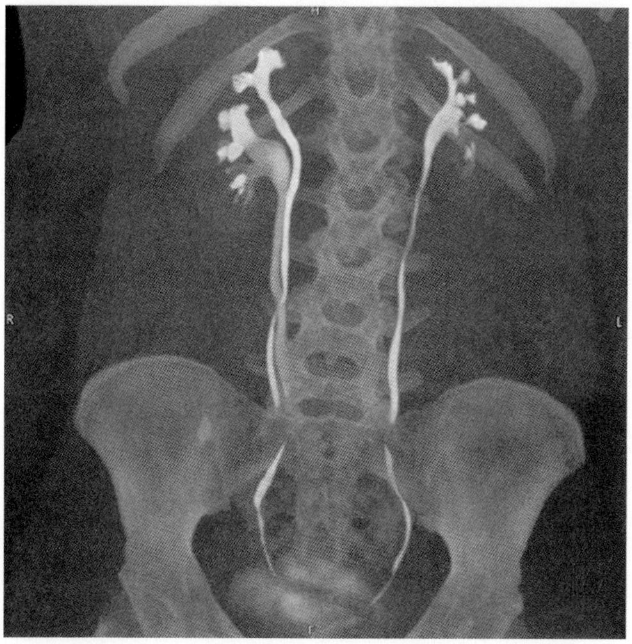

图8.2 C

CT 表现：应用分离团注技术的CT尿路成像肾实质期/排泄期组合容积再现右肾（A）、左肾（B）及整个尿路（C）的冠状面图像显示右侧肾内收集系统和输尿管重复畸形。双肾实质瘢痕形成，以双肾上极为著（箭头）。右肾上极瘢痕附近的乳头内可见一小线形对比剂聚集区（箭）。双侧肾盏轻度扩张。

诊断：反流性肾病（慢性肾盂肾炎）

讨论：组织学上，反流性肾病又称为慢性肾盂肾炎（见病例6-10和7-1），伴膀胱输尿管反流（VUR）。因本病所有改变几乎均为儿童期的VUR所致，故用反流性肾病命名。虽然VUR常于成人期消失，其所致的轻度肾盏扩张和实质瘢痕仍持续存在。反流性肾病所致的肾实质瘢痕形成可以与肾梗死性瘢痕鉴别。缺血性梗死多局限于皮质，不累及下层的肾盏，而反流性肾病的瘢痕累及肾实质全层，并伴有肾盏扩张。成人中反流性肾病可进行性恶化导致肾衰。约10%～20%因反流性肾病所致的进行性肾实质缺失病人需行血液透析或肾移植治疗。

病例 8-3 输尿管重复畸形伴上肾段梗阻和下肾段反流

病史：39 岁，女性，镜下血尿，腰痛，膀胱镜显示右侧输尿管疝。

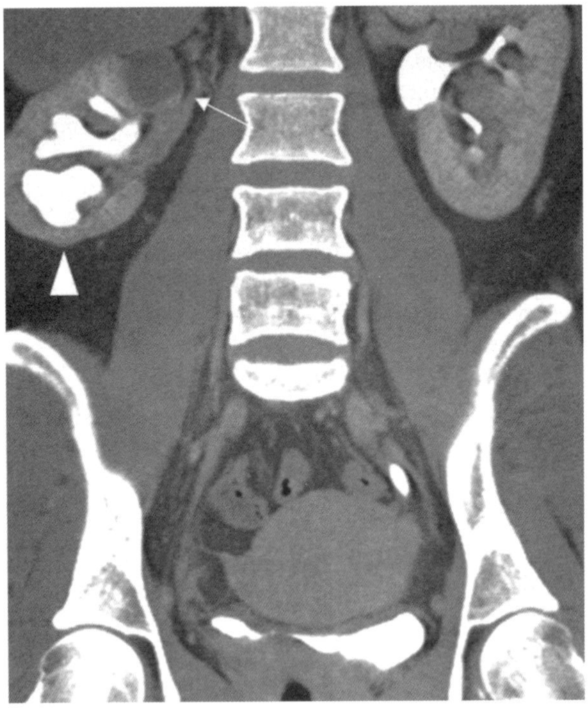

图 8.3 A

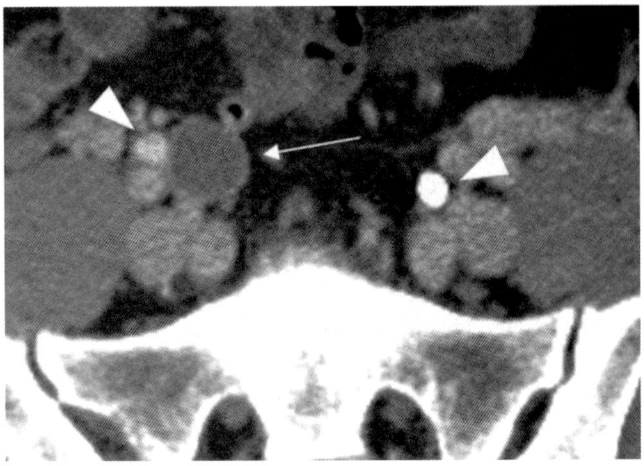

图 8.3 B

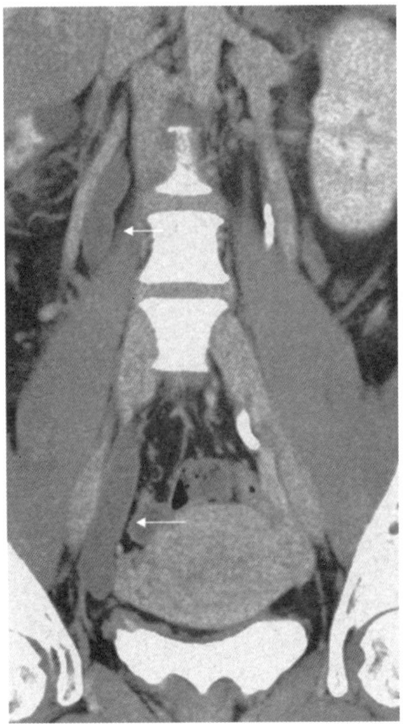

图 8.3 C

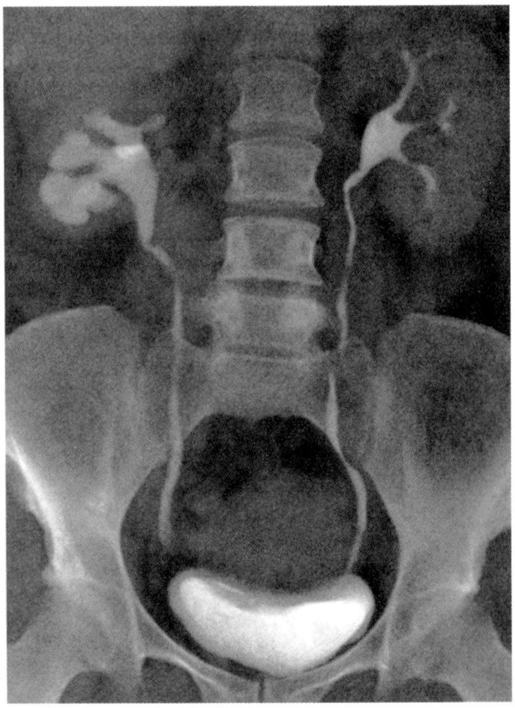

图 8.3 D

CT 表现： 应用分离团注技术的CT尿路成像排泄期冠状面厚层块最大密度投影（A，C）、横断面（B）和容积再现（D）图像显示右肾上极一未显影的低密度囊性病变[(A)箭]，输尿管中度扩张，右肾下极实质瘢痕形成[(A)箭头]。横断面图像上，可见显影的输尿管[(B)箭头]。一段不显影的小管压缩样结构，符合上肾段阻塞扩张的输尿管，在厚层块最大密度投影图像上显示最佳[(C)箭]，其中一段在横断面图像上也可见到[(B)箭]。容积再现图像（D）只显示了双侧显影的肾内收集系统和双侧输尿管。右上肾段收集系统未显影，只能怀疑是由于压迫了下肾段收集系统所致。在膀胱镜下这些伴有输尿管疝的其他表现，符合右肾内收集系统重复畸形伴上肾段梗阻、膀胱输尿管反流和下肾段瘢痕形成。

诊断： 输尿管重复畸形伴上肾段梗阻和下肾段反流

讨论： 右肾重复系统的表现，即上肾段输尿管扩张梗阻，下肾段萎缩和膀胱镜检查发现的输尿管疝，均符合肾内重复的收集系统内的上肾段梗阻及下肾段输尿管膀胱反流和瘢痕形成。本病例慢性梗阻导致肾实质丧失和右肾实质囊性改变。然而在其他病例中，上肾段明显可能有肾盂积水，引起下肾段广泛地移位导致“下垂百合” 征。肾内收集系统和输尿管重复畸形是一种常见的、多无症状的先天性畸形。15%的病人可发现某种形式的收集系统重复畸形。重复输尿管的开口于膀胱的恒定关系见于85%的病人：上肾段输尿管开口于下肾段输尿管的下内侧。这种解剖关系称为Weiger－Meyer原则。上肾段输尿管开口异位（即位于膀胱内或膀胱外的一个异常位置）。异位输尿管常合并输尿管疝。

病例 8-4 先天性肾盏憩室

病史：28 岁，男性，结石病史。

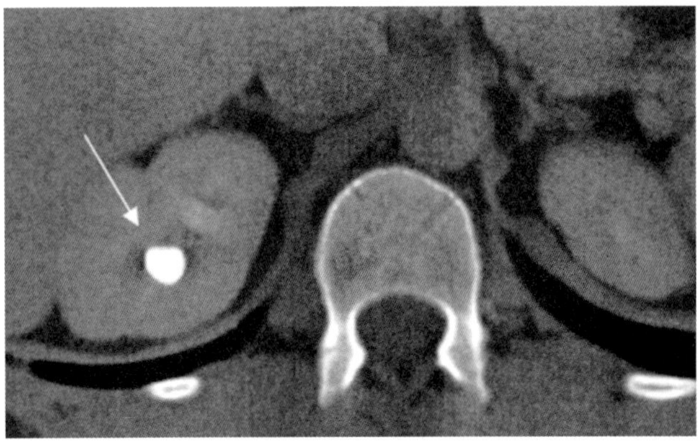

图 8.4 A

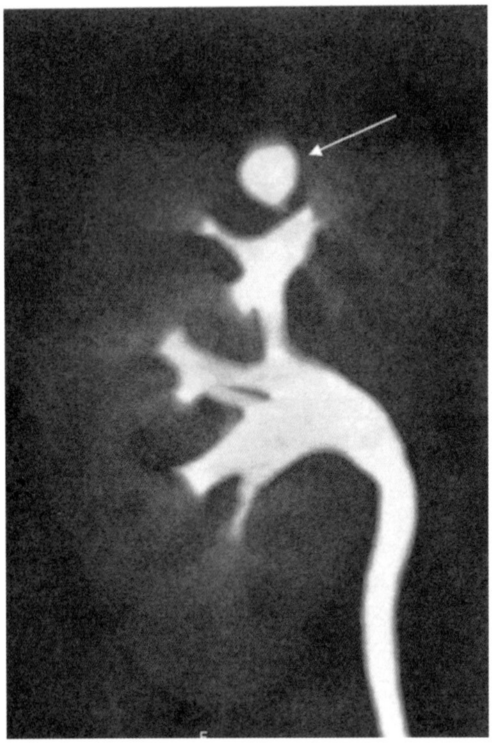

图 8.4 B

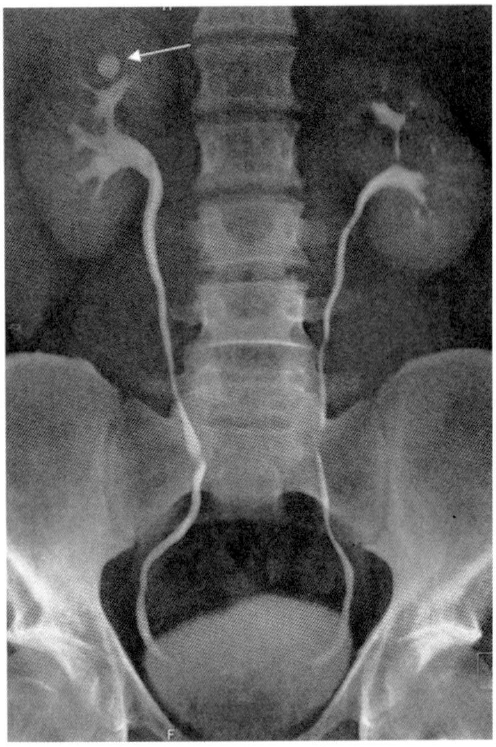

图 8.4 C

CT 表现：CT 尿路成像排泄期右肾横断面图像（A），右肾冠状面最大密度投影图像（B）及双肾容积再现图像（C）显示一边界清楚、对比剂充盈的结构（箭），起自于右肾上极肾盏。图（B，C）清晰显示异常结构经一起自上极穹隆的狭窄通道与正常的右肾收集系统相通。

诊断：先天性肾盏憩室

讨论：先天性肾盏憩室为泌尿收集系统的一内衬尿路上皮的凸出，经一狭颈样漏斗与一周围肾盏相连，最常见于肾上极或下极（见病例 7–5）。约 1/3 憩室合并结石（见病例 4–13）。其他并发症包括感染及脓肿形成，需要进行结石取出或消融等治疗。

在标准 CT 上，当对比剂排泄到肾收集系统之前，先天性肾盏憩室呈水样密度肿块，很容易与囊性肾肿块或脓肿混淆。然而 CT 尿路成像排泄期图像有助于与这些病变相鉴别，因为先天性肾盏憩室与肾收集系统相通，在排泄期图像上，因其内充填对比剂而呈高密度；而肾囊肿或肾脓肿很少与肾内收集系统沟通（见病例 6–4）。

CT 尿路成像冠状面图像可以显示憩室与其余的肾内收集系统的解剖关系，有助于经皮介入治疗或手术。

病例 8-5 肾乳头坏死

病史：57 岁，男性，肉眼血尿。应用非激素抗炎药物（NSAIDs）、阿司匹林和对乙酰氨基酚药物治疗。

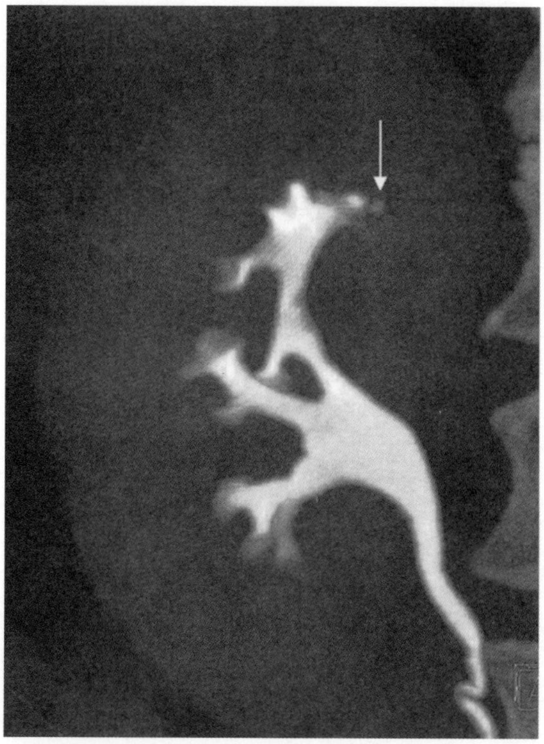

图 8.5 A

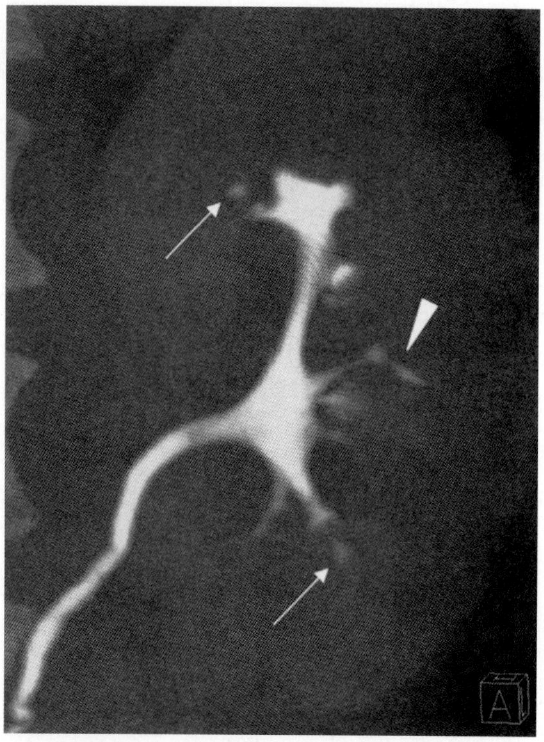

图 8.5 B

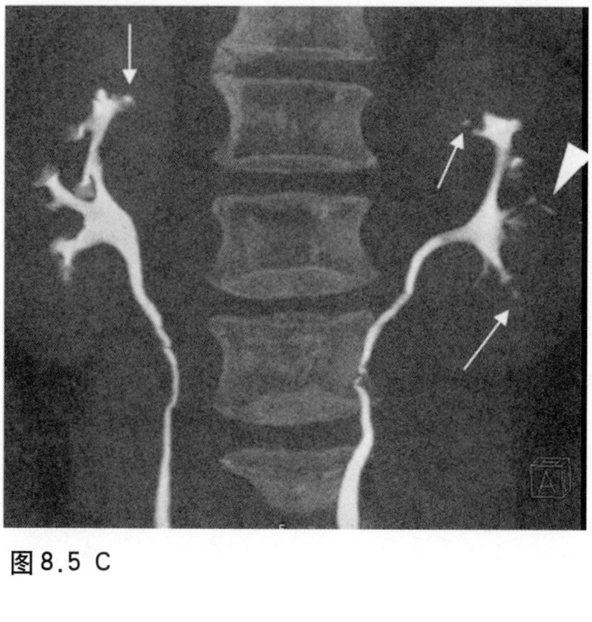

图 8.5 C

CT 表现：CT 尿路成像排泄期冠状面最大密度投影右肾（A）、左肾（B）及双肾（C）图像显示右肾上极肾盏外一小对比剂集聚[(A) 和（C）右肾箭]，左肾上下极可见多个肾盏外对比剂聚集[(B) 和（C）左肾箭]，一偏心性线条状的对比剂集聚延伸到左肾中部外侧[(B) 和（C）左肾箭头]。

诊断：肾乳头坏死

讨论：肾乳头坏死病人可出现腰痛、血尿或肾功能下降等临床症状。肾乳头坏死为敏感性肾乳头的血管受累、感染或梗阻所致（见病例6-9）。某些引起肾乳头坏死的传统性原因目前临床已不再提及（如非那西汀）。然而肾乳头坏死与目前常用的某些药物(NSAID)的吸收及常见的基础内科疾病（糖尿病、尿路感染、镰状细胞贫血和镰状细胞特征）有关。CT 尿路成像上，肾乳头坏死表现为排泄的对比剂循迹进入与肾盏相通的中心性或偏心性乳头腔内。其他表现包括肾盏变钝及肾实质瘢痕形成。肾乳头坏死的“龙虾爪”（lober−claw）征由于中心的肾乳头完全腐烂和残留的“爪形”(claw−shaped)肾盏扭曲所致。很少见的表现包括因乳头全部截断或腐烂所致的收集系统内充盈缺损的征象。

病例 8-6 肾盂肾炎

病史：83岁，男性，糖尿病、结石病病史，血尿，腰痛。

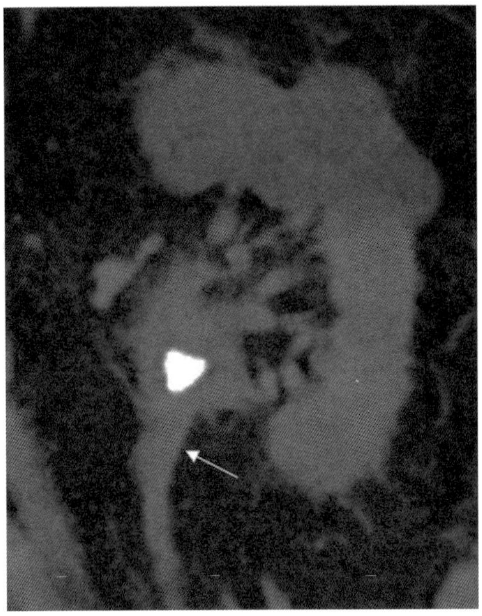

图 8.6 A

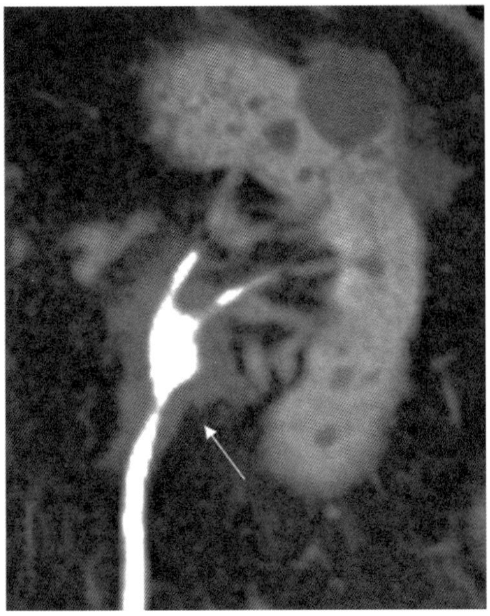

图 8.6 B

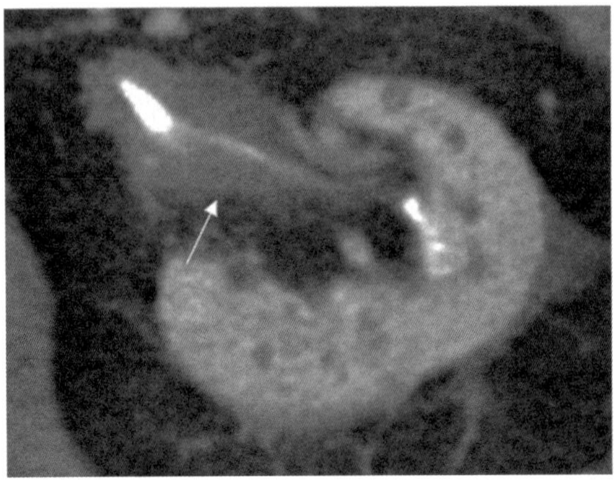

图 8.6 C

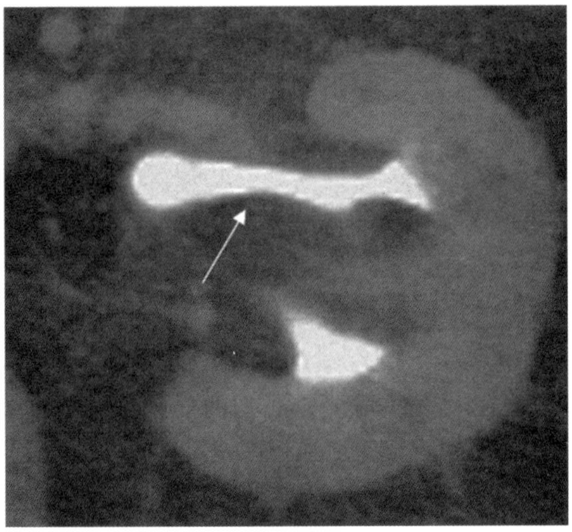

图 8.6 D

CT表现：应用分离团注技术的CT尿路成像的平扫（A）和排泄期（B）最大密度投影冠状面图像，左肾中部肾实质期／排泄期组合的横断面图像（C）显示左侧肾盂壁呈中度环状增厚（箭）。经治疗后，尿路上皮增厚消失，通过6个月后的CT尿路成像排泄期图像[(D)，箭]上得到证实。

诊断：肾盂肾炎

讨论：肾盂肾炎是肾盂的一种良性炎症性疾病，常因尿路结石或感染所致（见病例5–2）。整个肾盂的尿路上皮发炎，炎症可进一步播散到肾实质，引起肾盂肾炎。伴发尿路梗阻可使肾内收集系统扩张，导致肾盂积脓。肾盂肾炎最重要的鉴别诊断为移行细胞癌（TCC），需行膀胱镜／输尿管镜检查，以除外肿瘤。随诊CT尿路成像可用于了解病变的稳定情况或炎症消退后感染病变消退的情况。

病例 8-7 平滑肌肉瘤致输尿管梗阻引起的穹隆破裂对比剂外渗（肾盂肾窦反流）

病史：77 岁，男性，腹膜后肉瘤。

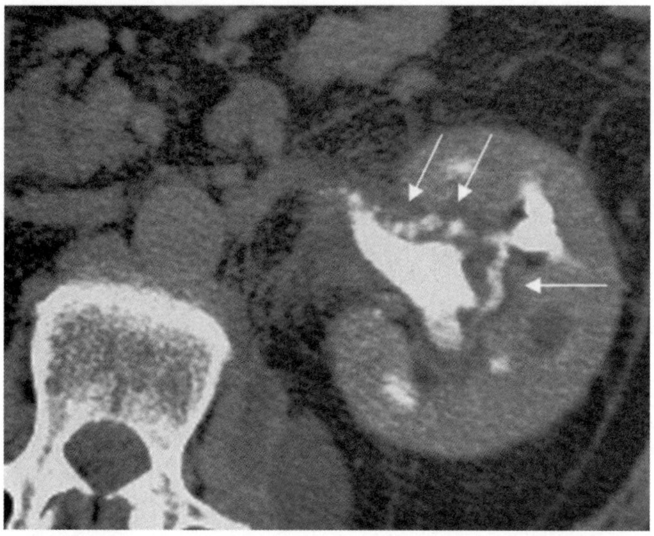

图8.7 A

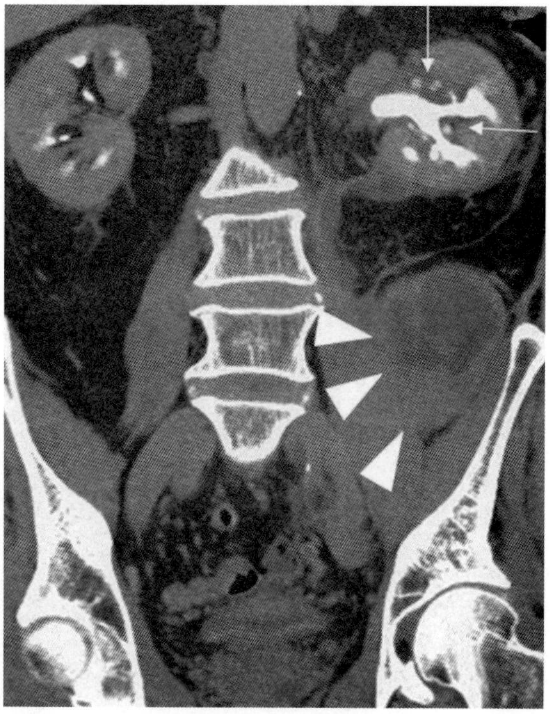

图8.7 B

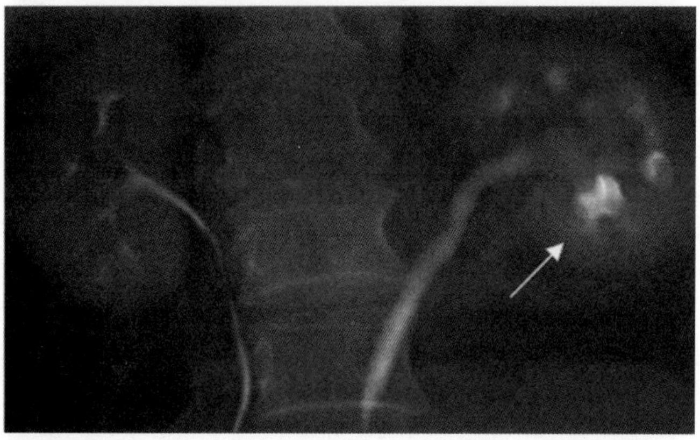

图8.7 C

CT 表现：CT 尿路成像排泄期横断面（A）和冠状面（B）图像显示左肾收集系统扩张，肾盏周围多发的小对比剂聚集（箭）。排泄期冠状面图像显示腹膜后有一直径10cm的不均匀软组织肿块（箭头），阻塞左侧输尿管。双肾容积再现图像（C）显示左肾下极肾盏周围对比剂聚集（箭）。

诊断：平滑肌肉瘤致输尿管梗阻伴穹隆破裂、对比剂外渗（肾盂肾窦反流）

讨论：正常尿流出梗阻可导致肾内收集系统压力增加，偶尔可反流到邻近结构内，尤其是压力突然增加时（急性输尿管结石病人或行逆行肾盂造影时）（见病例5-5），反流容易发生。有些情况下（如本病例），此种减压（使尿液反流）也可发生于慢性梗阻的病人。CT 尿路成像上，如发现排泄的对比剂自肾收集系统外渗，就可诊断为反流（见病例 9-18）。

反流分为5种类型：肾盂肾小管反流入收集管，肾盂间质反流入邻近的间质，肾盂肾窦反流入邻近的肾窦，肾盂静脉反流入邻近的肾静脉，肾盂淋巴管反流入淋巴管系统。静脉尿路造影及 CT 尿路成像上，可以发现肾盂淋巴管反流及肾盂肾窦反流。当输尿管梗阻伴有肾静脉或下腔静脉梗阻时，CT 尿路成像上可显示肾盂静脉反流。各种类型的反流通常为自限性。任何渗出的尿液和对比剂总是被迅速吸收，不留任何后遗症。如果外渗的尿液被感染，就可能发生腹膜后脓肿。

病例 8-8 分枝状结石伴上极肾盏积水

病史：72 岁，男性，血尿，有结石病病史。

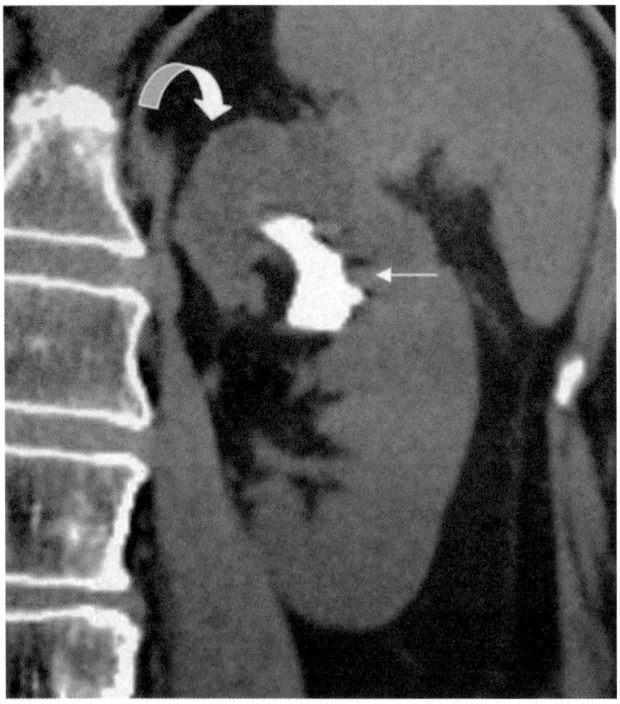

图 8.8 A

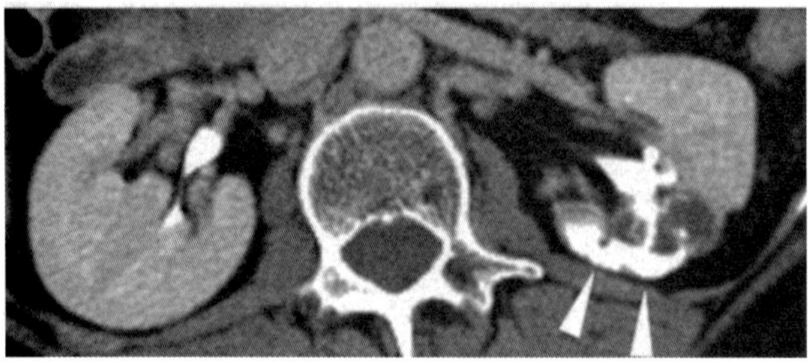

图 8.8 B

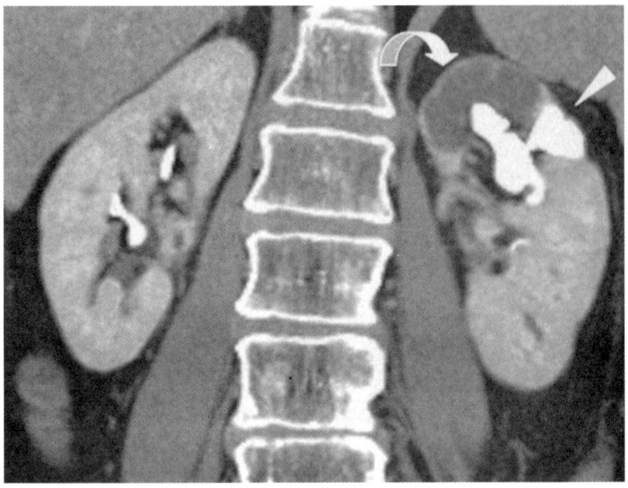

图 8.8 C

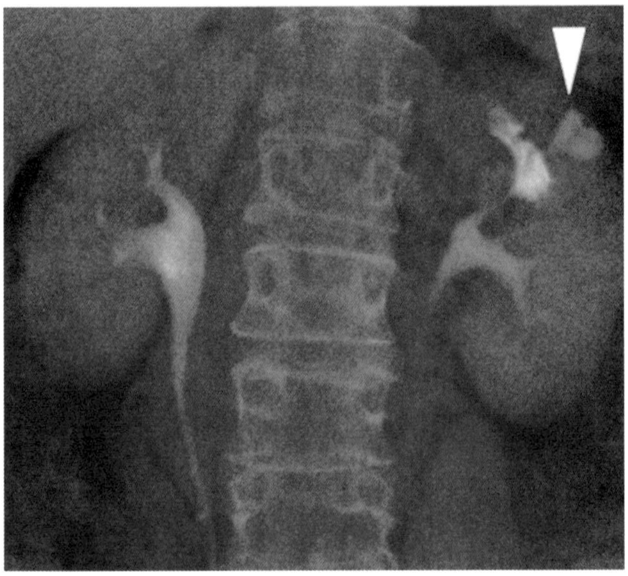

图 8.8 D

CT 表现：平扫冠状面图像（A）显示左肾上极一分枝状结石(箭),结石周围肾实质内可见低密度区(弯箭）。应用分离团注技术的CT尿路成像肾实质期/排泄期组合横断面（B）、冠状面（C）和容积再现（D）图像显示左肾上极肾盏扩张，实质明显变薄（箭头）。呈分叶状的低密度区（弯箭），与分枝状结石相连。

诊断：分枝状结石伴上极肾盏积水

讨论：局限性肾盂积水（肾盏积水和肾盏积水病）为炎症、结石或肿瘤引发的引流的肾段梗阻所致。在平扫图像上，受累的肾段内出现低密度改变时，就可怀疑肾盏积水。常需要行明显延迟期扫描，使扩张的肾盏显影。本病例中，左肾上极的低密度影呈分叶状且与分枝状结石相连，提示为肾盏明显阻塞、扩张。

病例 8-9 交叉融合性异位肾

病史：86 岁，女性，有膀胱移行细胞癌病史。

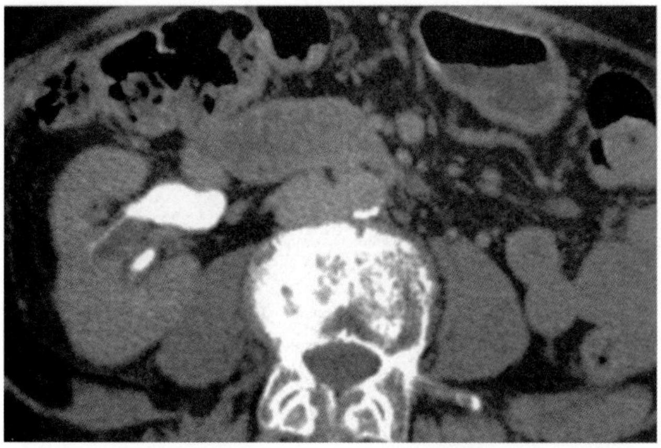

图 8.9 A

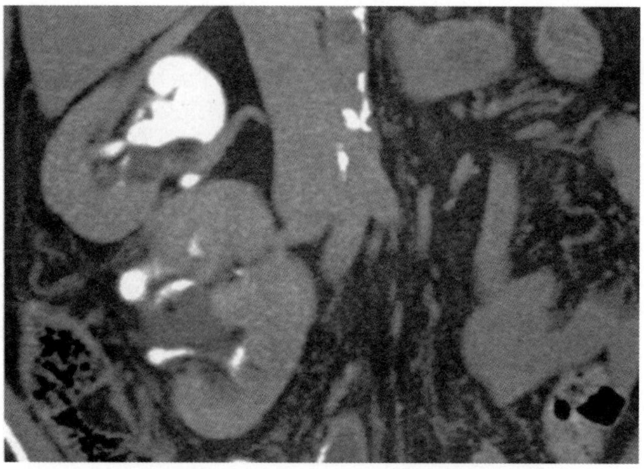

图 8.9 B

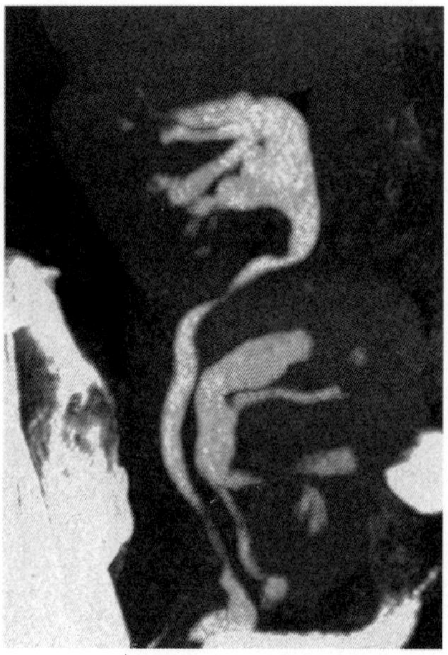

图 8.9 C

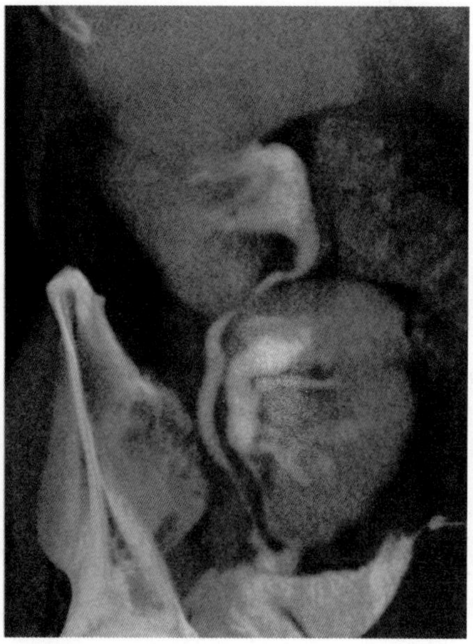

图 8.9 D

CT 表现：排泄期横断面图像（A）显示左肾窝内未见左肾。CT 尿路成像排泄期冠状面（B）、最大密度投影（C）和容积再现（D）图像显示双肾均位于右腹部。

诊断：交叉融合异位肾

讨论：肾发育异常包括肾异位畸形，如交叉融合异位肾（见病例 4-16）。最常见的是左肾迷离并与右肾融合。总是伴有迷离的动脉；然而引流交叉肾的输尿管典型地开口在正常膀胱的对侧。CT 尿路成像，尤其是三维和多平面重组图像，有助于显示动脉、静脉和肾内收集系统和输尿管的解剖关系。交叉融合异位肾可合并感染和结石。

病例 8–10 肾融合畸形（马蹄肾）

病史：71 岁，男性，血尿。

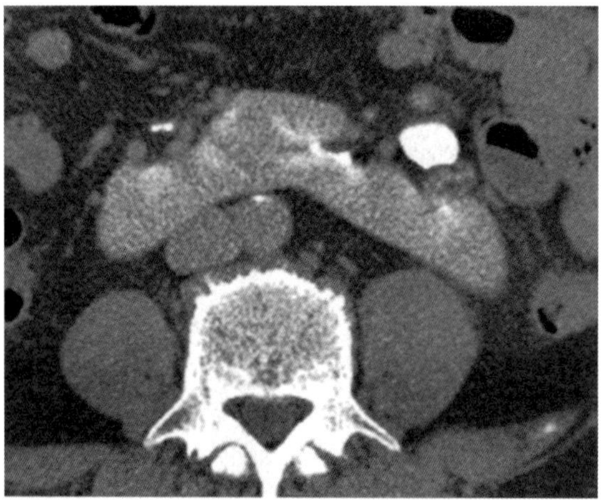

图 8.10 A

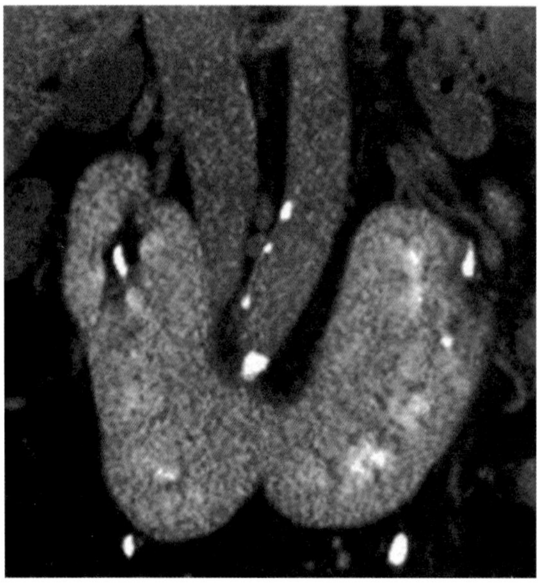

图 8.10 B

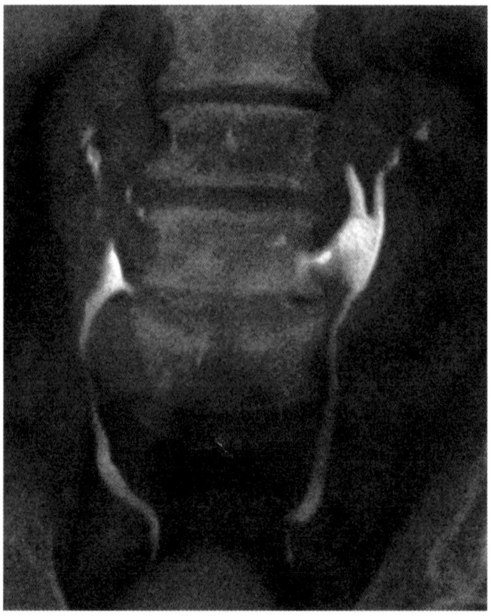

图 8.10 C

CT 表现：应用分离团注技术的 CT 尿路成像，肾实质期/肾盂期组合的横断面图像（A），厚层块冠状面最大密度投影图像（B），双肾容积再现图像（C）显示双肾在中线区相互融合。

诊断：肾融合畸形（马蹄肾）

讨论：肾融合畸形，如马蹄肾，是发生于胚胎早期的发育畸形（见病例4–9）。多数病例为两肾下极通过正常肾组织或结缔组织构成的峡部相连接。马蹄肾常无症状，但可合并尿路感染、肾盂输尿管接合部梗阻、反流性肾病或结石。冠状面和容积再现图像有助于畸形肾的结石取出手术、腹部动脉瘤修复术、保肾手术等治疗方案的制定。

病例 8-11 内翻性乳头状瘤

病史：60 岁，男性，肉眼血尿。

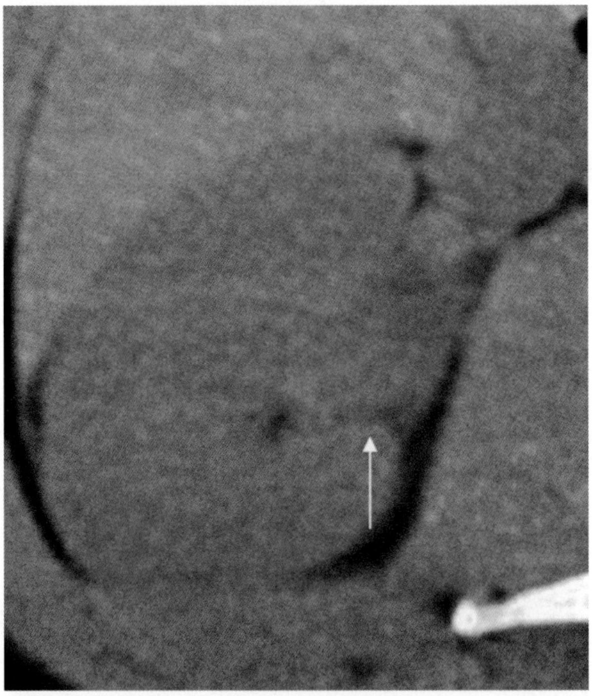

图 8.11 A

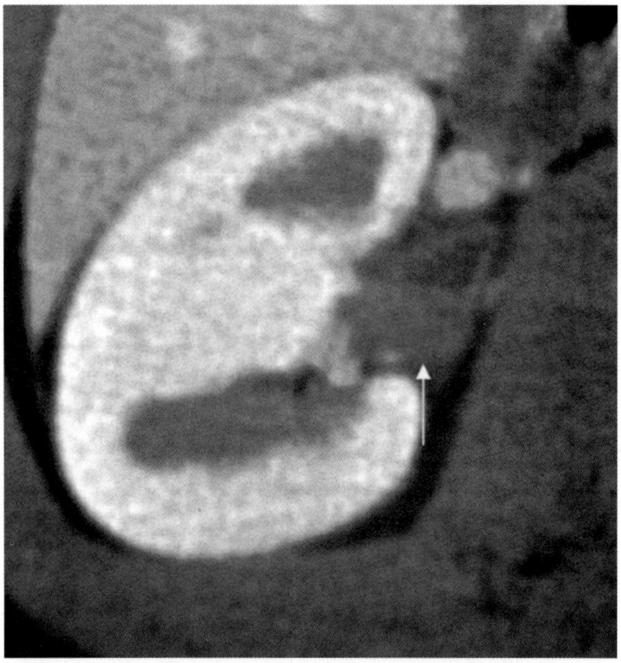

图 8.11 B

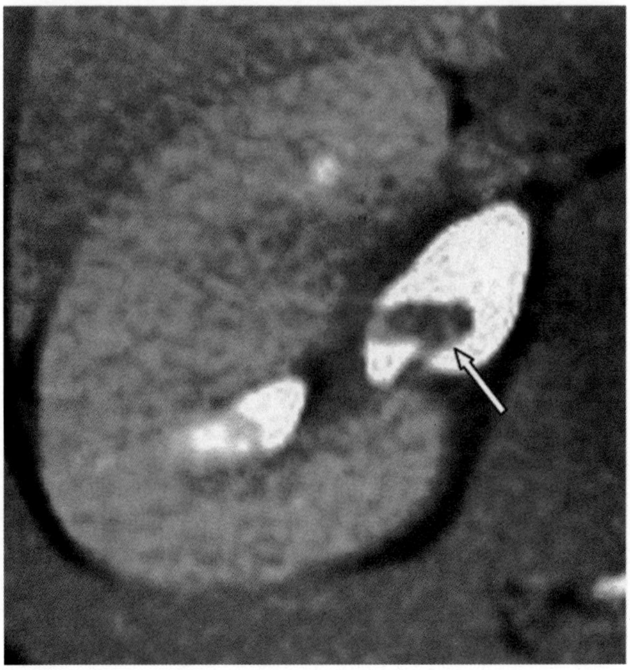

图 8.11 C

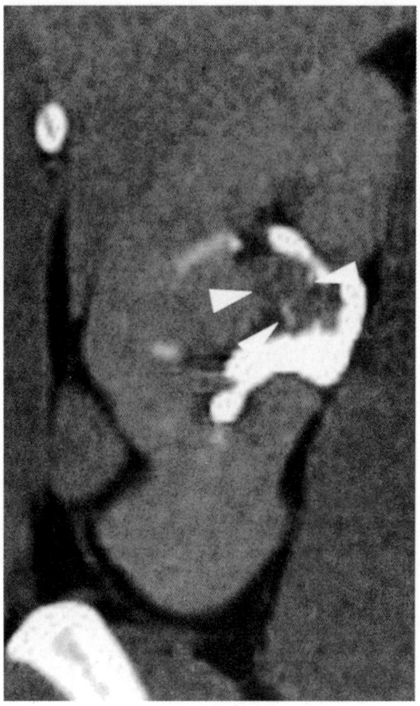

图 8.11 D

CT 表现：CT 尿路成像平扫（A）和皮髓质交界期（B）横断面图像及排泄期横断面和冠状面图像（C，D）显示右肾上极漏斗和肾盂内有一 2.0cm 的乳头状肿块。肿块的中心区可见线样对比剂聚集。

诊断：内翻性乳头状瘤

讨论：内翻性乳头状瘤是一种起源于移行细胞上皮的肾收集系统良性肿瘤。CT 表现与移行细胞癌（TCC）无法鉴别。和其他源于移行细胞的肿瘤一样，肿瘤呈乳头状、叶状，肿瘤间隙内可充填对比剂。内翻性乳头状瘤切除后可复发，有发展为恶性肿瘤的潜在趋势。（本病例由Stuart G. Silverman，MD，Brigham and Women's Hospital，Boston，MA提供。）

病例 8–12 射频消融术后改变:肾内收集系统空洞形成及肾盏扩张

病史：82 岁，女性，肾细胞癌经皮消融术治疗前后有血尿。

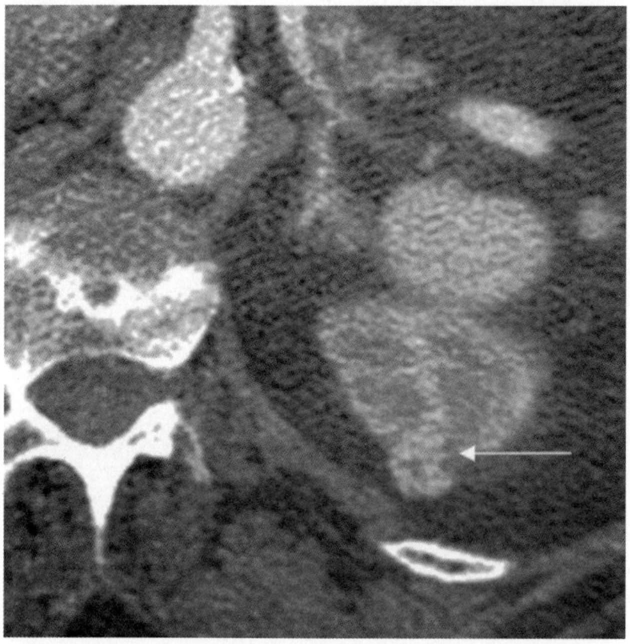

图 8.12 A

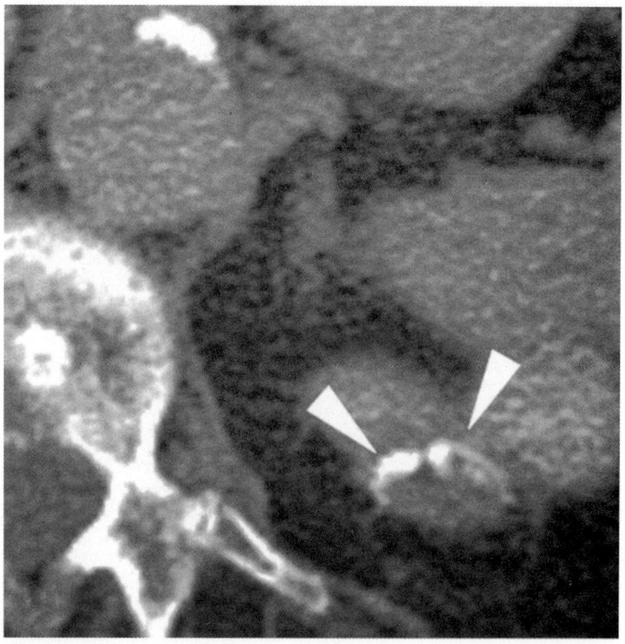

图 8.12 B

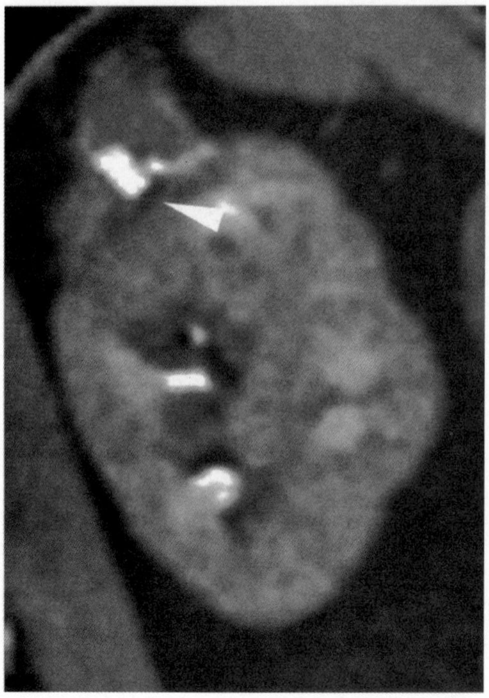

图 8.12 C

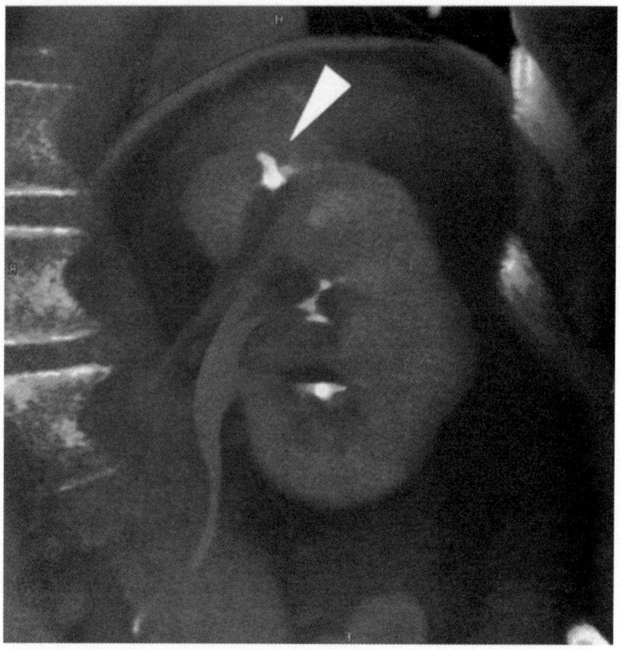

图 8.12 D

CT 表现：增强 CT 横断面图像（A）显示左肾上极有一1.5cm的强化肿块，活检证实为肾移行细胞癌(箭)。应用经皮射频消融治疗。射频消融术后6个月，行分离团注的 CT 尿路成像，肾实质期／排泄期组合的横断面（B）、冠状面（C）和容积再现图像（D）显示左肾上极有一小空洞与一扭曲的上极肾盏相通(箭头)。

诊断：射频消融术后改变：肾内收集系统空洞形成及肾盏扩张

讨论：目前，经皮消融治疗小肾癌的应用越来越广泛。初步结果显示，经皮消融治疗安全、有效。消融术后常出现血尿，反映治疗的肿瘤邻近肾收集系统。血尿常为自限性。消融术后可形成空洞。少数情况下，空洞可与邻近的肾盏相通，如本病例。其他并发症也很少见，包括肾周血肿或尿性囊肿，二者均可应用 CT 尿路成像诊断。

病例 8-13 右肾上极收集系统移行细胞癌

病史：41 岁，男性，右侧腰痛，肉眼血尿。

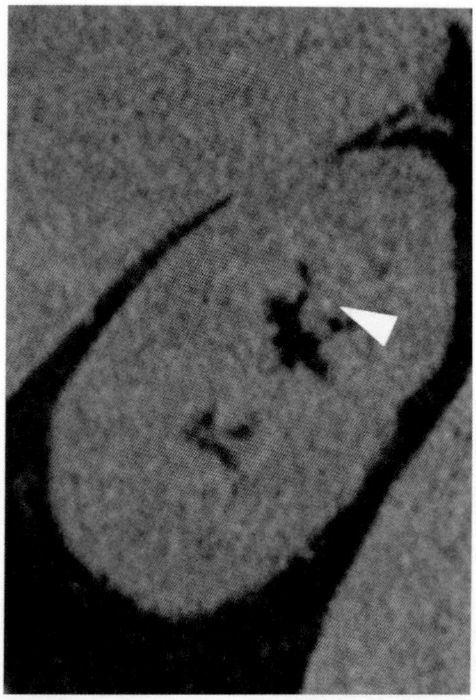

图 8.13 A

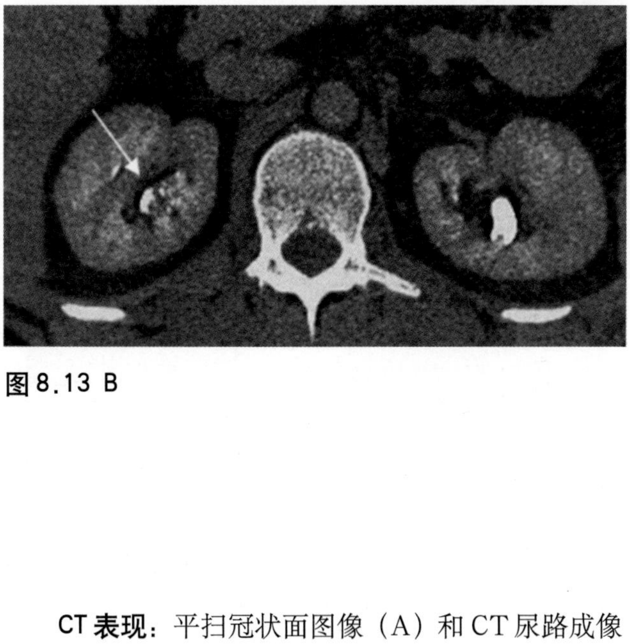

图 8.13 B

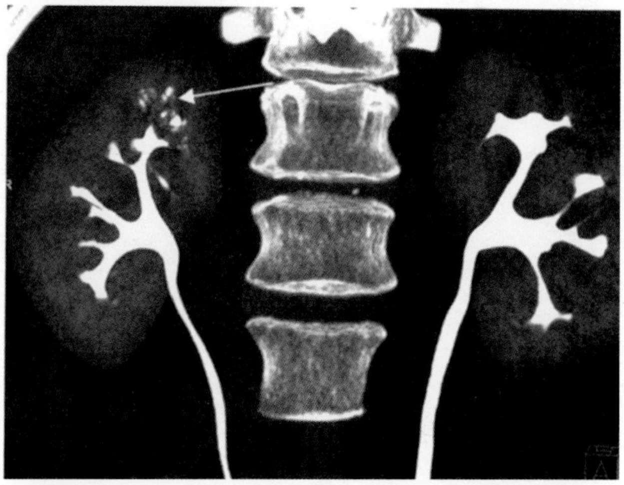

图 8.13 C

CT 表现：平扫冠状面图像（A）和 CT 尿路成像肾实质期／排泄期组合的横断面图像（B）显示右肾上极肾盏内有一 1.5cm 边缘不规则的斑点状软组织肿块（箭），其内可见一小钙化点[(A) 箭头]。双侧肾实质期/排泄期组合的最大密度投影冠状面图像(C)显示了右肾上极肿块的范围。

诊断：右肾上极收集系统移行细胞癌

讨论：7%～10%肾肿瘤为移行细胞癌（TCC），2%～5%TCC 发生于上尿路。上尿路 TCC 大多为乳头状或无柄状肿块。诊断膀胱为 TCC 时，应详查全部尿路上皮；因为2%～6%的膀胱癌病人可同时或之后发生上尿路 TCC。以前，一直应用 IVU 检查上尿路；目前，CT 尿路成像可取代 IVU。CT 尿路成像可发现上尿路的小 TCC（见病例 8-15）。

病例 8–14 上尿路非侵袭性乳头状移行细胞癌

病史：55 岁，男性，吸烟者，血尿。

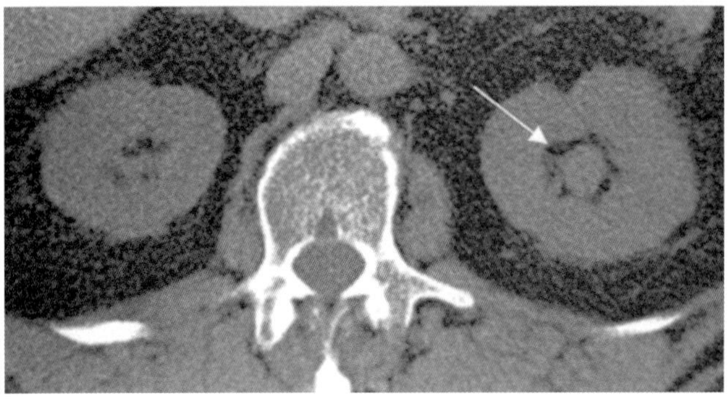

图 8.14 A

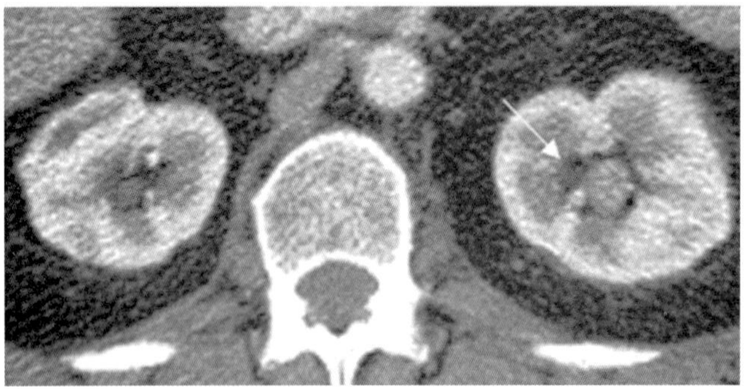

图 8.14 B

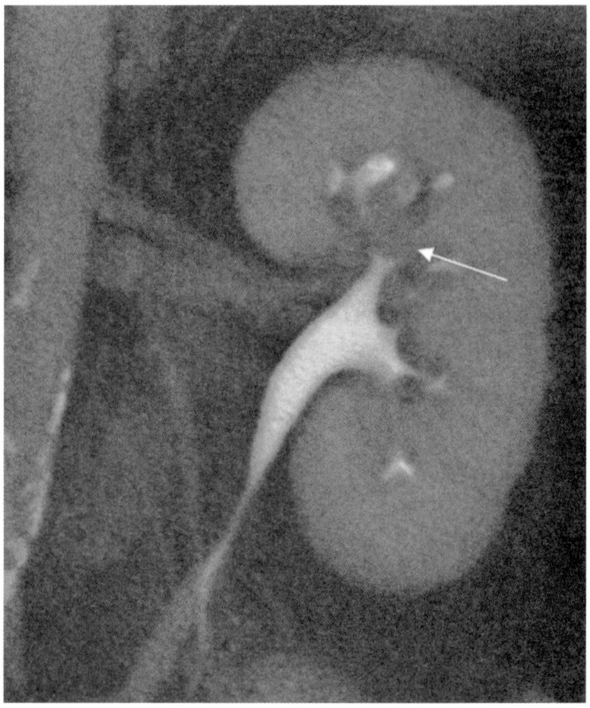

图 8.14 D

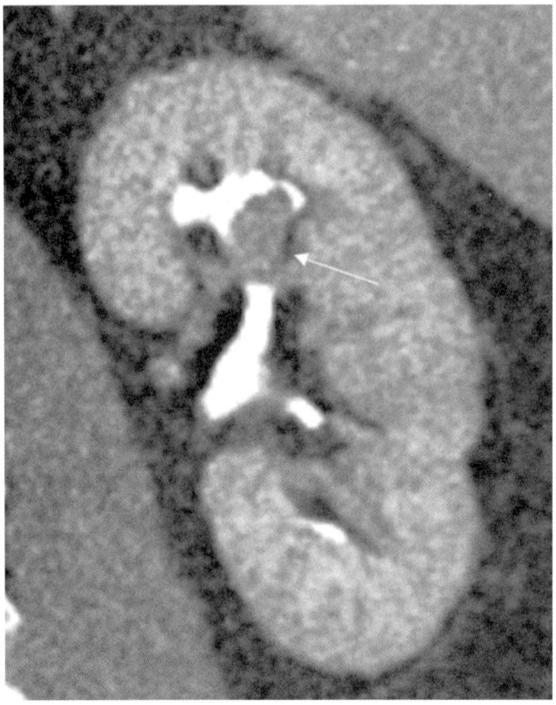

图 8.14 C

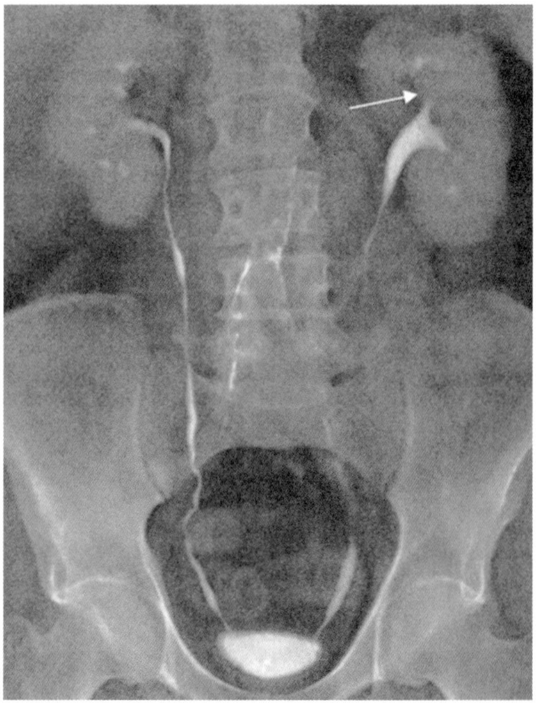

图 8.14 E

CT 表现：CT 尿路成像平扫（A）和皮髓质交界区（B）横断面图像，肾实质期／排泄期组合的冠状面图像（C），左肾（D）及双肾容积再现图像（E）显示左肾上极漏斗内有一无钙化的2 × 1cm软组织肿块（箭）。

诊断：上尿路非侵袭性乳头状移行细胞癌

讨论：在IVU上，充盈缺损的标准鉴别诊断包括结石、血块及移行细胞癌（TCC）。与传统IVU不同的是，CT尿路成像可用于肿瘤与结石或血块的鉴别。几乎所有（大于99%）结石在CT 上的密度都高于血块和肿瘤。此外，许多血块的密度高于肿瘤（CT值在平扫图像上为60～80HU，而不是30～40HU）。血块也完全位于腔内，但其边缘典型地光滑。肿瘤起自黏膜，边缘不规则，如本病例所见。

病例 8–15 上尿路移行细胞癌

病史：67 岁，男性，肉眼血尿。

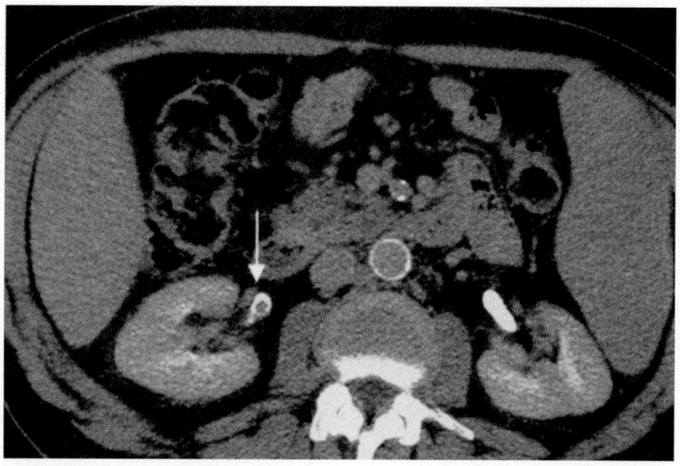

图 8.15

CT 表现：CT 尿路成像排泄期横断面图像显示右肾盂内有一 5mm 的无钙化息肉状肿块（箭）。

诊断：上尿路移行细胞癌

讨论：检查上尿道小（<1cm)移行细胞癌需要认真评价收集系统内的小肿块样充盈缺损，如本病例。早期发现的(非侵袭性)TCC的 5年生存率极佳(>80%)。多层螺旋CT对上尿道TCC分期的准确率为85%。如果CT尿路成像上确定为一低级别的TCC，可修改预期的治疗方案，应考虑行微创手术而不选择肾输尿管切除术(经典的手术方法)。

病例 8-16 右肾盂移行细胞癌伴腹膜后淋巴结转移

病史：42 岁，男性，转移性移行细胞癌。

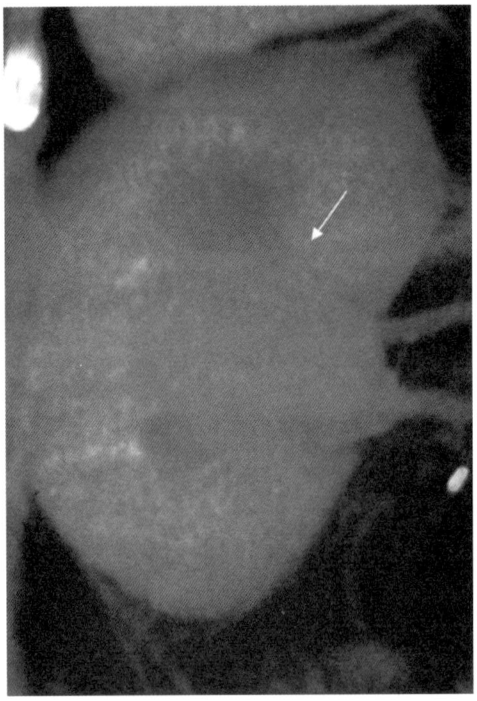

图 8.16 A

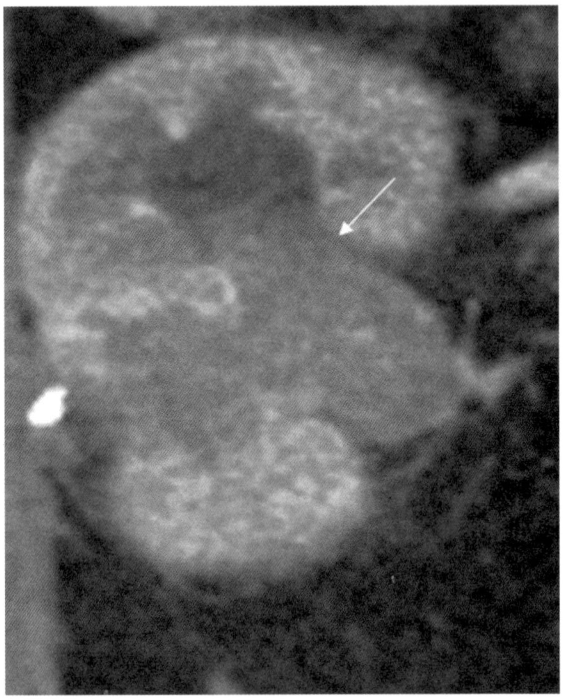

图 8.16 B

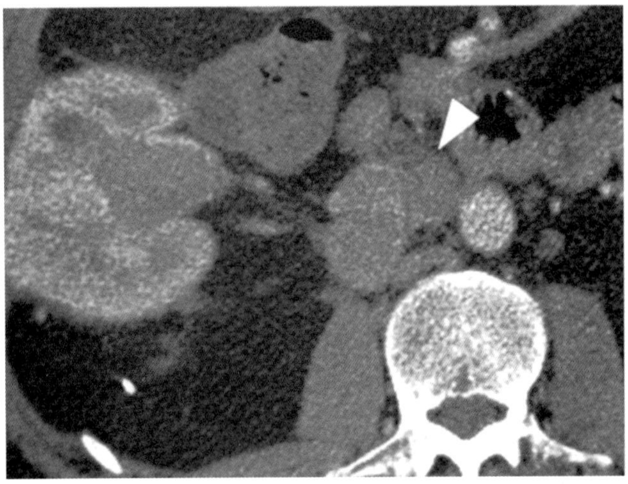

图 8.16 C

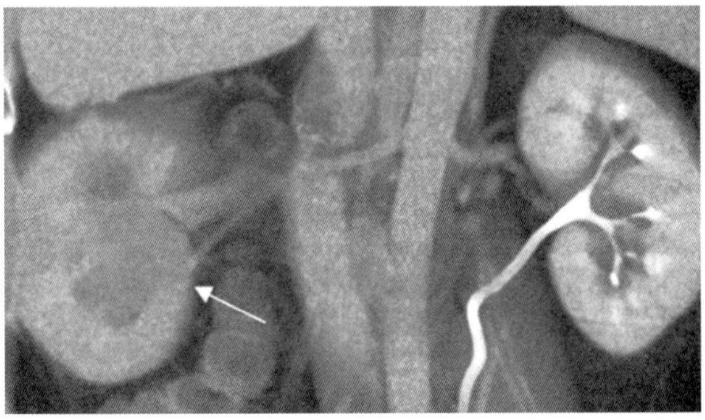

图 8.16 D

CT 表现： CT 尿路成像平扫（A）和皮髓质交界期（B）冠状面容积再现图像显示右肾中度积水，右肾盂中心有一 3.5 × 5cm 的软组织肿块（箭）。右肾皮髓质交界期横断面图像（C）示腹膜后可见一 2cm 肿大淋巴结（箭头）。双肾肾实质期/排泄期组合的容积再现图像（D）显示右肾内大肿块（箭）和正常左肾。

诊断：右肾盂移行细胞癌伴腹膜后淋巴结转移

讨论：不同于传统静脉尿路造影的是，CT 尿路成像可以检查尿路外的结构。上尿路移行细胞癌（TCC）最常见的转移部位为邻近的淋巴结、肝脏、肺和骨骼。转移性上尿路移行细胞癌的预后差。

病例 8-17 上尿路梗阻伴炎性碎片及肾盂肾炎

病史：55 岁，男性，发烧，腰痛。

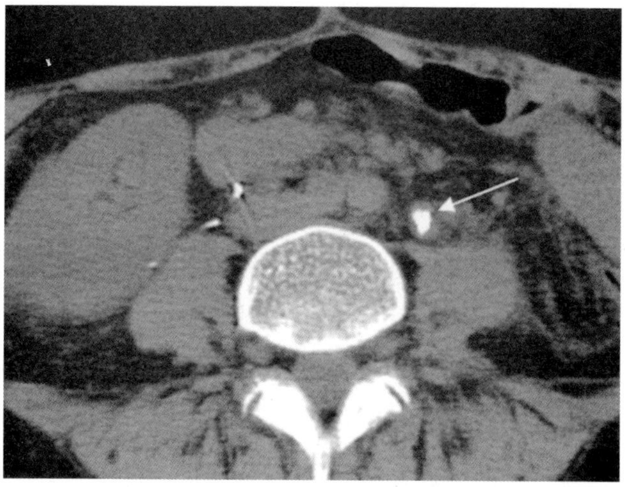

图 8.17 A

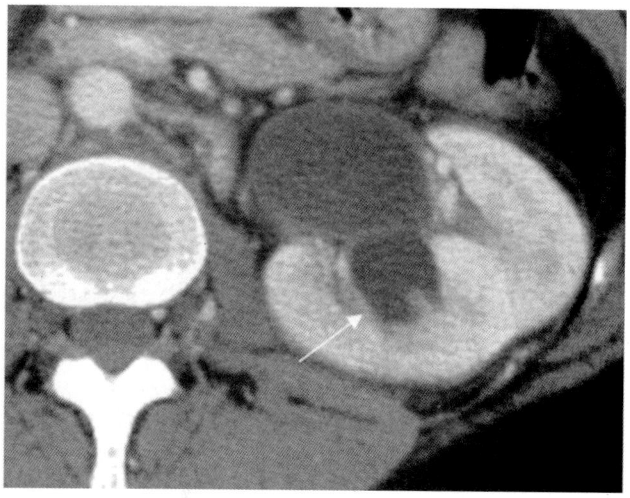

图 8.17 B

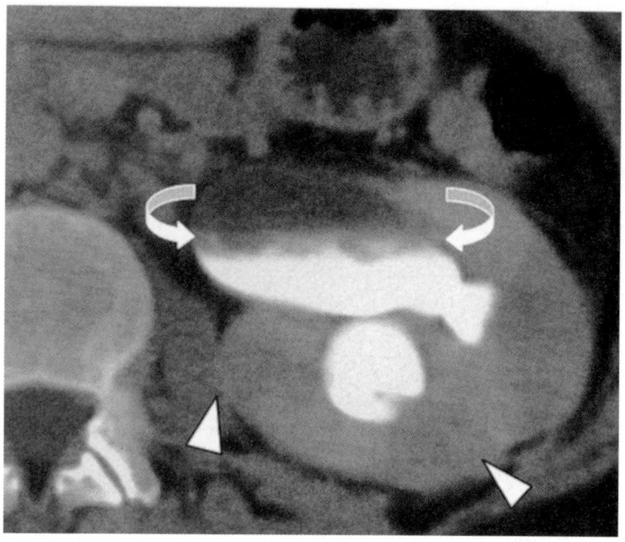

图 8.17 C

CT 表现：平扫横断面图像（A）显示左侧输尿管中部有一结石影(箭)。CT尿路成像皮髓质交界期(B)和排泄期(C)图像显示左侧肾盂肾盏中度扩张(箭)，扩张的左侧肾内收集系统内可见液－碎屑平面（弯箭），肾实质内可见楔形低密度区（箭头）。

诊断：上尿路梗阻伴炎性碎片及肾盂肾炎

讨论：CT 尿路成像是检查泌尿道梗阻病因及并发症的首选方法。CT 平扫发现尿路结石的敏感性和特异性接近 100%。然而，平扫可能无法显示上尿路梗阻的某些并发症，如肾盂肾炎、肾周和肾内脓肿、收集系统内的炎性碎片。CT 尿路成像可以发现所有这些异常。

病例 8-18 气肿性肾盂肾炎

病史：66 岁，女性，发烧，腰部疼痛。

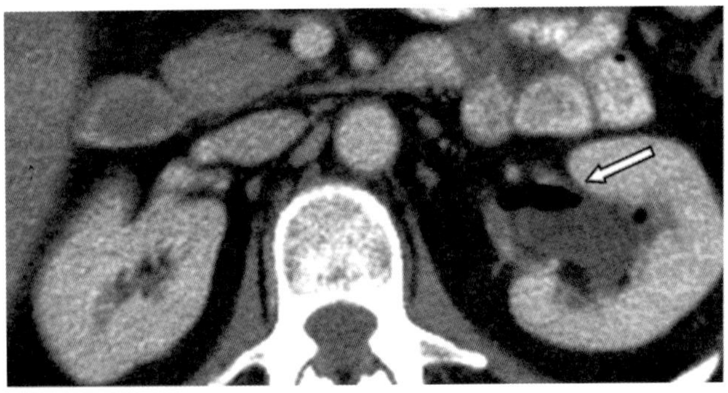

图 8.18 A

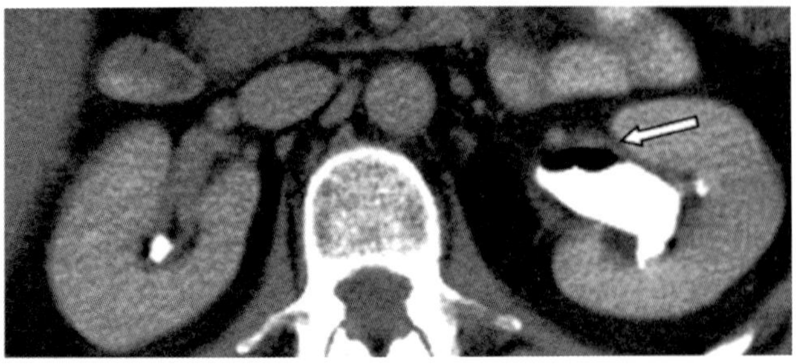

图 8.18 B

CT 表现：CT 尿路成像肾实质期（A）和排泄期（B）横断面图像显示左肾收集系统内有气体影（箭）。

诊断：气肿性肾盂肾炎（见病例 6-7）

讨论：肾内收集系统内的气体由 4 种原因引起：以前的创伤或器械操作（如膀胱镜或膀胱插管），术后相通（如输尿管乙状结肠吻合），瘘性沟通（如结肠膀胱瘘），或产气病原菌感染（如大肠杆菌、肺炎克雷白杆菌、产气杆菌、变性杆菌），如本例所见。CT 可以鉴别收集系统内的感染（气肿性肾盂肾炎）与肾实质内的产气性感染（气肿性肾盂肾肾炎）。气肿性肾盂肾炎对抗菌药物治疗反应良好。CT 尿路成像有助于评估肾收集系统内气体形成的原因，也可用于除外收集系统与空腔脏器间的连通（如结肠膀胱瘘）。

病例 8-19 黄色肉芽肿性肾盂肾炎

病史：41 岁，男性，脊柱裂，结石病，腰部疼痛。

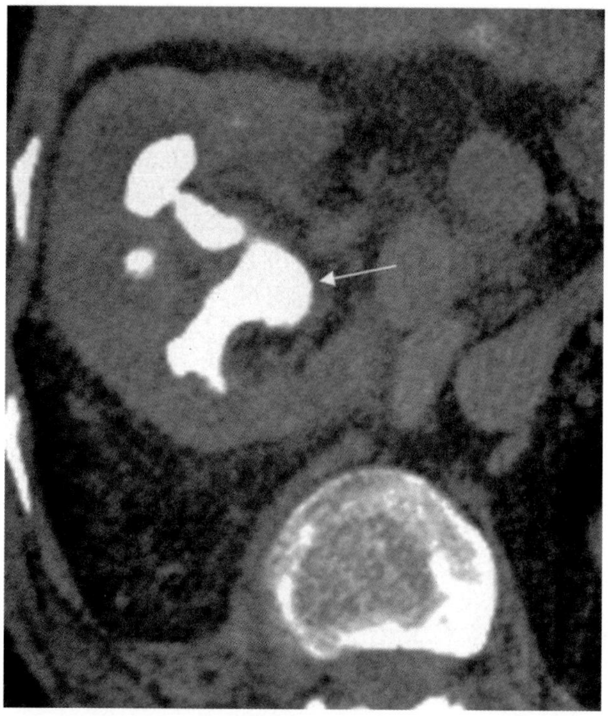

图 8.19 A

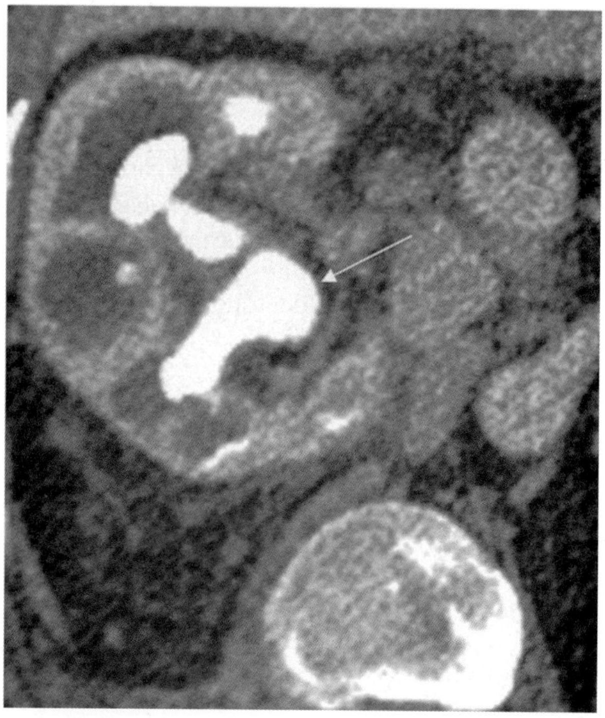

图 8.19 B

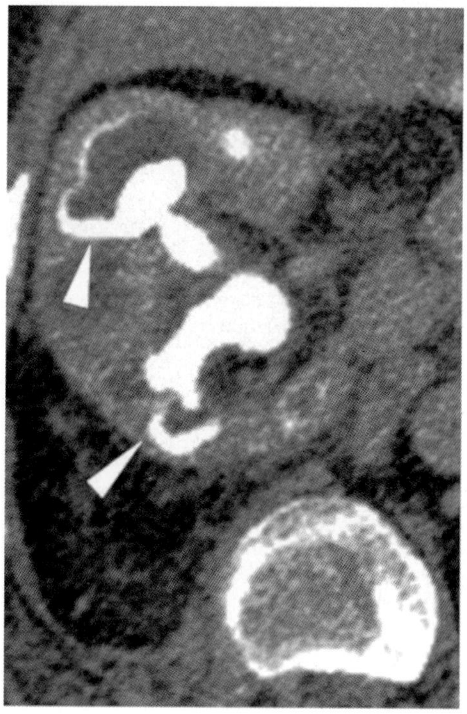

图 8.19 C

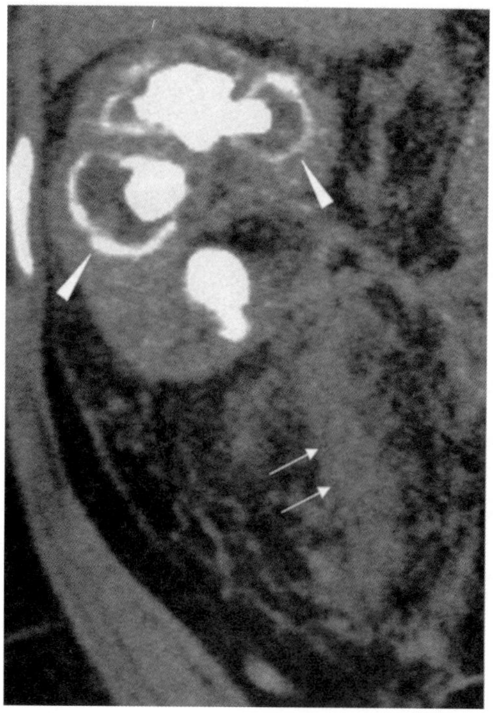

图 8.19 D

CT 表现：CT 尿路成像平扫（A）和皮髓质交界期（B）横断面图像显示一分枝状（鹿角状）结石（箭）。排泄期横断面（C）和冠状面（D）图像显示肾窦内位于多个乳头周围的腔隙（箭头），近端右输尿管周围的肾周炎症性改变（箭）。

诊断：黄色肉芽肿性肾盂肾炎

讨论：黄色肉芽肿性肾盂肾炎为一种特殊类型的严重慢性肾实质感染性疾病，肾实质被肉芽肿组织局限或弥漫性取代（见病例 5–15 和 6–14）。病人常表现发烧、腰痛或脓独征。肾脏可增大、肾功能丧失，合并严重的肾盏变形、尿路结石和肾盂积水。CT 尿路成像有助于发现尿路结石、炎症性改变和伴发于慢性尿路梗阻的肾乳头腔隙。慢性尿路感染中的腔隙是指肾乳头内与肾盏穹隆相通的空隙，在排泄期图像上显影。黄色肉芽肿性肾盂肾炎典型地应用肾切除治疗。

参考文献

1. Atta MG, Whelton A. Acute renal papillary necrosis induced by ibuprofen. *Am J Ther*. 1997;4:55–60.
2. Browne RFJ, Meehan CP, Colville J, et al. Transitional cell carcinoma of the upper urinary tract: spectrum of imaging findings. *Radiographics*. 2005;25:1609–1627.
3. Dyer RB, Chen MY, Zagoria RJ. Intravenous urography: technique and interpretation. *Radiographics*. 2001;21:799–821.
4. Farrell MA, Charboneau WJ, DiMarco DS, et al. Imaging-guided radiofrequency ablation of solid renal tumors. *Am J Roentgenol*. 2003;180:1509–1513.
5. Fritz GA, Schoellnast H, Deutschmann HA, et al. Multiphasic multidetector-row CT (MDCT) in detection and staging of transitional cell carcinomas of the upper urinary tract. *Eur Radiol*. 2006;1–9.
6. Kenney PJ. CT evaluation of urinary lithiasis. *Radiol Clin North Am*. 2003;41:979–999.
7. Kim JK, Cho KS. CT urography and virtual endoscopy: promising imaging modalities for urinary tract evaluation. *Br J Radiol*. 2003;76:199–209.
8. Noroozian M, Cohan RH, Caoili EM, et al. Multislice CT urography: state of the art. *Br J Radiol*. 2004;77:S74–S86.
9. Perlman ES, Rosenfield AT, Wexler JS, et al. CT urography in the evaluation of urinary tract disease. *J Comput Assist Tomogr*. 1996;20:620–626.
10. Rhim H, Dodd GD III, Chintapalli KN, et al. Radiofrequency thermal ablation of abdominal tumors: lessons learned from complications. *Radiographics*. 2004;24:41–52.
11. Rodriguez de Velasquez A, Yoder IC, Velasquez PA, et al. Imaging the effects of diabetes on the genitourinary system. *Radiographics*. 1995;15:1051–1068.
12. Sekine H, Mine M, Ohya K, et al. Renal papillary necrosis caused by urinary calculus-induced obstruction alone. *Urol Int*. 1995;54:112–114.
13. Torres V, Malek RS, Svensson JP. Vesicoureteral reflux in the adult: nephropathy, hypertension, and stones. *J Urol*. 1983;130:41–44.
14. Torres V, Velosa J, Holley KE, et al. The progression of vesicoureteral reflux nephropathy. *Ann Intern Med*. 1980;92:776–784.
15. Nemeth AJ, Patel SK. Pyelovenous backflow seen on CT urography. *Am J Roentgenol*. 2004;182:532–533.
16. Roy C, Pfleger DD, Tuchmann CM, et al. Emphysematous pyelitis: findings in five patients. *Radiology*. 2001;218:647–650.
17. Talner LB, Webb JA, Dail DH. Lacunae: a urographic finding in chronic obstructive uropathy. *Am J Roentgenol*. 1991;156(5):985–988.
18. Zorzos I, Moutzouris V, Korakianitis G, et al. Analysis of 39 cases of xanthogranulomatous pyelonephritis with emphasis on CT findings. *Scan J Urol Nephrol*. 2003;37(4):342–347.

第九章

输尿管

NIGEL COWAN,MD,FRCP,FRCR

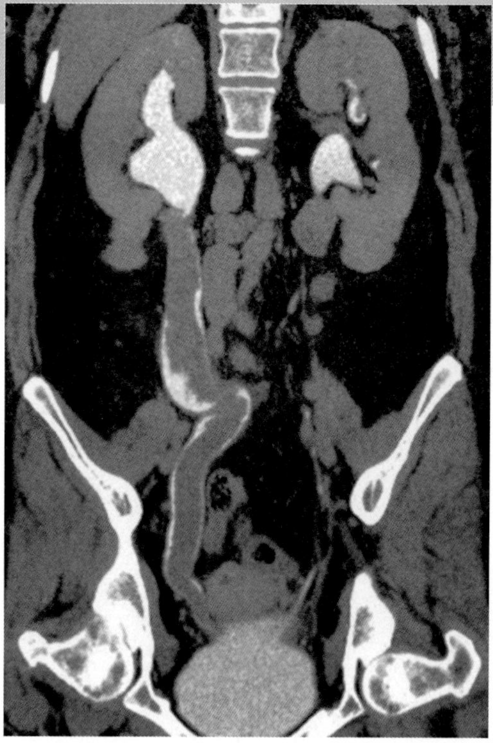

病例 9-1 输尿管移行细胞癌

病史：60 岁，男性，肉眼血尿。

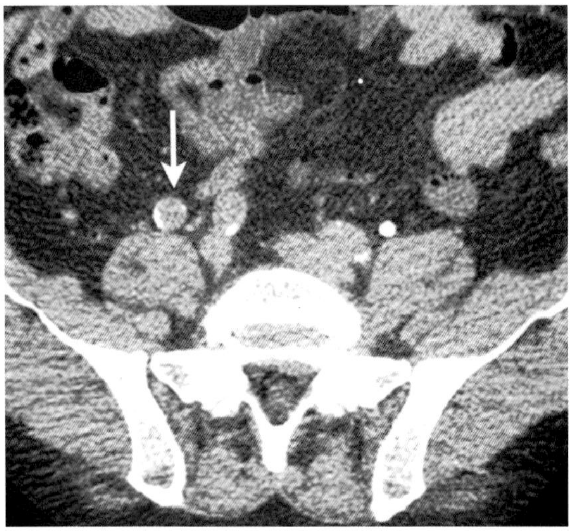

图 9.1 A

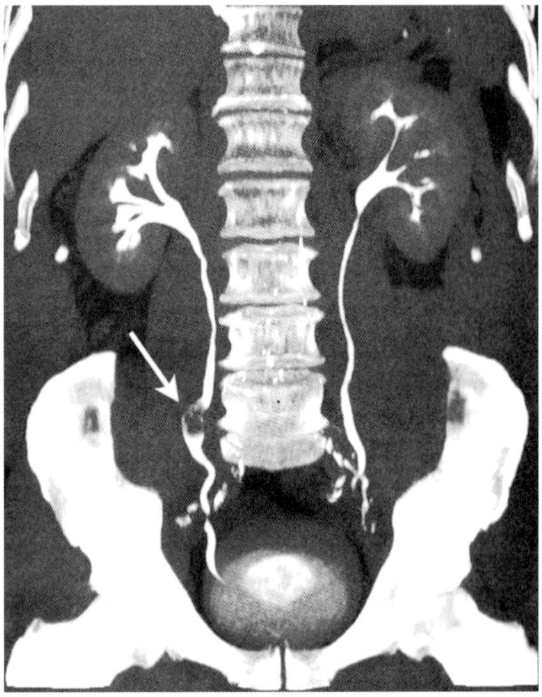

图 9.1 B

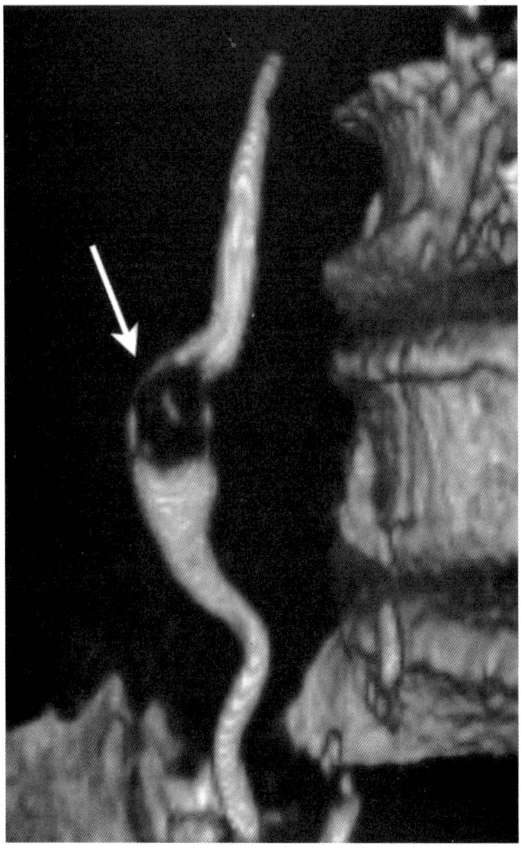

图 9.1 C（见彩图 图 9.1C）

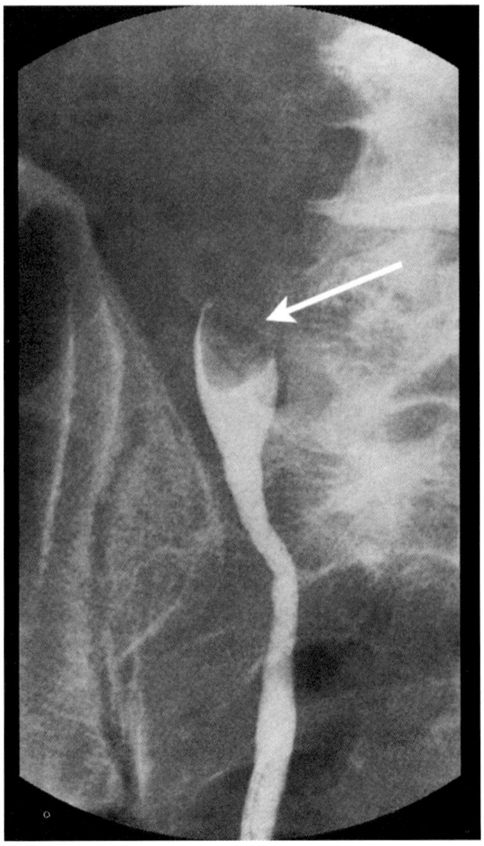

图 9.1 D

病例 9-1，续

CT表现：CT尿路成像排泄期横断面图像（A）显示右侧髂总动脉近端外侧的右侧中段输尿管内有一软组织肿块影（箭）充填管腔的大部分。最大密度投影（B）和容积再现（C）图像显示输尿管内肿块（箭）呈息肉状和斑点状。轻度肾盂积水和输尿管积水。逆行肾盂造影图像（D）显示肿块的远端呈一突入扩张输尿管内的巨大充盈缺损（箭）。

诊断：输尿管移行细胞癌

讨论：输尿管移行细胞癌（TCC）可表现为起自于输尿管黏膜的息肉状肿块，随时间延长，生长缓慢。随着肿瘤的生长，肿瘤向输尿管腔内延伸，并在输尿管腔内扩展。因此，可出现轻度梗阻，使肿瘤上方和下方的输尿管增宽。然而在结石、血块及真菌球的病例中远端的输尿管呈典型的狭窄。因为TCC有在注入对比剂后强化的特点，TCC可进一步与其他疾病相鉴别。逆行肾盂造影图像上，肿瘤远端的输尿管增宽，对比剂与肿瘤形成的界面称为“高脚杯征”。CT尿路成像有助于确定TCC的大小、位置及范围。本病例重组图像清楚显示肿瘤的上下范围。本病例做了局部手术切除。

病例 9-2 输尿管移行细胞癌

病史：56 岁，女性，镜下血尿。

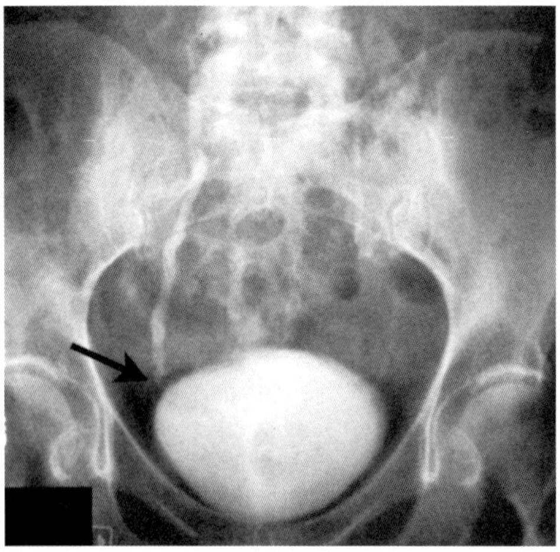

图 9.2 A

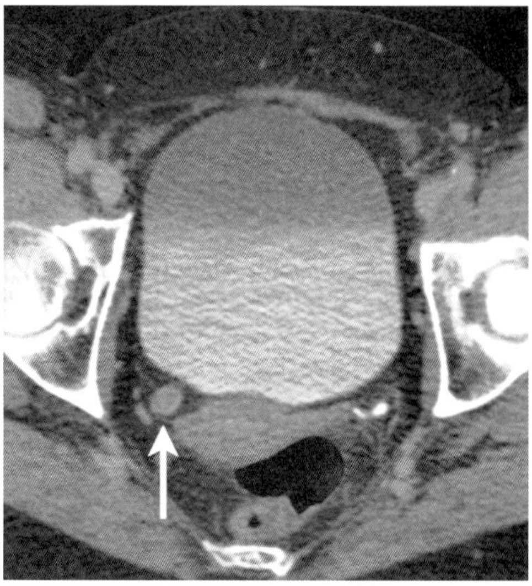

图 9.2 B

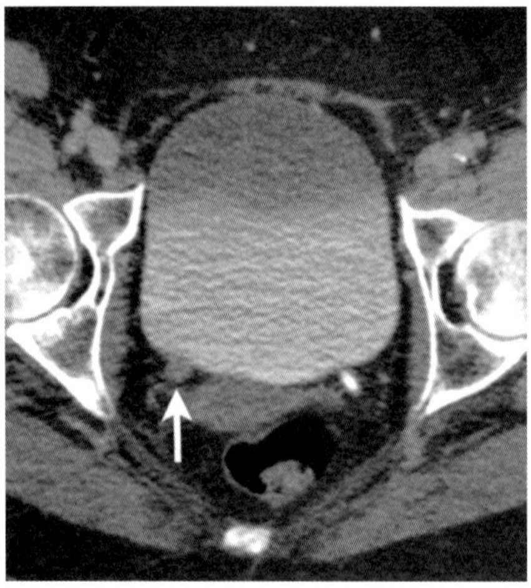

图 9.2 C

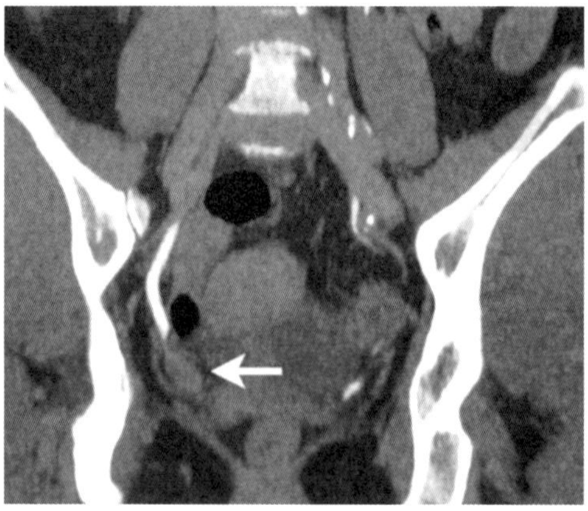

图 9.2 D

CT 表现：静脉内注入对比剂 15 分钟后的静脉尿路造影图像（A）显示右侧输尿管较左侧粗，与肠气重叠的远端输尿管内可能有一个小充盈缺损（箭）。CT 尿路成像排泄期横断面图像（B，C）显示右侧输尿管远端管腔内可见一软组织肿块（箭），其周围环绕对比剂（A）。斜冠状面图像（D）显示较大软组织肿块（箭）的上下范围，下方延伸到输尿管膀胱接合部。

诊断：输尿管移行细胞癌

讨论：如前所述，大多数尿路上皮肿瘤起自于膀胱，也可发生于具有尿路上皮的任何部位。如输尿管受累，大多数肿瘤位于输尿管远端。约 73% 输尿管肿瘤位于远端输尿管，24% 位于输尿管中段，只有 3% 位于近端输尿管。本例病人行右侧输尿管远端切除术。本病例说明了 CT 尿路成像显示尿路上皮肿瘤优于 IVU。IVU 图像不能显示移行细胞癌（TCC）的全貌，部分原因是远端输尿管与膀胱重叠使其显示不清。CT 尿路成像上，重叠的结构，如膀胱、肠气和骨骼，不影响对输尿管的评估。

病例 9-3 乳头型尿路上皮癌

病史：77岁，男性，膀胱移行细胞癌，经尿道切除术后。

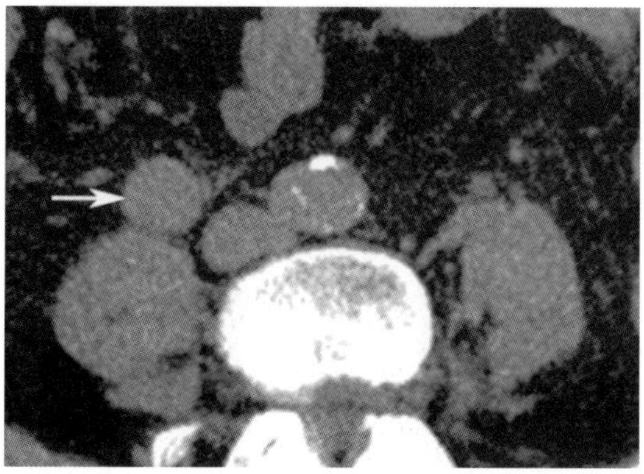

图 9.3 A

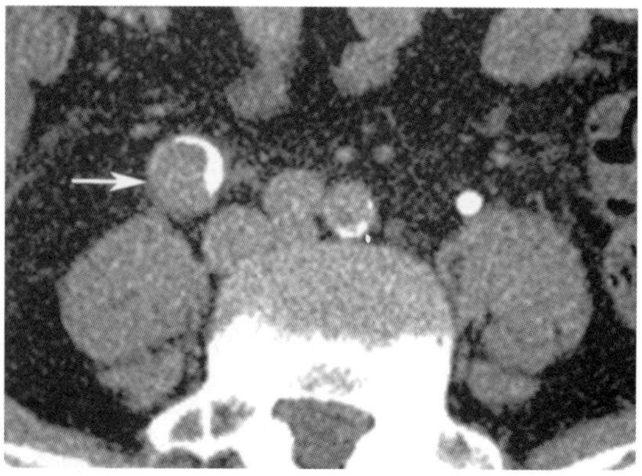

图 9.3 B

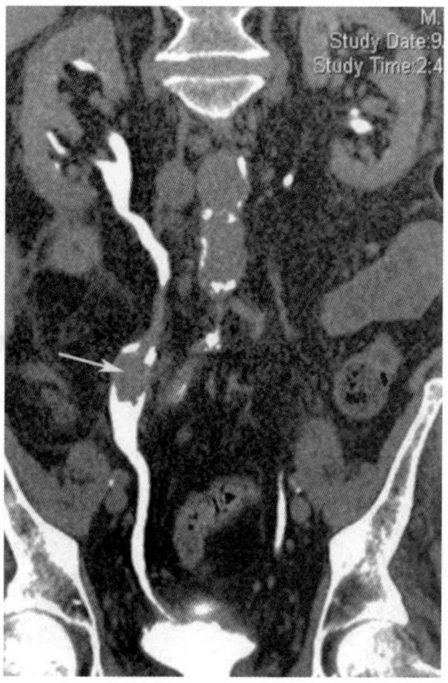

图 9.3 C

CT表现：CT尿路成像平扫（A）和排泄期（B）横断面图像显示右侧输尿管中段一2.0cm×2.0cm的强化软组织肿块（箭）。平扫图像上肿块CT值为29HU，排泄期图像上肿块CT值为59HU。输尿管周围可见对比剂。曲面重组图像（C）显示肿块（箭）有蒂，累及右侧输尿管6.0cm。

诊断：乳头型尿路上皮癌

讨论：上尿路移行细胞癌（TCC）发生于2%～4%的膀胱癌病人。约1/3～3/4上尿路TCC的病人，在某些时间出现膀胱肿瘤。有几种可以解释膀胱癌病人合并上尿路肿瘤的发病率低的说法，包括膀胱表面积较大，肿瘤细胞向下游种植，作为贮尿池的膀胱黏膜暴露于致癌因子的时间较长。暴露于各种毒性刺激物，如吸烟、非那西丁、染料和环磷酰胺等，使尿路上皮化生和形成肿瘤的危险性增加。上尿路TCC分为乳头型（≥85%）和非乳头型（其余）。TCC典型地发生于60岁以上的病人。男性较女性多发，多表现为血尿。输尿管肿瘤常出现排尿困难和尿频。上尿路肿瘤常在膀胱癌诊断检查时发现。TCC应与良性病变如纤维上皮息肉（见病例9-17）和血块相鉴别（见病例9-19）。（本病例由Lisa Zorn，MD，and Stuart G. Silverman，MD，Brigham and Women's Hospital，Boston，MA 提供。）

病例 9-4 输尿管移行细胞癌

病史：56 岁，女性，9 年前行宫颈癌子宫全切除及放疗，肉眼血尿。

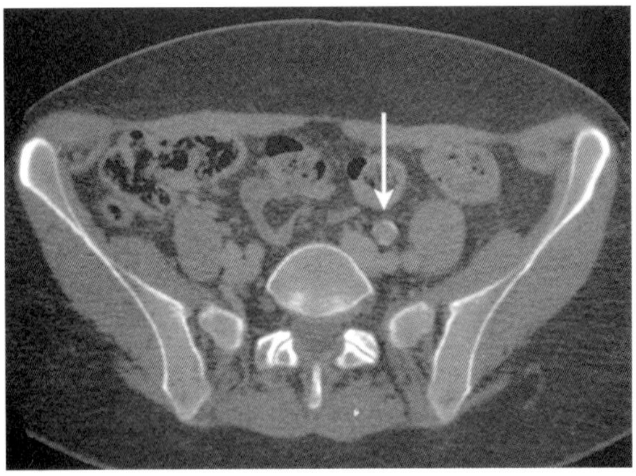

图 9.4 A

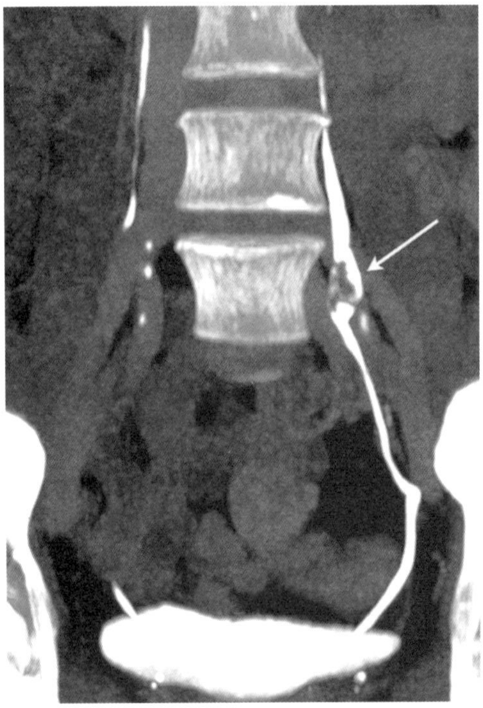

图 9.4 B

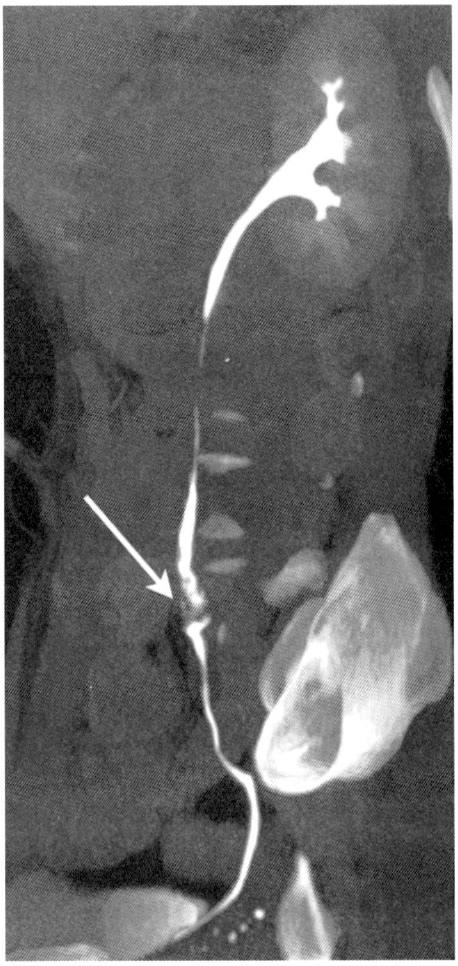

图 9.4 C

CT 表现：CT 尿路成像排泄期横断面图像（A）显示左侧输尿管内有一息肉状软组织肿块（箭）。冠状面最大密度投影图像（B）和矢状面厚层块最大密度投影图像（C）也显示了这个肿块（箭）。可见细线状对比剂延伸到肿块内。余下的输尿管正常。

诊断：输尿管移行细胞癌

讨论：本病例说明另一例移行细胞癌表现的息肉状软组织肿块（见病例 9-1 和 9-3）。本病例中，因有些对比剂延伸到肿瘤间隙内，故怀疑肿块可能为乳头性肿物。经输尿管镜及组织活检，从组织学上得到确诊。CT 尿路成像有助于发现肿瘤，明确肿瘤范围，除外其他尿路上皮的病变。

病例 9-5 重复收集系统的上极输尿管移行细胞癌

病史：77 岁，女性，肉眼血尿。

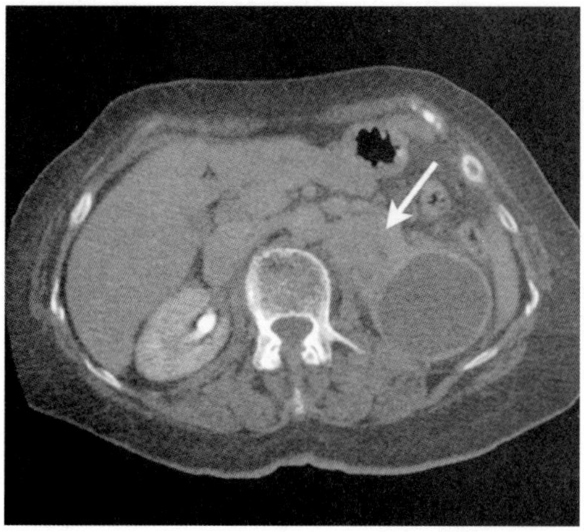

图 9.5 A

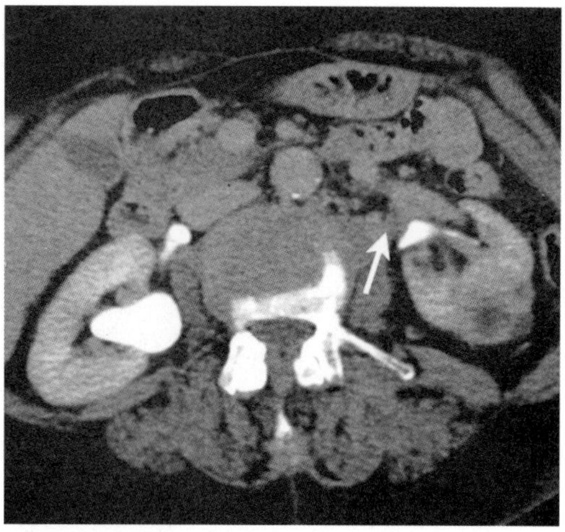

图 9.5 B

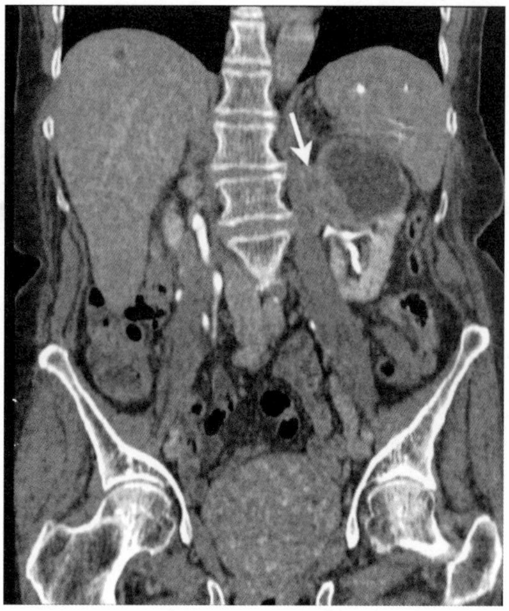

图 9.5 C

CT 表现：CT 尿路成像排泄期肾脏水平的横断面图像（A）显示左侧重复收集系统的上肾段肾盂积水。上肾段输尿管近端也可见一软组织肿块（箭）。更下方层面的横断面图像（B）显示异常软组织（箭）位于下肾段收集系统内侧。肾外侧面的低密度区为扩张的上肾段收集系统下部。冠状面最大密度投影图像（C）显示扩张的上肾段收集系统和软组织肿块（箭）累及上肾段输尿管。

诊断：重复收集系统的上肾段输尿管移行细胞癌

讨论：过去，血尿的病人常应用静脉尿路造影和/或超声检查。当这些检查无法查找血尿的病因时，才行常规 CT 或 MRI 检查。现在，只需要 CT 尿路成像就能满足对血尿的病人检查。本病例的巨大浸润型移行细胞癌，只用 CT 尿路成像就做出了诊断和分期。除尿路上皮肿块外，还发现了增大的主动脉旁淋巴结和肺转移。

病例 9-6 输尿管移行细胞癌

病史：80 岁，男性，结肠癌，肾盂积水。继发性尿道下裂，膀胱镜不能进入膀胱，无法行逆行肾盂造影检查。

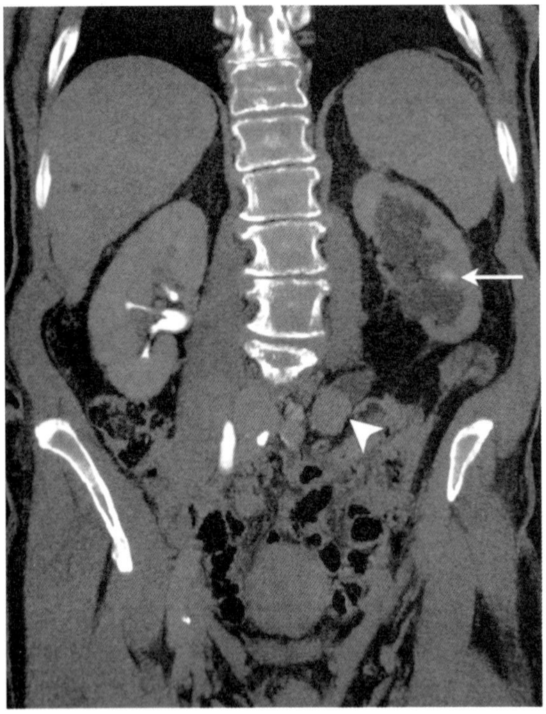

图 9.6 A

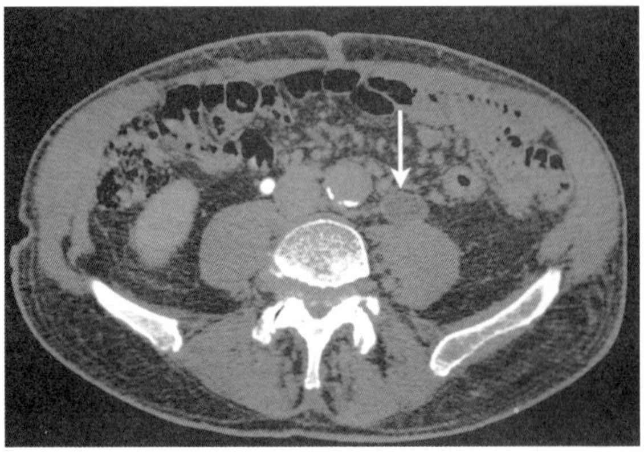

图 9.6 B

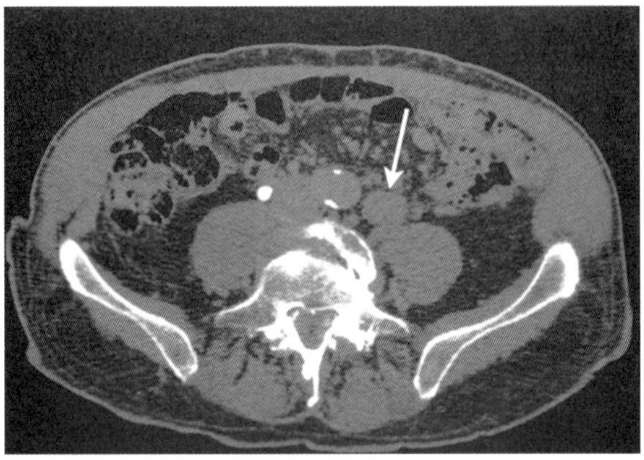

图 9.6 C

CT 表现：CT 尿路成像排泄期冠状面图像（A）显示左肾盂积水伴肾实质萎缩，注入对比剂 15 分钟后，左肾收集系统内只见极少量的对比剂（箭）。扩张的左侧输尿管中部可见一软组织密度肿块（箭），这部分地因为尿液和肿块之间存在的自然对比。最接近肿块层面的排泄期横断面图像（B）显示未强化的输尿管中段明显扩张（箭）。稍下层面的排泄期横断面图像（C）显示输尿管内有一大的梗阻性输尿管肿块（箭）。

诊断：输尿管移行细胞癌

讨论：IVU 可能很难诊断梗阻性移行细胞癌（TCC）。在重度梗阻的情况下，排泄常明显延迟。因为输尿管不显影，病变无法显示，因此IVU 常无法做出诊断。用 CT 尿路成像，即使有输尿管梗阻，即使排泄期扫描时尿路不显影，通常仍可以发现尿路上皮肿瘤。因为肿瘤的密度高于邻近未显影的尿液，使肿瘤得以显示。尿路未显影时，应仔细检查整个肾内收集系统及输尿管，发现是否存在软组织密度区。如肾实质早期扫描图像包括输尿管，也可发现尿路上皮肿瘤。TCC 在注入对比剂后典型地发生强化（见病例9-1）。所以肿瘤的密度升高，使增强的肿块和未显影尿液的对比更为突出。本病例表明，CT 尿路成像可用于显示扩张而未显影的输尿管、尿路上皮及肿瘤，CT 尿路成像可用于诊断IVU 不能诊断的尿路上皮肿瘤。此外，本病例在技术上无法实施逆行肾盂造影。

病例 9-7 输尿管移行细胞癌

病史：79 岁，女性，肉眼血尿 2 个月。

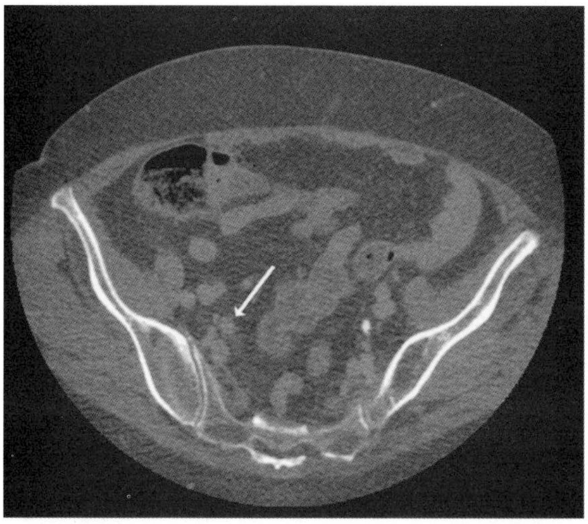

图 9.7 A

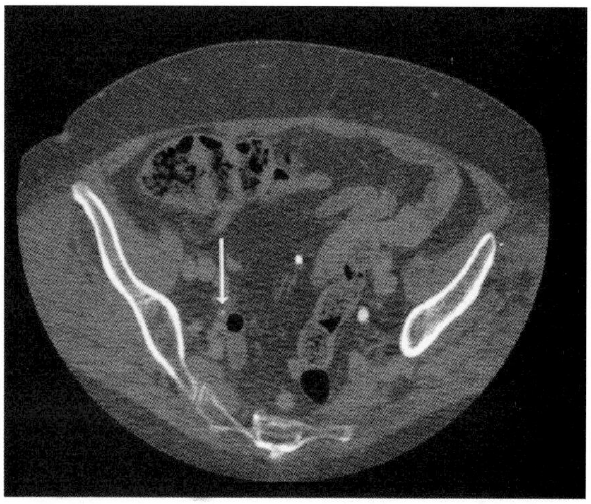

图 9.7 B

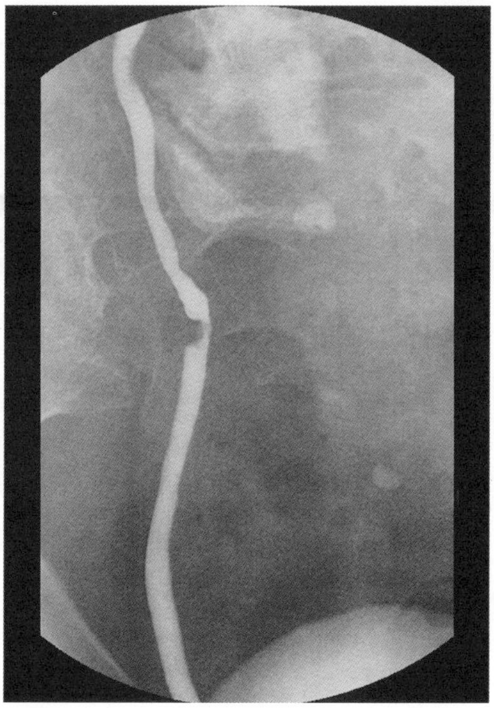

图 9.7 C

CT 表现：CT 尿路成像排泄期横断面图像（A）显示右侧输尿管下段轻度扩张，但未显影（箭）。可与显影的左侧输尿管下段正常管径进行比较。稍下层面的横断面图像（B）显示右侧输尿管只有轻微显影（箭）。逆行肾盂造影透视下点片（C）上显示该平面的右侧输尿管内的一个不规则充盈缺损。

诊断：输尿管移行细胞癌

讨论：CT 尿路成像常根据肿瘤和邻近显影的高密度尿液之间的密度差异来诊断肾内收集系统和输尿管的肿瘤。然而在排泄期扫描时，因输尿管梗阻（产生排泄延迟）或无梗阻的收集系统内的输尿管蠕动，输尿管可能不完全显影。当梗阻使输尿管不显影时，由于出现相应的肾盂积水及输尿管积水，常可发现肾内收集系统和输尿管内的肿瘤。在这些情况下，软组织密度的肿瘤可被扩张的输尿管内未显影的尿液衬托出来。然而如果收集系统和输尿管不显影、不扩张，可能难于发现较小的肿瘤。本病例仅有右侧输尿管轻度扩张提示了病变的存在。本病例说明CT尿路成像时，如果发现输尿管不完全显影，应仔细观察以寻找任何局限性扩张。有些病例，还需增加其他图像或逆行肾盂造影。本例病人，应用输尿管镜切除了右侧输尿管内的息肉样肿瘤。

病例 9-8 输尿管移行细胞癌

病史：77 岁，女性，肉眼血尿，超声发现轻度右肾盂积水。

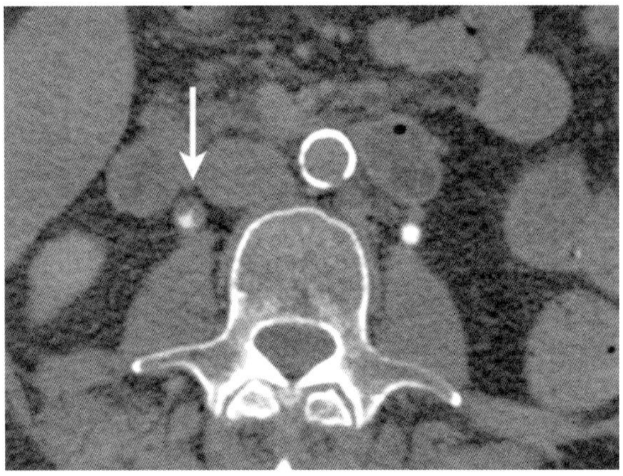

图 9.8 A

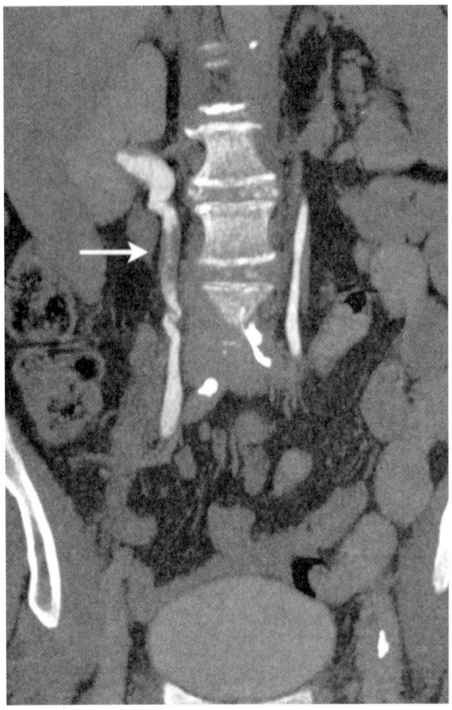

图 9.8 B

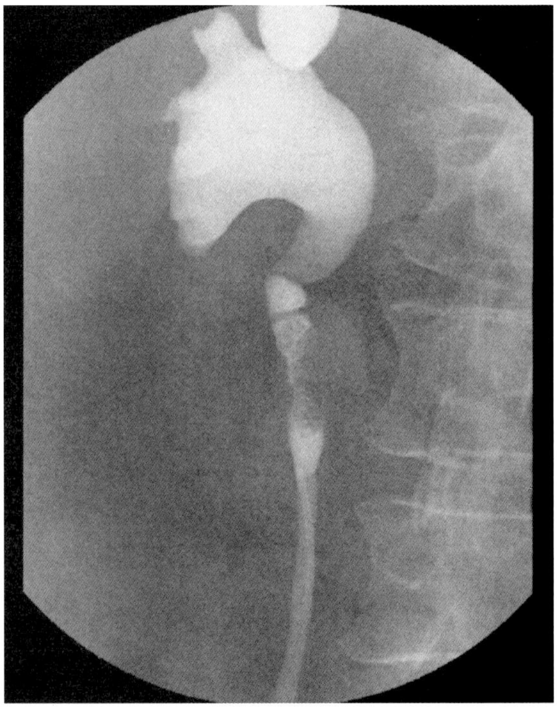

图 9.8 C

CT 表现：CT 尿路成像排泄期横断面图像（A）显示右侧输尿管近端的前面有一不规则软组织肿块（箭）。冠状面图像（B）显示肿块（箭）累及输尿管数厘米长，被肿块包埋的输尿管腔不规则。逆行肾盂造影（C）也显示输尿管近端的表面呈条纹状和肾盂积水。

诊断：输尿管移行细胞癌

讨论：CT 尿路成像几乎同逆行肾盂造影一样，可显示有蒂的移行细胞癌（TCC）的表面。有蒂的乳头状移行细胞癌的表面间隙内有对比剂充盈。多层螺旋 CT 尿路成像的空间分辨率完全可显示这些细微的改变。与逆行肾盂造影不同的是，CT 尿路成像可显示输尿管壁增厚的范围及输尿管周围脂肪受累的程度。CT 尿路成像可用于检查余下的尿路上皮上同时存在的肿瘤。本病例做了肾输尿管切除术。术中所见的肿瘤范围与 CT 尿路成像所示完全相符。

病例 9-9 输尿管移行细胞癌

病史：72 岁，女性，下腹部疼痛，超声发现右肾盂积水。

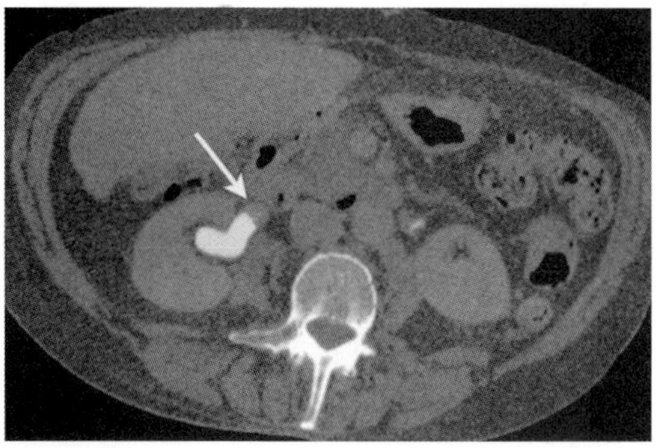

图 9.9 A

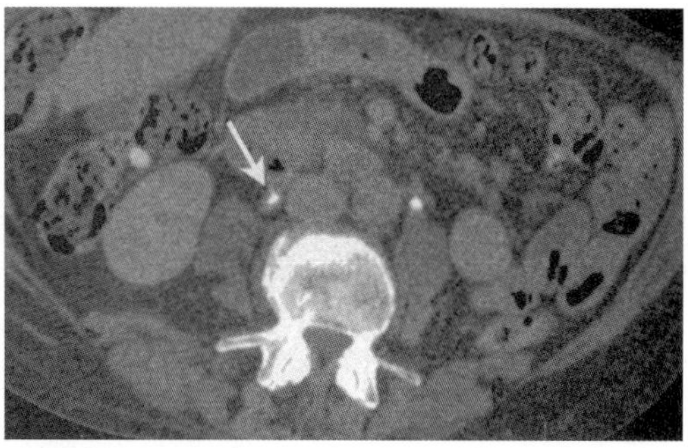

图 9.9 B

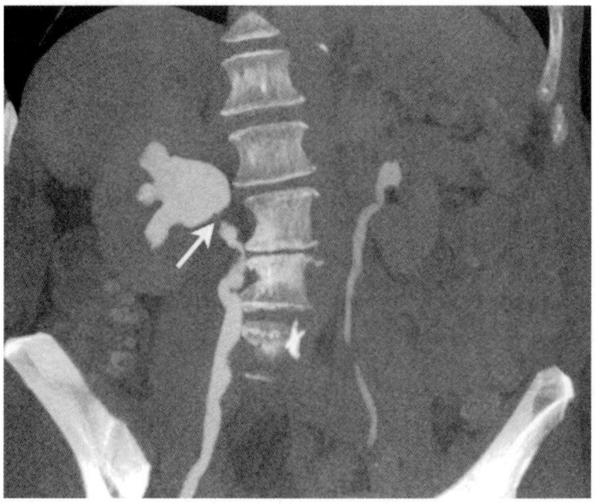

图 9.9 C

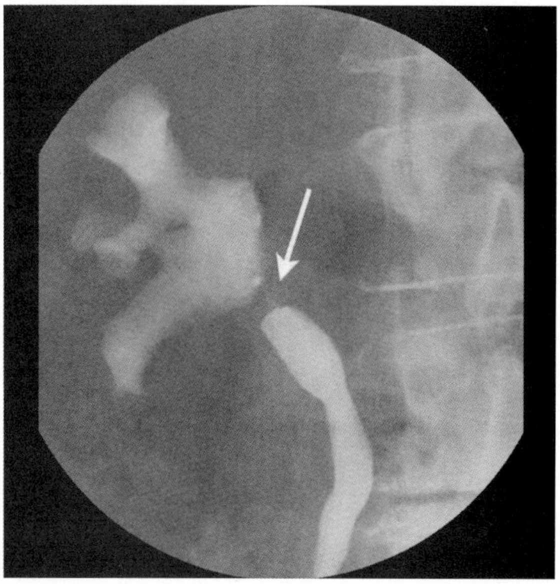

图 9.9 D

CT 表现：CT 尿路成像排泄期右侧肾盂输尿管接合部水平（A）和输尿管近端的（B）横断面图像显示一边缘光滑的软组织密度肿块环绕输尿管致输尿管壁呈环形增厚。冠状面最大密度投影图像（C）显示环形增厚致输尿管上段出现1cm的局限性狭窄（箭）。逆行肾盂造影显示相同长度的输尿管近端狭窄（箭）。

诊断：输尿管移行细胞癌

讨论：在很少的情况下（<1%的病人），移行细胞癌（TCC）可表现为输尿管壁的局限性环形增厚。在这种情况下，肿瘤主要沿输尿管壁生长，而不进入输尿管腔。应用 CT 尿路成像的横断面图像，可发现增厚的输尿管，狭窄的输尿管在三维图像（如最大密度投影图像上）显示最佳。只有管壁严重增厚使管腔变窄时，如本病例，传统的IVU 和逆行肾盂造影才可以发现这些异常。CT 尿路成像是一种断层技术，可以发现无管腔狭窄的管壁增厚。CT 尿路成像不依赖狭窄的管腔，故对输尿管 TCC 的检测更敏感；然而这些在一组对照研究中未得到进一步证实。环状壁增厚也可继发于炎症，最多见于结石基础上的炎症。大多数这样的病例中有结石病或有结石排出史。

病例 9-10 输尿管移行细胞癌

病史：74 岁，男性，膀胱癌行膀胱根治术后，尿检查见非典型细胞。

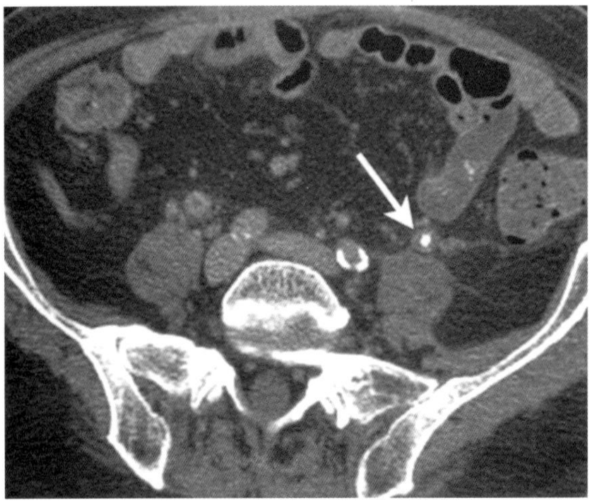

图 9.10 A

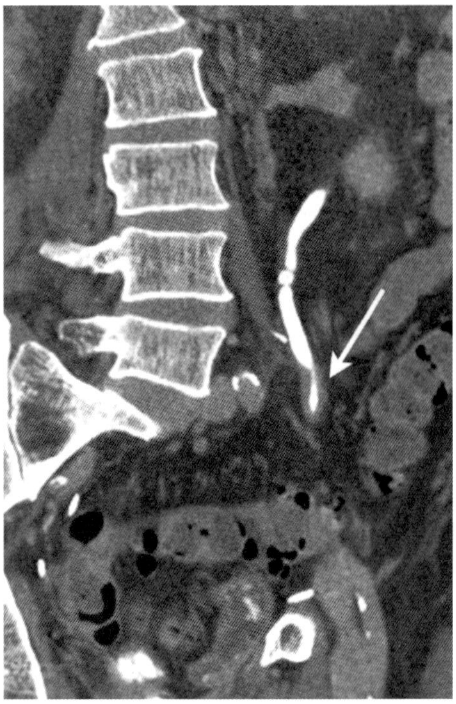

图 9.10 B

CT 表现：CT 尿路成像排泄期横断面图像（A）显示左侧输尿管壁重度环形增厚(箭)。输尿管腔轻度变窄。斜冠状面重组图像（B）显示输尿管壁增厚（箭）累及左侧输尿管中段的一长段。

诊断：输尿管移行细胞癌

讨论：本病例为另一例移行细胞癌（TCC），表现为输尿管壁环形增厚。如本例所示的环形增厚可累及输尿管的一长段。有些情况下，整段输尿管可能受累。CT 尿路成像可显示输尿管的管壁及管腔，因此，可以清楚显示异常增厚的程度和范围。然而，CT 对输尿管 TCC 的局部分期仍有局限性。不能确定肌层侵犯的深度。只有输尿管之外的播散非常明显及转移淋巴结增大时，才能被发现。（本病例由 Richard Cohan，MD，and Elaine Caoili，MD，University of Michigan，Ann Arbor，MI 提供。）

病例 9–11 继发于输尿管炎症的弥漫性尿路上皮壁增厚

病史：一老年男性，膀胱移行细胞癌根治术及回肠尿路分流术后，输尿管内置支架，用卡介苗（BCG）治疗上尿路多灶性浅表性尿路上皮癌。

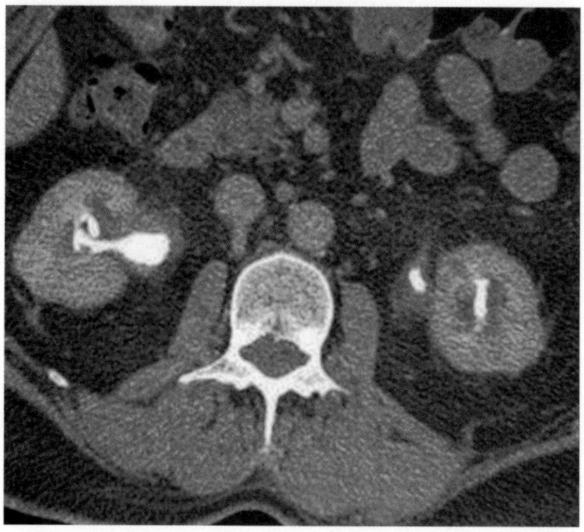

图 9.11 A

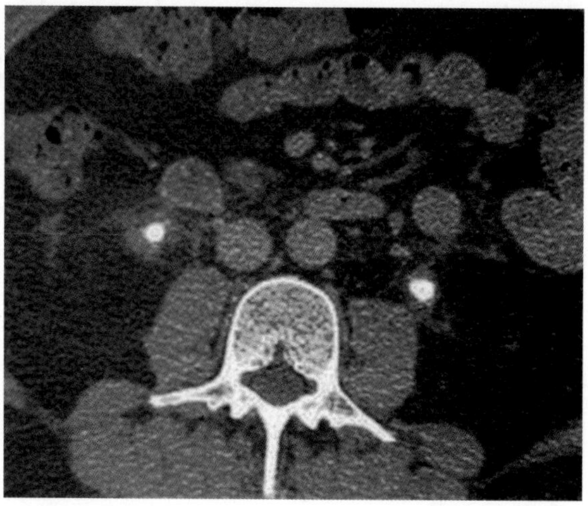

图 9.11 B

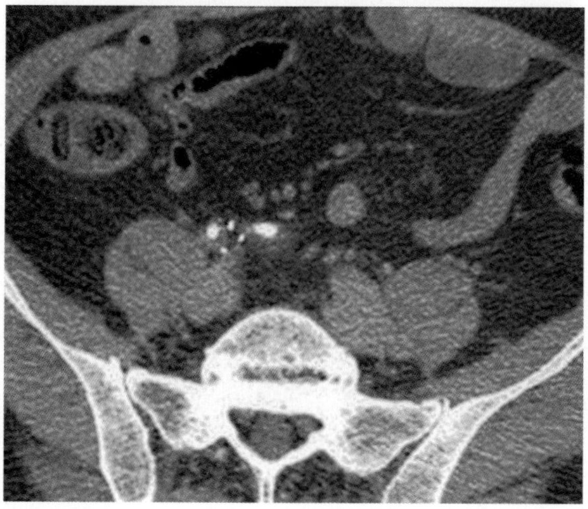

图 9.11 C

CT 表现：CT 尿路成像排泄期横断面图像（A）显示右肾盂及左侧输尿管近端管壁增厚。输尿管中段横断面图像（B）显示输尿管壁呈显著、广泛增厚。输尿管腔规则，未见狭窄。输尿管回肠吻合口上端的横断面图像（C）显示管壁增厚仍然存在。

诊断：继发于输尿管炎症的弥漫性尿路上皮壁增厚

讨论：弥漫性尿路上皮壁增厚可由尿路上皮肿瘤或输尿管炎症（包括感染）所致。这两种病因的表现在 CT 尿路成像上无法区分。在本病例中，尽管上尿路的尿路上皮全部被累及，通常见于肿瘤甚至多灶性肿瘤，但本病例却未发现残留的肿瘤。本例病人在CT尿路成像前的尿液细胞学检查为阴性，随诊检查显示输尿管壁增厚持续、稳定存在。局部 BCG 免疫治疗浅表性膀胱癌及膀胱原位癌已应用数年，这种药物极少用于上尿路。BCG 是一种来源于分枝杆菌的灭活菌。BCG 应用于膀胱是因为 20 世纪早期发现结核病人的癌症发生率低。最后在动物和人类的膀胱内研究评价了BCG，发现BCG可成功治疗浅表性膀胱癌。目前，BCG主要用于膀胱原位癌的治疗；然而在极少数情况下，也用于双侧上尿路疾病（如本病例）的病人，孤立肾的病人和尚未手术的候选病人。本例病人的严重的输尿管壁增厚很可能继发于 BCG 和输尿管内支架的联合治疗。尽管尿路上皮增厚可分别见于单独应用 BCG 治疗或输尿管内支架的病人，但病情通常不如本例那样严重。（本病例由 Richard Cohan，MD，and Elaine Caoil，MD，University of Michigan，Ann Arbor，MI 提供。）

病例 9–12 低度恶性潜能的乳头状尿路上皮肿瘤

病史：54 岁，男性，镜下血尿。

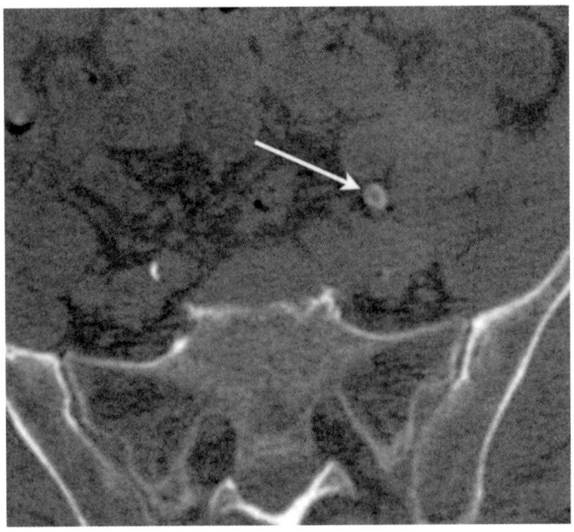

图 9.12 A

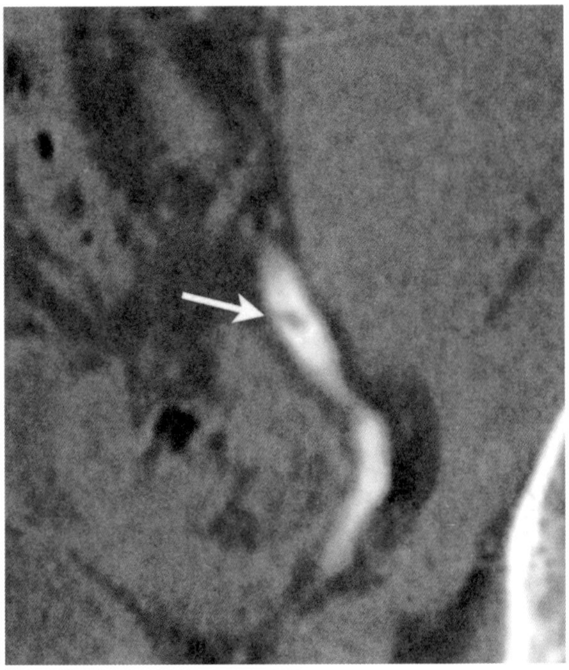

图 9.12 B

CT 表现：CT 尿路成像排泄期横断面图像（A）显示左侧输尿管中段有一微小充盈缺损（箭）。此充盈缺损在薄层块冠状面重组平均密度投影图像上也可见到[(B) 中箭]

诊断：低度恶性潜能的乳头状尿路上皮肿瘤

讨论：1998年世界卫生组织联合国际泌尿病理协会修改用于尿路上皮肿瘤的分类术语。根据尿路上皮肿瘤的病理表现分为三组：高级、低级和最低级，最低级别指低度恶性潜能的尿路上皮乳头状癌。这些肿瘤应与乳头状瘤相鉴别，乳头状瘤是一种起源于尿路上皮的良性肿瘤，呈不规则乳头状生长，其中心为一纤维血管核。虽然分类的命名另一方面可能提示低度恶性潜能的尿路上皮乳头状肿瘤应被视为低度恶性肿瘤。此类肿瘤通常做浅表治疗（在输尿管镜或膀胱镜下完成）。有些病人经浅表治疗后可复发。治疗后复发的病变可能是更高级别的肿瘤，可能累及肌肉。从最初的诊断到发现癌症侵袭之间的平均时间较长，Cheng 及其同事的一组研究结果为 10 年以上。因此在最初的治疗后需要进行定期复查。本病例证实 CT 尿路成像可用于发现微小的尿路上皮肿瘤。本例肿瘤直径只有2或3毫米，未引起任何管腔扩张或不规则。假设肿瘤位于骶骨前方的输尿管内，在 IVU 图像上，可能无法发现病变。(本病例由Richard Cohan，MD，and Elaine Caoil，MD，University of Michigan，Ann Arbor，MI 提供。)

病例 9-13 输尿管回肠吻合口移行细胞癌

病史：64 岁，男性，回肠输尿管分流术后，肉眼血尿。

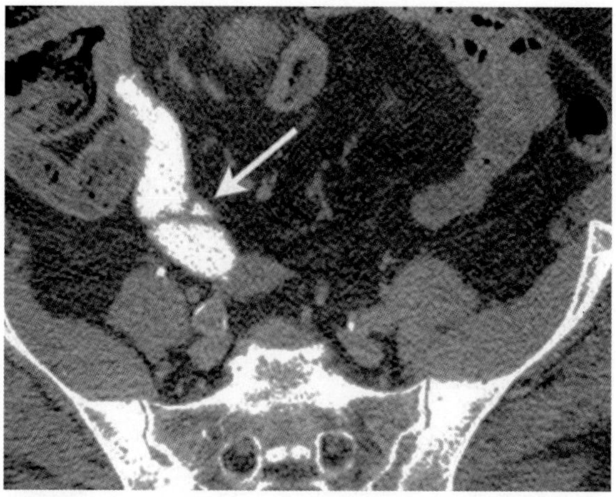

图 9.13 A

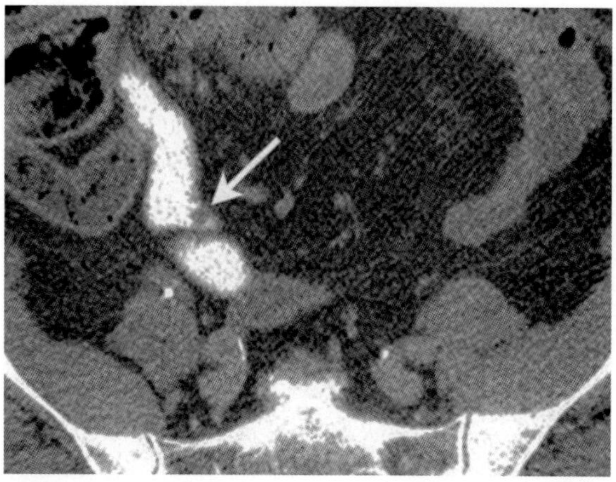

图 9.13 B

CT表现：经骨盆及右侧输尿管回肠吻合口水平的CT尿路成像排泄期横断面图像（A）显示一个正常回肠肠管和一个正常管径的远端输尿管（箭）。稍下层面横断图像（B）显示输尿管远端前面与肠管内侧之间可见一微小的软组织结节。

诊断：输尿管回肠吻合口移行细胞癌

讨论：移行细胞癌（TCC）膀胱切除术后的病人可发生上尿路癌。肿瘤可单发或多发，发生于上尿路的任何部位。影像检查可能难于发现紧邻近输尿管回肠吻合口处的输尿管癌，因为在这个区域的尿路上皮在术后也可能出现轻度增厚。另外，术后的病人可在该区发生良性狭窄，而产生相应的症状。有时需要在连续的CT尿路成像检查上评价输尿管回肠吻合口区，以确定输尿管远端的管壁增厚是否为预期的术后改变、良性狭窄、或是一个新生的肿瘤。本病例的肿瘤虽然很小，由于呈圆形、结节状，故可以发现。(本病例由Richard Cohan，MD，and Elaine Caoil，MD，University of Michigan，Ann Arbor，MI 提供。)

病例 9–14 输尿管多灶性移行细胞癌

病史：74岁，男性，肉眼血尿，超声发现左肾盂积水。尿细胞学检查提示恶性细胞呈阳性。逆行肾盂造影检查由于左侧输尿管口炎症性改变，无法将导管插入。

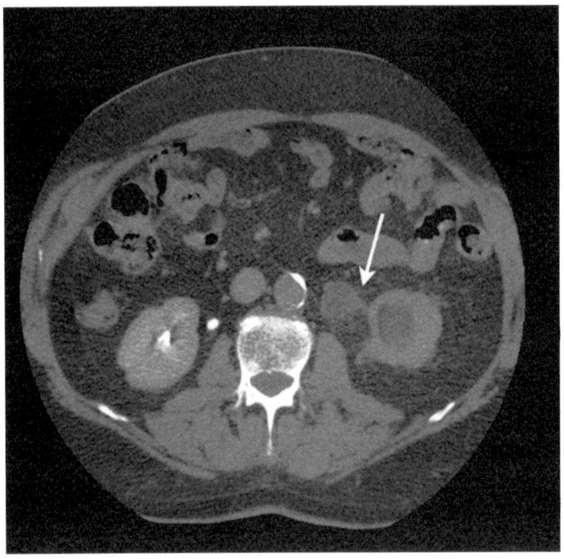

图 9.14 A

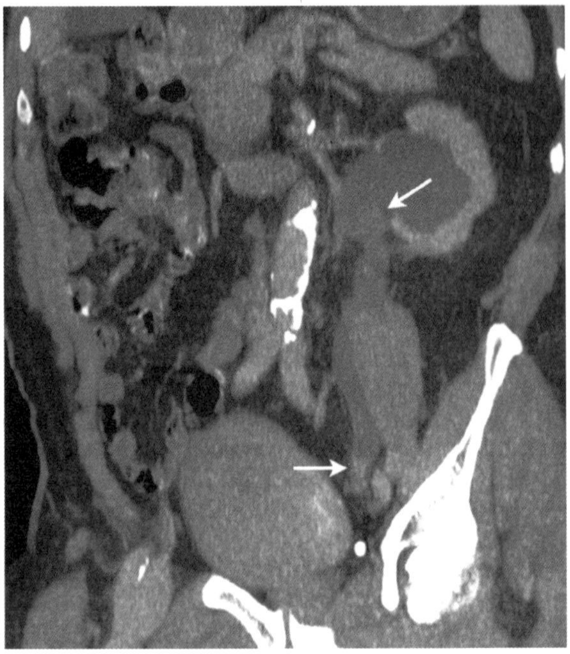

图 9.14 B

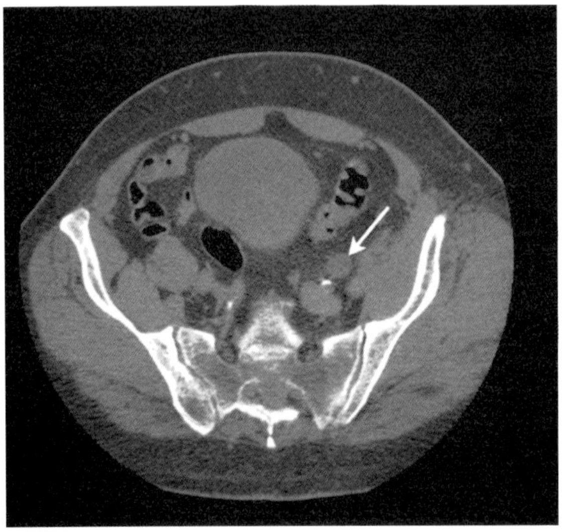

图 9.14 C

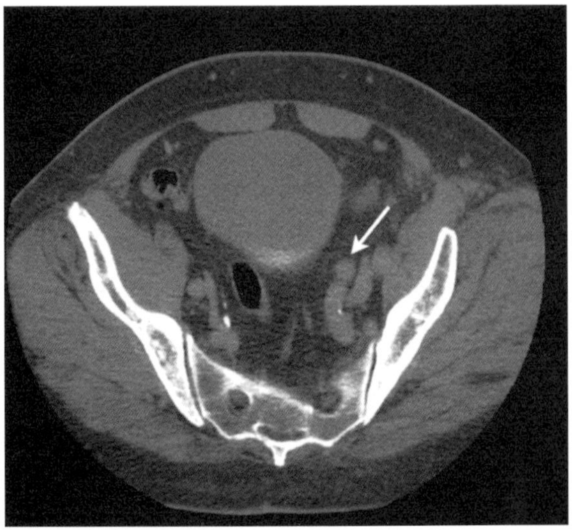

图 9.14 D

CT 表现：CT 尿路成像排泄期横断面图像（A）显示左侧肾盂内侧壁有一软组织密度肿块（箭）。邻近的肾周间隙可见带状软组织影。左肾收集系统扩张，因重度梗阻而未显影。斜冠状面图像（B）显示软组织密度肿块（箭）与左侧输尿管上下段内未强化尿液相邻。排泄期输尿管下段肿块的头侧横断面图像（C）显示左侧扩张输尿管内的未显影尿液（箭）。排泄期输尿管下段肿块水平的横断面图像（D）显示肿块密度（箭）高于未显影尿液。

诊断：输尿管多灶性移行细胞癌

讨论：约14%～30%的移行细胞癌为多灶性病变。CT尿路成像扫描主要是检查全部尿路上皮。本病例是另一个说明如何在输尿管内尿液不显影的情况下发现扩张输尿管内肿瘤的范例（见病例9–6）。在这类病人中于尿路排泄期后无需再做额外的延迟扫描。本病例说明CT尿路成像可用于诊断不能实施逆行造影和输尿管镜检查的病人。

病例 9-15 囊性输尿管炎

病史：62 岁，女性，发烧，寒战、呕吐，右侧腰部疼痛。

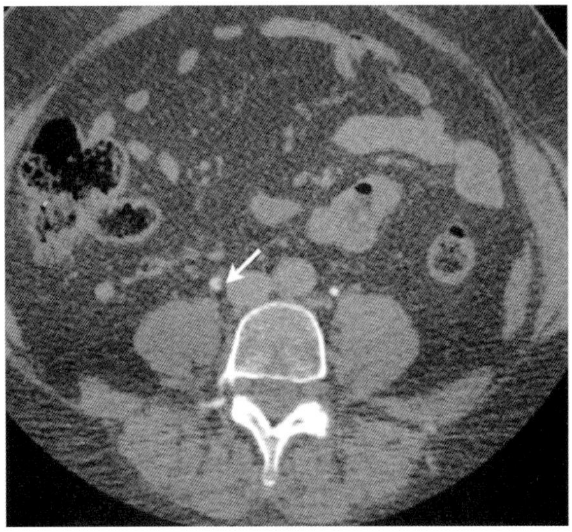

图 9.15 A

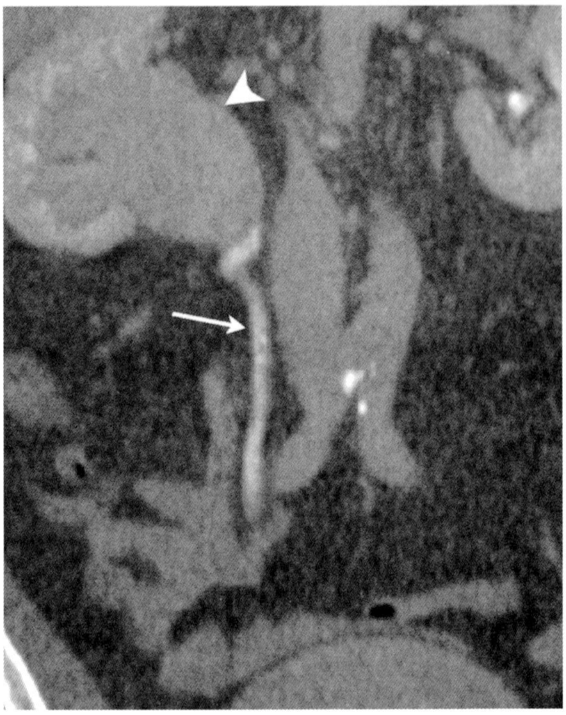

图 9.15 B

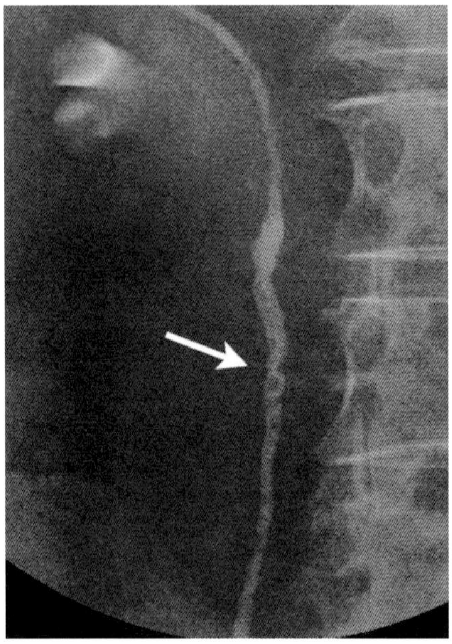

图 9.15 C

CT 表现：CT 尿路成像排泄期横断面图像（A）显示右侧输尿管内有一小充盈缺损（箭）。其他图像上可见多发类似的充盈缺损。冠状面最大密度投影图像（B）显示显影的右侧重复收集系统的上肾段输尿管内多发小的充盈缺损（箭），并可见右下肾段肾盂积水（箭）。右侧逆行肾盂造影透视下点片显示上肾段输尿管内的多发小充盈缺损（箭）。

诊断：囊性输尿管炎

讨论：囊性输尿管炎为一种少见病，在输尿管黏膜下可发现含蛋白性液体的小囊肿。如果病变位于肾内收集系统，称为囊性肾盂肾炎；如果两个部位均存在病变，称为囊性肾盂输尿管炎。囊肿的发病原因不清，但通常合并结石和 / 或慢性输尿管炎。CT 尿路成像上，囊性肾盂输尿管炎的表现与静脉尿路造影及逆行肾盂造影上的表现相似。囊性输尿管炎的特征性表现为多发的、边缘光滑的、卵圆形的管壁充盈缺损，突入收集系统或输尿管腔。虽然本例病人进行了逆行肾盂造影检查，但并不需要用它来做诊断。CT 尿路成像的表现通常是明确的，虽然鉴别诊断应包括多灶性TCC（病灶数量常不如囊性输尿管炎多），转移（形态不规则），血管性输尿管压迫（几乎总是为线性而非卵圆形），表皮下出血（极为罕见），泌尿生殖系统结核（一般具备结核性感染的其他征象，如乳头坏死）。

病例 9-16 左侧重复尿路收集系统的上肾段输尿管肾源性腺瘤

病史：41 岁，男性，持续性镜下血尿，发烧，右腰部疼痛，三年前结石排出史，当时经静脉尿路造影（IVU）检查得知左肾收集系统重复畸形的上肾段肾盂积水。

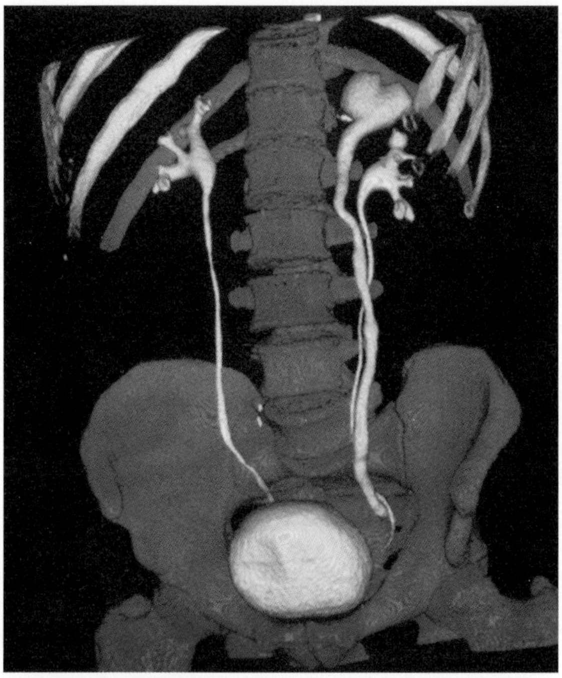

图9.16 A（见彩图 图9.16 A）

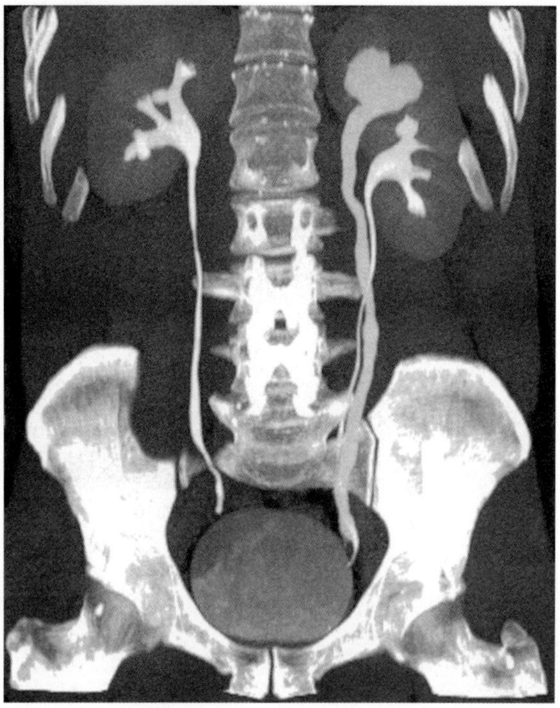

图9.16 B

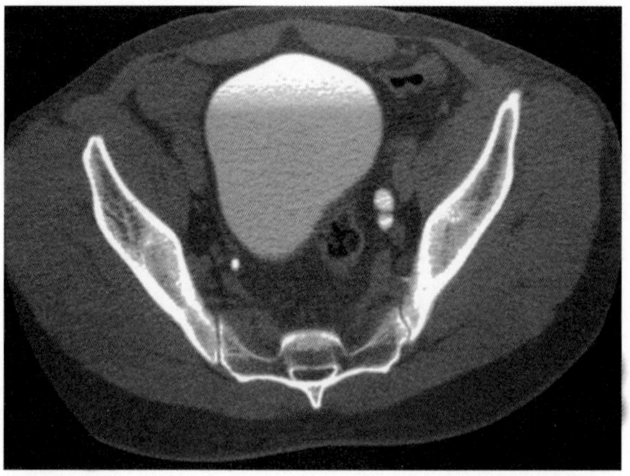

图9.16 C

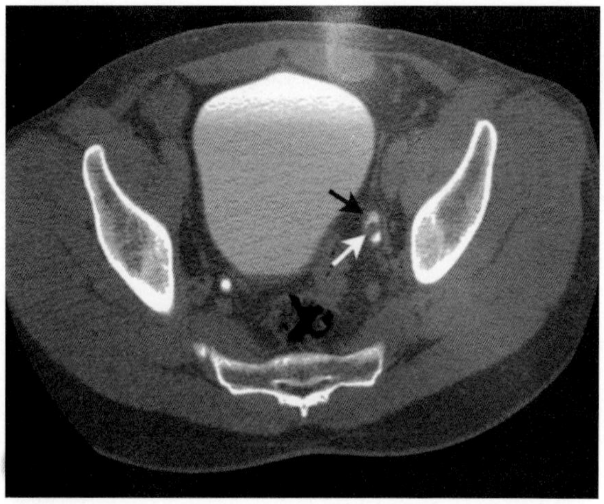

图9.16 D

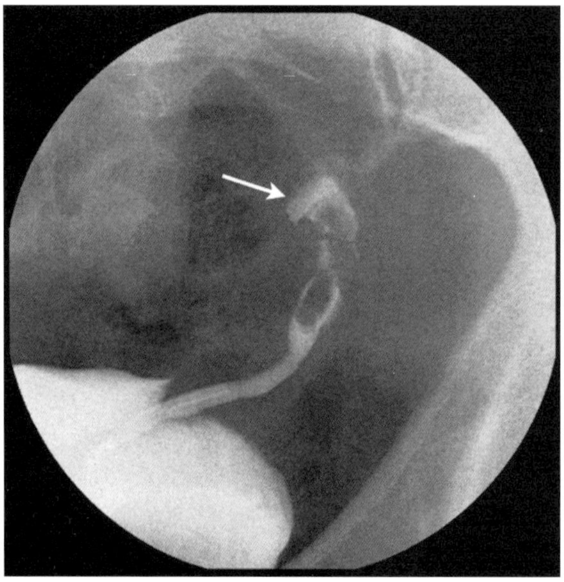

图 9.16 E

CT 表现：CT 尿路成像容积再现图像（A）和厚层块冠状面最大密度投影图像（B）显示右肾收集系统和输尿管正常，左肾收集系统重复畸形。左侧上肾段输尿管和肾盂扩张。俯卧位排泄期横断面图像（C）显示悬垂的对比剂层面膀胱的前面。单一右侧输尿管和两条左侧输尿管（左侧前方的输尿管扩张最明显）内充满对比剂。稍下层面的图像（D）显示位于前面的左侧上肾段输尿管的尿路上皮呈不规则增厚(箭)。左侧上肾段输尿管逆行肾盂造影（E）显示一不规则肿块。充盈缺损的远侧输尿管呈 “高脚杯” 征。对比剂从输尿管内渗入到周围组织（箭），提示输尿管穿孔。

诊断：左侧重复尿路收集系统的上肾段输尿管肾源性腺瘤

讨论：肾源性腺瘤或腺瘤样化生通常是尿路上皮良性增生的一种类型，通常表现为膀胱、输尿管和肾盂内具有占位效应的肿块。与慢性感染或刺激有关，例如可发生于结石病人。肾源性腺瘤可为单发或多发，乳头状或无蒂性。影像检查不能将其与移行细胞癌（TCC）或其他良性尿路上皮病变进行鉴别，但肾源性腺瘤的组织学形态有特征性。需行膀胱或输尿管镜及活检以明确诊断。

病例 9-17 纤维上皮息肉

病史：54 岁，女性，肉眼血尿，尿频。

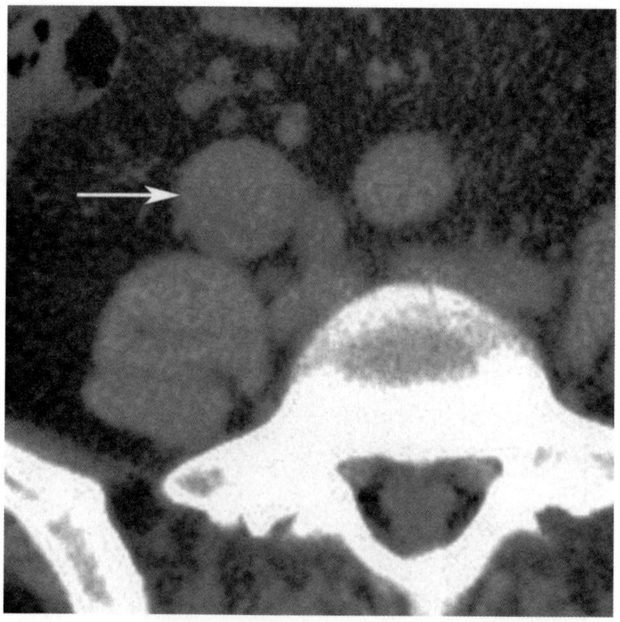

图 9.17 A

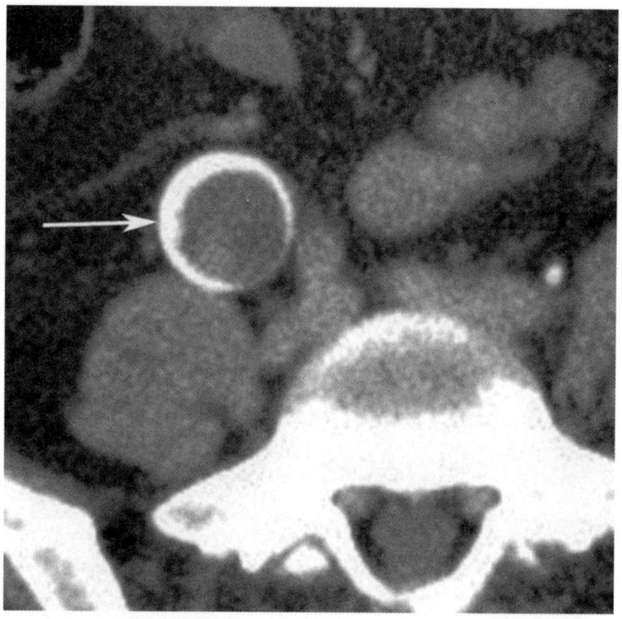

图 9.17 B

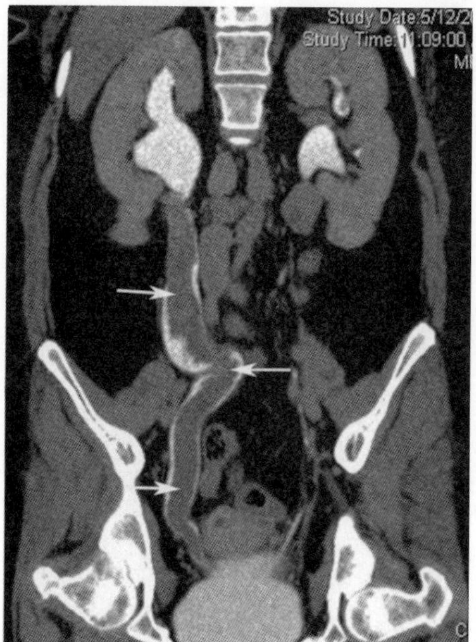

图 9.17 C

CT 表现：CT 尿路成像平扫（A）和排泄期（B）横断面图像显示左侧输尿管中度扩张，其内可见一软组织肿块。肿块 CT 值从平扫图像上的 27HU 增强到排泄期的74HU。只于右侧输尿管的周边发现对比剂。曲面重组图像（C）显示管腔肿块的范围（箭），累及扩张的右侧输尿管的全程。

诊断：纤维上皮息肉

讨论：除良性乳头状瘤外，纤维上皮息肉是上尿路最常见的良性肿瘤。在半数以上的病例中，纤维上皮息肉发生在输尿管上部或肾盂输尿管接合部，可引起梗阻。肿瘤的大小为1cm～13cm，常为单发。肿瘤在正常的尿路上皮下方由疏松的纤维组织核组成，纤维上皮息肉通常以一个蒂附着于输尿管上，使其可在输尿管内游动。纤维上皮息肉的病因不清；阻塞、创伤、感染、发育性误区可能是其致病原因。

纤维上皮息肉多发生于40岁以下的病人，尤其是男性。病人可出现绞痛和/或肉眼血尿，如本病例。由于输尿管部分梗阻，疼痛可为间歇性，较移行细胞癌（TCC）更为多见。影像学上，纤维上皮息肉为长而窄、边缘光滑的充盈缺损，可能有蒂使其在输尿管内自由活动。增强检查可用于将本病与和本病相似的血凝块相鉴别。但在影像学检查的基础上，不能对纤维上皮息肉与其他息肉样尿路上皮癌做出鉴别。如果息肉较小，可于输尿管镜检查时切除；而较大的息肉，常需做肾脏输尿管全切除术，如本病例。（本病例由Lisa Zorn，MD，and Stuart G. Silverman，MD，Brigham and Woman's Hospital，Boston，MA提供。）

病例 9-18 淋巴瘤样肿块阻塞左侧输尿管远端，导致肾盂肾窦反流

病史：47 岁，女性，淋巴瘤，血尿。

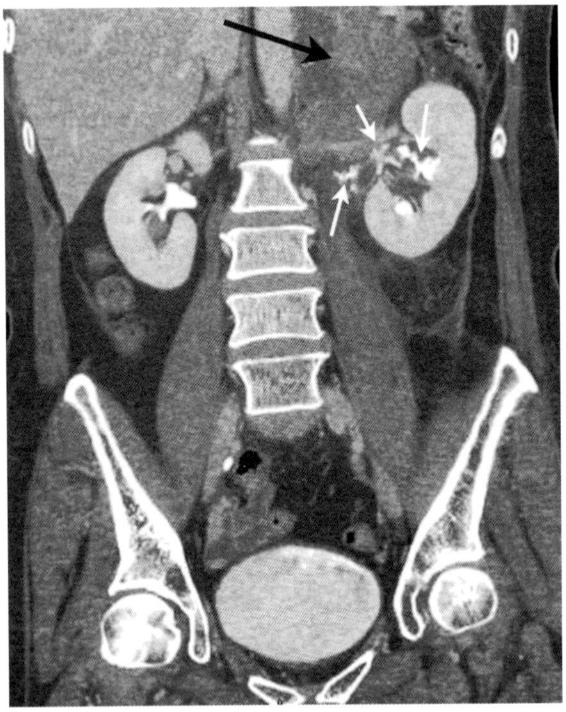

图 9.18 A

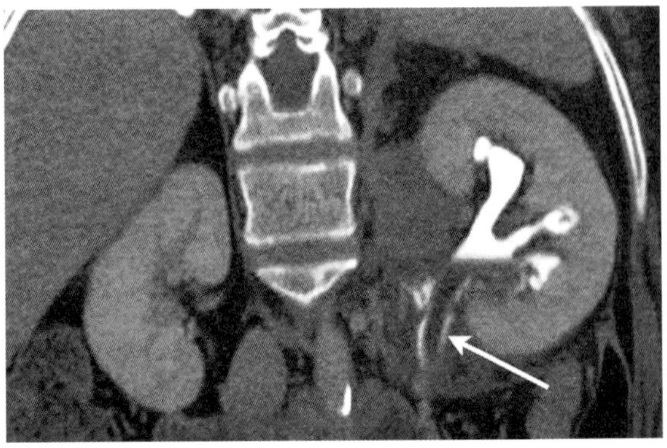

图 9.18 B

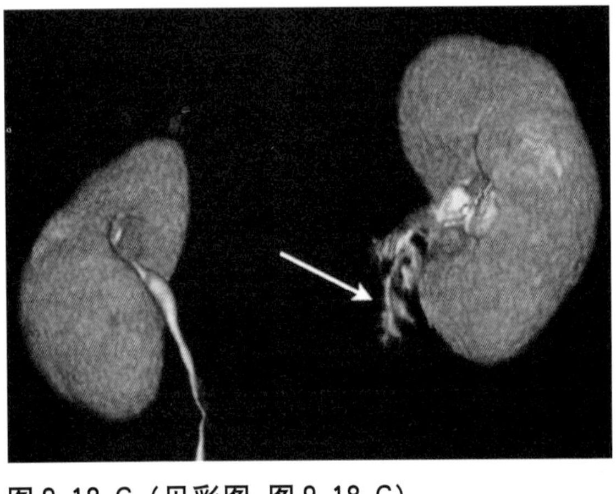

图 9.18 C（见彩图 图 9.18 C）

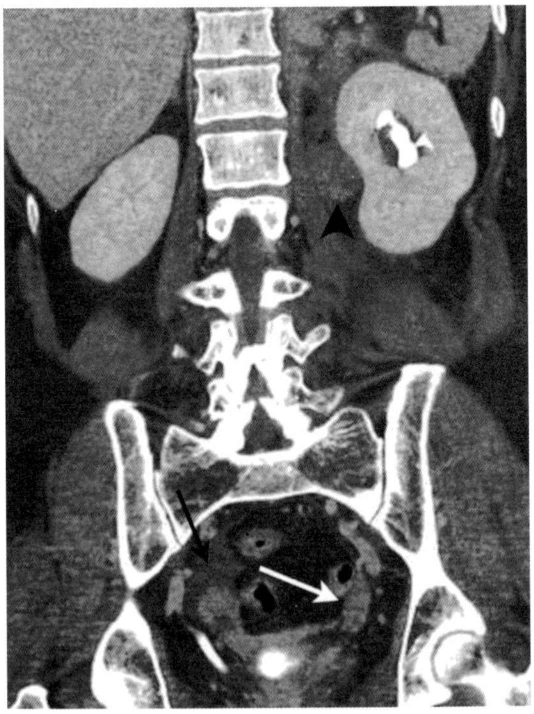

图 9.18 D

CT 表现：应用分离团注技术的CT尿路成像肾实质期/排泄期组合的冠状面图像（A）显示左肾内上侧有一大肿块（黑箭）。肾图是对称的。左肾肾窦内排泄的对比剂形态不规则（白箭）。曲面重组冠状面图像（B）显示由排泄的对比剂衬托出的左侧输尿管近端扩张但未显影。容积再现图像（C）也显示了左侧肾窦和左侧输尿管周围对比剂渗出（箭）。冠状面重组图像（D）显示一小软组织肿块（白箭），在其他图像上显示该肿块与扩张左侧的远端输尿管相连。左侧主动脉旁软组织肿块只显示一小部分，位于左肾内侧（箭）。右侧肾盂内见少量的腹膜内积液（黑箭）。

诊断：淋巴瘤样肿块阻塞左侧输尿管远端，导致肾盂肾窦反流

讨论：输尿管本身或外部的病变可导致输尿管阻塞。虽然淋巴瘤可压迫输尿管，但在许多病人中，较大淋巴结肿块仅使输尿管移位而不引起输尿管阻塞。输尿管阻塞大多由邻近的肿块所致，如淋巴瘤。内在的原发性输尿管淋巴瘤极少见。本例病人主动脉左侧的大肿块提示淋巴瘤比较广泛。肾盂内软组织肿块可能是淋巴瘤，但鉴别诊断中也应考虑到移行细胞癌。肾盂肾窦对比剂外渗最多见于急性尿路梗阻的病人。其特征性表现为对比剂渗出致部分肾周间隙显影，肾窦充填，衬托出输尿管的轮廓。肾盂肾窦外渗被认为是继发于肾内收集系统急性梗阻，压力突然增加导致尿路中最薄弱的肾盏穹隆破裂。少数情况下，肾盂肾窦外渗也可见于慢性梗阻的病人，如本病例。治疗上除需缓解梗阻或分流尿液之外，如果尿液没有感染，无需特殊处理。一般情况下，如果梗阻解除，外渗的尿液可自行消散，但有时即使梗阻继续存在，尿液外渗也可停止。(本病例由 William Weadock，MD，University of Michigan，Ann Arbor，MI 提供。)

病例 9-19 肾活检致右肾动脉分支假性动脉瘤出血

病史：74 岁，女性，急性肾衰竭行血液透析治疗，肾活检后肉眼血尿。

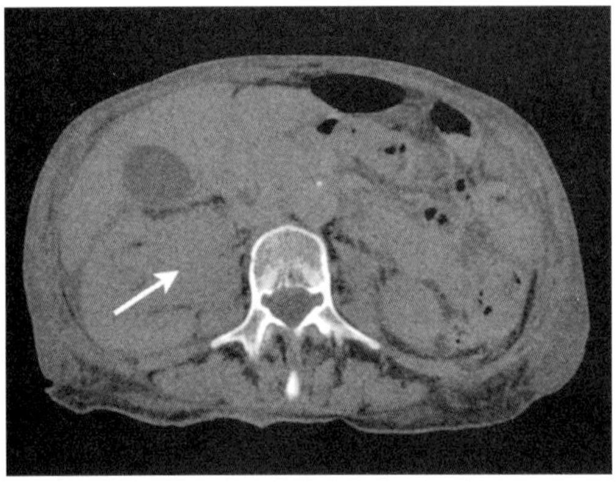

图 9.19 A

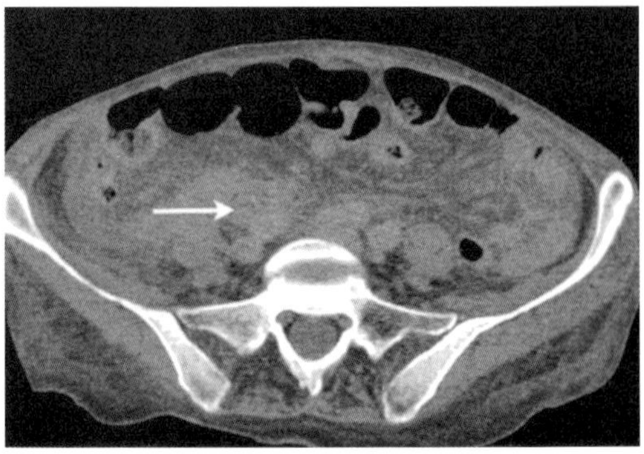

图 9.19 B

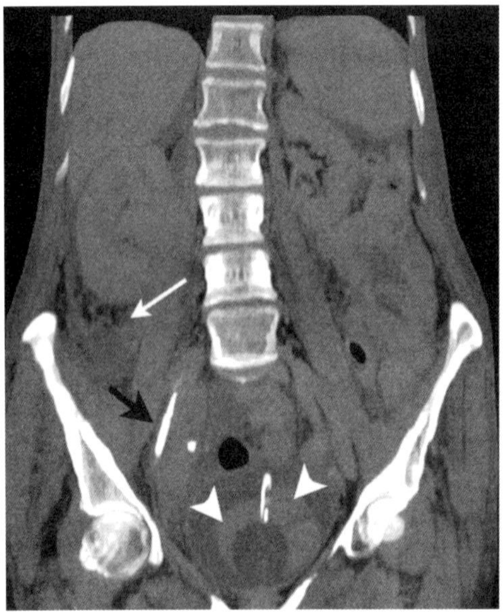

图 9.19 C

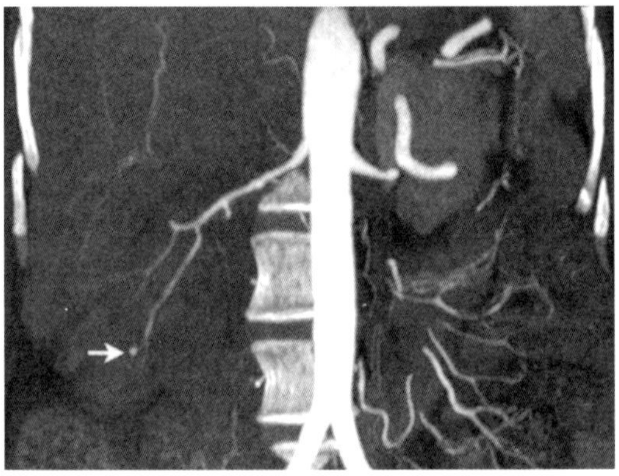

图 9.19 D

CT 表现：CT 尿路成像肾脏层面平扫横断面图像（A）显示扩张的右肾收集系统和肾盂内有密度均匀的软组织密度影（箭）。盆腔平扫横断面图像（B）显示右侧输尿管和周围的腹膜后脂肪也有类似的高密度影。排泄期冠状面图像（C）显示双肾因急性肾衰，无对比剂分泌。右侧肾周筋膜及肾周脂肪增厚（箭）。膀胱内有高密度影（箭），包绕 Foley 导管气囊。可见左侧髂总静脉内的一小段血液透析管（黑箭）。CT 动脉造影最大密度投影图像薄层块冠状面图像（D）显示右肾下极有一微小对比剂聚集。

诊断：肾活检致右肾动脉分支假性动脉瘤出血

讨论：CT 图像上，肾内收集系统和输尿管内的血块呈软组织密度。有血块的病人常有肉眼血尿，故临床上怀疑存在活动性出血。CT 尿路成像可用于筛查活动性出血的可能性病因，如梗死、动脉瘤、假性动脉瘤、动静脉畸形。对已知或怀疑活动性出血的病人，应调整检查方案，包括在动脉期扫描中的额外图像，典型地为注射对比剂后 30 秒扫描。本病例的 CT 平扫图像有助于显示出血的范围。对动脉期发现的假性动脉瘤，成功地实施了经导管栓塞治疗。

病例 9-20 前列腺转移癌继发双侧输尿管梗阻

病史：老年男性，前列腺癌，血尿。

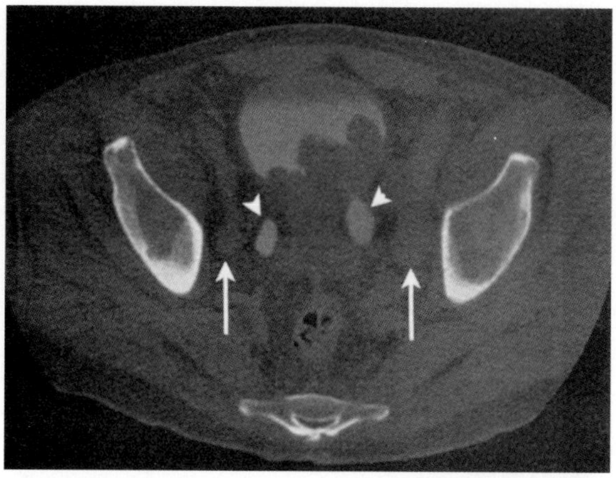

图 9.20 A

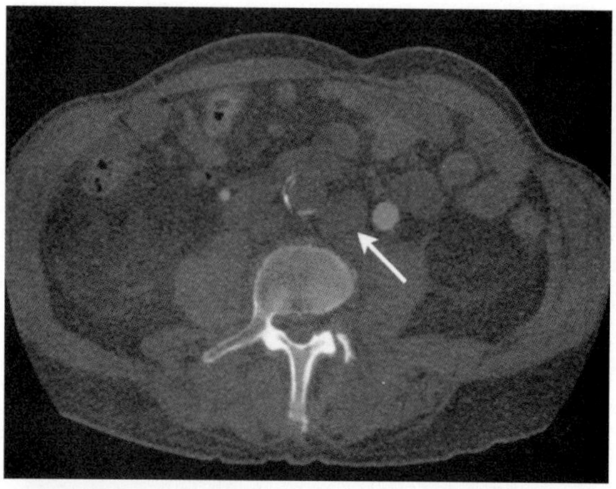

图 9.20 B

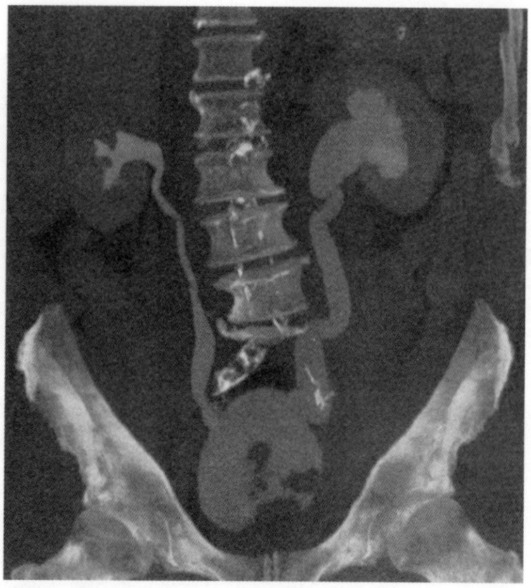

图 9.20 C

CT 表现：CT 尿路成像排泄期膀胱水平横断面图像宽窗显示：双侧髂部淋巴结增大（箭），双侧输尿管积水（箭）。一分叶状软组织肿块侵入膀胱，使左输尿管远端变窄。腹主动脉水平横断面图像（B）显示左侧主动脉旁淋巴结肿大（箭），左侧输尿管积水。冠状面厚层块最大密度投影图像（C）显示双侧肾盂积水及输尿管积水，左侧较右侧明显，延伸到膀胱基底部的大肿块处。盆骨内可见多发硬化区。

诊断：前列腺转移癌继发双侧输尿管梗阻

讨论：CT 尿路成像可用于确定引发肾盂积水的各种原因。许多不同的盆腔肿瘤可侵袭膀胱及输尿管远端，阻塞一侧或双侧输尿管。本病例 CT 尿路成像显示了侵犯膀胱的前列腺癌，并阻塞双侧输尿管。此外，CT 尿路成像上可发现了盆腔和腹膜后淋巴结增大。在肾盂积水的病人中，CT 尿路成像提供的信息有助于介入放射医师在做经皮肾切开术或植入支架之前制定适当的临床方案。本病例中将 CT 尿路成像用于肿瘤的诊断、分期及制订治疗方案。

病例 9-21 原发性腹膜后纤维化伴左侧输尿管包裹和阻塞

病史：老年男性，尽管左侧输尿管的结石已经排出，左侧腰部仍持续疼痛。

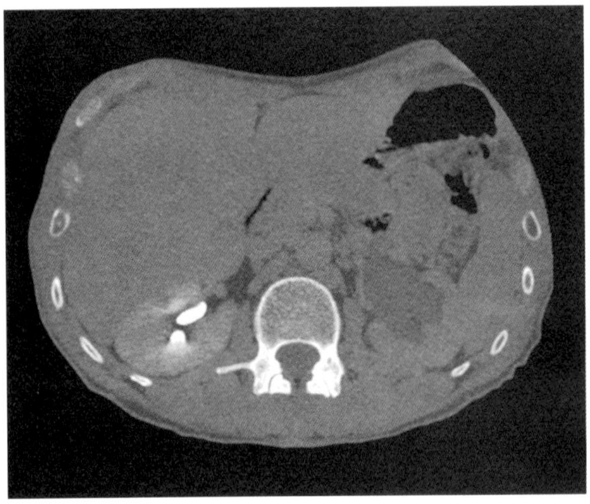

图 9.21 A

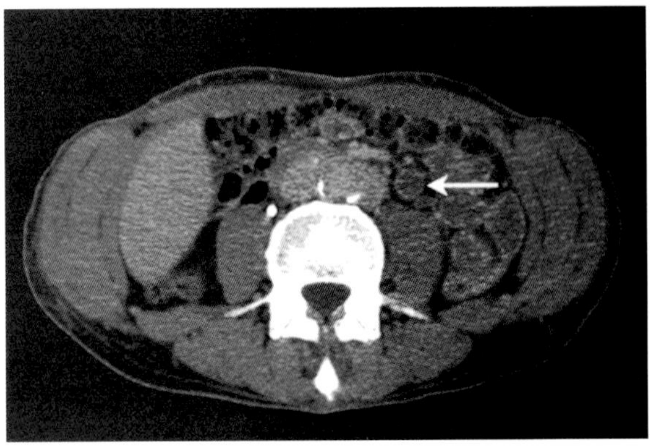

图 9.21 B

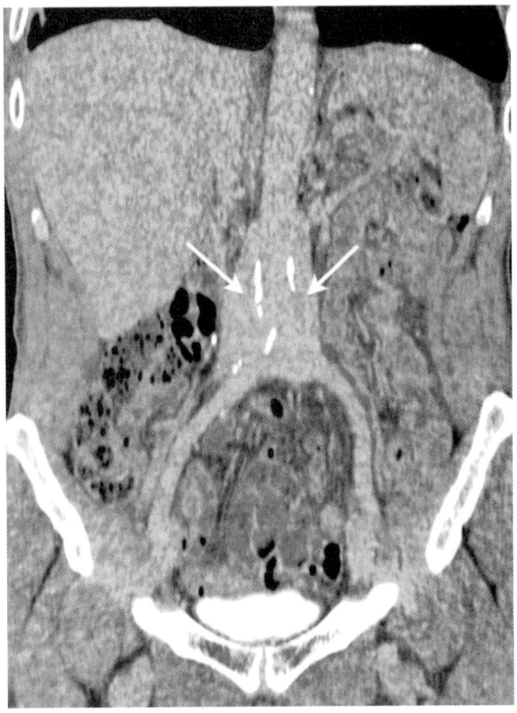

图 9.21 C

CT 表现：CT 尿路成像排泄期横断面图像（A）显示左侧重度肾盂积水，左肾收集系统对比剂排泄延迟。通过脐区的横断面图像（B）显示主动脉旁有一浸润性软组织肿块，扩张的左侧输尿管未显影（箭），管径正常的右侧输尿管显影。经腹主动脉中心层面的冠状面图像（C）显示主动脉旁软组织肿块延伸到主动脉分叉处。

诊断：原发性腹膜后纤维化伴左侧输尿管包裹和阻塞

讨论：腹膜后纤维化（RPF）多见于 40～60 岁，RPF 可为特发性（也称为原发性 RPF），也可继发于各种良性病变，如药物性（最典型为二甲麦角新碱）、胶原性血管病和腹主动脉瘤。RPF 也可由恶性肿瘤引起（如淋巴瘤、前列腺癌和乳腺癌），当这些疾病偶尔侵袭或延伸到腹膜后时，可发生纤维组织增生和纤维组织变性反应。RPF的表现常是隐伏的。许多病人的主诉是定位不明的腰或腹痛。常有胃肠道功能紊乱。病人可出现体重下降，厌食及发热。从症状出现到确诊的平均间隔为4个月。进展期可出现输尿管梗阻及急性肾衰。CT尿路成像上通常表现为融合的腹膜后软组织肿块，典型地集中在第4腰椎椎体水平。肿块通常向腹主动脉和下腔静脉的前方和外侧延伸。因为RPF为良性病变，腹主动脉和下腔静脉极少因肿块而向前方移位。这种特征有助于区别良性与恶性病变导致的RPF及其他原因所致的腹膜后淋巴结肿大，RPF典型表现为包裹或抬高腹主动脉及下腔静脉的肿块。CT尿路成像上双侧输尿管向内偏移被认为是RPF的典型表现，但不常出现。RPF病人对免疫抑制性药物敏感，常应用大剂量激素治疗。

病例 9-22 原发性巨输尿管

病史：42 岁，女性，慢性背部疼痛，间断性尿路感染。

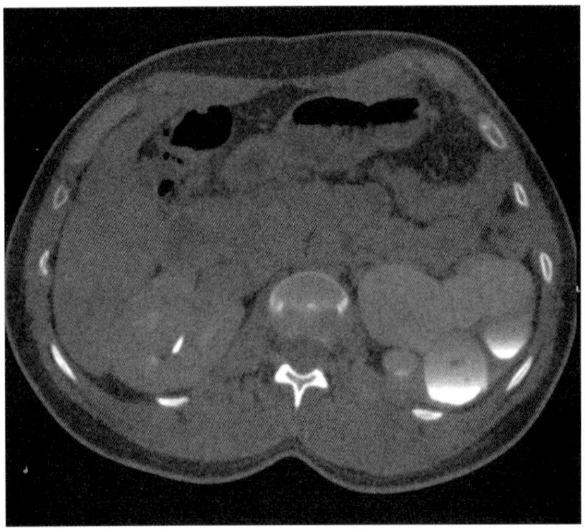

图 9.22 A

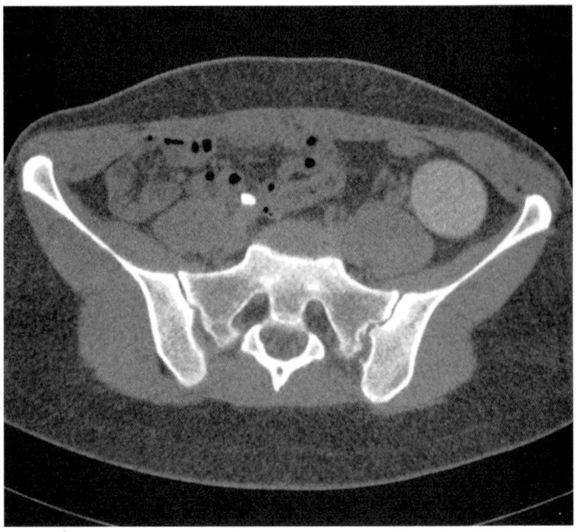

图 9.22 B

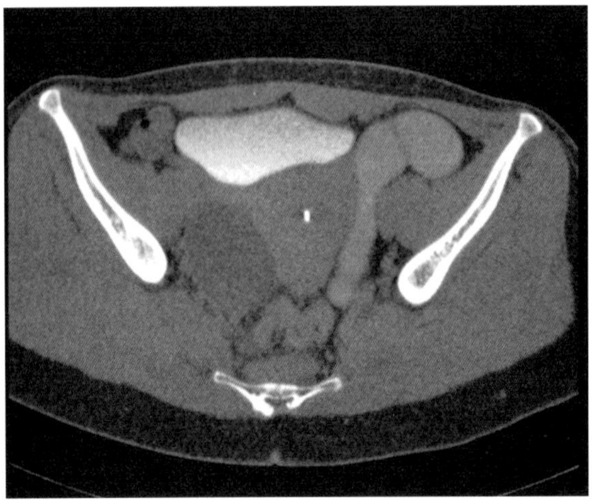

图 9.22 C

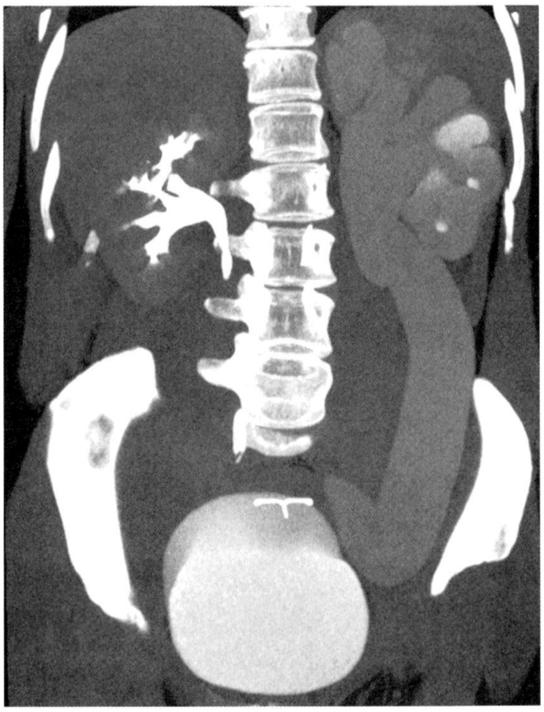

图 9.22 D

CT 表现：CT 尿路成像排泄期横断面图像（A）显示左重度肾盂积水，收集系统内对比剂与碎屑的分层。排泄期的另外两幅横断面图像（B，C）显示左侧输尿管重度扩张延续到盆腔。冠状面厚层块最大密度投影图像（D）显示左肾内收集系统和输尿管重度扩张，扩张的远端输尿管逐渐变细，在输尿管膀胱接合部的上方终止。子宫内可见一避孕环。

诊断：原发性巨输尿管

讨论：原发性巨输尿管为泌尿系统的一种先天性畸形。常为单侧（80%的病例），男性发病率大约为女性的4倍。为一小段最远端输尿管的神经肌肉发育不良所致。被累及的狭窄的输尿管段无法正常蠕动，不能有效地把尿液推入膀胱内，导致不同程度的梗阻。在一些病例中表现为输尿管近端明显扩张。在最接近无蠕动功能段的近侧输尿管的扩张常常最为明显。其他原因所致的尿路梗阻引起的输尿管扩张相对为输尿管近端到远端的蠕动活跃，因此不同时间采集的输尿管表现可有差别（明显扩张的输尿管段不同）。原发性巨输尿管病人可无症状。出现症状时，通常表现为疼痛、感染或结石。如果需要治疗，应行输尿管膀胱吻合术。原发性巨输尿管极少合并先天性巨肾盏及先天性输尿管肾盂接合部梗阻。本病例说明CT尿路成像冠状面和最大密度投影图像可发现原发性巨输尿管所致的输尿管明显扩张。CT尿路成像也可用于显示输尿管向远端逐渐变细，一直延续到管径正常或变窄的一小段输尿管上方。

病例 9-23 重复收集系统，伴开口于阴道的异位输尿管疝

病史：51岁，女性，左侧腰痛，反复尿路感染，长期遗尿。

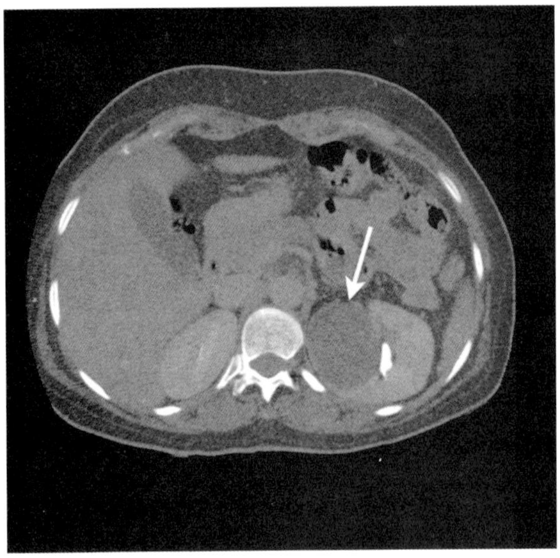

图 9.23 A

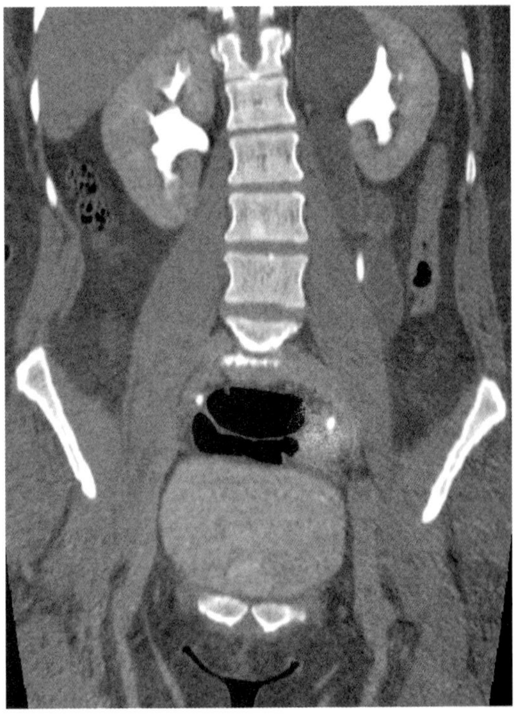

图 9.23 B

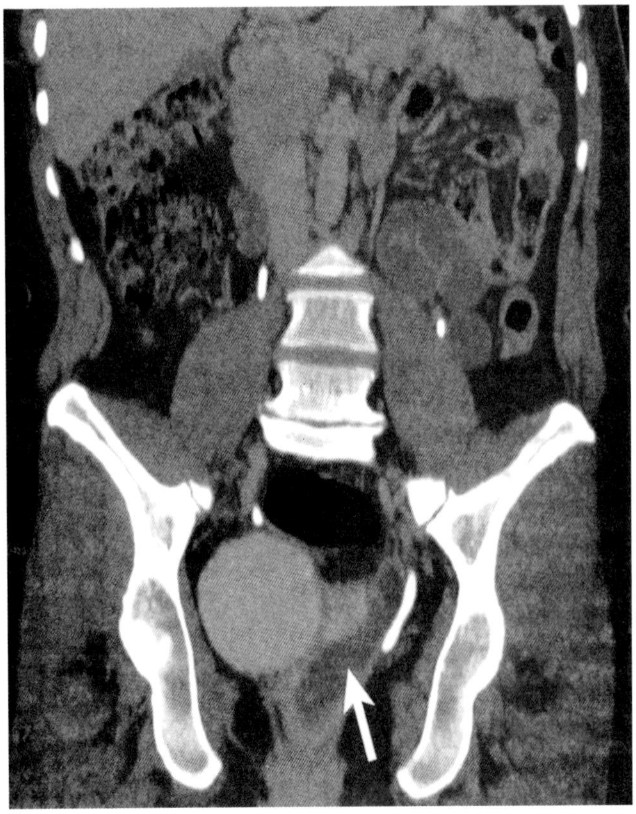

图 9.23 C

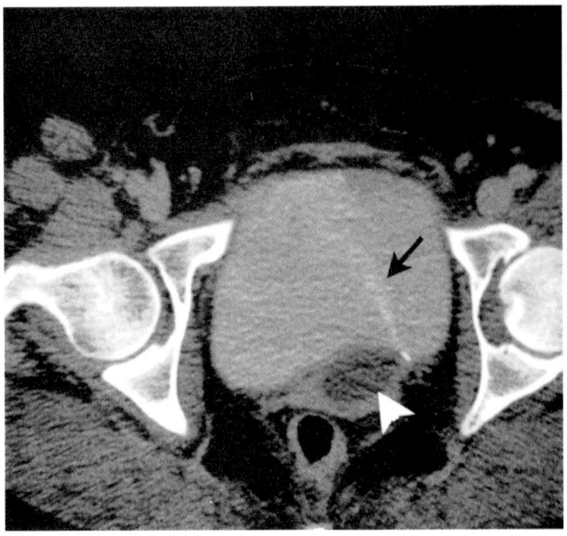

图 9.23 D

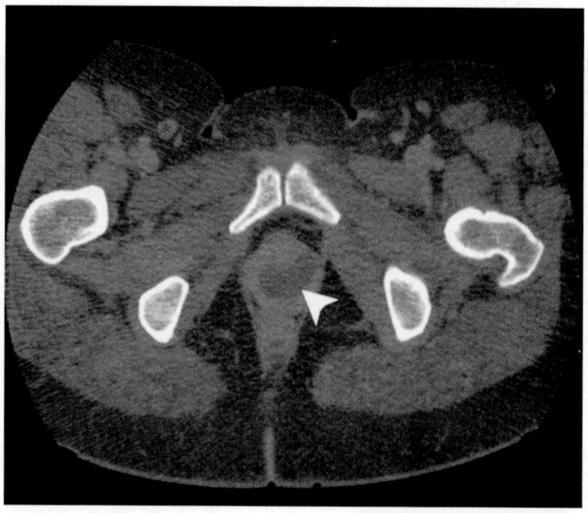

图 9.23 E

CT 表现：CT 尿路成像排泄期横断面图像（A）显示左肾收集系统重复畸形，上肾段收集系统扩张、未显影（箭）。冠状面图像（B，C）显示扩张的上肾段收集系统和输尿管（箭）向下延续到膀胱，开口于阴道（箭）。排泄期横断面图像（D，E）显示来自正常下肾段输尿管喷射征（箭）及扩张异位开口的上肾段输尿管（箭）。

诊断：重复收集系统，伴开口于阴道的异位输尿管疝

讨论：重复输尿管的异位输尿管疝通常起自上肾段输尿管。异位输尿管可合并梗阻（常与输尿管疝有关）、肾上极实质发育不良，膀胱输尿管反流、输尿管脱垂进入尿道、持续性感染或结石。异位输尿管开口于膀胱外的女性病人，常出现尿失禁。输尿管开口异位的男性病人表现不同，只要输尿管开口于外括约肌（即尿生殖膈）上方，排尿功能就可以自控。因此，如果男性异位输尿管开口于精囊，仍能自控。本病例在麻醉下进行检查，证实了异位输尿管开口于阴道。

病例 9-24 双侧输尿管下段医源性损伤

病史：47 岁，女性，经腹腔镜子宫纤维瘤肌瘤切除术后，诉阴道漏尿 7 天。

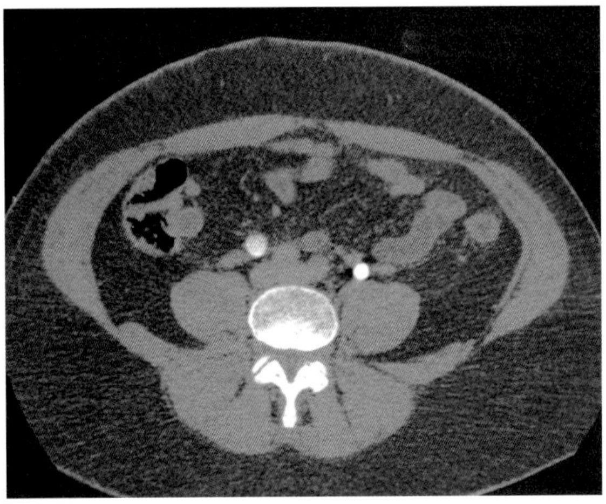

图 9.24 A

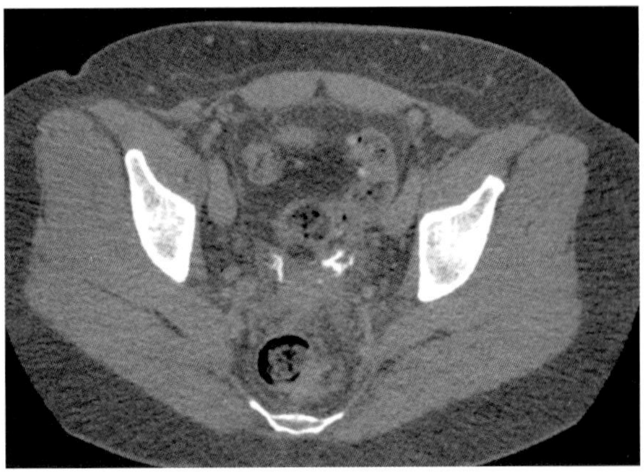

图 9.24 B

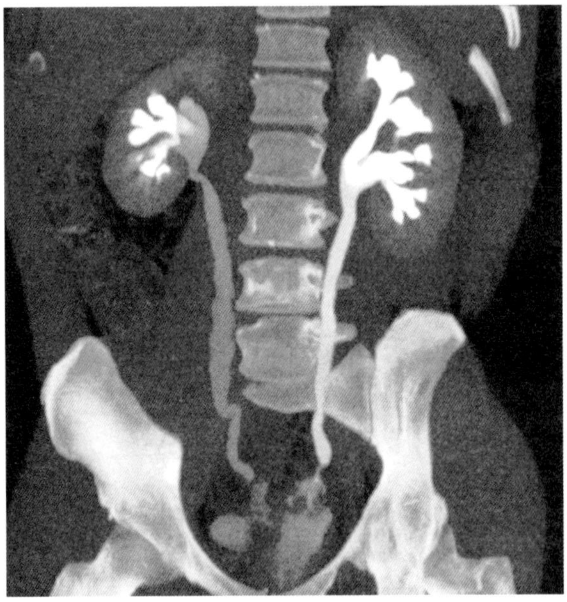

图 9.24 C

CT 表现：CT 尿路成像排泄期横断面图像（A）显示双侧输尿管积水。盆腔水平横断面图像（B）上可见双侧对比剂外渗。冠状面最大密度投影图像（C）显示双侧对比剂外渗处近端的输尿管扩张，提示病变起源于双侧远端输尿管。

诊断：双侧输尿管下段医源性损伤

讨论：CT 尿路成像有助于诊断术后输尿管损伤。由于可以行排泄期扫描，发现对比剂外渗，提示存在输尿管漏。输尿管漏引起盆腔积液。其他类型的术后积液包括血肿，血清肿，淋巴漏。而这些病变均无尿液外渗。除非合并梗阻，通常无肾盂积水表现。本病例的 CT 尿路成像有助于显示输尿管损伤的位置和性质以便制定相应的治疗方案。本例病人做了右侧逆行输尿管支架植入和左侧经皮肾造瘘术，接着做了外科重建术。

参考文献

1. Babaian RJ, Johnson DE. Primary carcinoma of the ureter. *J Urol*. 1980;123:357–359.
2. Caoili EM, Inampudi P, Cohan RH, et al. Multidetector CT urography of upper tract urothelial neoplasms. *Am J Roentgenol*. 2005;184:1873–1881.
3. Cheng L, Neumann RM, Bostwick DG. Papillary urothelial neoplasms of low malignant potential: clinical and biologic implications. *Cancer*. 1999;86:2102–2108.
4. Elliott SP, McAninch JW. Ureteral injuries: external and iatrogenic. *Urol Clin North Am*. 2006;33:55–66.
5. Ford TF, Watson GM, Cameron KM. Adenomatous metaplasia (nephrogenic adenoma) of urothelium. An analysis of 70 cases. *Br J Urol*. 1985;57:427–433.
6. Epstein JI, Amin M, Reuter VR, et al. The World Health Organization/International Society of Urological Pathology consensus classification of urothelial (transitional cell) neoplasms of the urinary bladder. *Am J Surg*. 1998;22:1435–1448.
7. McMillin KI, Gross GH. CT demonstration of peripelvic and periureteral non-Hodgkin lymphoma. *Am J Roentgenol*. 1985;144:945–946.
8. Meyer JP, Persad R, Gillat DA. Use of bacille Calmette–Guerin in superficial bladder cancer. *Postgrad Med J*. 2002;78:449–454.
9. Nolte-Ernsting C, Cowan N. Understanding multislice CT urography techniques: many roads lead to Rome. *Eur Radiol*. September 5, 2006 [Epub ahead of print].
10. Oliva E, Young RH. Nephrogenic adenoma of the urinary tract: a review of the microscopic appearance of 80 cases with emphasis on unusual features. *Modern Pathol*. 1995;8:722–730.
11. Yokogi H, Wada Y, Mizutani M, et al. Bacillus Calmette–Guerin perfusion therapy for carcinoma in situ of the upper urinary tract. *Br J Urol*. 1996;77:676–679.
12. Yousem DM, Gatewood OM, Goldman SM, et al. Synchronous and metachronous transitional cell carcinoma of the urinary tract: prevalence, incidence, and radiographic detection. *Radiology*. 1988;167:613–618.

第十章

膀胱 CT 尿路成像

RICHARD H. COHAN, MD
ELAINE M. CAOILI, MD
JONATHON M. WILLATT, MD

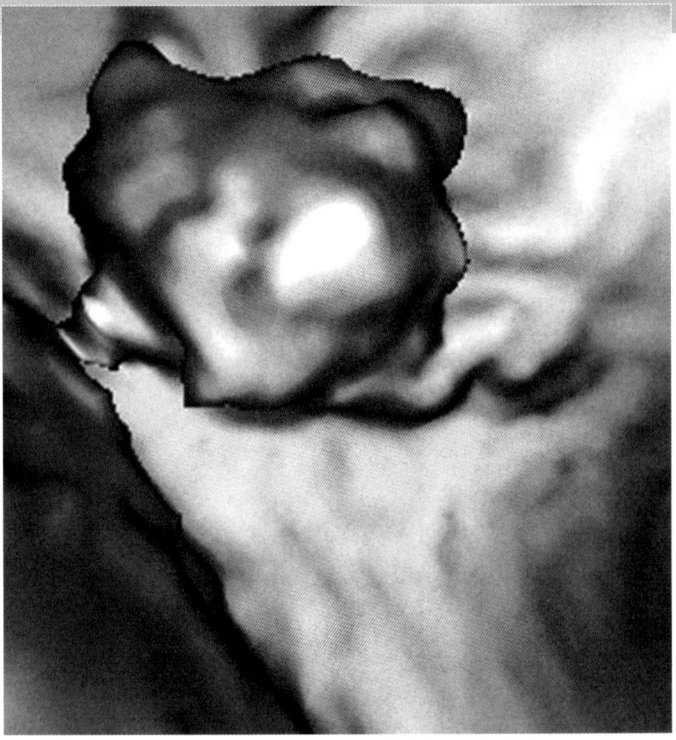

病例 10-1 巨大息肉状移行细胞癌

病史：62 岁，男性，肉眼血尿。

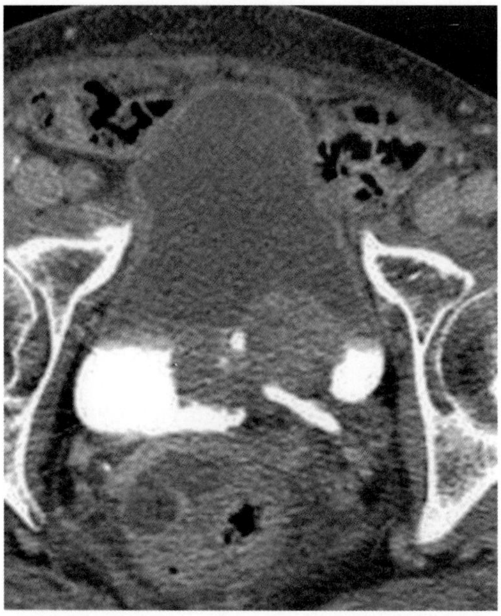

图 10.1 A

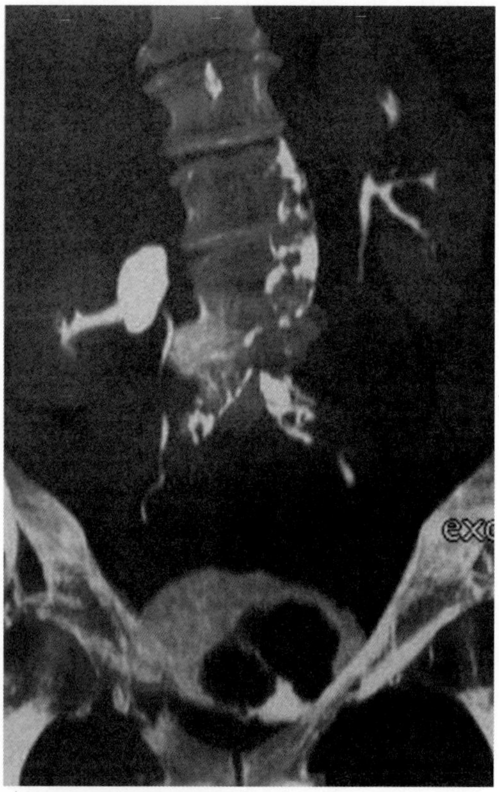

图 10.1 B

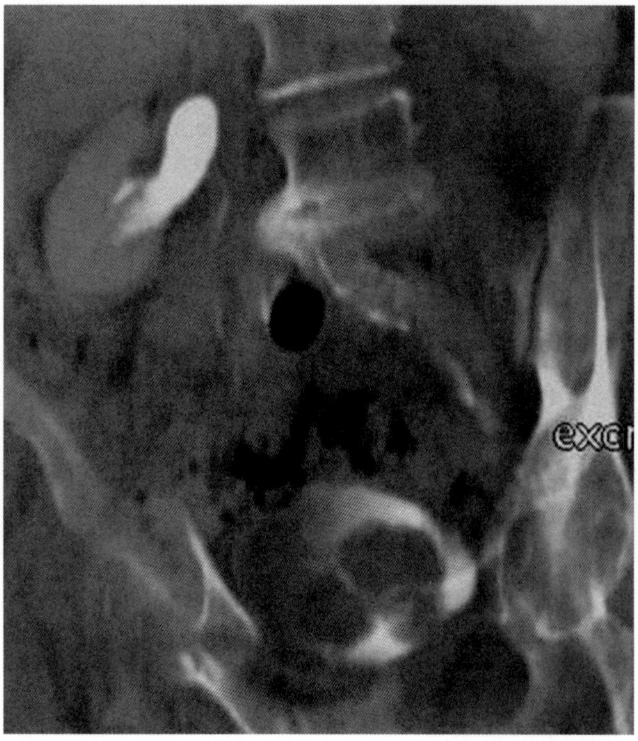

图 10.1 C

CT表现：CT尿路成像排泄期横断面图像（A）显示膀胱内有少量排泄的对比剂。对比剂在膀胱右侧呈分层状。其中少量对比剂跨越中线延伸到内侧。膀胱左后部可见一瓣状的2.5cm × 4.5cm肿块，围绕左侧输尿管膀胱结合区；但左侧远端输尿管无扩张。膀胱和膀胱周围脂肪界限尚清晰。最大及平均密度投影图像（B，C）也显示膀胱肿块。

诊断：巨大息肉状移行细胞癌

讨论：CT尿路成像可以发现膀胱内显影及不显影部分的巨大尿路上皮肿瘤。三维重组图像上常可以发现这些肿块，但并非总是如此。本病例根据肿块的类圆形和分叶状表现，诊断为尿路上皮肿瘤可能性最大。偶尔，血块也可有类似的表现。

移行细胞癌是最常见的膀胱恶性肿瘤，占血吸虫病非高发区（血吸虫高发区鳞状细胞癌更多见）膀胱癌的95%。肿瘤可为扁平形或息肉状／乳头状，前者较难发现且更具侵袭性。浅表性膀胱癌多应用局部治疗。侵袭性肿瘤典型地应用扩大清除术（如膀胱切除及盆腔淋巴结清除术）。因常出现复发和／或异时病变，行局部治疗的病人应密切随诊。过去随诊主要是靠定期尿液细胞学检查及膀胱镜检查，但CT尿路成像在对这些病人的密切监控中也能有一定作用。

膀胱癌应用TNM分类系统，根据肌肉侵犯程度（浅表为T2a和深部为T2b）及膀胱周围脂肪受累（T3）或邻近的盆腔器官或盆壁受累（T4）情况进行分期。

病例 10-2 移行细胞癌

病史：53 岁，男性，肉眼血尿。

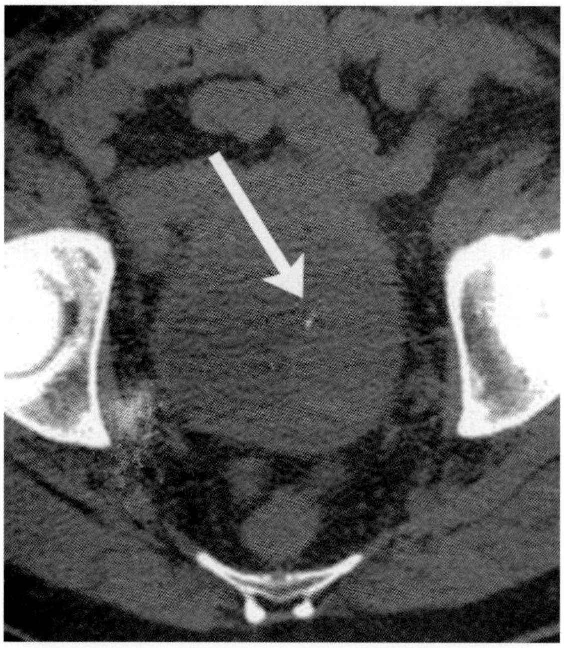

图 10.2 A

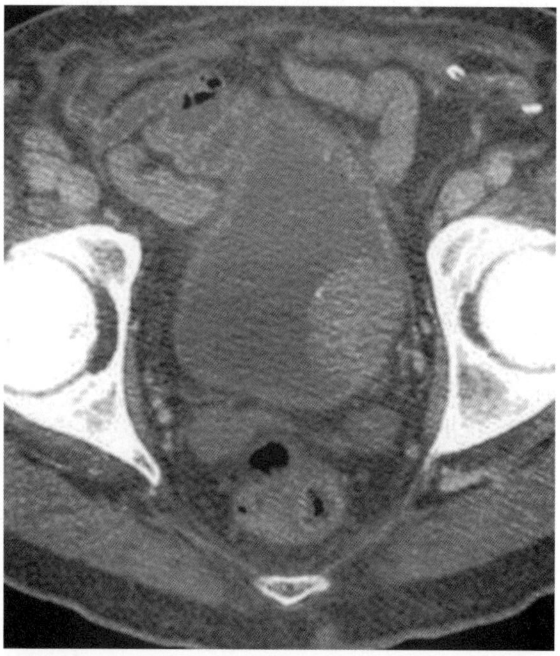

图 10.2 B

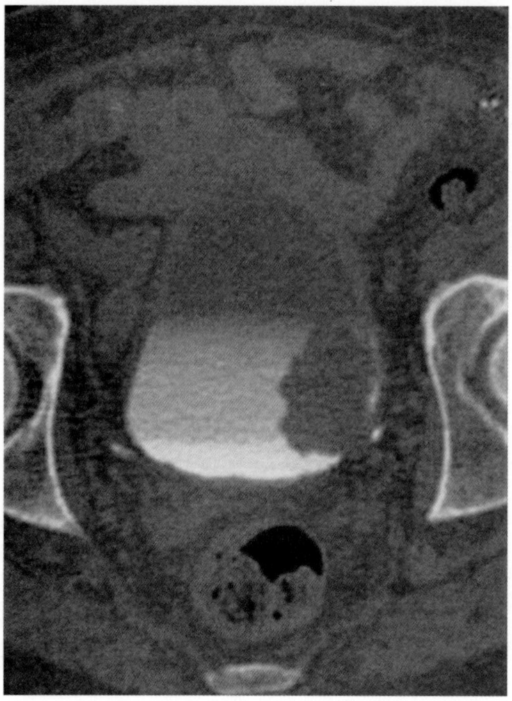

图 10.2 C

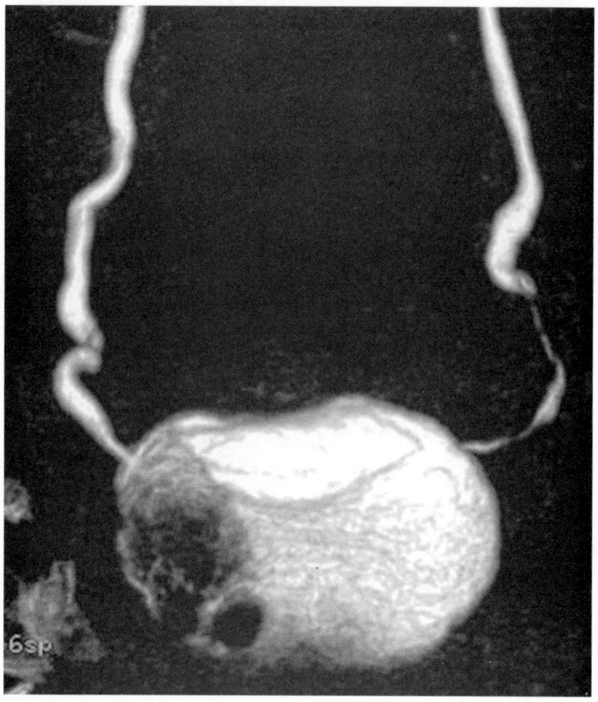

图 10.2 D

CT 表现：CT 尿路成像平扫（A）、肾实质（B）及排泄期（C）横断面图像显示膀胱左后外部一有巨大 3.0cm 的卵圆形肿块。肿块在邻近膀胱内的显影及未显影尿液的衬托下，在三期图像上均能见到。肿块表面可见细微的点状钙化（箭）。肾实质期图像上，肿块的强化方式与膀胱壁相似。后前位容积再现图像（D）也显示了肿块。

诊断：移行细胞癌

讨论：本病例最可能的诊断为膀胱上皮肿瘤，其中移行细胞癌（TCC）最常见。虽然巨大充盈缺损的鉴别诊断也包括血块和真菌球，但这些疾病不可能出现表面的微小钙化。少数情况下，感染性疾病可有局限的肿块样表现。需行膀胱镜检查确诊。本病例为如何应用 CT 尿路成像发现具肿瘤形态的尿路上皮癌提供了一个极好的例子，即使在平扫图像上也能做到，因为肿瘤可被周围水样密度的尿液清楚地衬托出来。

病例 10–3 移行细胞癌

病史：61 岁，男性，右肾移行细胞癌肾切除术后，镜下血尿。

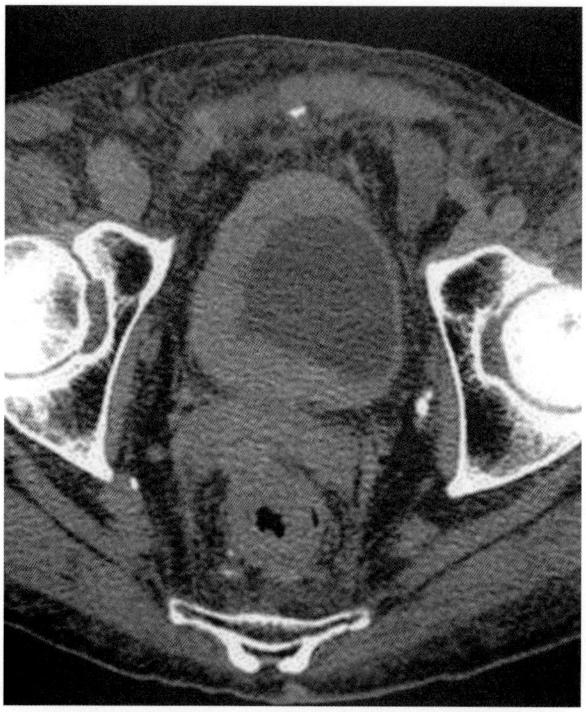

图 10.3 A

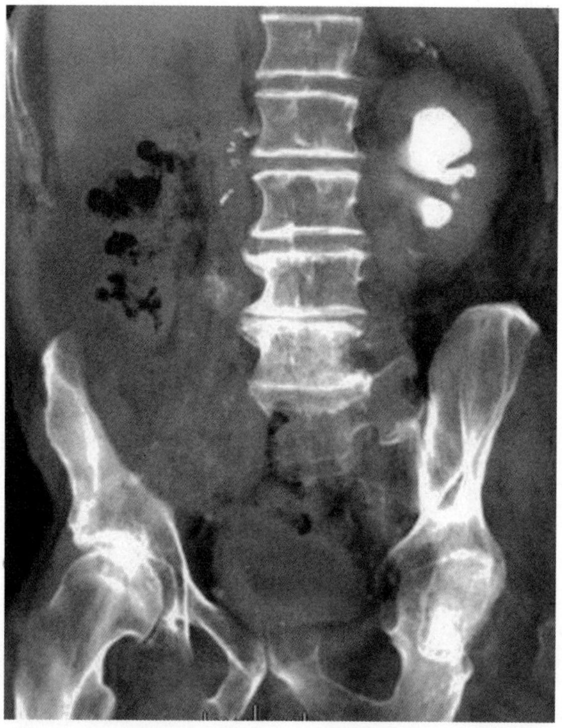

图 10.3 B

CT 表现：CT 尿路成像排泄期横断面图像（A）显示膀胱右侧壁和后壁广泛增厚。含对比剂的尿液向膀胱内排泄的时间延迟。膀胱前部的厚层块平均密度投影图像（B）也显示膀胱壁增厚。此图像显示膀胱增厚一直延伸到下壁。另外，可见左侧肾盂肾盏扩张，左侧输尿管未显影。这些征象提示左肾收集系统梗阻。

诊断：移行细胞癌

讨论：大多数情况下，如本例所见的局限性膀胱壁增厚，为膀胱肿瘤所致。虽然 CT 不能确定肿瘤侵犯膀胱的确切深度，但多数产生这种程度的膀胱壁增厚的肿瘤均已侵犯到肌层，至少为 T2 期。左肾收集系统梗阻为膀胱肿瘤向后越过中线累及膀胱左侧所致。

膀胱炎也可使膀胱壁增厚，但通常为弥漫性增厚。一旦在CT尿路成像上发现膀胱壁不对称性增厚，就应行膀胱镜检查以明确诊断。

病例 10-4 多灶性移行细胞癌

病史：57 岁，女性，移行细胞癌肾切除术后及浅表性膀胱癌治疗后，尿细胞学检查阳性。

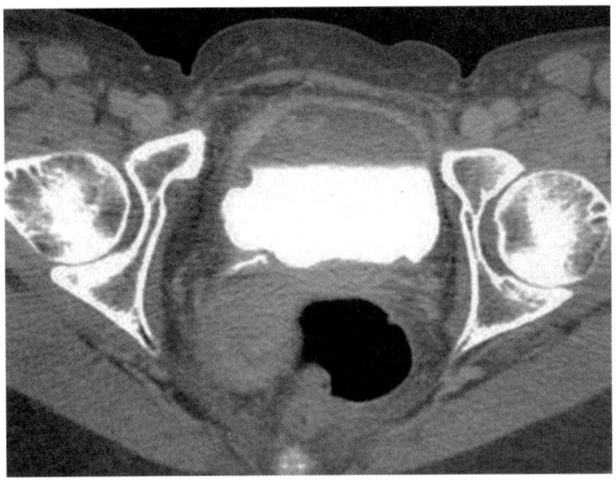

图 10.4 A

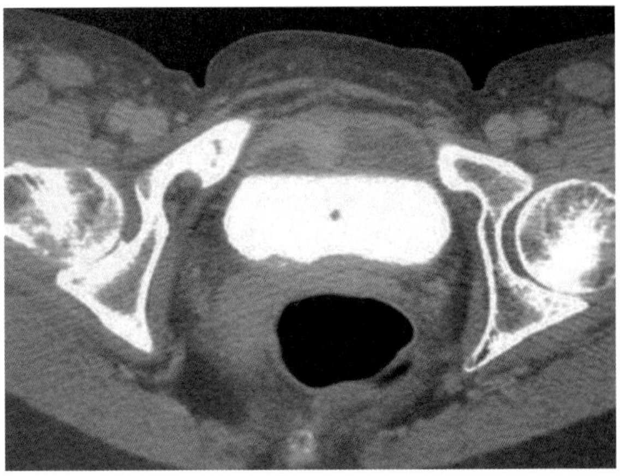

图 10.4 B

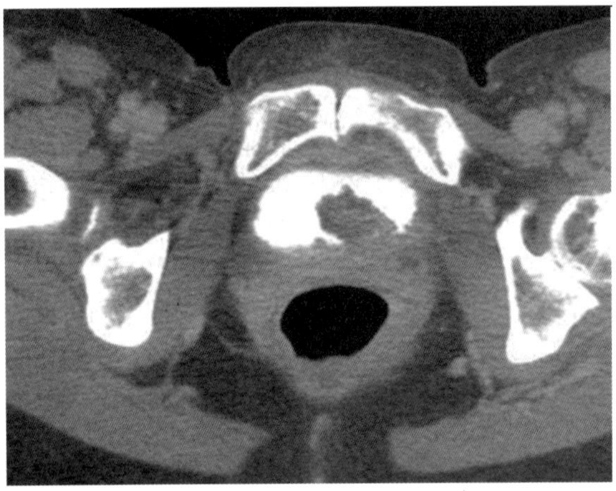

图 10.4 C

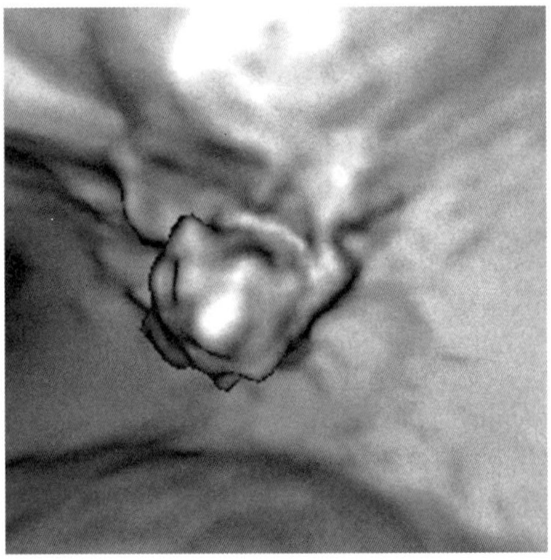

图 10.4 D

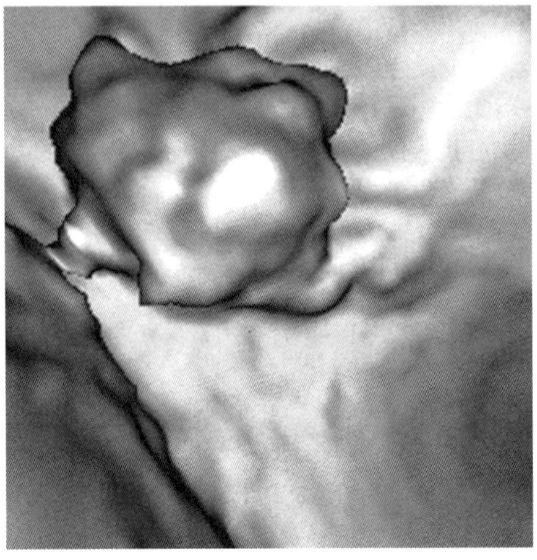

图 10.4 E

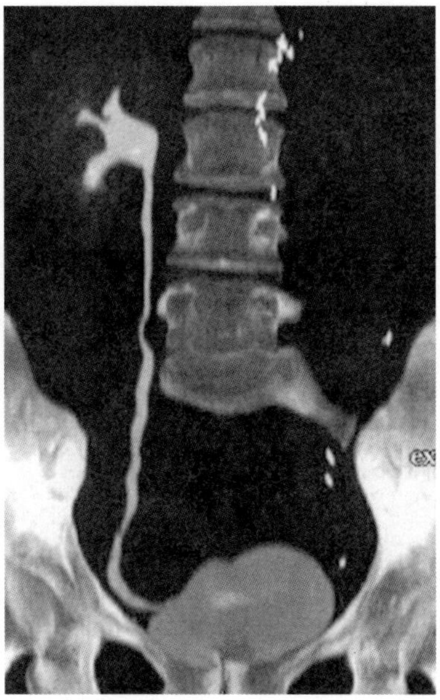

图 10.4 F

CT 表现：所示三幅 CT 尿路成像排泄期横断面图像。第一幅（A）显示膀胱右外侧前壁不对称性增厚。另可见一小肿块向内侧突入显影的膀胱前部。第二幅(B)显示膀胱前壁的一小圆形肿块突入膀胱腔。该肿块即使被不显影的尿液包绕也可见到。第三幅（C）显示一位于膀胱基底下部的分叶状肿块。两张仿真膀胱镜图像（D，E）显示横断面图像所示的两个肿块。厚层块最大密度投影图像（F）未显示两个更上方的病变。

诊断：多灶性移行细胞癌

讨论：尽管膀胱炎偶尔也发生肿瘤样膀胱异常，但本例病人应首先考虑的诊断（因为有局灶性膀胱壁增厚和三个肿块）是膀胱上皮肿瘤可能性大。位于膀胱腔右侧前部边界不清的病变可能为少量血块。

1/3 的膀胱癌在诊断时为多灶性。因此，对放射学医师来说，重要的是不要放弃使人满意的检查。如发现一个膀胱肿块，对膀胱的剩余部分必须仔细观察，因为可能发现其他肿块。如不行膀胱癌切除治疗，病人必须认真随诊，以观察可能发生的其他癌症或肿瘤复发。

在标准三维重建图像上，膀胱癌可能不被发现。病变可被高密度的尿液掩盖。因此，不应只依赖三维图像来解释图像。对所有的病人都应仔细观察其横断面和／或薄层重组图像。

CT 数据可用于获得不同类型的重组图像，包括仿真膀胱镜图像。可利用膀胱内的显影或不显影部分与邻近膀胱壁或附壁肿瘤的密度之间的差别获得高质量的图像。这些图像为泌尿学医师提供类似膀胱镜下所见的情况。但这些图像只起辅助作用，它提供的信息不会比横断面图像提供的更多。

病例 10-5 多灶性移行细胞癌

病史：45 岁，男性，肉眼血尿。

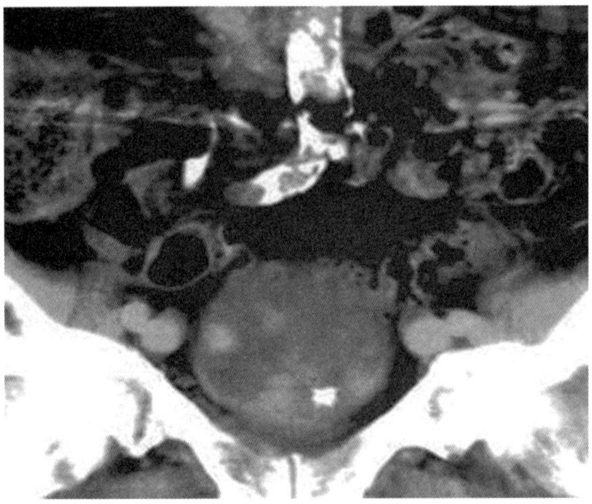

图 10.5 A

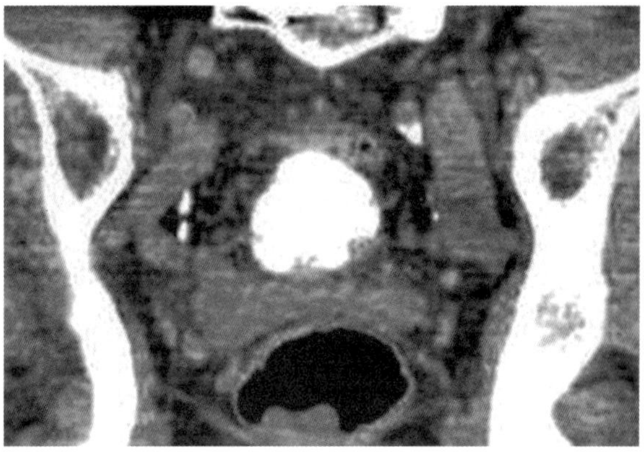

图 10.5 B

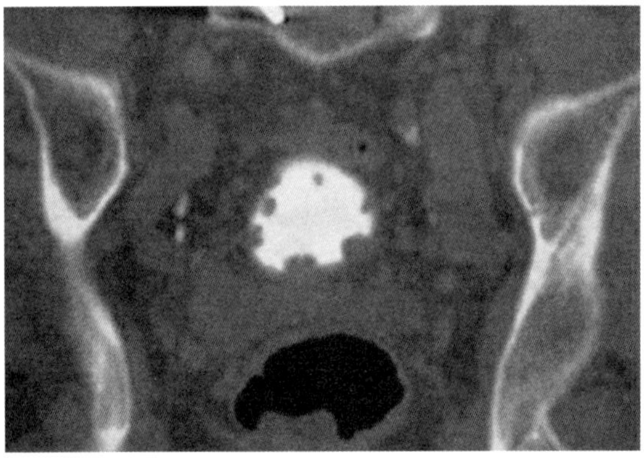

图 10.5 C

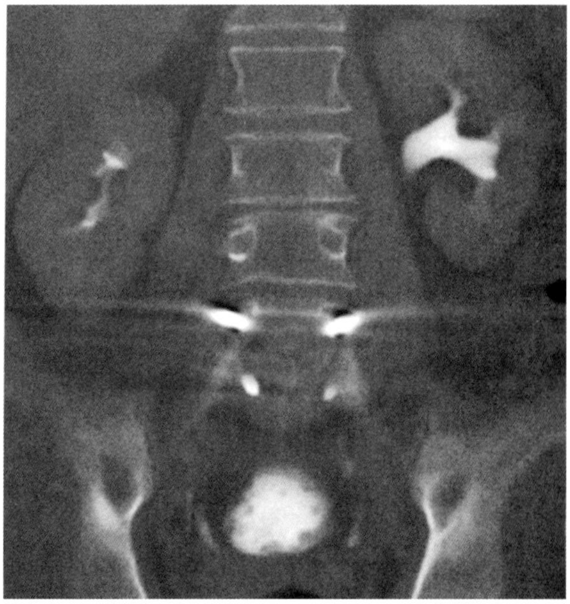

图 10.5 D

CT表现：所示为两幅膀胱前部和后部的排泄期薄层（1.25mm）冠状面软组织窗（1.25mm）图像（A，B）。第二幅图像也以宽窗显示（C）。这些图像显示突入膀胱腔内的多发附壁肿块。不管是被显影尿液还是未显影尿液围绕，肿块都清晰可见，在宽窗图像上，膀胱后部的肿瘤显示更佳。这些病变在中等层厚（15mm）的平均密度投影图像（D）上也可显示。

诊断：多灶性移行细胞癌

讨论：多发性膀胱肿块的鉴别诊断包括良性病变和恶性病变。尽管在极少数情况下，严重的慢性膀胱炎可能有类似的表现，但多灶性移行细胞癌（TCC）是最具可能的诊断。膀胱镜随诊检查是必要的。

本病例说明了在发现膀胱癌时常为多灶性的特点。薄层重组图像发现尿路疾病的敏感性与横断面图像相似，同时可提供泌尿学医师更喜欢的肿瘤定位。然而，为了最大限度地提高敏感度以便使发现高密度尿液邻近的小病变，用宽窗显示（通常用 2000～4000HU 的窗宽和 500～1000HU 的窗位）横断面图像是绝对必要的。虽然厚层块三维重建图像对膀胱病变不敏感（见病例 10 － 4），但中等层厚的三维重建呈中度敏感。当病变范围广泛时，如本病例，中等层厚（或较薄）重建常可确定膀胱肿块。

病例 10-6 移行细胞癌

病史：68岁，男性，持续性镜下血尿。浅表性膀胱癌治愈及经输尿管前列腺切除术后，最近一次膀胱镜检查阴性。

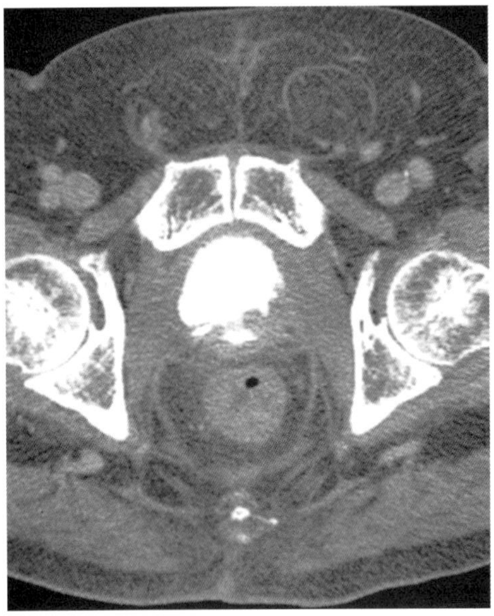

图 10.6 A

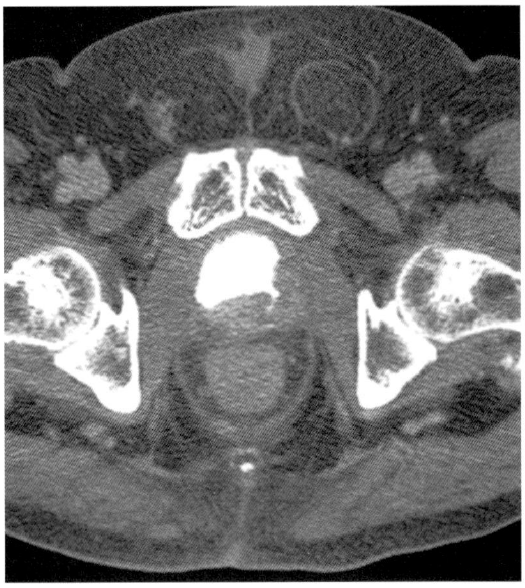

图 10.6 B

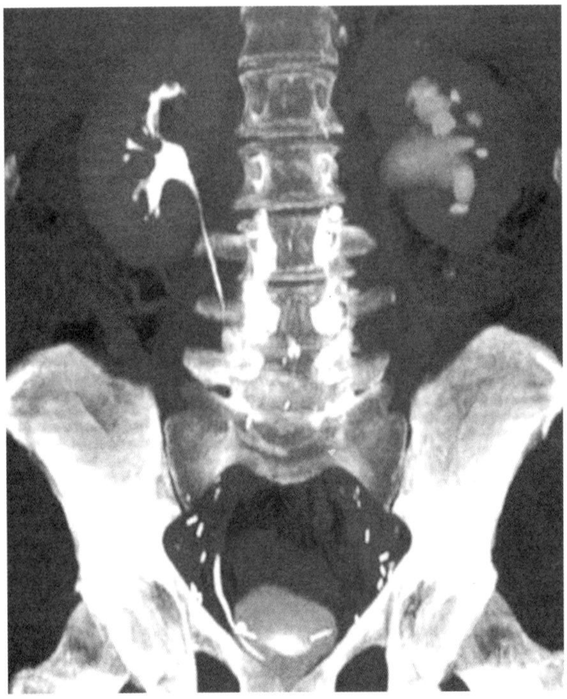

图 10.6 C

CT 表现：所示为两幅膀胱底部的CT尿路成像排泄期横断面图像（A，B）。膀胱内含对比剂的尿液显影均匀。少量对比剂在中线部位直接向后延伸，使经输尿管切除的前列腺缺损部显影。膀胱左后壁不均匀增厚。膀胱腔和膀胱壁的界面略不规则。同时偶然发现了双侧腹股沟疝（只含脂肪）。最大密度投影厚层块冠状面图像（C）未发现膀胱基底的病变。

诊断：移行细胞癌

讨论：前列腺肥大与膀胱基底壁的病变难于鉴别，后者可为膀胱炎的局限性改变，更可能为膀胱肿瘤性改变。膀胱壁异常表现的线索包括膀胱腔和壁之间的界面不规则，膀胱腔和膀胱壁不对称（本例均有显示）。

虽然膀胱镜检查被认为是评价膀胱解剖异常的金标准，但偶尔也会出现假阴性的结果。起自膀胱前壁和膀胱基底部的膀胱癌更是如此。膀胱镜下，膀胱基底癌可能漏诊的原因很容易理解，因为观察这些肿瘤的显示需要将膀胱镜自身向后上方成角，这对膀胱基底部被增大的前列腺抬高的病人是相当困难的。

病例 10-7 微小乳头状移行细胞癌

病史：52 岁，女性，肉眼血尿一次。

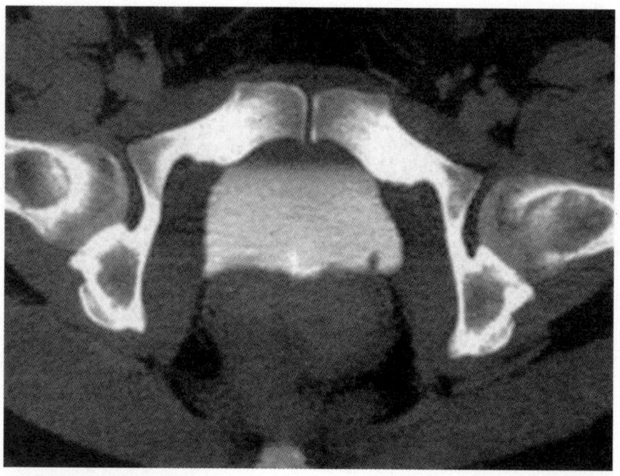

图 10.7 A

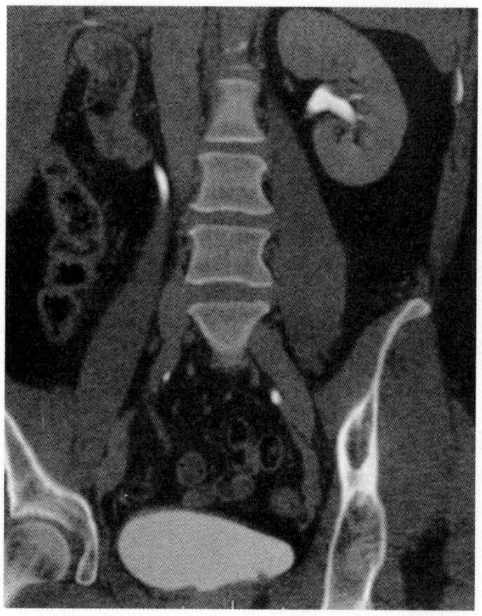

图 10.7 B

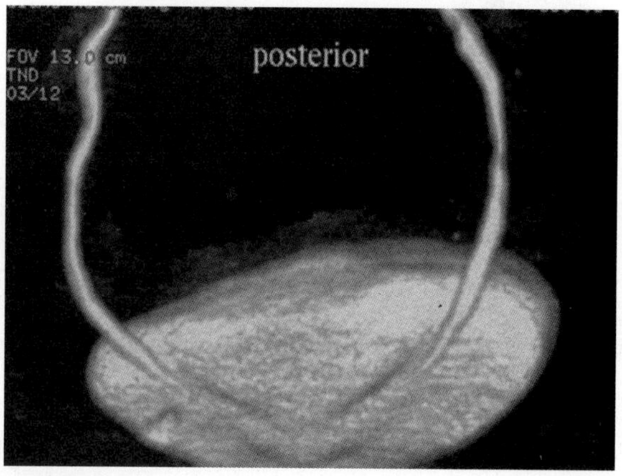

图 10.7 C

CT 表现：CT 尿路成像排泄期横断面宽窗图像（A）显示膀胱左后部有一微小的3.0mm充盈缺损。薄层冠状面宽窗图像（B）也显示了此病变，位于膀胱下壁左侧。此外，后前位容积再现图像（C）也显示了病变，表现为左侧输尿管膀胱接合部远端的一小肿块。肿块在前后位图像上未显示。

诊断：微小乳头状移行细胞癌

讨论：同排泄期尿路造影一样，充盈缺损的鉴别诊断包括肿瘤、血块和真菌球。然而，结石的可能性不大，因为几乎所有的尿路结石均呈高密度（与 CT 尿路成像排泄期图像上膀胱腔内显影尿液的密度相似）。所以，膀胱内单一微小充盈缺损的最可能的诊断为膀胱上皮肿瘤。

微小的膀胱上皮病变可用 CT 尿路成像检查，发现的病变可用多种重建技术观察。用宽窗显示所有图像是必要的，如果只应用窄窗观察，微小病变可能完全被邻近充满对比剂的高密度尿液的容积效应所掩盖。

微小的乳头状移行细胞癌多为低级别肿瘤，极少侵犯膀胱上皮。因此，通常应用膀胱镜治疗（圈套切除）。

病例 10-8 弥漫型移行细胞癌

病史：年龄较大的男性，血尿。

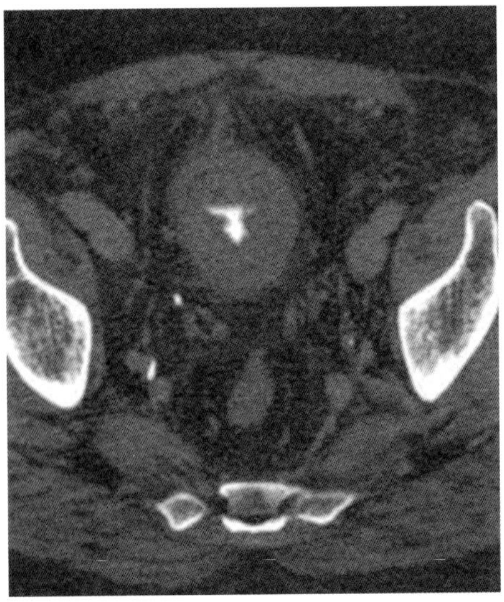

图 10.8 A

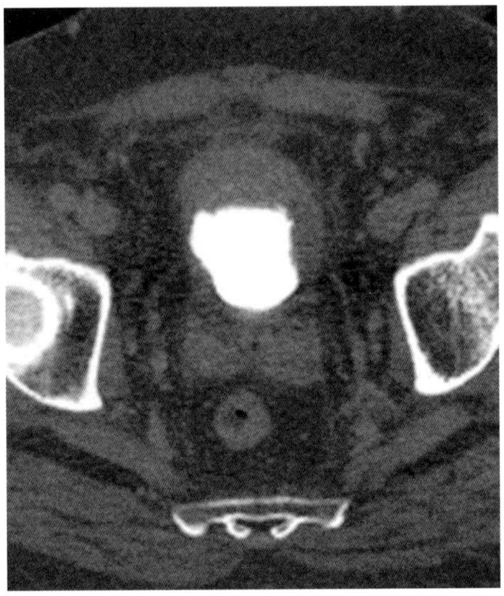

图 10.8 B

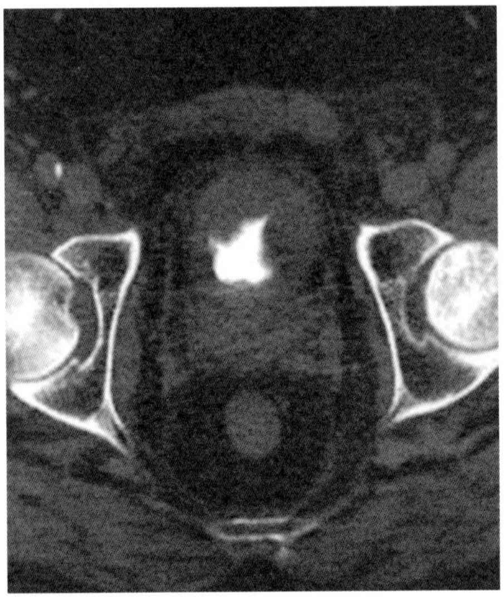

图 10.8 C

CT 表现：三幅 CT 尿路成像排泄期横断面图像(A－C)显示膀胱壁呈显著弥漫性增厚，膀胱腔缩窄，膀胱壁表面不规则。

诊断：弥漫型移行细胞癌

讨论：膀胱壁弥漫性增厚通常由于膀胱出口梗阻导致的肌层肥大，神经性膀胱，或膀胱炎改变。在极少数情况下，膀胱癌可致膀胱弥漫性而非局限性增厚，其表现与前面所述的良性病变的重度改变无法鉴别。对这种病人，病史和体格检查可能有利于鉴别。需膀胱镜随诊观察。

病例 10–9 膀胱右侧壁瘢痕形成，和漏诊的膀胱左侧壁癌

病史：64 岁，男性，浅表性膀胱癌治疗后，尿细胞学检查阳性。

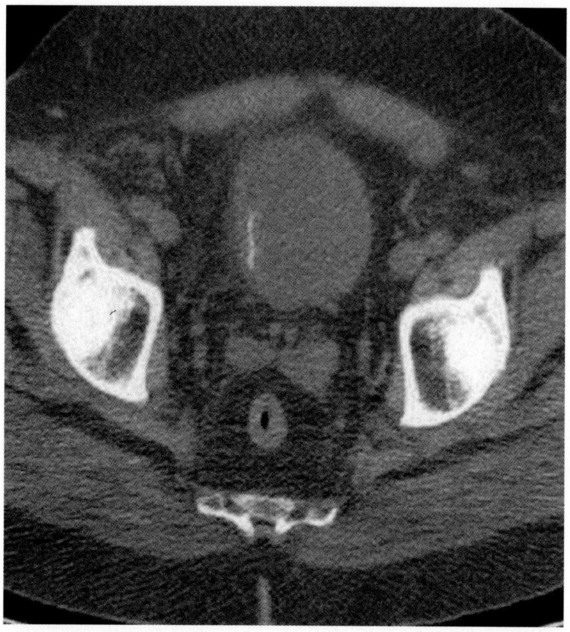

图 10.9 A

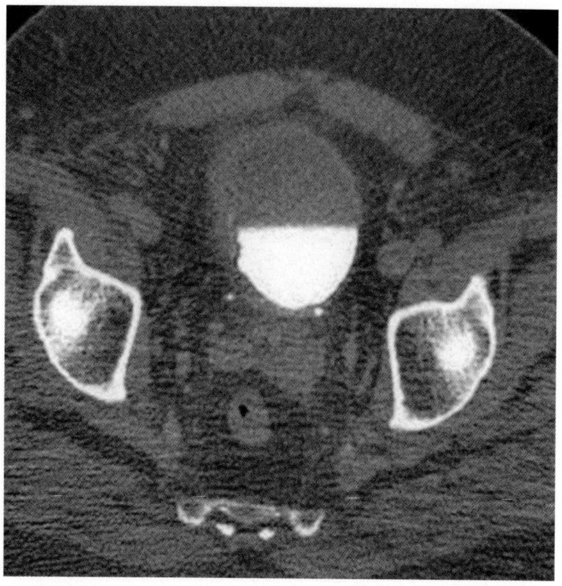

图 10.9 B

CT 表现：所示为两幅 CT 尿路成像横断面图像。第一幅图像（A）为平扫图像，显示增厚的膀胱右侧壁有一细线状钙化缘。第二幅图像（B）为排泄期图像，证实膀胱右前壁有局限性增厚。

诊断：膀胱右侧壁瘢痕形成，和漏诊的膀胱左侧壁癌

讨论：本病例说明为何 CT 尿路成像能发现许多解剖异常，但常无法区分良性和恶性病变。右侧膀胱壁增厚为先前的浅表性膀胱癌局部治疗引起的瘢痕所致。该部位膀胱壁的线形钙化提示可能为慢性改变和由于瘢痕形成所致。膀胱癌钙化罕见，如果存在，常更加局限。本病例也说明 CT 尿路成像不能发现某些膀胱癌。本例病人在膀胱镜检查时发现膀胱左侧壁有一浅表性癌。即使回顾性阅片，也未能发现该肿瘤。尽管许多研究者认为，CT 尿路成像与排泄性尿路造影和膀胱造影相比，发现膀胱癌的敏感性增加，但不能发现所有的肿瘤，尤其是那些微小或扁平型肿瘤。

病例 10-10 移行细胞癌阻塞右肾收集系统

病史：57 岁，男性，持续性镜下血尿。

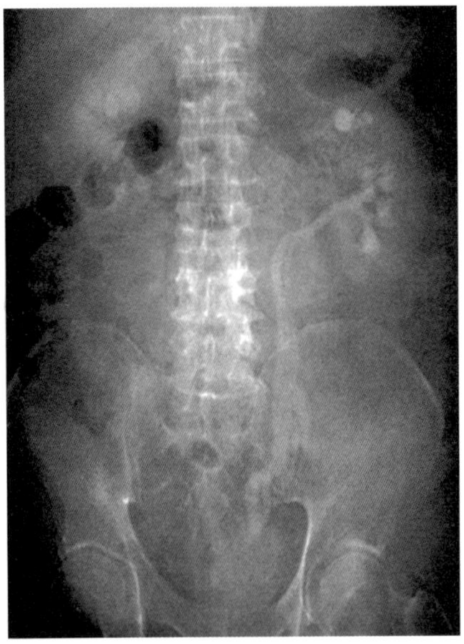

图 10.10 A

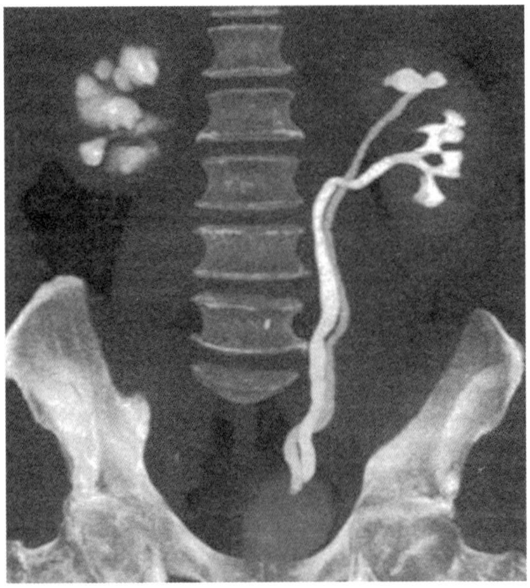

图 10.10 B

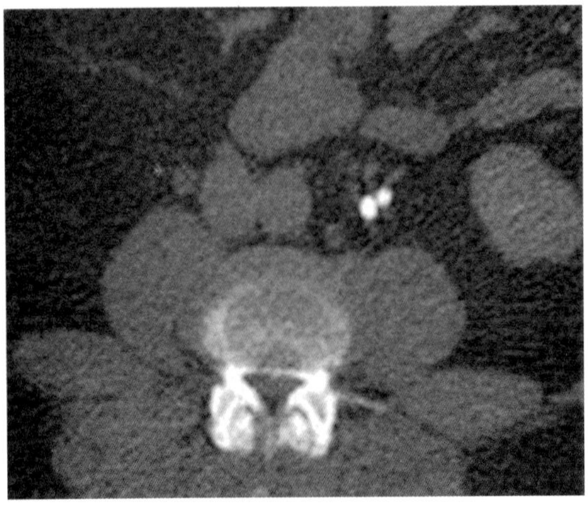

图 10.10 C

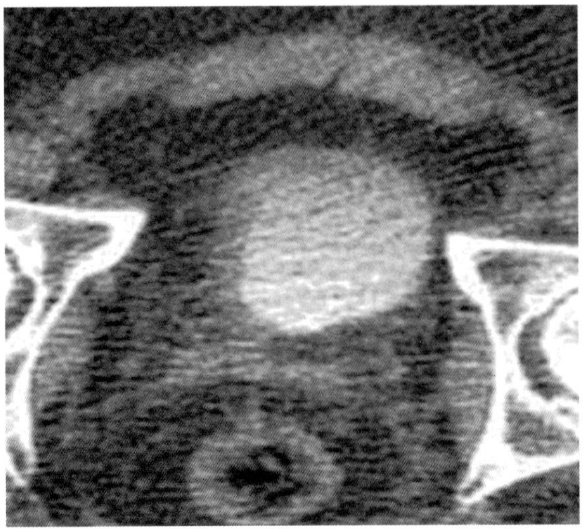

图 10.10 D

CT 表现：CT 尿路成像排泄期定位片（A）及厚层块最大密度投影图像（B）显示膀胱轮廓不对称。膀胱向左侧移位，提示盆腔右侧有一肿块。右侧肾中度到重度肾盂积水和右侧输尿管未显影提示肿块阻塞了右肾收集系统。最后也发现了左肾收集系统完全重复畸形。所提供的另两幅排泄期横断面图像。一幅为通过下腹部的图像（C）显示右侧输尿管未显影和左侧两个输尿管显影。最后一幅是通过骨盆中部的图像（D）显示膀胱轮廓扭曲。虽然增强定位片和最大密度投影图像均提示这些图像表明的膀胱异常是膀胱右侧壁局限性增厚所致，但这种改变最常是膀胱上皮肿瘤引起。

诊断：移行细胞癌阻塞右肾收集系统

讨论：本病例说明普通平片（以 CT 增强定位片表示）及三维图像只显示膀胱腔而不能显示膀胱壁，故在确定膀胱异常的原因时可能误导。相对而言，非阻塞性的重复肾收集系统在横断面和冠状面图像上均易发现。

病例 10–11 膀胱穹隆部两个扁平型移行细胞癌，良性前列腺增生

病史：52 岁，男性，浅表性膀胱癌治疗后，尿细胞学检查阳性。

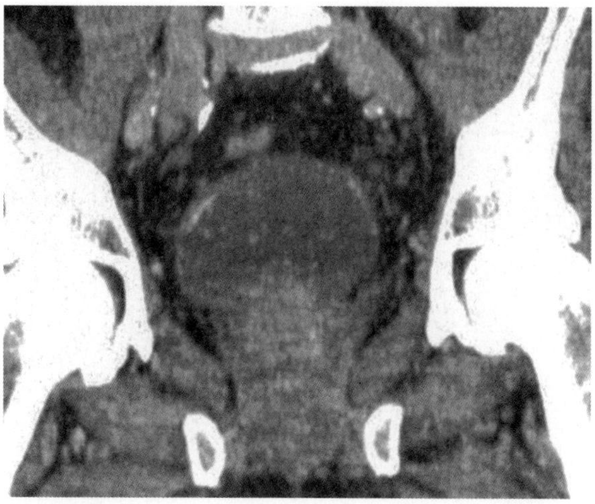

图 10.11 A

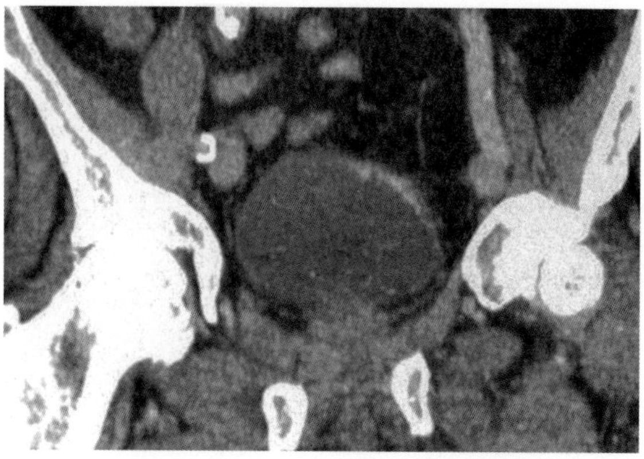

图 10.11 B

CT表现：两幅骨盆层面的排泄期冠状面薄层图像（A，B）显示膀胱壁弥漫性增厚。然而膀胱穹隆部有两个局限性线样密度增高影——一个位于右侧（A），一个位于左侧（B）。还有前列腺增大，膀胱底部受压抬高。

诊断：膀胱穹隆部两个扁平型移行细胞癌，良性前列腺增生

讨论：注射对比剂后，相对于无明显强化的正常膀胱壁，膀胱癌常呈明显强化。本病例中两个膀胱肿瘤能被发现主要是由于它们呈明显强化。强化在肾实质期图像上显示最佳（如果扫描到盆腔），但在排泄期图像上也可发现。虽然，肾实质期图像有利于发现某些膀胱上皮肿瘤，如本例所示，但不能保证骨盆层面用常规扫描（除非与分离团注技术排泄期扫描联合应用）。要注意限制病人的辐射剂量。然而在应用分离团注技术时，因排泄的对比剂通常至少部分地显影，使扁平强化的膀胱壁肿瘤更难发现。幸运的是，大多数病人的肿瘤可以在排泄期图像上发现，这主要由于肿瘤被邻近膀胱内显影的高密度尿液或未显影的水样密度尿液衬托得非常清楚。

病例 10-12 平滑肌肉瘤

病史：47 岁，女性，反复尿路感染，膀胱镜诊断为轻度膀胱炎。

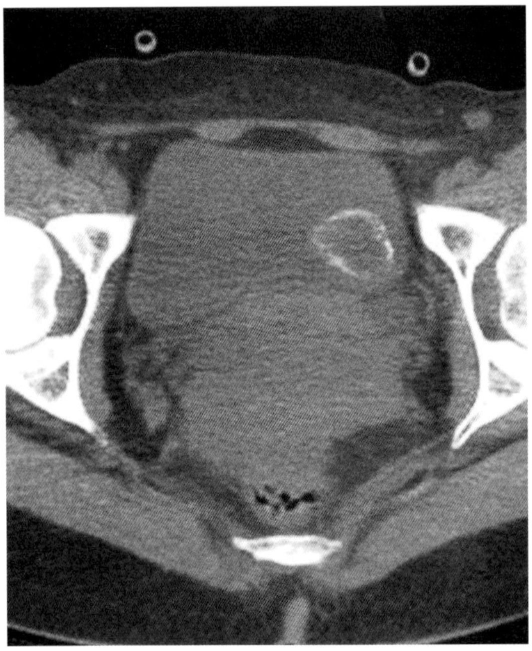

图 10.12 A

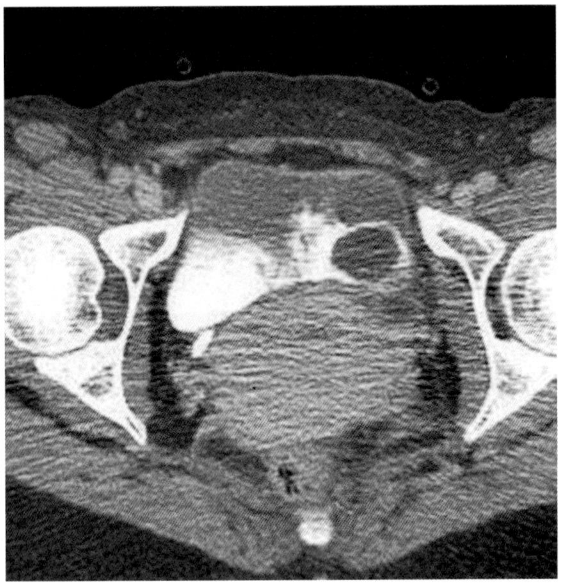

图 10.12 B

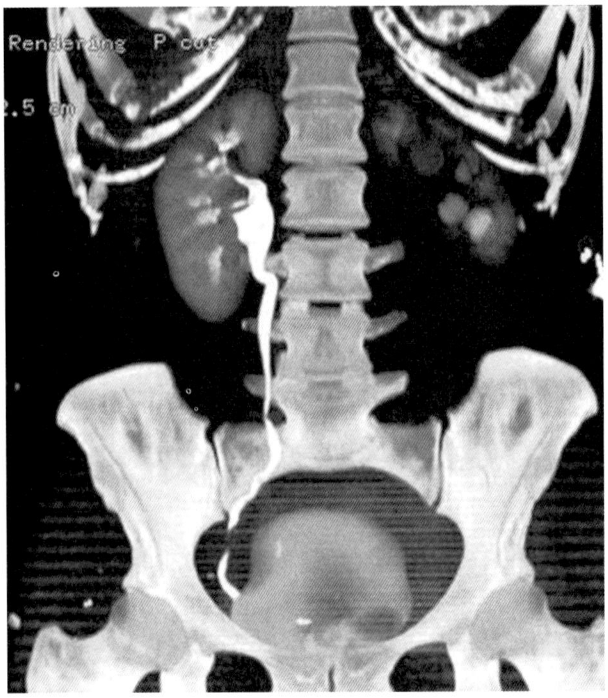

图 10.12 C

CT 表现：平扫横断面图像（A）显示膀胱左后外部有一个卵圆形环状钙化。排泄期横断面图像（B）显示膀胱左外侧部有一边缘光滑的卵圆形肿块。容积再现图像（C）显示膀胱左下外侧部的卵圆形肿块表现为一充盈缺损，左侧尿路梗阻导致左侧肾盂肾盏扩张及左侧输尿管未显影。

诊断：平滑肌肉瘤

讨论：膀胱良性肿瘤罕见，最常见的膀胱良性肿瘤为平滑肌瘤。膀胱平滑肌瘤最多发生于膀胱三角区附近，如本病例。膀胱平滑肌瘤不常发生钙化。肿瘤表面的黏膜几乎一直保持完整，因此膀胱镜下显示膀胱上皮正常或仅有轻度或中度变形而表面完整。病人极少出现血尿。如果在膀胱内发现一个边缘光滑的肿块而且肿块与膀胱壁形成一个特征性直角，提示肿瘤位于壁内，诊断应为可疑平滑肌瘤。因这些肿瘤与膀胱恶性病变不能完全区分，需用膀胱镜进一步确诊。

本病例的可能性诊断考虑为一个少见的膀胱肿瘤（根据外周的钙化环）、分层状结石、慢性血块内钙化或真菌球。前两种可能性最大。

病例 10-13 经输尿管前列腺切除术后，膀胱巨大憩室，憩室颈部小膀胱上皮瘤

病史：51 岁，男性，反复性尿道感染。

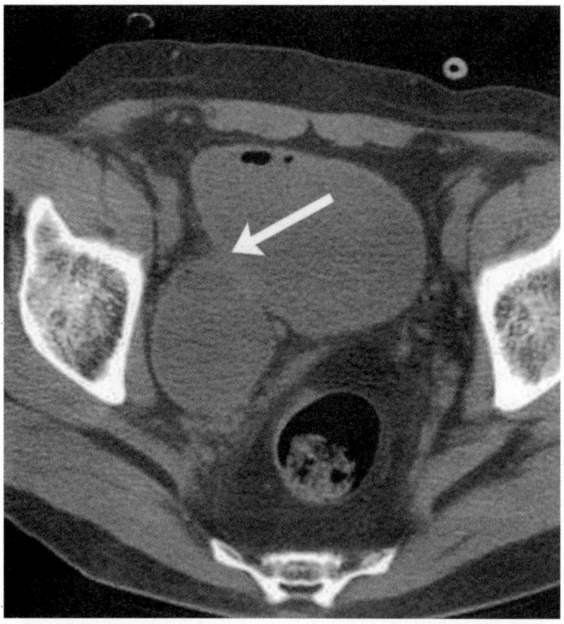

图 10.13 A

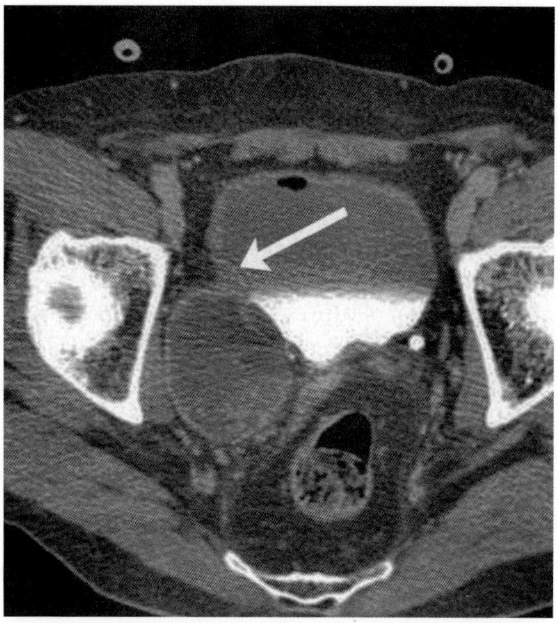

图 10.13 B

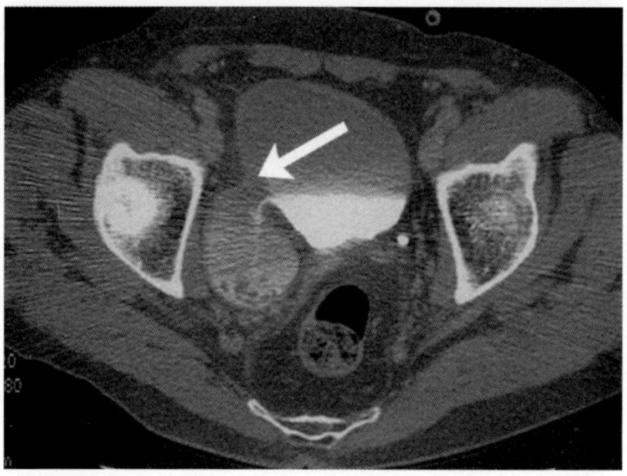

图 10.13 C

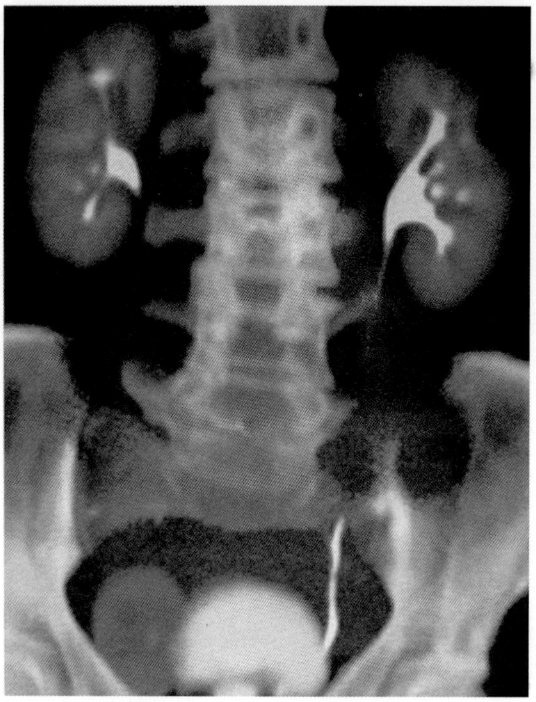

图 10.13 D

CT 表现：盆腔平扫图像（A）显示膀胱左后侧一水样密度肿块。可能是一个膀胱憩室或一个膀胱外囊性肿块。两幅膀胱排泄期横断面图像，一幅为 300 秒采集（B），一幅为 450 秒采集（C），显示此巨大肿块从膀胱右后外侧部突出。排泄的对比剂在此结构内分层，并可见多发小充盈缺损（C）。另可见憩室颈部的

壁（A－C）轻度增厚（箭）。容积再现图像（D）显示右半盆腔暗淡的含对比剂的尿液，前列腺窝可见对比剂聚集。

诊断：经输尿管前列腺切除术后，膀胱巨大憩室，憩室颈部小膀胱上皮瘤

讨论：多数情况下，膀胱憩室是一种因膀胱出口梗阻或神经源性膀胱所致的获得性病变。先天性憩室极为少见。获得性膀胱憩室为假性憩室，是膀胱黏膜通过黏膜下的疝出。因多数膀胱憩室向后扩展，正常的膀胱重叠在上面，排泄性尿路造影或膀胱造影的前后位图像上有时不易发现。

膀胱憩室有多种并发症。排尿时，尿液可积存于获得性憩室内，使病人完全排空后即刻又出现尿意。膀胱憩室也可能是尿潴留的原因，使尿路感染的机会增加。憩室可伴发膀胱结石。最后，憩室也可伴发膀胱肿瘤，如本病例。膀胱憩室肿瘤因不含黏膜下层、肌层或浆膜层，故多具侵袭性。本病例的憩室颈部膀胱壁增厚，膀胱镜检查提示为移行细胞癌。

膀胱憩室内肿瘤可有多种影像学表现：局限性憩室壁增厚（如本例所示），附壁充盈缺损或弥漫性壁增厚。少数情况下，憩室可能完全被软组织肿块充填。本例憩室底部的多发小充盈缺损，随后证实是小血块。

病例 10-14 显著的良性前列腺增生

病史：84 岁，男性，尿频。

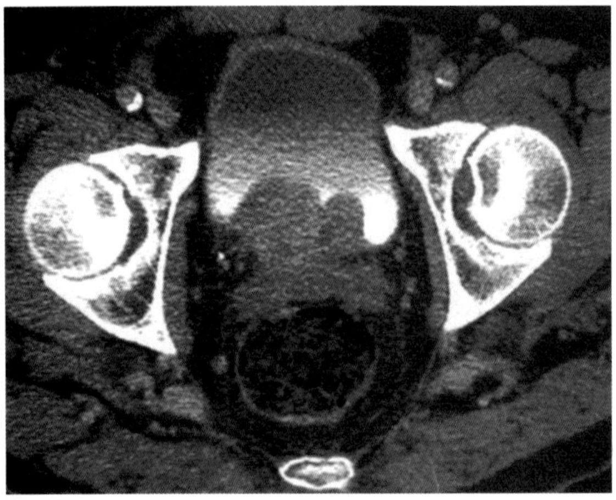

图 10.14 A

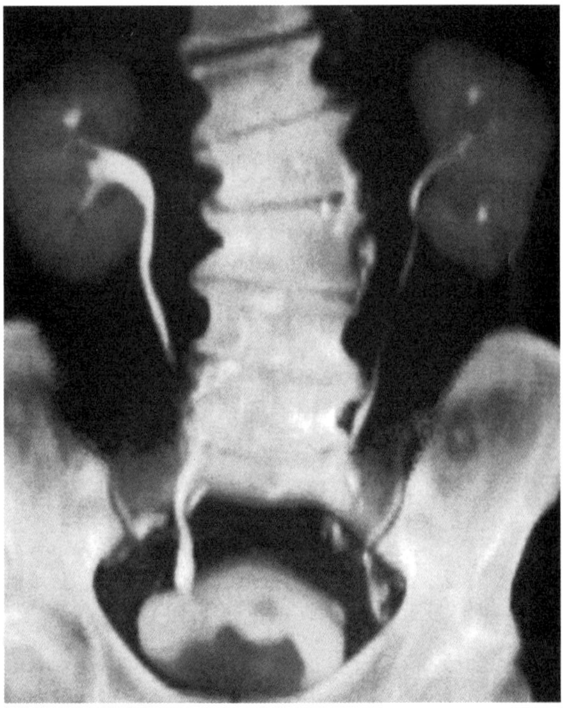

图 10.14 B

CT 表现：排泄期横断面图像（A）显示一巨大分叶状肿块从膀胱后壁突入膀胱。容积再现图像（B）显示肿块从膀胱基底部突入膀胱腔内。

诊断：显著的良性前列腺增生

讨论：对于年龄较大的男性，位于膀胱基底部且突入膀胱的肿块多为增大的前列腺。几乎均为良性前列腺增生。本例病人的其他图像显示肿块与前列腺的较下部相连。虽然膀胱基底癌也可侵袭前列腺，有类似的表现，但这种可能性较小。有此征象的病人应行膀胱镜检查。

病例 10-15 原位型（简性）输尿管小疝

病史：45 岁，女性，反复尿路感染。

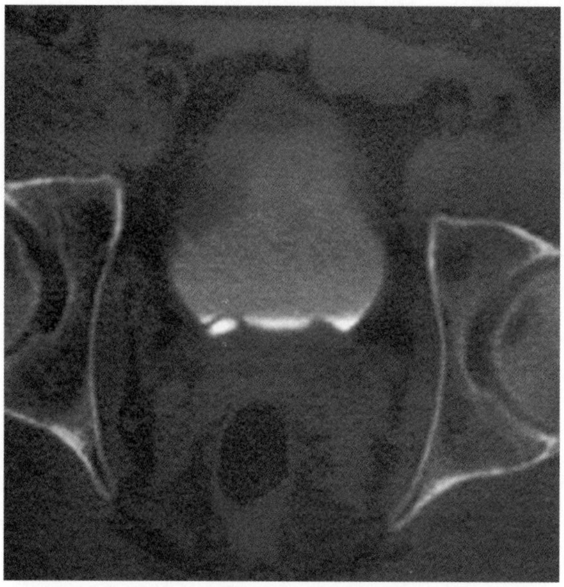

图 10.15 A

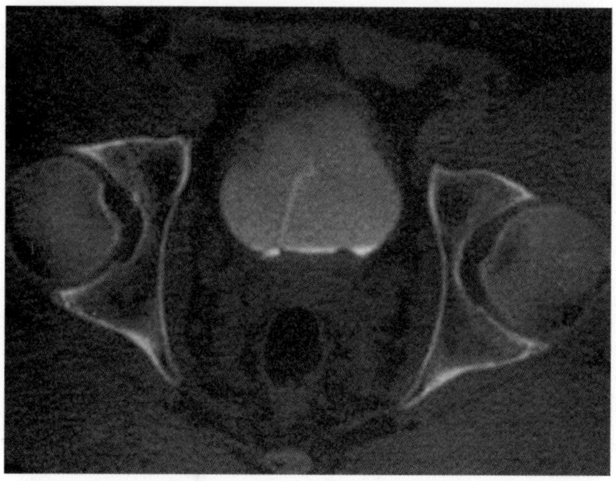

图 10.15 B

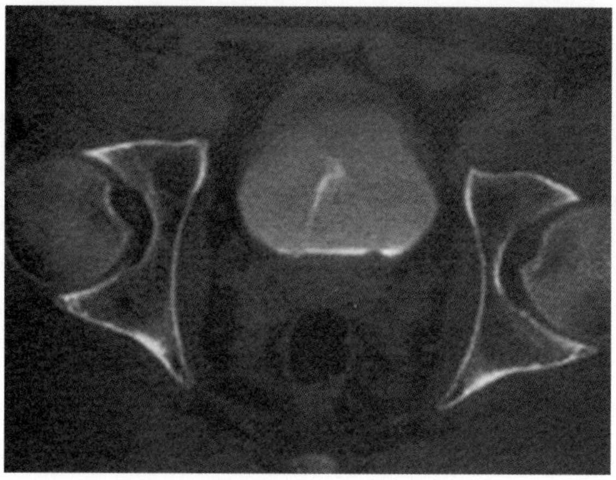

图 10.15 C

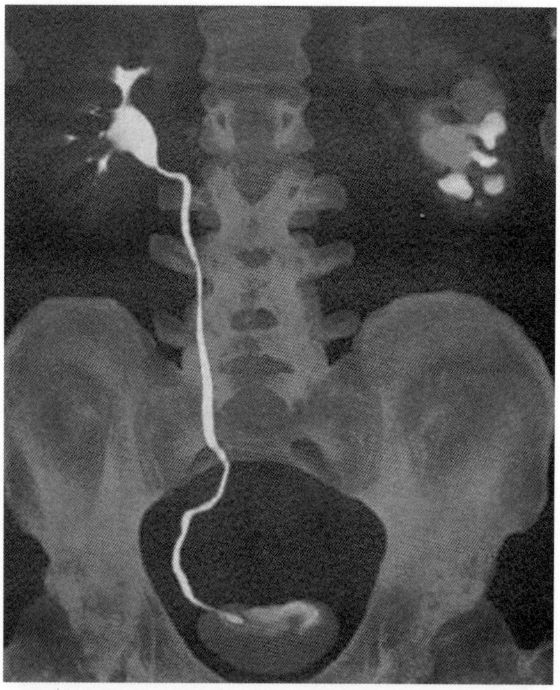

图 10.15 D

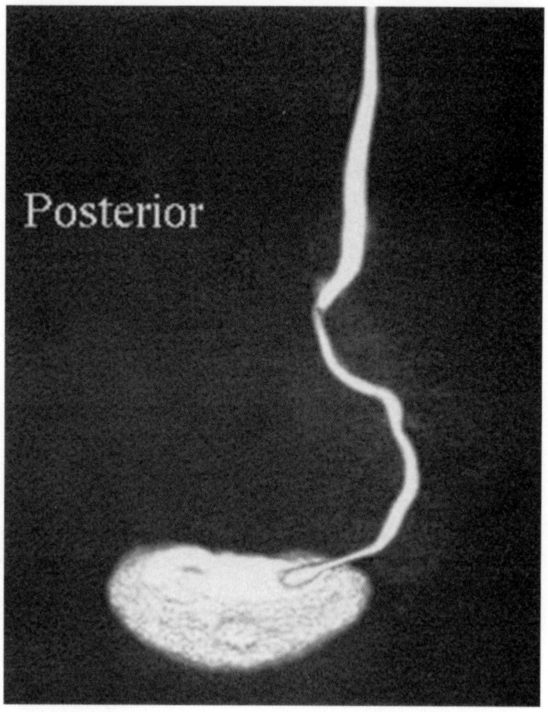

图 10.15 E

CT 表现：三幅排泄期横断面图像（A－C）显示右侧输尿管开口于膀胱。其中两幅稍上层面的图像（A，B）显示右侧输尿管最远端突出，在其前内侧（输尿管与含显影尿液的膀胱之间）见一均匀薄壁的软组织影。其中最下层面的图像（C）显示膀胱内高密度的尿液喷射，膀胱内为对比剂和未强化尿液的不均匀混合物。右侧输尿管远端的病变于前后位最大密度投影图像（D）和前后位容积再现图像（E）更容易定性，输尿管远端均匀扩张，其周围被均匀薄壁软组织围绕。

诊断：原位型（简单型）输尿管小疝

讨论：CT 尿路成像可发现输尿管小疝，但它们在横断面图像上表现不十分明显。在冠状面或斜冠状面图像上，更易发现输尿管疝（见病例 4-12）。

无收集系统重复畸形病人的原位型（简单型）输尿管疝多为偶发，常没有症状。相对而言，异位型输尿管疝多见于肾收集系统重复畸形的病人。此类输尿管疝多见于引流上肾段的输尿管，因为其在膀胱的开口位置异常，位于正常上肾段输尿管开口的下内侧。异位型输尿管疝可阻塞肾收集系统和输尿管（见病例 9-23）。巨大输尿管疝可形成膀胱内的充盈缺损，在排泄性尿路造影图像上与膀胱肿瘤相似，但通过 CT 尿路成像通常容易区分。

病例 10–16 放射性膀胱炎

病史：年龄较高的男性，前列腺癌治疗术后，尿频。

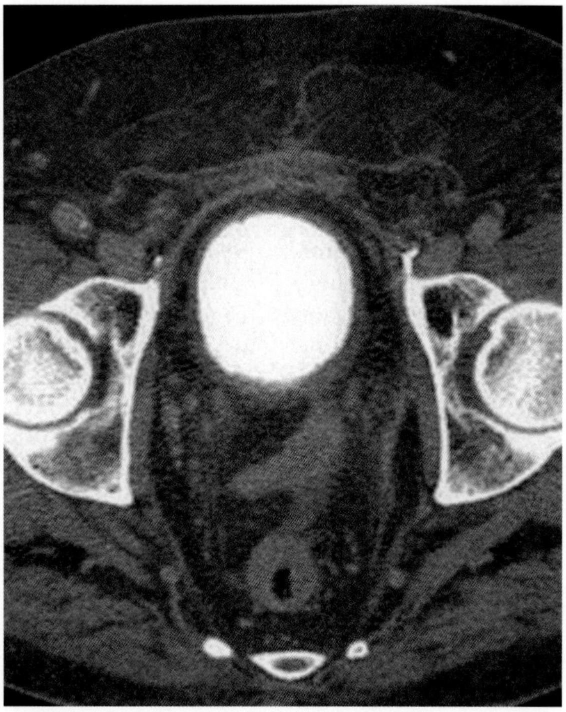

图 10.16

CT 表现：一幅排泄期横断面CT图像显示膀胱壁呈轻度弥漫性环形增厚，后壁略显著。膀胱内未见充盈缺损，邻近膀胱周围的脂肪内可见条状致密影，软组织密度增高。

诊断：放射性膀胱炎

讨论：虽然膀胱的良性或恶性疾病均可导致膀胱壁增厚，但根据膀胱壁增厚的分布特点通常可以提示病变的类型。多数情况下，弥漫性膀胱壁增厚为各种不同原因的膀胱炎所致或于膀胱出口梗阻导致的肌层增生和神经性膀胱有关。多数膀胱癌呈局限性膀胱壁增厚。浸润性膀胱癌导致的弥漫性膀胱壁增厚极为罕见；这种情况下，常为不对称性增厚。只有极少数的膀胱炎可引起局限性膀胱壁增厚。

各种不同原因的慢性膀胱炎均可导致膀胱壁增厚，膀胱顺应性和/或容积下降。其中包括出血性膀胱炎（常因环磷酰胺治疗所致），放射性膀胱炎（如本病例），感染（慢性细菌性感染，血吸虫病或结核）。其他炎性疾病，如腺性膀胱炎、囊性膀胱炎、软化斑也可引起膀胱壁增厚。尽管血吸虫病钙化更常见，但通常无法区分膀胱炎的病因。

体外放射治疗可引发膀胱炎，可为即刻反应或迟发性反应。放射性膀胱炎发生于宫颈癌、前列腺癌或膀胱癌放疗术后及放射剂量超过40Gy时。放射性膀胱炎急性期表现为活动性炎症及水肿，慢性期（治疗后1～4年出现）出现血管炎或纤维化。慢性放射性膀胱炎病人的膀胱储尿量常减低。病人常有持续性血尿。

多数情况下，急性膀胱炎在CT上无任何异常表现。而膀胱严重受累时，可见到膀胱壁广泛性增厚。相对而言，CT尿路成像能发现的异常者多为慢性膀胱炎的病人。

病例 10–17 憩室炎继发结肠膀胱瘘

病史：45 岁，男性，难治性尿路感染。

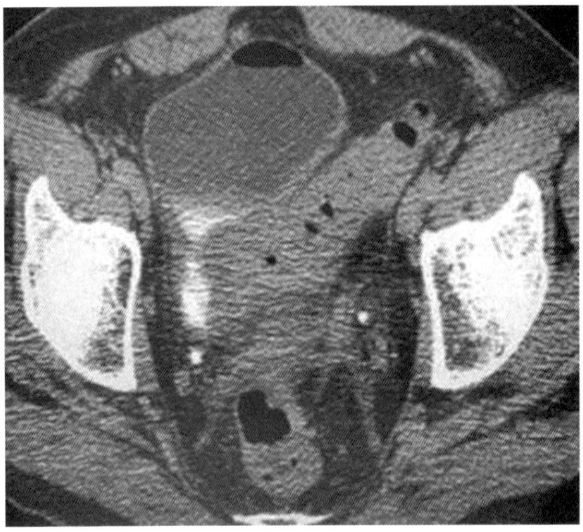

图 10.17 A

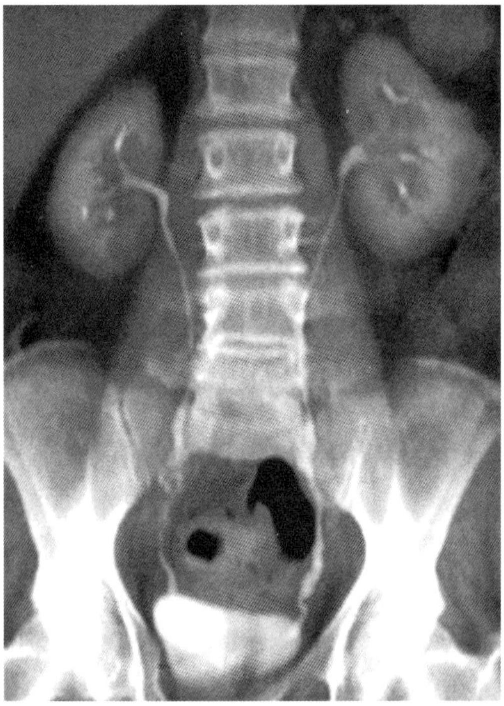

图 10.17 B

CT表现：CT尿路成像排泄期横断面图像（A）显示膀胱内有非悬垂性气体影。膀胱壁均匀增厚。膀胱与邻近乙状结肠的界限模糊，结肠壁增厚。冠状面平均密度投影图像（B）未显示膀胱内的气体和膀胱壁增厚，乙状结肠未显示。

诊断：憩室炎继发结肠膀胱瘘

讨论：结肠膀胱瘘的发病高峰为55～65岁。男性更多见。尽管许多疾病都可导致膀胱和附近肠管瘘，但结肠膀胱瘘最常见的病因为憩室炎。据估计，2%憩室炎的病人出现结肠膀胱瘘。结肠膀胱瘘最初的症状不典型，常与膀胱炎的出现有关，治疗后无缓解。更具特异性的气尿或粪尿较晚才出现。

CT是发现膀胱瘘最敏感的方法，主要因为CT可以发现膀胱内的气体，即使是少量（见于90%或以上的病例）。因为诊断主要依靠发现膀胱内气体，因此，要求病人在CT扫描前的24小时内不做任何膀胱内器械操作。这样所发现的任何气体就可肯定是病理性而非医源性。附近受累的肠壁常增厚。常不能显示瘘管。相对而言，膀胱造影和膀胱镜所能发现的膀胱结肠瘘也不超过半数的病人。

本例病人膀胱结肠瘘的诊断只能通过CT横断面图像就可确定。本病例是三维重建图像无助于诊断的另一个例子。

病例 10-18 膀胱全切和原位回肠新膀胱的正常术后解剖

病史：51 岁（A，B）和 72 岁（C，D），男性，膀胱癌术后。

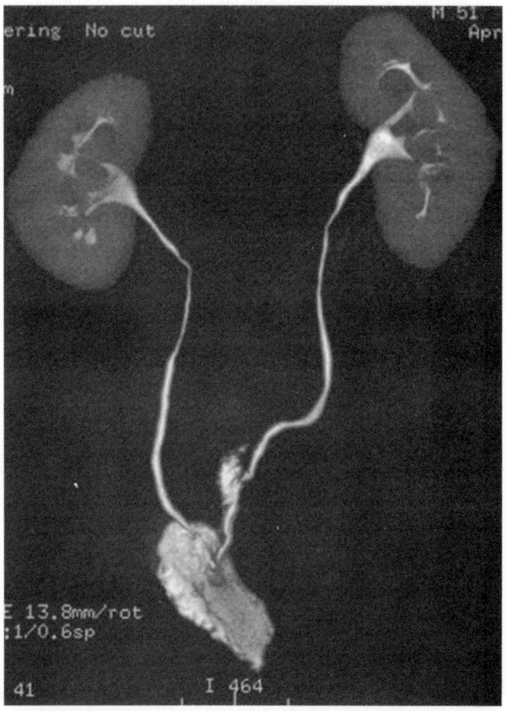

图 10.18 A

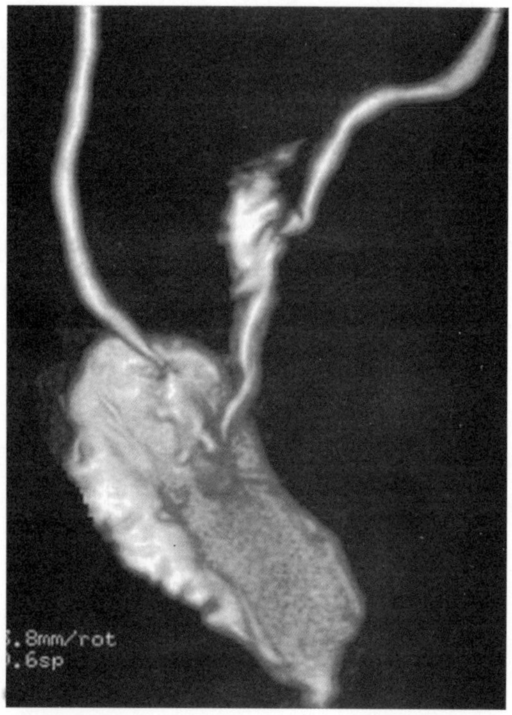

图 10.18 B

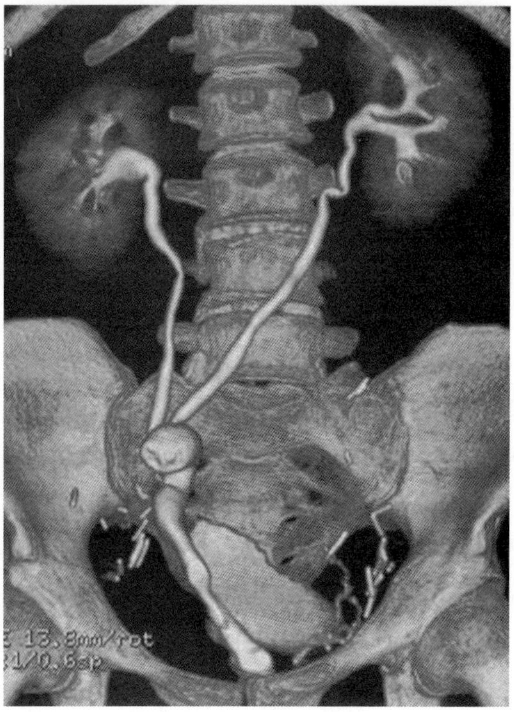

图 10.18 C

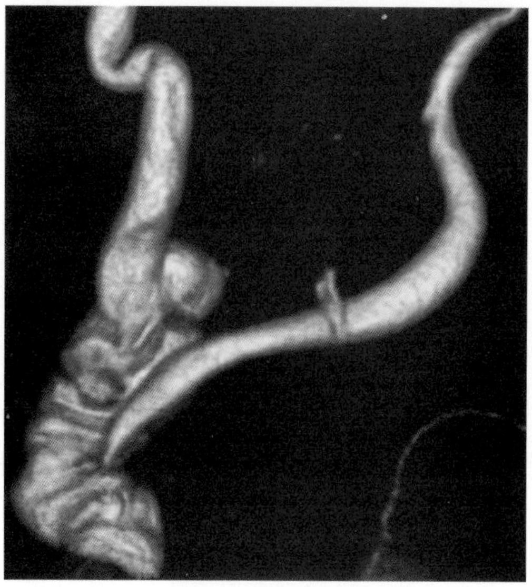

图 10.18 D（见彩图 图 10.18 D）

CT 表现：所示为两例不同病人的容积再现图像[(A 和 B）51 岁，(C 和 D）72 岁]。每例病人均包括前后位和锥形斜位图像。两例病人的输尿管均与回肠吻合后向下进入膀胱窝，其内可见较大的贮尿囊。

诊断：膀胱全切和原位回肠新膀胱的正常术后解剖

讨论：尿分流应用三种不同的基本类型。其中最简单的类型为回肠袢分流术，即将输尿管吻合到回肠袢上，然后将肠袢固定到前腹壁的造瘘口。此种分流术后有反流，病人排尿不能自控。需携带一个收集尿液的造瘘袋。近年发展的方法是回肠、结肠或回结肠再造的可控性贮尿囊（如 kock 和 Indina 囊袋）。这些贮尿囊也与前腹壁的造瘘口相连。尿液不会自动流到前腹壁，因为应用贮尿囊的连接是以回肠套叠形式完成的，可防止尿液反流到输尿管道内和尿失禁。病人要每天定时的向贮尿囊内插入导尿管，通常为每 4～8 小时一次。最近已经有了利用回肠重建原位新膀胱的方法。这种方法非常理想，因为新建的贮尿囊直接与尿道吻合使许多病人排尿能够自控。不再需要造瘘袋或要间断地贮尿囊插管。多数病人，两侧输尿管被吻合到回肠的输入支，通常在前方，然后与位于膀胱窝内的由交叉折叠的回肠袢建成的贮尿囊相连。然后再将第二段回肠与尿道吻合。

CT 尿路成像可用于显示膀胱切除和尿道分流术后的解剖。特别值得一提的是，CT 尿路成像可显示如本病例所示的输尿管回肠吻合。三维重建极其有用。然而，原始横断面图像可显示全部解剖信息。

病例 10-19 回肠新膀胱与尿道的吻合口漏

病史：64 岁，男性，膀胱根治术后发烧。

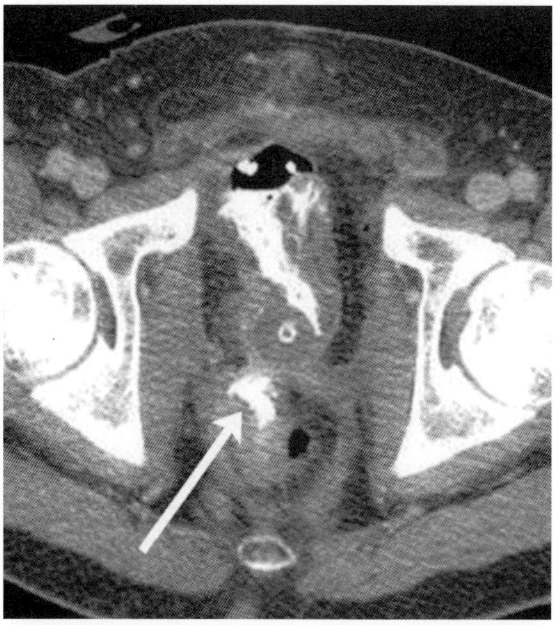

图 10.19 A

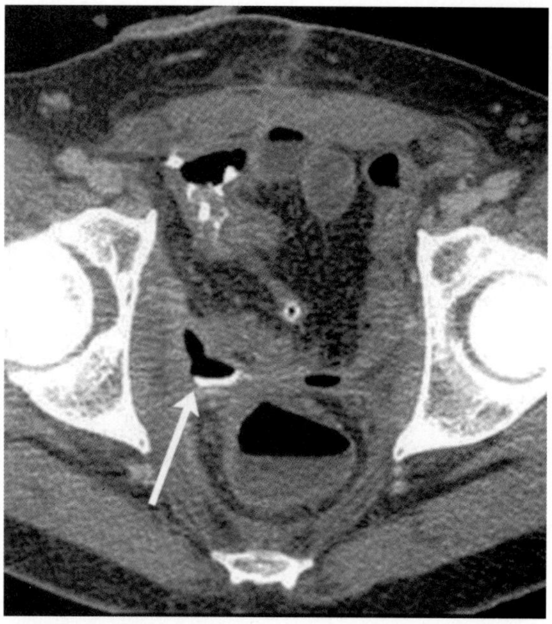

图 10.19 B

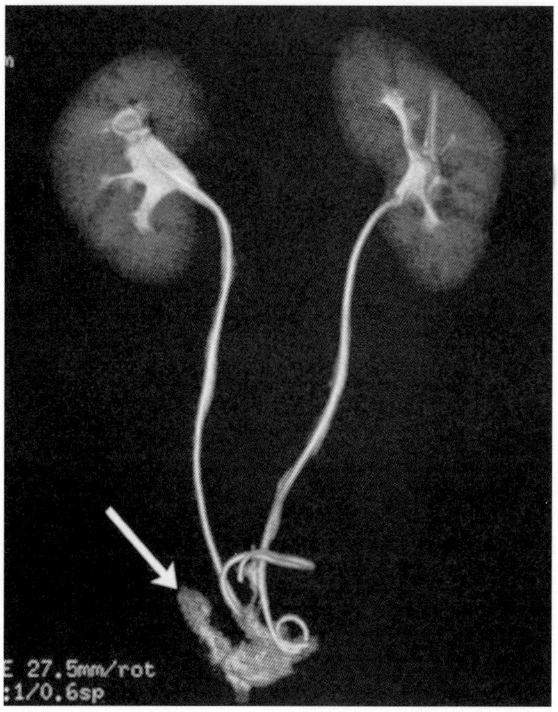

图 10.19 C

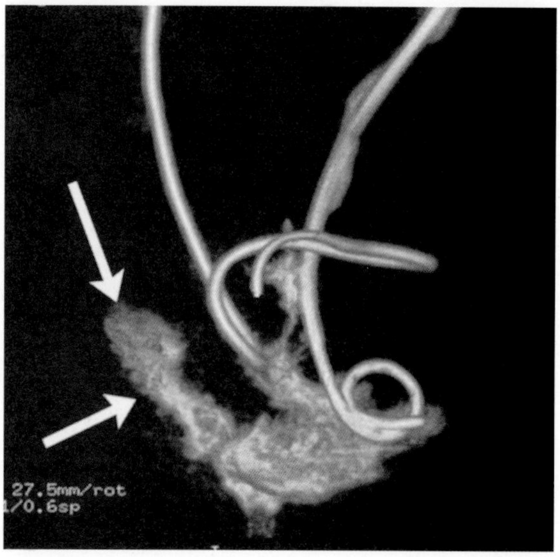

图 10.19 D

CT 表现：排泄期横断面图像（A）显示膀胱内含排泄的对比剂及气体，和充满液体的 Foley 球囊。Foley 球囊后外方的膀胱外见一小的对比剂聚集（箭）。稍上层面的横断面图像（B）也显示了气体及沿盆腔右侧壁的腹膜外对比剂聚集（箭）。对比剂聚集的大小和方向在两幅容积再现图像上也可见到（箭），第一幅为前后位图像，包括双侧收集系统和输尿管（C），第二幅为锥形向下的右后斜位图像（D）。三维图像也显示了放置在双侧输尿管内的支架（部分被输尿管内的对比剂掩盖）。

诊断：回肠新膀胱与尿道的吻合口漏

讨论：膀胱切除术后，尿液可从回肠新膀胱与尿道的吻合口处漏出。本病例中，漏的大小和位置（包括贮尿囊基底部的起始点）在横断面图像上显示清晰，但在三维图像上更容易观察。新膀胱腔外的积液位于后外侧，无固定形态，可与输入回肠袢相区别。

CT 尿路成像也可用于有效地评估尿路分流术后病人的其他并发症。在 Sudakff 及其同事的一篇综述中，对24例尿路分流术后的病人行CT尿路成像检查，评价是否此存在肿瘤复发或分流功能不良。9例异常，包括狭窄 4 例，尿路扩张，贮尿囊内结石形成及肿瘤复发。

本例病人成功地实施了延长的上尿路减压和 Foley 导管置入治疗。如果漏没有治愈，病人不得不返回手术室进行外科修复治疗。

病例 10-20 左半盆腔内复发性移行细胞癌侵袭新膀胱左侧

病史：72 岁，男性，膀胱全切和原位回肠新膀胱重建术后，血尿。

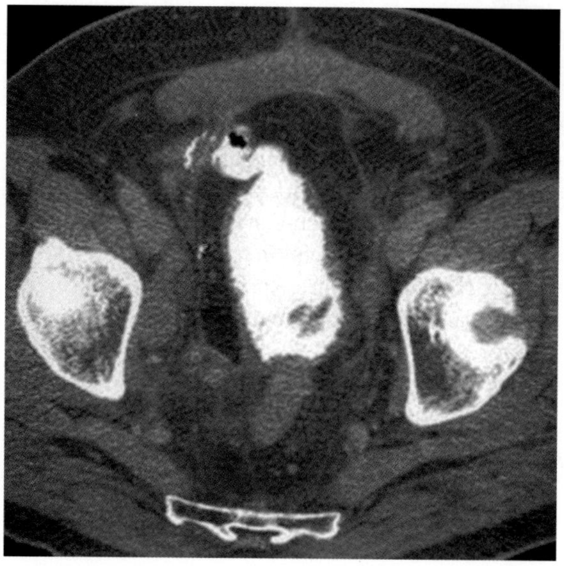

图 10.20 A

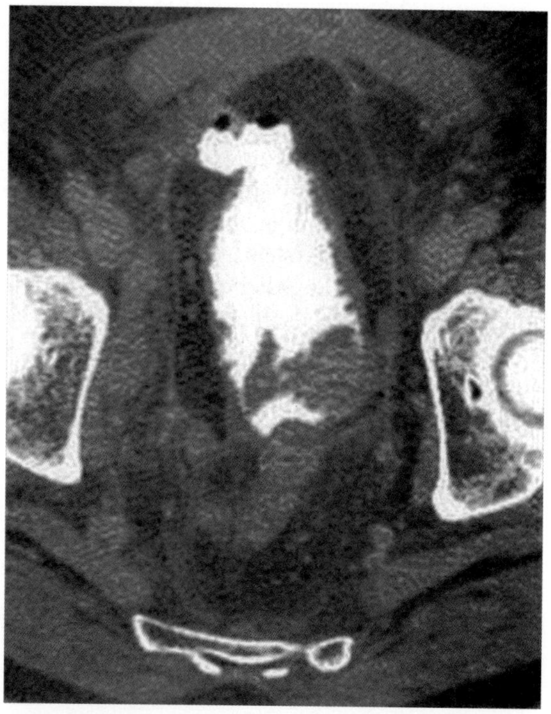

图 10.20 B

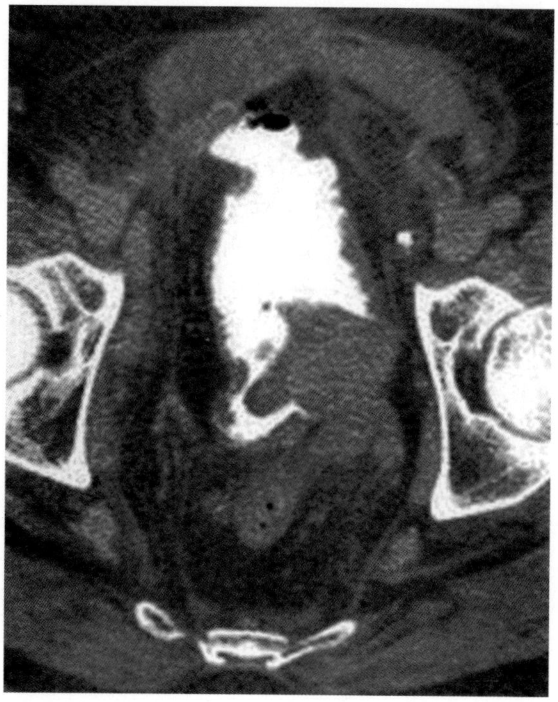

图 10.20 C

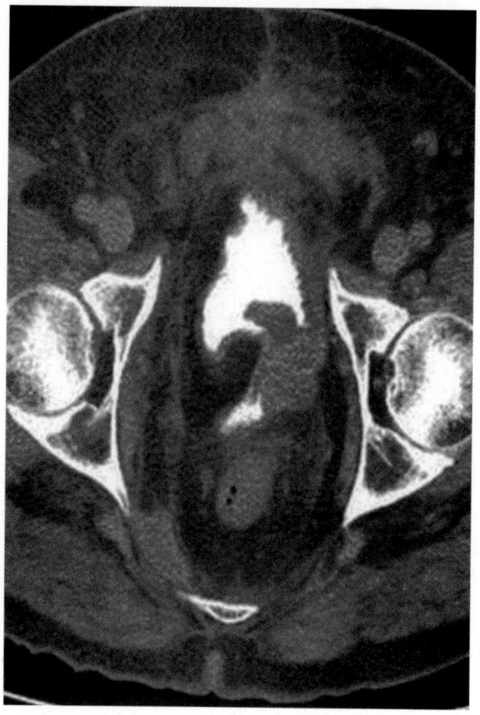

图 10.20 D

CT 表现：从回肠贮尿囊头侧（A）到尾侧（D）的四幅 CT 尿路成像排泄期横断面图像（A – D）显示新膀胱内大量排泄的对比剂，部分对比剂围绕左后部一巨大软组织肿块。

诊断：左半盆腔内复发性移行细胞癌侵袭新膀胱左侧

讨论：移行细胞癌膀胱全切术后可能局部复发。一项研究表明，12%病人出现局部复发，复发的中值时间为10个月。多数情况下，复发导致盆腔内出现瘤样肿块的淋巴结增大，部分淋巴结可长得很大。复发直接侵袭新膀胱者不多见。Hautmann和Simon的一组研究显示，43 例复发病人中只有 10 例累及新膀胱（导致梗阻或恶性浸润，如本病例）。有些，但非全部，盆腔局灶复发的病人也有远处转移。有膀胱癌病史的病人出现上尿路肿瘤的危险性也增加。

回肠新膀胱常呈分叶状，壁常有轻度增厚。然而，正常新膀胱不应包含本病所见的软组织肿块。因此，应考虑肿瘤复发。

病例 10-21 移行细胞癌

病史：67 岁，男性，血尿。

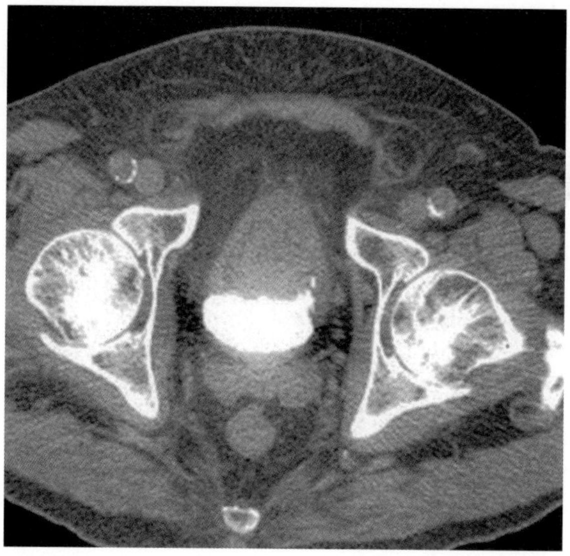

图 10.21 A

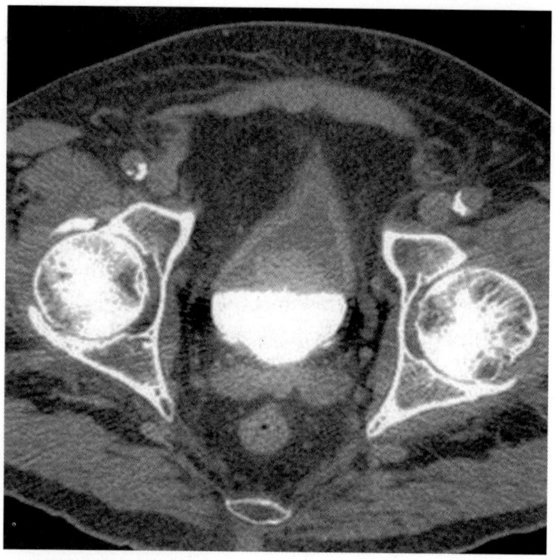

图 10.21 B

CT 表现：两幅膀胱层面的排泄期横断面图像（A，B）显示膀胱内位于含高密度对比剂尿液前方的不含对比剂的尿液呈分层状。膀胱壁呈环形增厚。另可见一4.0cm的圆形软组织密度肿块影，沿膀胱前侧壁突入膀胱，被显影及轻微显影的尿液衬托出来。膀胱周围内未见异常脂肪线，盆腔内未见肿大淋巴结。

诊断：移行细胞癌

讨论：偶尔，CT 尿路成像难以发现巨大的膀胱癌，尤其当肿瘤部分地和全部位于膀胱的不含对比剂尿液中时。这种情况下，如应用窄窗观察，发现病变的可能性增加（使软组织密度肿块和水样密度尿液的密度差最大化）。本病例说明，尽管需要宽窗显示图像以使含对比剂尿液内或邻近病变的检测敏感性达到最大化，但有时也需要应用软组织窗显示图像。

尿液不显影的问题通常可通过让病人检查前排空尿液的方法来避免。另一可能的解决方法是排泄期扫描前让病人走动几分钟，然后在CT床上翻身数次。这些动作促进膀胱内对比剂和尿液均匀混合，有效地排除本病例所遇到的问题。因为第二种方法增加 CT 扫描的复杂性，我们常规不用这种方法。走动病人锻炼后，必须认真在扫描床上重新定位。另外，我们相信，如本病例所示，只要反复仔细地观察膀胱图像，同时利用窄窗，膀胱癌漏诊的可能性较低。

病例 10-22 脐尿管残留

病史：43 岁，女性，反复尿路感染。

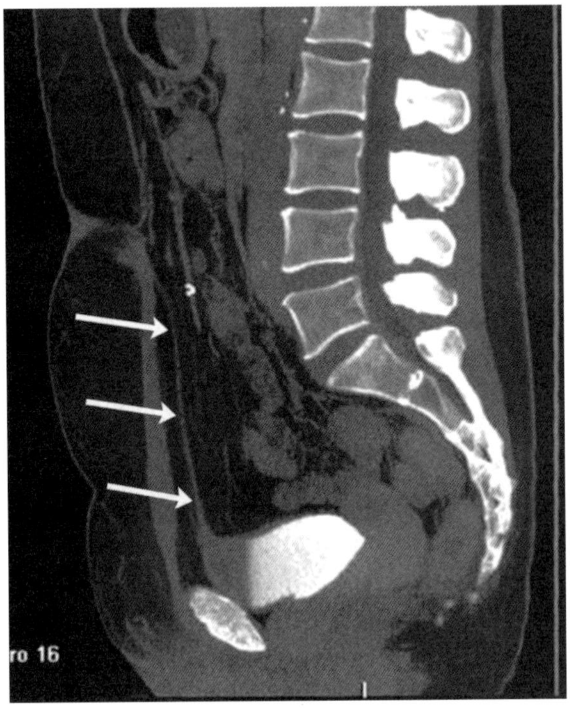

图 10.22

CT表现：一幅下腹部和盆腔的正中矢状面图像显示膀胱内的对比剂分层。膀胱前部为不含对比剂的尿液。从膀胱顶部前上方到脐部可见一线样软组织投射影（箭）。

诊断：脐尿管残留

讨论：脐尿管是胚胎期发生的憩室自泄殖腔向前和颅侧生长而成。最初，脐尿管为膀胱通向腹前壁脐部延伸的通道。功能上，绝大多数病人在出生前脐尿管已经闭合。出生后，仍可见闭合的脐尿管残留，称为脐中韧带。本例病人，脐尿管内不含液体，未见与膀胱相通的表现。同样，体格检查时，未发现与脐部沟通的明显征象。

有四种类型的脐尿管畸形可以产生症状：脐尿管未闭（与膀胱和脐部均相通），脐尿管囊肿（与膀胱或脐部不直接相通），脐尿管窦（仅与脐部相通），脐尿管憩室（仅与膀胱沟通）。脐尿管囊肿偶尔发生感染。脐尿管残留的另外一个重要并发症为癌症，它不同于膀胱癌的是通常腺癌而不是移行细胞癌。

CT 尿路成像可用于发现各型的脐尿管残留，包括无症状的脐中韧带。与静脉尿路造影或膀胱造影或窦道内药物注射不同的是，CT 尿路成像检查不依赖脐尿管残留内对比剂的显示。

病例 10-23 起于右髂内动脉瘤到膀胱憩室的动脉膀胱瘘

病史：88 岁，女性，持续性肉眼血尿。

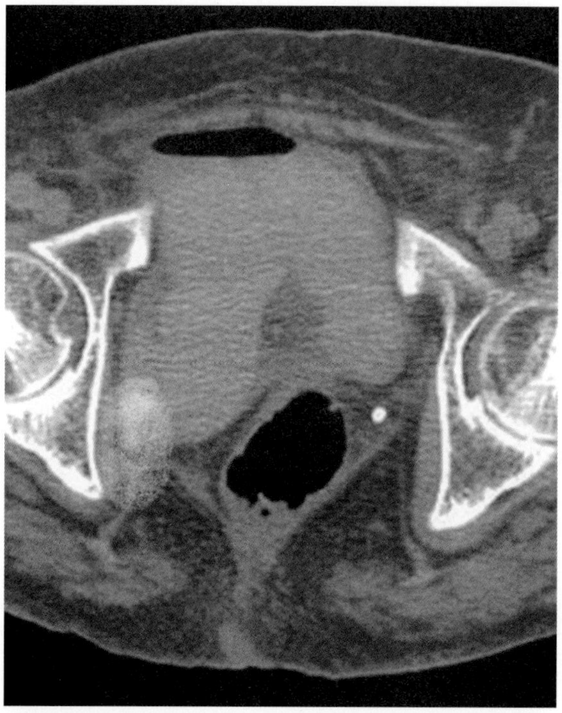

图 10.23 A

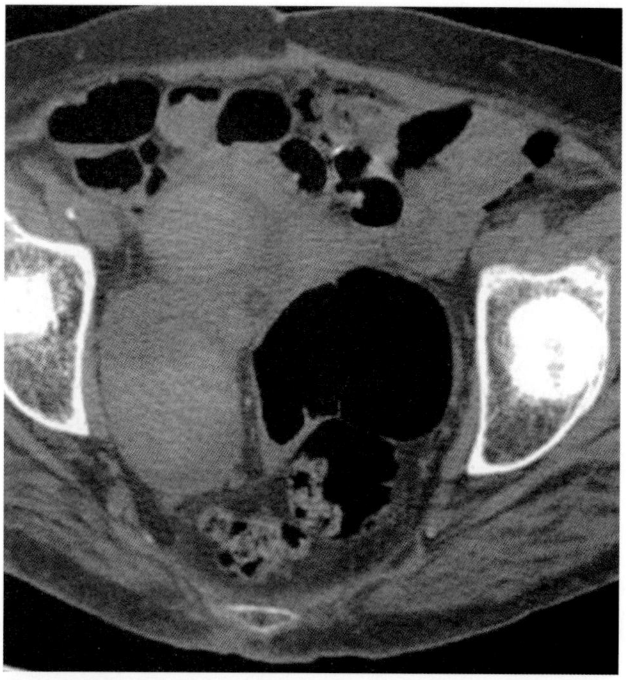

图 10.23 B

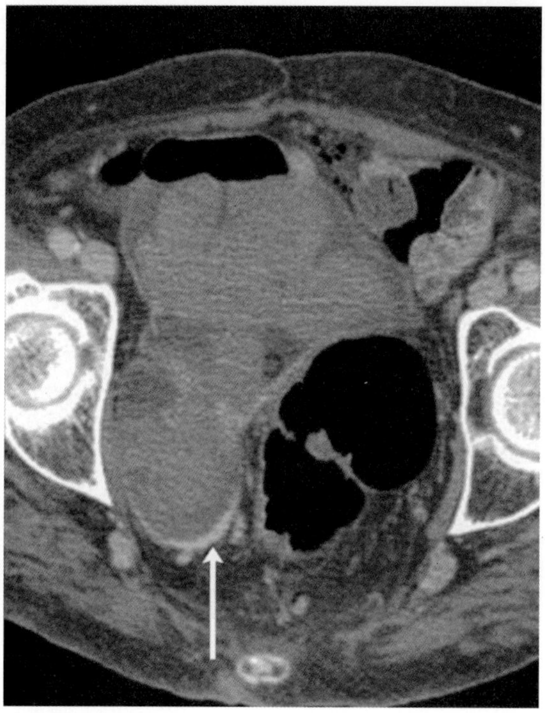

图 10.23 C

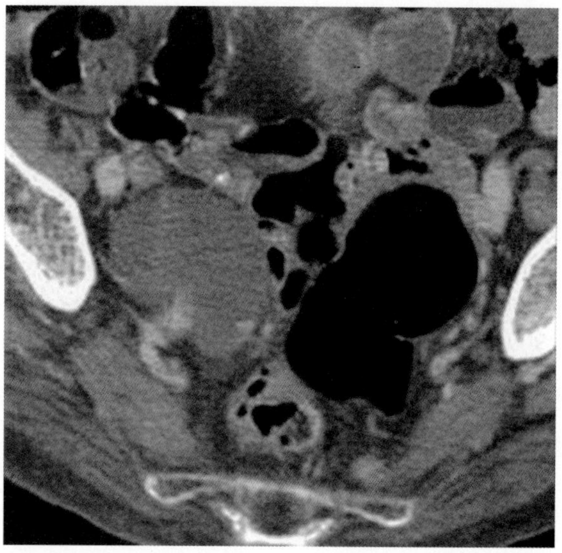

图 10.23 D

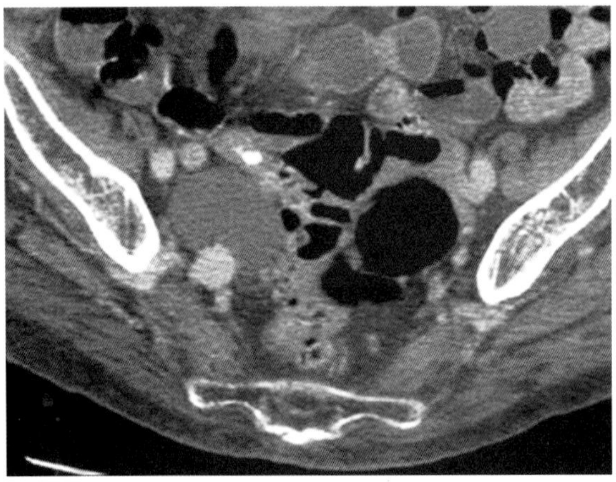

图 10.23 E

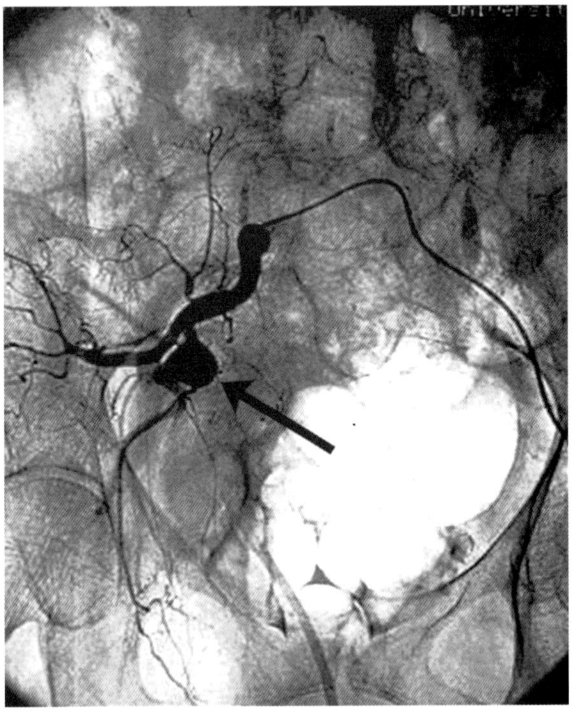

图 10.23 F

CT 表现：所示两幅 CT 尿路成像平扫图像。第一幅（A）显示膀胱内大量高密度影，高密度影又向来自膀胱右后外侧的一个憩室内扩展，如第二幅图像（B）所示。膀胱内气体是最近一次插管所致。盆腔肾实质期图像（C）显示同样的膀胱及右侧憩室内的高密度物质；然而憩室后部的少量高密度影（箭）是分层的。稍上层面的图像（D）显示这个高密度影与一支强化的血管紧密相连，它在最后一幅横断面图像（E）显示其为瘤样扩张。随后一幅右侧髂内动脉选择性动脉造影图像（F）显示 CT 尿路成像上所示的扩张性结构是右侧髂内动脉的局灶性动脉瘤（箭）。

诊断：起于右髂内动脉瘤到膀胱憩室的动脉膀胱瘘

讨论：膀胱与邻近肠管或阴道之间的瘘管相当常见。相反，盆腔动脉和膀胱间的沟通却极其罕见，文献上只有几例报道。多发生于膀胱与髂总动脉、髂内动脉或髂外动脉之间。已发现的几种不同原因包括盆腔创伤（枪伤后假性动脉瘤形成和破裂）；肾和／或胰腺移植后的医源性损伤；和血管性疾病如粥样硬化这样的病人应有其他血管的动脉瘤迹象。当患有上述疾病的病人出现持续或反复性不明原因的血尿时，鉴别诊断应考虑动脉膀胱瘘。

本例病人，盆腔肾实质期图像显示了对比剂从髂内动脉到膀胱憩室的活动性渗出，使诊断变得相当容易。尽管盆腔肾实质期图像不是常规检查，但这些图像（或开始注射对比剂后马上采集的图像）对涉及盆腔血管完整性的病人可能偶尔有帮助。

本例病人发生的瘘可能较容易做出诊断，因其发生于一支髂动脉和一个膀胱憩室之间。因为大多数膀胱憩室是假性憩室，为膀胱黏膜通过黏膜下层的获得性疝出，多数膀胱憩室不具膀胱壁的所有结构分层。

病例 10-24 子宫平滑肌肉瘤累及膀胱

病史：中年女性，盆部疼痛，血尿。

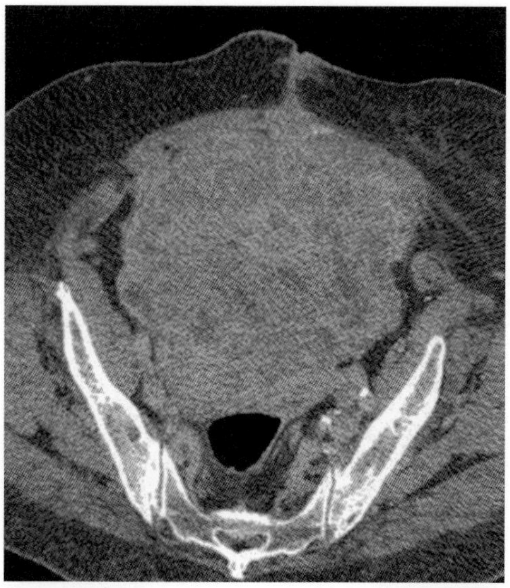

图 10.24 A

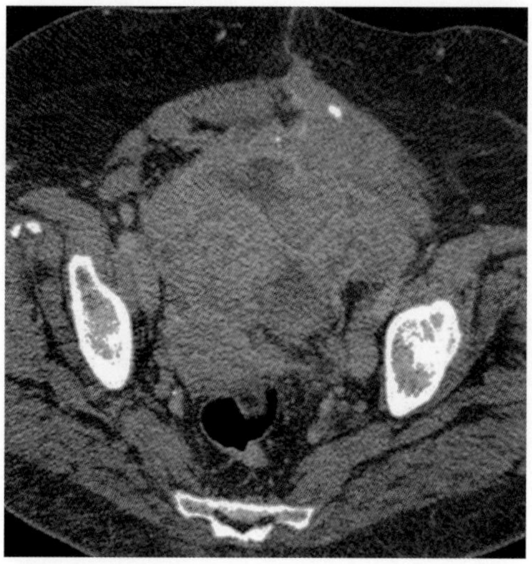

图 10.24 B

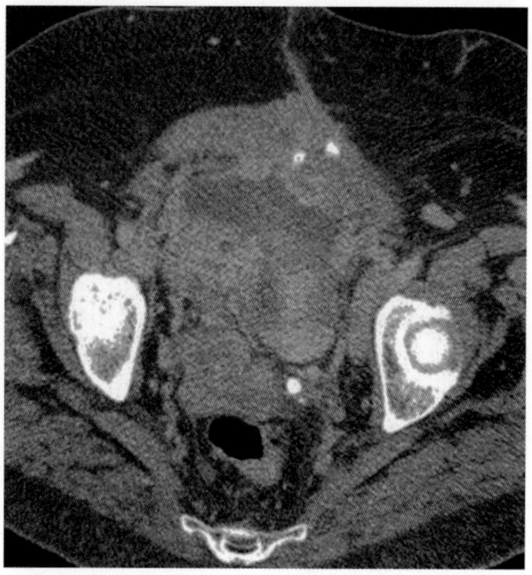

图 10.24 C

CT 表现：三幅排泄期横断面 CT 图像（A－C）显示盆腔内有一巨大密度不均匀肿块，病灶中心位于膀胱头侧。肿块伸入膀胱右侧，膀胱腔变形。

诊断：子宫平滑肌肉瘤累及膀胱

讨论：极少情况下，外生性恶性肿瘤可延伸到或通过膀胱壁累及膀胱。通常是膀胱邻近器官的恶性病变，如前列腺、精囊、子宫、宫颈或阴道。CT 尿路成像不能显示微观的侵犯；而肉眼所见的侵犯，如本病例所示，通常可以发现。此例根据肿块中心的位置，怀疑病变源于子宫。虽然，子宫纤维瘤常为不均质性，但很少出现如此大量且不规则强化的软组织肿块。因此，应考虑为恶性病变。

病例 10-25 继发于环磷酰胺化疗的出血性膀胱炎

病史：中年病人，肉眼血尿。

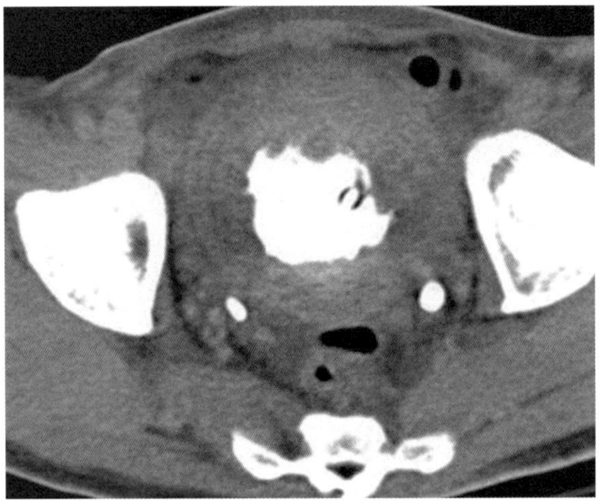

图 10.25 A

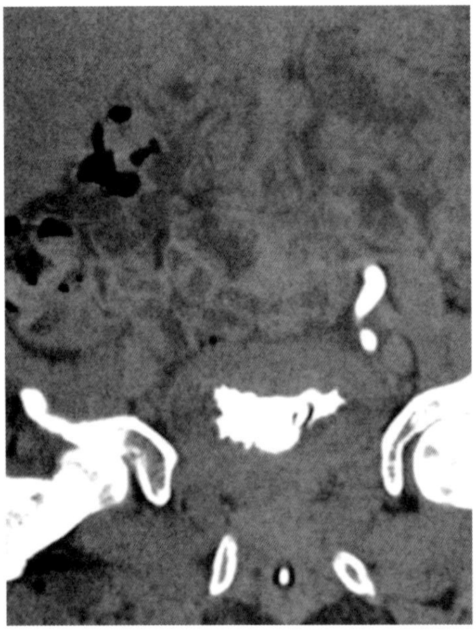

图 10.25 B

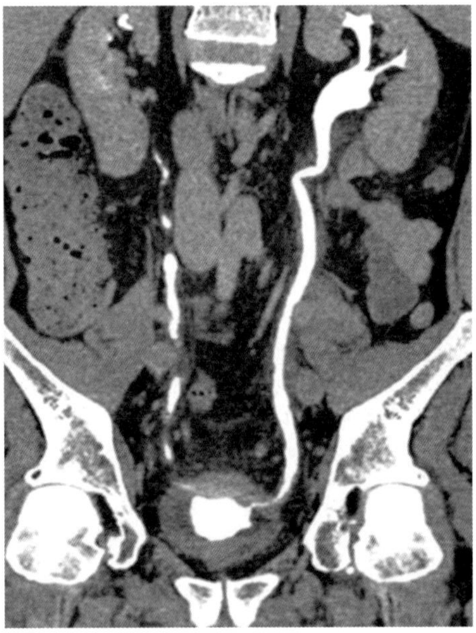

图 10.25 C

CT 表现：膀胱横断面（A）及冠状面图像（B）显示膀胱壁重度弥漫性、环状增厚，膀胱壁厚度超过1cm。

诊断：继发于环磷酰胺化疗的出血性膀胱炎

讨论：本病例说明重度的膀胱异常。一般情况下，重度弥漫性膀胱壁增厚多由肌肉（逼尿肌）肥大（与膀胱出口梗阻或神经源性膀胱有关）或重度膀胱炎所致，虽然鉴别诊断也包括弥漫性膀胱癌和淋巴瘤侵犯的膀胱。另外提供一幅逼尿肌肥大病人的 CT 尿路成像冠状面图像（C）以说明不同原因导致的重度弥漫性膀胱壁增厚的表现十分相似。有这样程度的膀胱壁增厚的病人，相关的临床病史常有帮助。本例病人曾因淋巴瘤接受了化疗。

高达40%应用环磷酰胺化疗的病人可发生急性膀胱炎，然而此种膀胱炎通常能恢复，无严重的后遗症。有些病人可能发生严重出血，要做血管造影栓塞治疗或膀胱切除。在极少数情况下，最终发生出现膀胱壁钙化。应用环磷酰胺化疗的病人的尿路癌，尤其是膀胱癌，发生率增加。（本病例由Stuart G. Silverman, MD, Brigham and Women's Hospital, Boston, MA 提供）。

病例 10-26 膀胱壁子宫内膜异位

病史：53 岁，女性，腹痛。

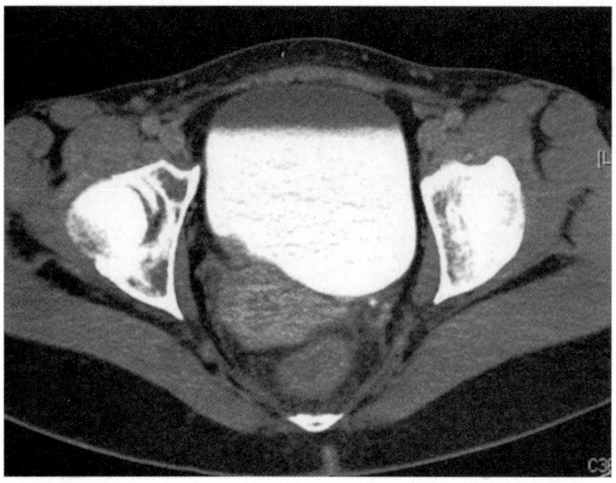

图 10.26 A

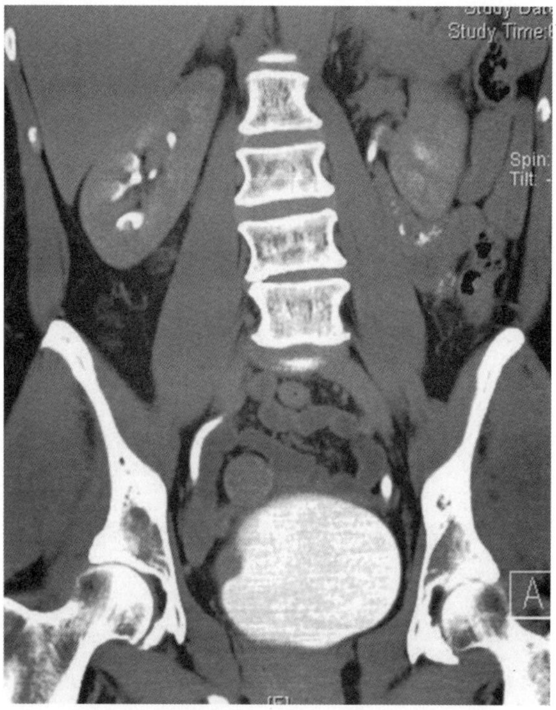

图 10.26 B

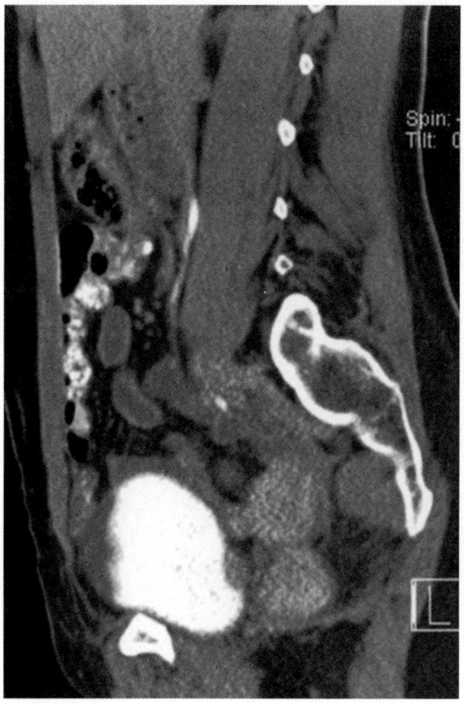

图 10.26 C

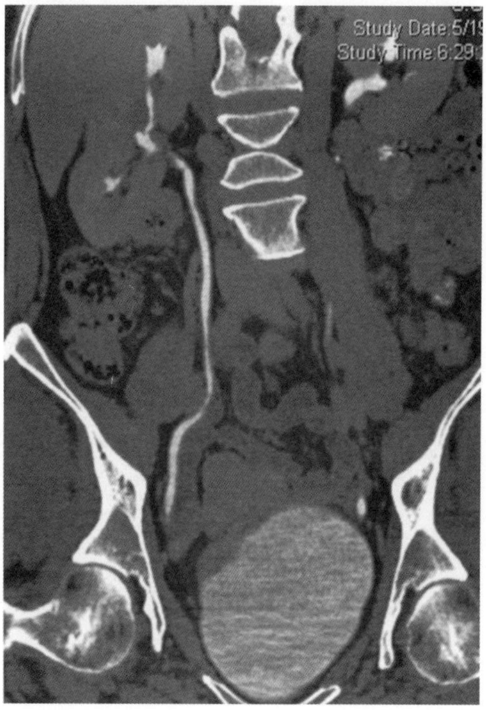

图 10.26 D

CT 表现：CT 横断面图像（A）显示膀胱右后壁有一小结节状肿块。肿块在冠状面和矢状面重组图像[分别为（B 和 C)]以及一个曲面重组图像（D）上也可见到。余膀胱壁无增厚，膀胱腔内未见充盈缺损。所示的膀胱后部的分叶状肿块与子宫有关。

诊断：膀胱壁子宫内膜异位

讨论：子宫内膜异位极少侵犯膀胱。如果膀胱受累，可能只有浆膜层受累或一个附壁肿块突入或侵入膀胱腔，病人出现周期性血尿。CT 尿路成像上，子宫内膜异位无特异性表现。这种小内膜瘤与膀胱肿瘤无法区分。此病人先前有膀胱镜子宫内膜瘤切除史，出现周期性腹痛，但无血尿。重复膀胱镜检查显示膀胱上皮完整。本例病变只表现为一个外在性压迫。这个子宫内膜瘤没穿透膀胱壁（本病例由 Stuart G. Silverman，MD，Brigham and Women's Hospital，Boston，MA 提供）。

病例 10-27 膀胱阴道瘘

病史：55 岁，女性，尿路感染，尿失禁。

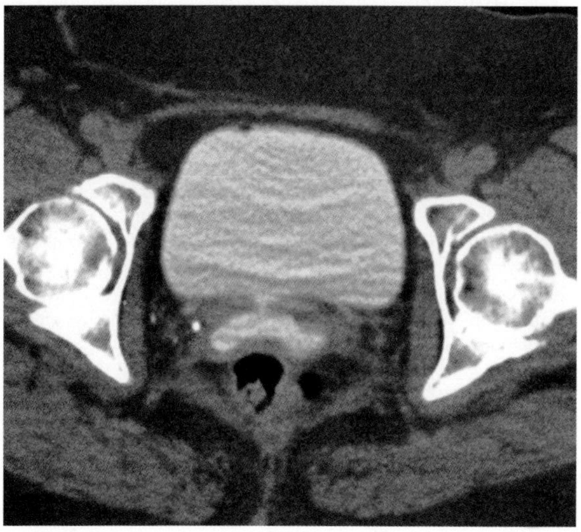

图 10.27 A

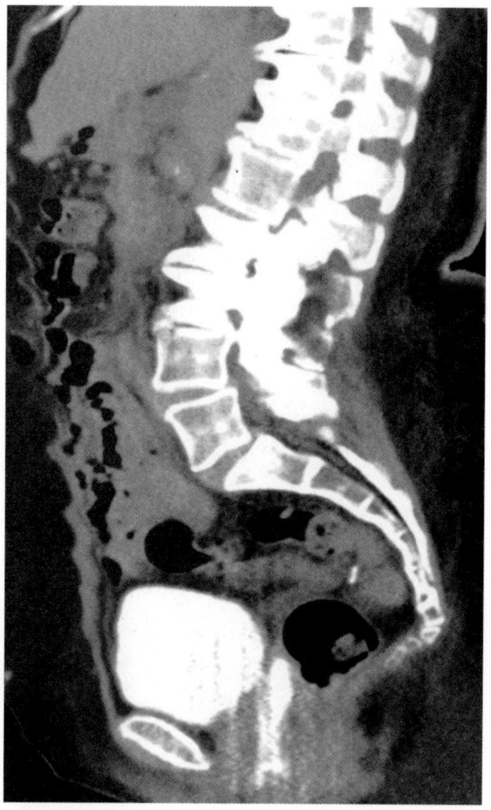

图 10.27 B

CT 表现：排泄期横断面图像（A）显示膀胱前部有点状积气。含对比剂的尿液均匀地分布于整个膀胱内。膀胱后面有一含对比剂的小的尿液积聚，通过一细线样通道与膀胱相通。矢状面重组图像（B）上，来自于膀胱的瘘管及与瘘管相通的后部结构显示更佳。

诊断：膀胱阴道瘘

讨论：膀胱阴道瘘最常见于妇科手术后。通常见于良性疾病的子宫切除术后；也可见于宫颈癌治疗后的病人（通常为手术和放疗）。多数膀胱阴道瘘病人的症状是持续性尿失禁，有些病人的主诉仅为阴道流出物。虽然膀胱造影或阴道造影可显示膀胱阴道瘘，但 CT 尿路成像也可用于诊断，在注射对比剂后的延迟期图像上可见排泄的对比剂聚集于阴道内（本病例由 Stuart G. Silverman, MD, Brigham and Women's Hospital, Boston, MA 提供）。

参考文献

1. Caoili EM, Cohan RH, Korobkin M, et al. Urinary tract abnormalities: initial experience with multi-detector row CT urography. *Radiology*. 2002;222:353–360.
2. Dunnick NR, Sandler CM, Newhouse JH, et al. *Textbook of uroradiology*. Philadelphia: Lippincott Williams & Wilkins; 2001.
3. Friedland GW, DeVries PA, Nino-Murcia M. Congenital anomalies of the urachus and bladder. In: Pollack HM, McLennan BL, Dyer R, et al., eds. *Clinical urography*. Philadelphia: Saunders; 2000:826–831.
4. Goff CD, Davidson JT, Teague N, et al. Hematuria from arteriovesical fistula: unusual presentation of ruptured iliac artery aneurysm. *Am Surg*. 1999;65:421–422.
5. Hautmann RE, Simon J. Ileal neobladder and local recurrence of bladder cancer: patterns of failure and impact on function in men. *J Urol*. 2000;164:128–129.
6. Jafri SZH, Roberts JL, Berger BD. Fistulas of the genitourinary tract. In: Pollack HM, McLennan BL, Dyer R, et al., eds. *Clinical urography*. Philadelphia: Saunders; 2000:3004–3006.
7. Kulkarni JN, Pramesh CS, Rathi S, et al. Long term results of orthotopic neobladder reconstruction after radical cystectomy. *BJU Int*. 2003;92:485–488.
8. Noroozian M, Cohan RH, Caoili EM, et al. Multislice CT urography: state of the art. *Br J Radiol*. 2004;77:S74–S86.
9. Patel U, Rickards D. *Imaging and urodynamics of the lower urinary tract*. Abington, UK: Taylor & Francis; 2005.
10. Saluja S, Lazzarini KM, Smith RC. Inflammation of the urinary bladder. In: Pollack HM, McLennan BL, Dyer R, et al., eds. *Clinical urography*. Philadelphia: Saunders; 2000:1033–1035.
11. Shah O, Ficazzola M, Torre P, et al. Arteriovesical fistula: a complication of bladder trauma. *J Urol*. 2001;166:996.
12. Spring DB, Deshon GE. Radiology of vesical and supravesical urinary diversions and orthotopic bladder replacements. In: Pollack HM, McLennan BL, Dyer R, et al., eds. *Clinical urography*. Philadelphia: Saunders; 2000:357–377.
13. Sudakoff GS, Guralnick M, Langenstroer P, et al. CT urography of urinary diversions with enhanced CT digital radiography: preliminary experience. *Am J Roentgenol*. 2005;184:131–138.

第十一章

CT尿路成像的潜在问题和伪影

RICHARD H. COHAN, MD
ELAINE M. CAOILI, MD

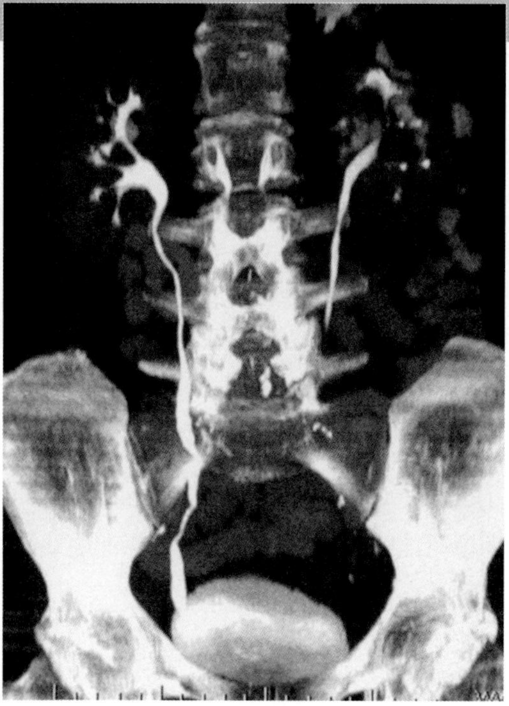

病例 11-1 多灶性移行细胞癌

病史：55 岁，女性，间断性血尿。

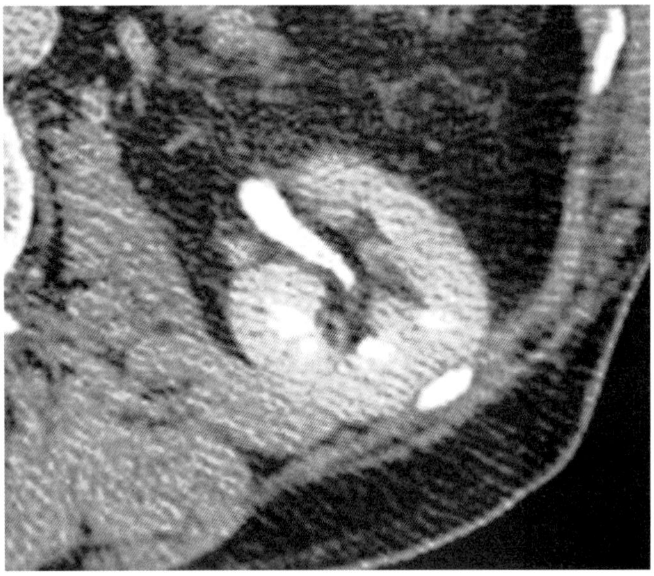

图 11.1 A

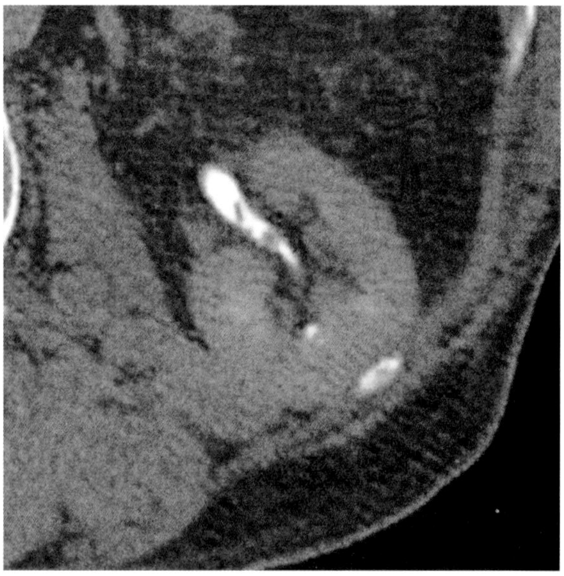

图 11.1 B

CT 表现：应用标准软组织窗显示的排泄期横断面图像（A）显示一个无扩张的左肾收集系统。未发现肿块，无膀胱上皮壁增厚。与上图相比，同一幅图像用较宽窗显示（B），可见三个清楚的充盈缺损，分别为 5mm 或小于 5mm。

诊断：多灶性移行细胞癌

潜在问题：如果只用标准的软组织窗显示图像，尿路疾病可能被漏诊。

讨论：CT 尿路成像如果只应用标准的软组织窗显示，有些肾内收集系统、输尿管和膀胱的病变可能因排泄的高密度对比剂的容积效应而不易发现。如本病例的病变小或隐约可见时，更容易发生这种问题。为避免这个潜在问题的发生，有必要应用宽窗（常设在 2000～4000HU 之间）显示排泄期图像。本例病人如果只用标准软组织窗观察左肾收集系统，很可能错误地判断为正常。小的充盈缺损随后被确定为移行细胞癌（见病例 10-4 和 10-5）。

病例 11-2 肾小管扩张

病史：47 岁，男性，反复梗阻性输尿管结石和尿路感染。

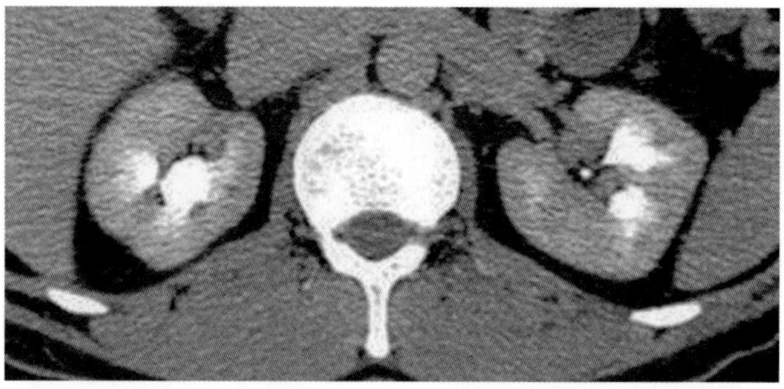

图 11.2 A

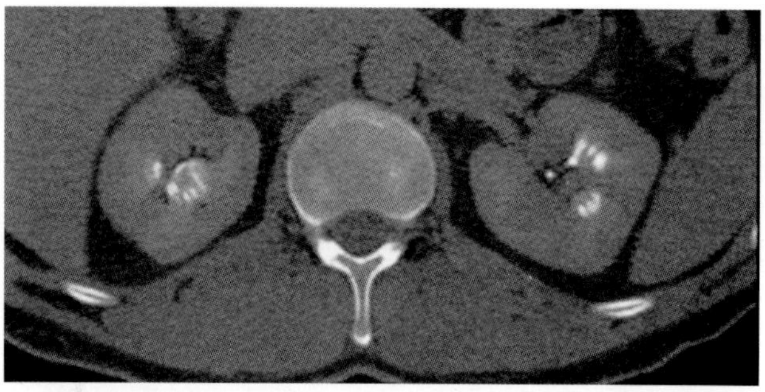

图 11.2 B

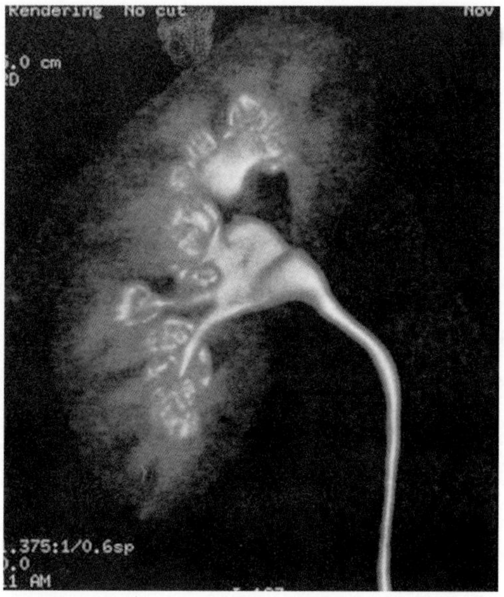

图 11.2 C

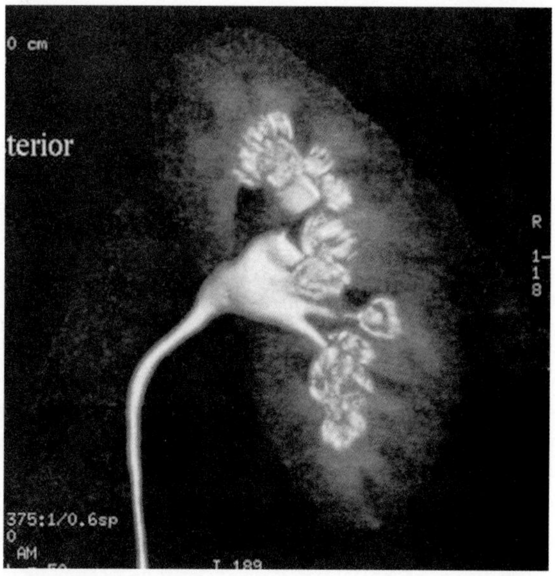

图 11.2 D

CT 表现：应用标准软组织窗显示的 CT 尿路成像排泄期横断面图像（A）可见双侧凸出的肾盏。有些位于中心区的高密度对比剂实际上是肾锥体内；而在软组织窗上的表现最符合锥体潮红。相比较，同一幅图像用宽窗显示（B）的肾锥体内含对比剂的尿液呈离散的线形辐射。双肾容积再现图像上（C，D）有相似的表现。

诊断：肾小管扩张

潜在问题：如果只用标准软组织窗观察图像，有些尿路疾病可能被漏诊。

讨论：如果只用标准软组织窗观察，有些肾内收集系统、输尿管和膀胱的病变可能不被发现。如本病例的病变小或隐约可见时，很可能出现这种问题。为避免这个潜在问题，有必要应用宽窗（常设在 2000HU～4000HU 之间）显示排泄期图像。本例病人离散的线条状含对比剂的尿液聚积，只有宽窗图像可以显示。这个表现符合肾小管扩张的诊断（见病例 4-10 和 8-1）。

病例 11-3 左侧输尿管息肉

病史：73 岁，男性，间断性镜下血尿。

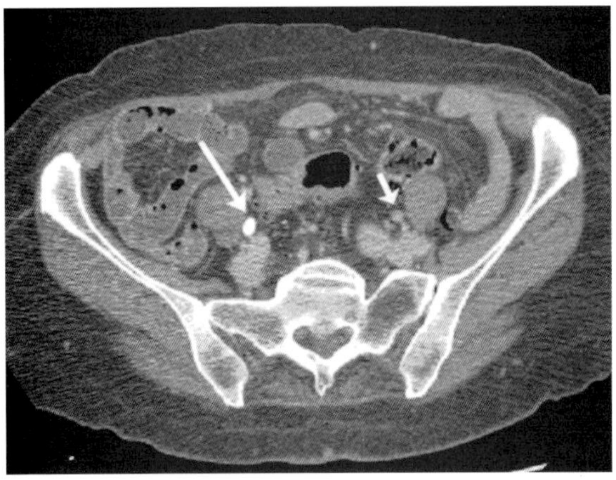

图 11.3 A

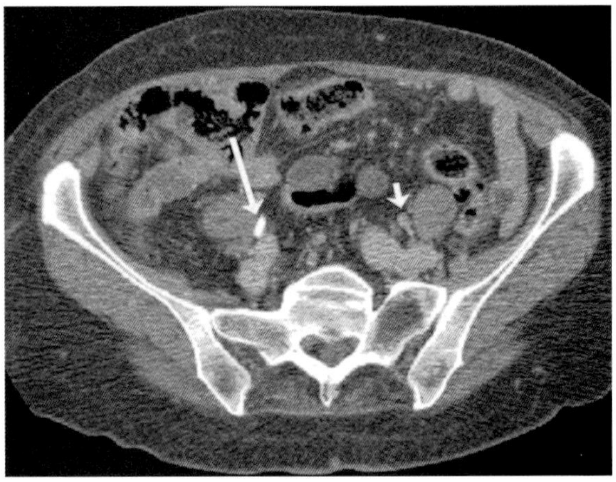

图 11.3 B

CT 表现：两幅排泄期横断面图像（A，B）显示右侧输尿管显影（长箭）而左侧输尿管未显影（短箭）；然而，两侧输尿管的管径正常。

诊断：左侧输尿管息肉

潜在问题：无扩张的输尿管不显影影响病变的显示。

讨论：CT尿路成像尿路上段不显影有三种原因：(i) 梗阻导致对比剂项通常已扩张的肾收集系统和输尿管内的排泄延迟；(ii) 正常无扩张的输尿管蠕动；(iii)排泄的对比剂在肾收集系统及输尿管的扩张部和膀胱内分层。CT 尿路成像通常可以发现位于肾内收集系统和输尿管扩张的尿路内的病变。特别是常可以发现梗阻的病因。与其相比，位于肾内收集系统或输尿管的未显影、未扩张节段的微小病变较难发现，如本病例，随后对位于图示水平的左侧输尿管内的一个小息肉做出了诊断。

有许多方法可能解决无扩张、未显影尿路段的问题。有些影像学医师采集额外的、延迟时间更长的CT横断面图像，而其他人则采集延迟期的数字定位像（或扫描投影图像）。另外有些影像科医师不做额外成像且报告这些尿路段是正常的。将其理解为少见情况，如本例所示，可能出现漏诊。

病例 11-4 膀胱移行细胞癌

病史：年龄较大的男性，肉眼血尿，膀胱镜检查阴性。

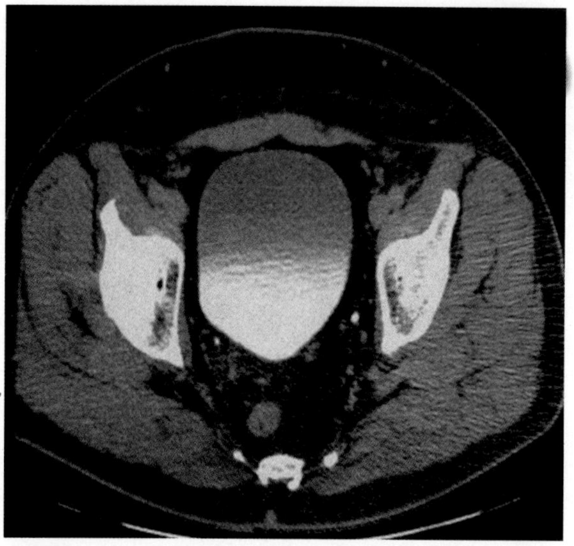

图 11.4 A

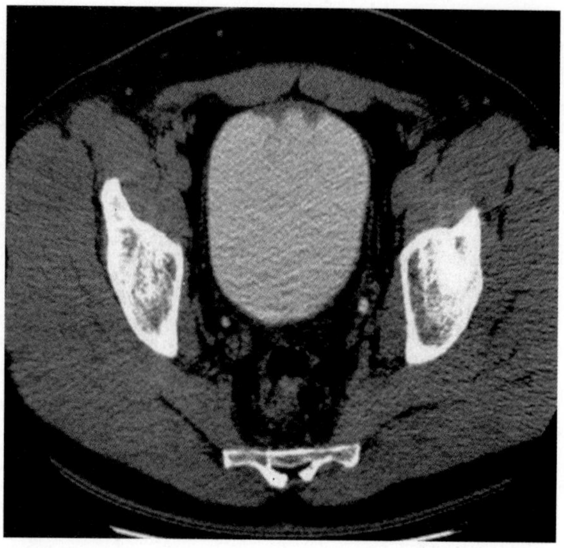

图 11.4 B

CT 表现：仰卧位 CT 尿路成像排泄期横断面图像（A）显示膀胱内显影的尿液呈分层状，膀胱壁不厚，未见充盈缺损。第二幅图像（B）为病人离开扫描床走动数分钟后采集的图像，显示膀胱内对比剂和尿液完全混合，膀胱前壁不规则增厚已明显可见。

诊断：膀胱移行细胞癌

潜在问题：膀胱显影不完全可能影响膀胱壁或膀胱腔内病变的显示。

讨论：如果病人在开始注射对比剂后一直保持仰卧位，膀胱后部的含对比剂的尿液分层。在这种情况下，仍可以发现许多膀胱前壁的病变（由于不显影的低密度尿液的衬托），但这种分层现象也能使某些偶发的膀胱病变漏诊。这种潜在问题对如本例所示的膀胱镜检查正常的病人特别是个问题。软性膀胱镜检查时的两个盲点为膀胱前壁和膀胱基底部。CT 尿路成像时，这两个区域的理想成像尤为重要。为此可采用几种方法以减少膀胱内未显影尿液的数量：让病人在 CT 尿路成像前排空尿液；另一种方法是让病人在扫描床上翻身数次和/或正好在排泄期扫描前走动。其他人宁愿接受略低的检查敏感性而不用这些方法。如果不用这些操作，CT 尿路成像更能简单易行，因为病人能够保持静止不动。（本病例由 Nigel. Cowan, Oxford University, Oxford, UK 提供。）

病例 11-5 移行细胞癌

病史：75 岁，女性，血尿。

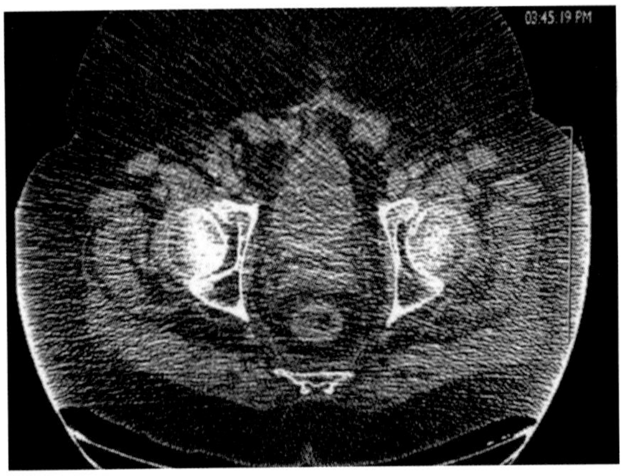

图 11.5 A

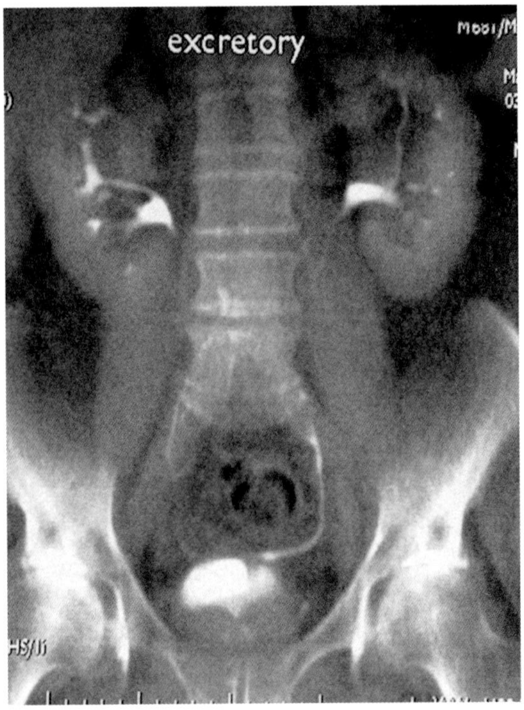

图 11.5 B

CT表现：对比剂排入膀胱前的排泄期横断面图像（A）显示膀胱呈分叶状；膀胱壁无明显增厚。平均密度投影图像（B）显示膀胱基底部的壁明显增厚。两幅图像均有“颗粒状”表现。几分钟后采集的冠状面排泄期平均密度投影图像显示膀胱内有少量对比剂。

诊断：移行细胞癌

潜在问题：体大病人的 CT 图像的信噪比降低限制了它对膀胱的评价。

讨论：本例病人体大。软组织的增多导致了 X 线束散射增多，图像信噪比降低。形成的横断面图像有颗粒，图像质量受限。这可能是导致未发现本例病人的一个 8cm 肿块的原因，随后经膀胱镜检查确定。

病例 11-6 移行细胞癌

病史：年龄较大病人，肉眼血尿。

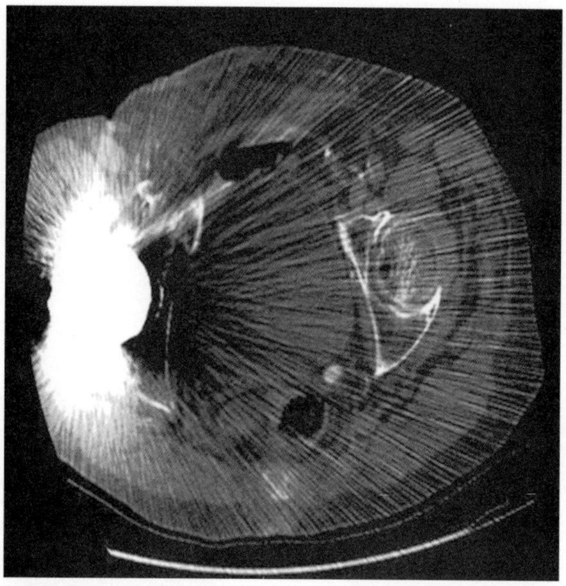

图 11.6

CT表现：排泄期横断面图像显示右侧人工髋关节假体导致的广泛金属伪影。此伪影影响了几乎全部膀胱的显示，特别是膀胱的右侧。

诊断：移行细胞癌

潜在问题：金属结构，如人工髋关节假体，产生广泛的伪影可能影响尿路疾病的检出。

讨论：人工髋关节假体产生广泛的伪影，严重限制了对膀胱的评估。本病例中，膀胱右侧有一个膀胱癌，但因假体的伪影而不能被发现。幸运的是，随诊做的膀胱镜检查确定了肿瘤。(本病例由 Nigel. Cowan，MD，FRCP，FRCR，Oxford University，Oxford，UK 提供。)

病例 11–7 膀胱原位癌

病史：中年女性，持续性镜下血尿。

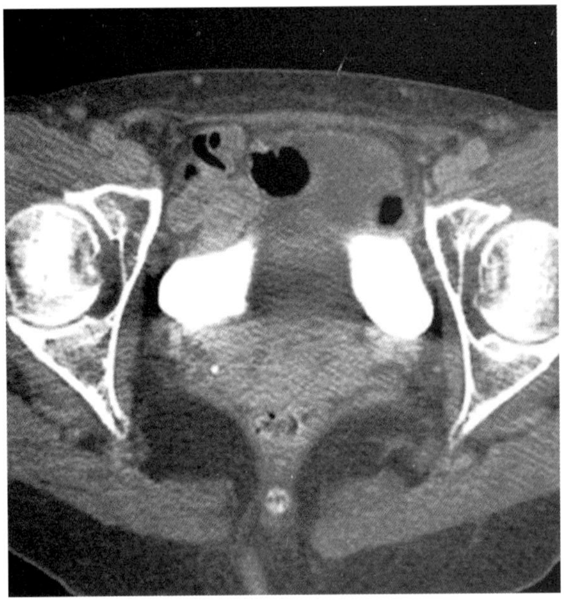

图 11.7 A

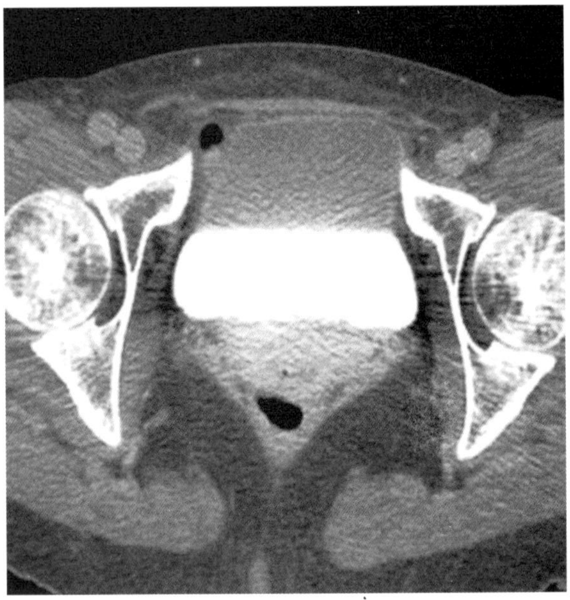

图 11.7 B

CT表现：所示为两幅仰卧位扫描的膀胱排泄期横断面软组织窗图像（A－B），显示膀胱大小、形态正常。膀胱壁无增厚，膀胱显影及未显影部分均未发现充盈缺损／肿块（这也是应用宽窗显示的那些图像的病例。）颅侧图像后方的压迹是前倾子宫底部的容积效应。

诊断：膀胱原位癌

潜在问题：即使病变邻近的尿路显影很好，有些尿路肿瘤仍可能不被发现。

讨论：本病人随后做了膀胱镜检查，当时发现膀胱壁右后部，右输尿管膀胱接合部的尾侧的壁黏膜不规则，活检确定为原位癌。

尽管CT尿路成像检测尿路肿瘤的敏感性优于排泄性尿路造影和膀胱造影，但不能检出所有肿瘤。即使尿路显影很好，特别是镜下肿瘤病灶和原位癌也不能显示。本病例中，原位癌所在壁附近的膀胱腔显影很好，而且膀胱壁显示清楚，尽管如此，回顾性阅片也未发现肿瘤。

病例 11-8 突显的正常肾乳头

病史：52 岁，男性，肉眼血尿发作一次。

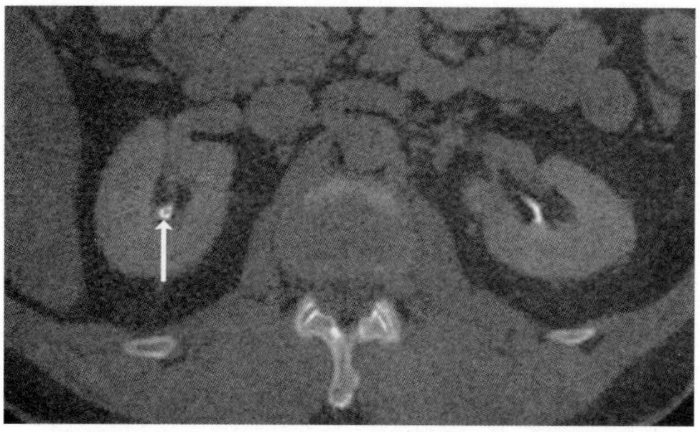

图 11.8 A

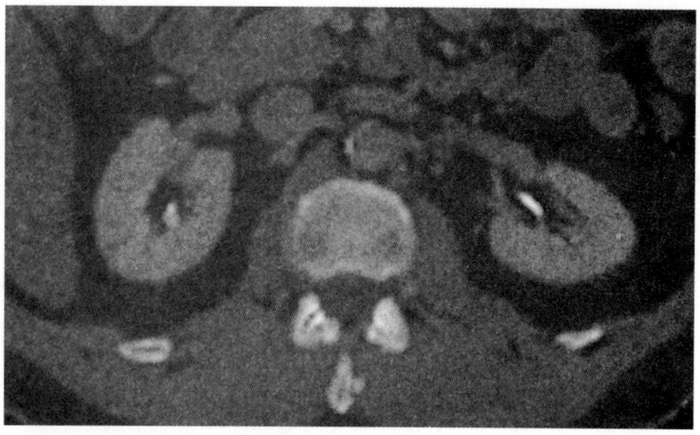

图 11.8 B

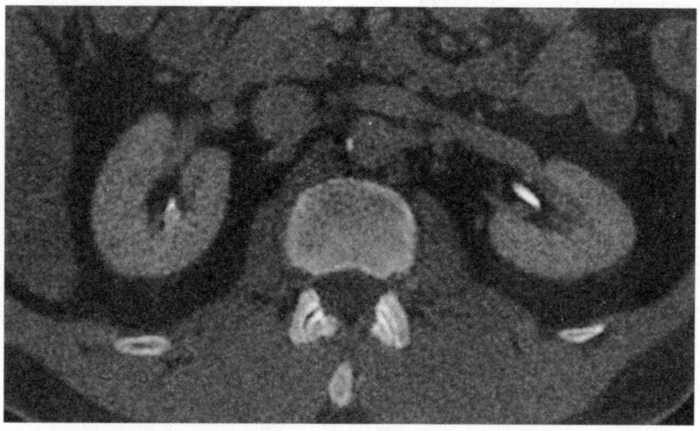

图 11.8 C

CT表现：通过双肾中部的排泄期横断面图像（A）显示右肾的一个肾盏内有一小的软组织密度充盈缺损（箭）。稍下方连续的两幅图像（B，C）显示这个软组织密度为一个肾乳头形成的明显压迹。

诊断：突显的正常肾乳头

潜在问题：突显的肾乳头可能类似肾内收集系统的小充盈缺损而被误诊为小的尿路上皮肿瘤。

讨论：尽管肾乳头可偶尔突显，被误诊为肾内收集系统的病变，但这通常不成问题，只要放射学医师了解肾锥体可能有变异的表现，可以套入肾盏内而形成肾乳头突起状（见病例4-3）。注意发现病人的其他乳头也有类似的表现，常有助于诊断。这种表现是在排泄性尿路造影时常见的正常杯口状肾盏所引起（在CT 尿路成像的冠状面重组和三维图像上也能见到）。

病例 11-9 交叉的血管

病史：77 岁，女性，复发性肉眼血尿。

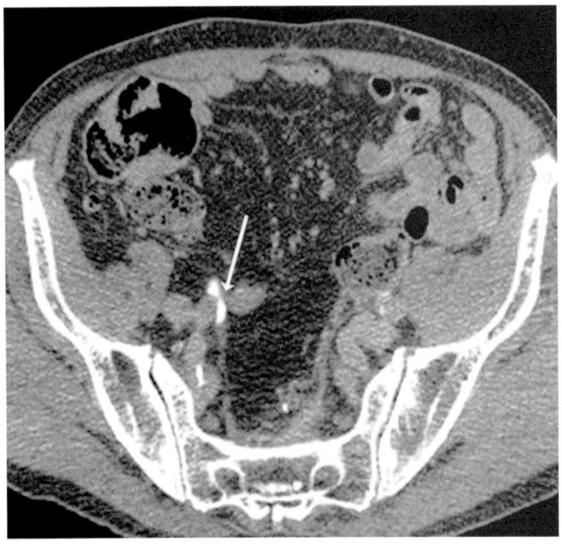

图 11.9 A

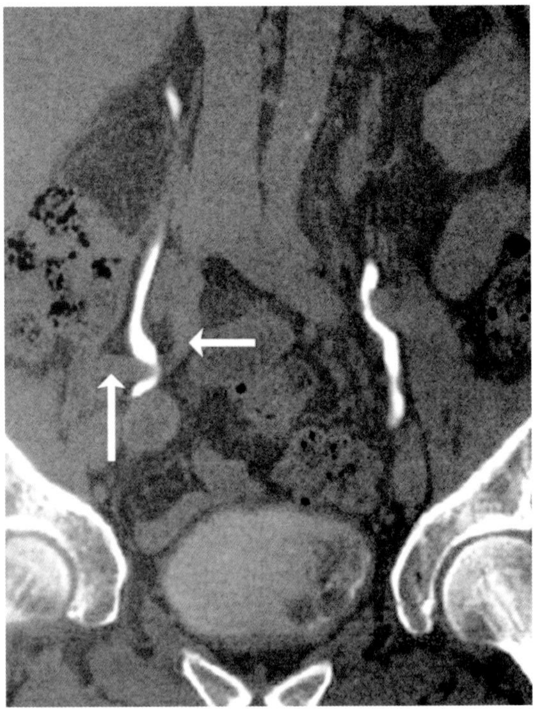

图 11.9 B

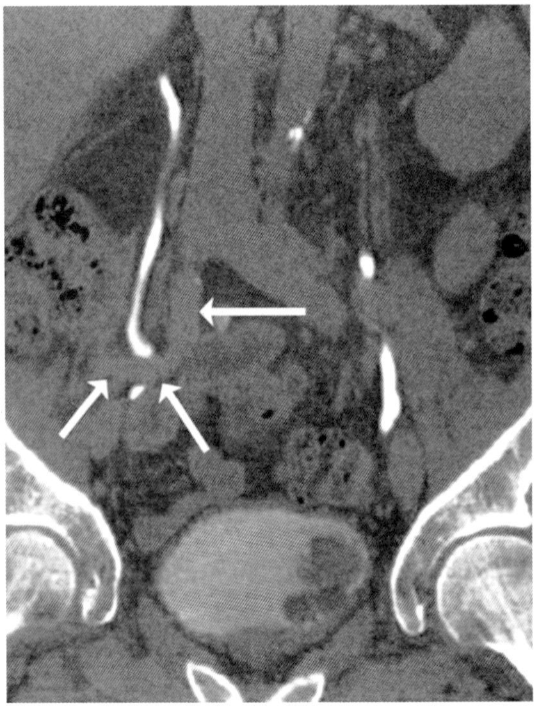

图 11.9 C

CT 表现：排泄期横断面图像（A）显示右侧输尿管中段到远段有一局限性狭窄区（箭）。该段输尿管壁轻度增厚。该段输尿管在连续的两幅薄层冠状面图像（B，C）上也清楚显示，同时显示右侧髂总静脉突出导致的右侧输尿管移位（箭）。冠状面图像显示膀胱左侧有一个巨大的腔内分叶状肿块。

诊断：交叉的血管

潜在问题：交叉的静脉和动脉可导致肾内收集系统或输尿管变窄，可能被误诊为小充盈缺损或局限增厚的尿路上皮。

讨论：本例病人的肉眼血尿可用巨大膀胱肿瘤来解释。在冠状面图像上也可以发现右侧输尿管狭窄的原因，但在横断面图像上很难确认。然而，如果在工作站上连续观察所有的数据，突出的右侧髂总静脉在横断面图像上也可能很清楚。

动脉和静脉可使肾内收集系统和输尿管上形成明显压迹，而被误认为充盈缺损。已经知道在排泄性尿路造影上可以发生这种现象，典型地累及肾上极的漏斗；然而，肾盂和输尿管也可形成压迹。这种压迹的典型表现为线性，但这种线性的形态在横断面图像上通常难于发现。另外，血管自身在 CT 尿路成像时通常也显影。

病例 11-10 盆腔肾内黏液

病史：已知盆腔肾和反复尿路感染的病人。

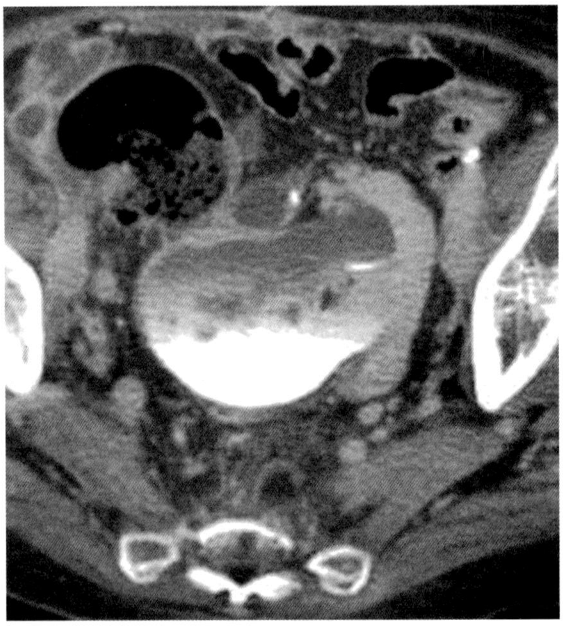

图 11.10

CT表现：排泄期横断面图像显示盆腔肾的扩张肾盂内的对比剂呈分层状，肾盂中部显影与未显影尿液之间的界面上有多发不规则的充盈缺损。

诊断：盆腔肾内黏液

潜在问题：许多不同类型的充盈缺损（血块、真菌球、腐烂的乳头、黏液、偶发带蒂肿瘤）的表现可能相似。

讨论：包括平扫图像的CT尿路成像，几乎可以显示所有的尿道结石；然而，其他类型充盈缺损的表现可能相似。尿路上皮肿瘤由于来源于黏膜且有强化，常容易区分。偶尔，急性或亚急性血块在平扫图像上呈高密度（CT值范围60HU～80HU），也容易识别；然而，血块经过一段时间后，密度将减低。最后，真菌球和坏死腐烂的乳头也可呈软组织密度。

充盈缺损的另一种罕见的原因是黏液。只有当尿路和肠管吻合或仅有尿路刺激／炎症时才能有黏液，黏液只引起少许或基本没有临床意义。

病例 11-11 正常的右侧输尿管

病史：64 岁，回肠袢尿路分流术后，肉眼血尿。

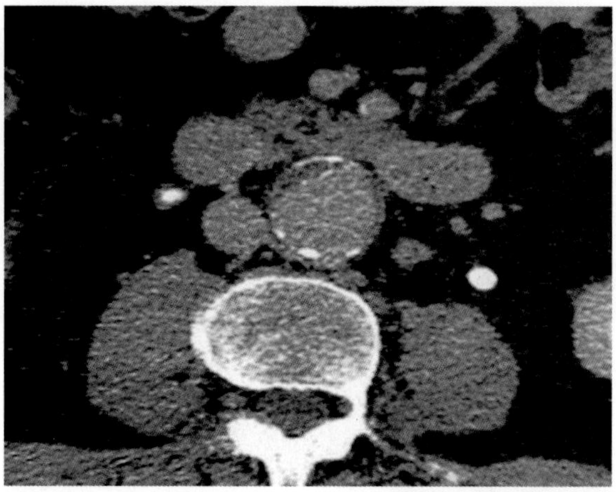

图 11.11 A

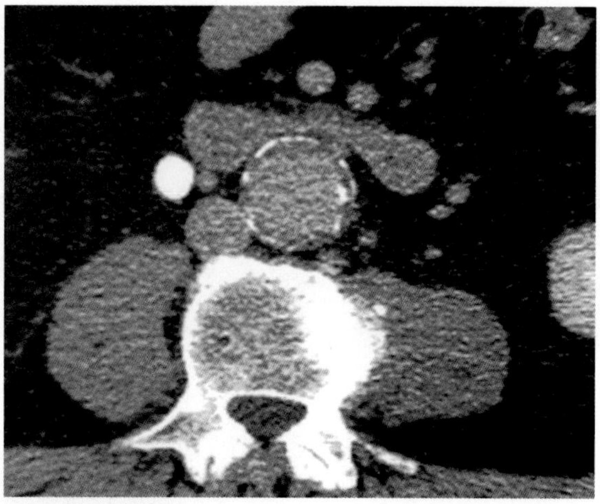

图 11.11 B

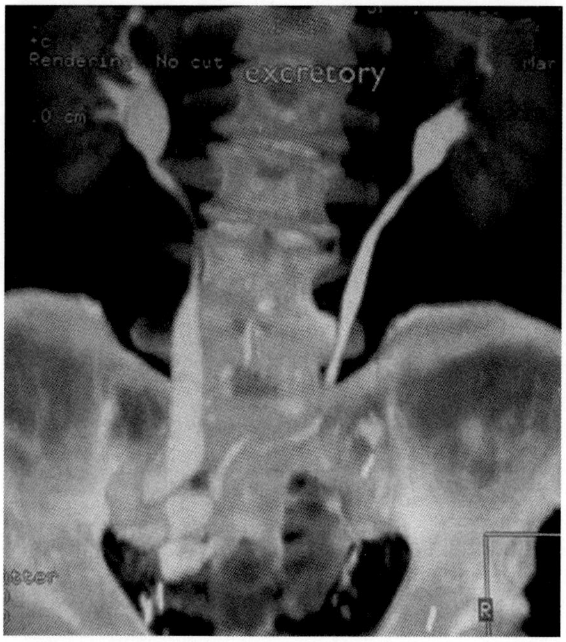

图 11.11 C

CT 表现：所示两幅排泄期横断面图像。第一幅（A）显示双侧输尿管显影良好。双侧输尿管内未见充盈缺损，左侧输尿管壁无增厚。相比较，右侧输尿管周围有一软组织密度环。2.5 分钟后采集的排泄期横断面图像（B）显示左侧输尿管不再显影。右侧输尿管更为扩张，壁不再增厚。容积再现冠状面图像（C）显示除右侧输尿管近端均匀变窄外，双侧输尿管轻度扩张。

诊断：正常的右侧输尿管

潜在问题：输尿管蠕动可偶尔可表现为输尿管壁增厚。

讨论：本病例说明输尿管蠕动可导致输尿管壁的表现异常，类似真正的病理性增厚。三维重组图像不能显示尿路上皮，而只能显示输尿管腔，故不能用于发现输尿管壁增厚。

病例 11-12 正常肾锥体潮红

病史：32 岁，男性，一次血尿。

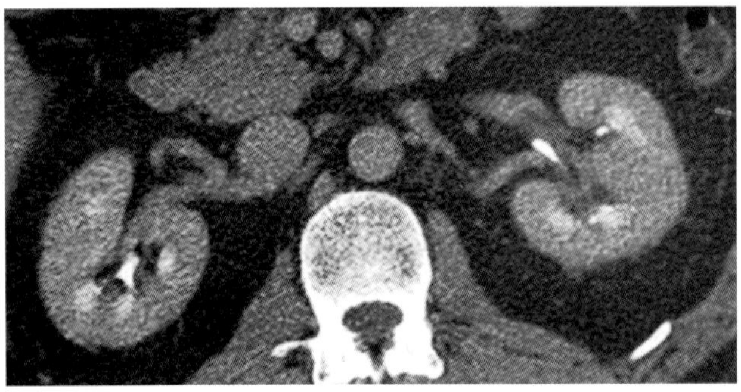

图 11.12 A

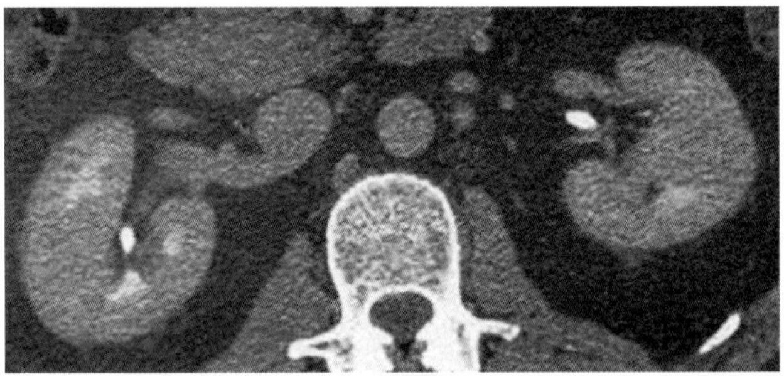

图 11.12 B

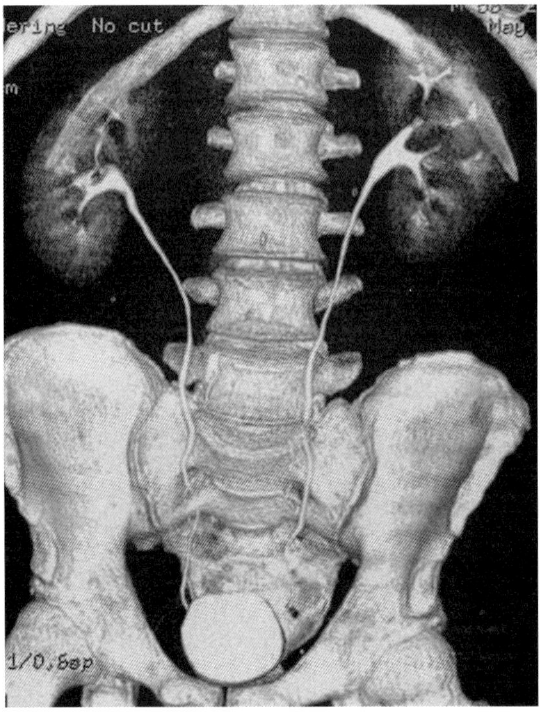

图 11.12 C

CT 表现：排泄期横断面宽窗图像（A，B）显示双侧肾锥体内密度增高。这个区域未见离散的、线条性的对比剂积聚。容积再现图像（C）显示相同的表现。

诊断：正常肾锥体潮红

潜在问题：明显的肾锥体潮红可能被误诊为肾小管扩张。

讨论：同排泄性尿路造影一样，一些病人在 CT 尿路成像的排泄期图像上可出现高密度的肾锥体潮红。这是一种正常的表现，用宽窗图像可以与肾小管扩张相鉴别。肾小管扩张表现为肾锥体内离散的、辐射状的高密度影。存在明显的肾锥体潮红时，全部乳头区均呈高密度。用标准软组织窗显示 CT 尿路图像时，明显的肾锥体潮红和肾小管扩张表现通常相似。除非用宽窗显示图像，否则无法确定肾小管扩张时所见的离散的、辐射状的对比剂积聚。（见病例 11-2）。

病例 11-13 正常的右侧输尿管

病史：年龄较大女性，血尿。

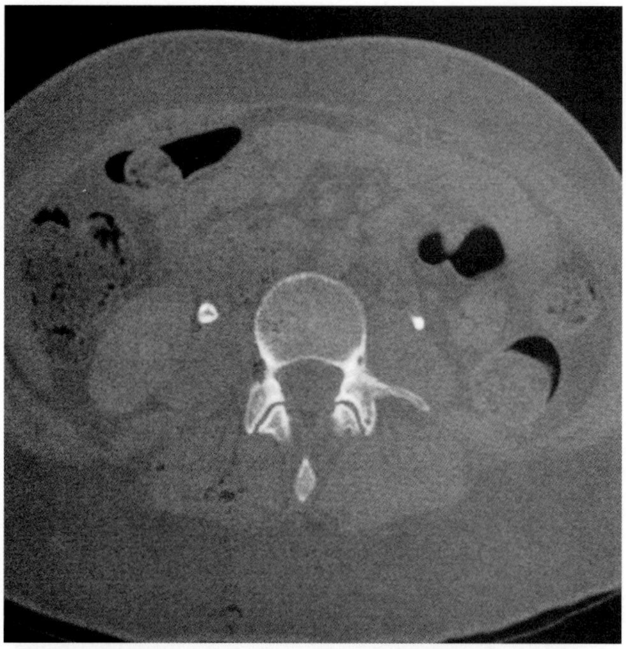

图 11.13 A

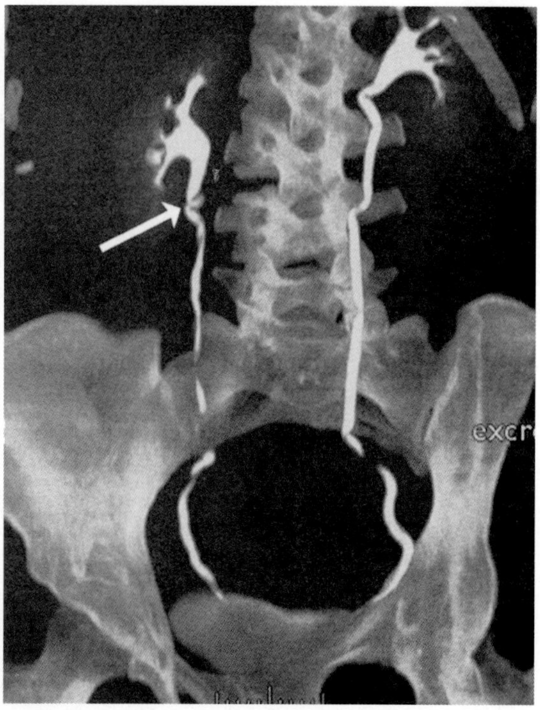

图 11.13 B

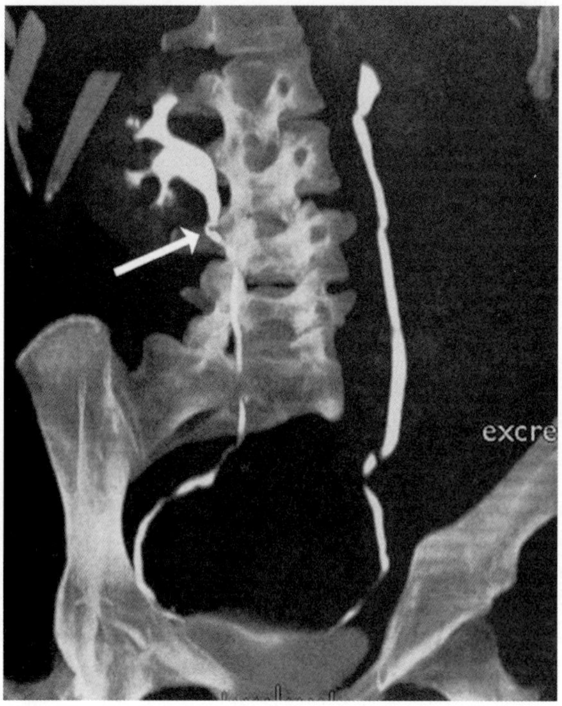

图 11.13 C

CT 表现：用宽窗显示的排泄期横断面图像（A）显示右侧输尿管近端有一明显的微小充盈缺损。双侧斜位容积再现图像上（B，C）未显示充盈缺损，可见右侧输尿管近端迂曲。

诊断：正常的右侧输尿管

潜在问题：CT尿路成像排泄期横断面图像上，输尿管迂曲或“扭结”可以形成明显输尿管充盈缺损的表现。

讨论：偶尔，输尿管走行可能迂曲。这种现象在病人吸气扫描时更为多见（膈肌运动使双肾位置下移），也称为输尿管扭结。多见于肾下垂和有尿路梗阻史的病人。输尿管扭结可引发表现的充盈缺损被误诊为小尿路上皮肿瘤。这些充盈缺损实际上是两个相近但不相连输尿管的管外组织的容积效应。通过在工作站上快速浏览连续的横断面图像，很容易识别这些表观异常、迂曲冗长输尿管的本质。在冠状面和矢状面重组图像及三维重建图像上也可以发现输尿管扭结。

病例 11–14 重度的输尿管炎

病史：65 岁病人，膀胱癌行膀胱切除术后。

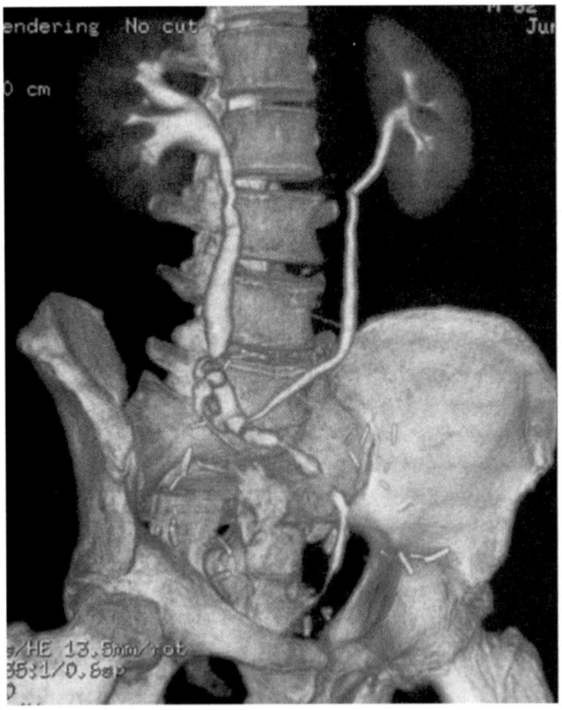

图 11.14 A

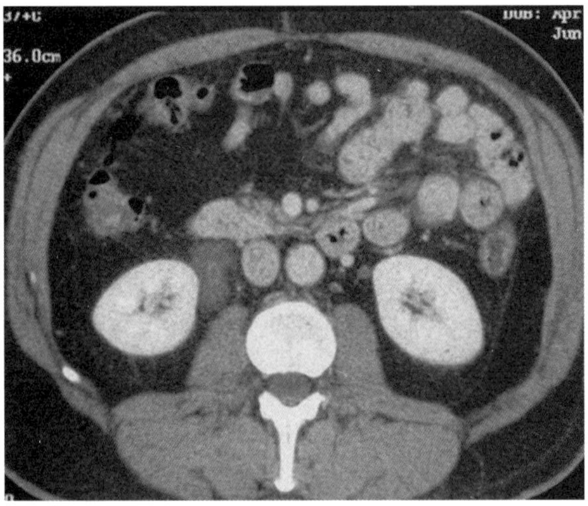

图 11.14 B

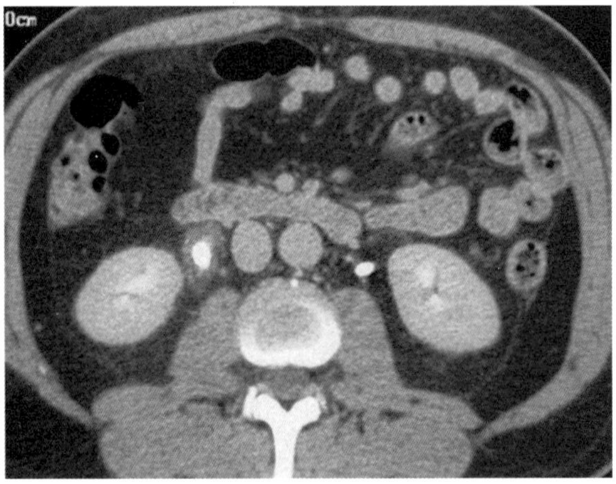

图 11.14 C

CT 表现：容积再现三维图像（A）显示右侧输尿管平滑的变窄，肾内收集系统近端或肾盂轻度扩张。与其相反，肾实质（B）和排泄期（C）横断面图像显示右侧输尿管近端的管壁呈环状增厚，输尿管腔无狭窄，轮廓无异常。肾实质期图像（B）显示尿路上皮呈薄的强化边缘围绕尿路腔，其周围为广泛的输尿管壁水肿。

诊断：重度输尿管炎

潜在问题：依靠标准的三维重建图像可能低估所发现病变的严重性。

讨论：部分尿路的环形增厚通常很少影响或不影响尿路内径或管腔的轮廓。图像重建技术主要显示尿路管腔而不显示周围的尿路上皮，可能无法显示这些异常或至少是低估它们的严重性。本例病人，如果只用三维图像显示，输尿管近端的轻度平滑的变窄可能不被发现，而只给出右侧肾盏及肾盂轻度扩张的诊断。对这样的病例要强调的是仔细观察原始横断面图像或薄层重建的图像（采集层厚不超过2.5～5mm）的重要性。

病例 11–15 双侧输尿管近端轻度扩张

病史：55 岁，女性，双侧腰部间断性疼痛。

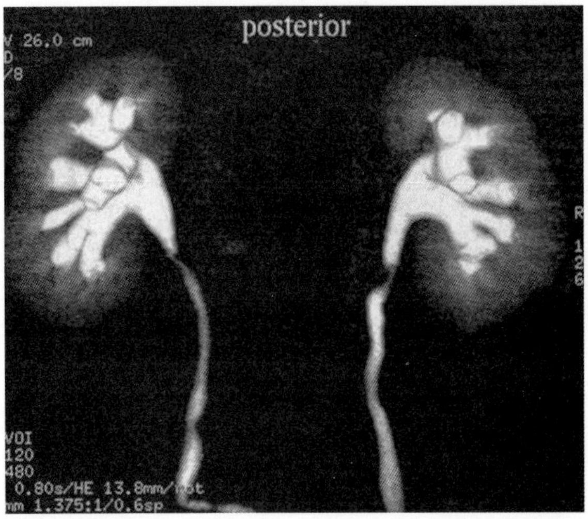

图 11.15 A

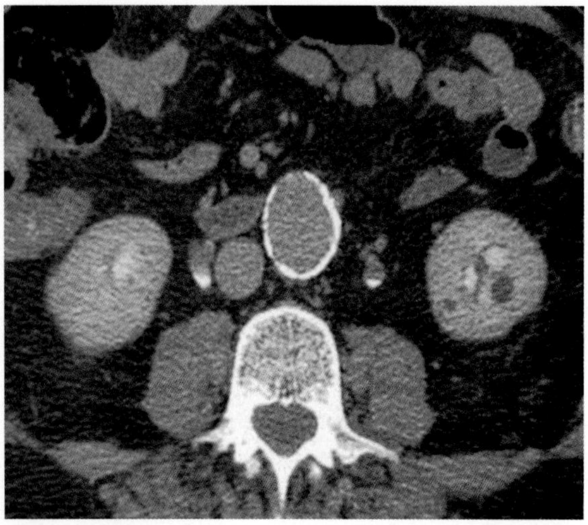

图 11.15 B

CT 表现：后前位排泄期容积再现图像（A）显示双侧肾盂肾盏轻到中度扩张伴双侧输尿管近端明显平滑的变窄，提示有双侧输尿管狭窄。排泄期横断面图像（B）显示双侧输尿管近端对比剂悬垂性呈分层，提示输尿管实际上是轻度扩张而不是变窄。

诊断：双侧输尿管近端轻度扩张

潜在问题：三维重建图像上，对比强化的排泄的尿液在输尿管内的分层现象可表现为尿路狭窄或其他形态学异常。

讨论：对比剂在扩张的尿路内可发生典型地悬垂性分层，这几乎总是发生在膀胱（最大的贮尿池）内，虽然分层也见于肾盂、肾内收集系统、和输尿管的扩张段。本例病人的双侧输尿管扩张。双侧输尿管近端内经对比剂强化的尿液出现分层，位于未显影尿液的后方。根据输尿管的形态，分层的对比剂在输尿管近端形成狭窄的表现。如果仔细观察排泄期的横断面图像，这个问题就可明确。

如果病人在注射对比剂后和排泄期图像采集前稍用力活动，排泄的对比剂在扩张的尿路内分层的问题就可以避免。检查的方法是让病人在图像采集期间走动，回到扫描床后再让病人从仰卧位到俯卧位，然后再恢复到仰卧位。

病例 11-16 CT 尿路成像时口服的对比剂显影

病史：65 岁，男性，肉眼血尿。

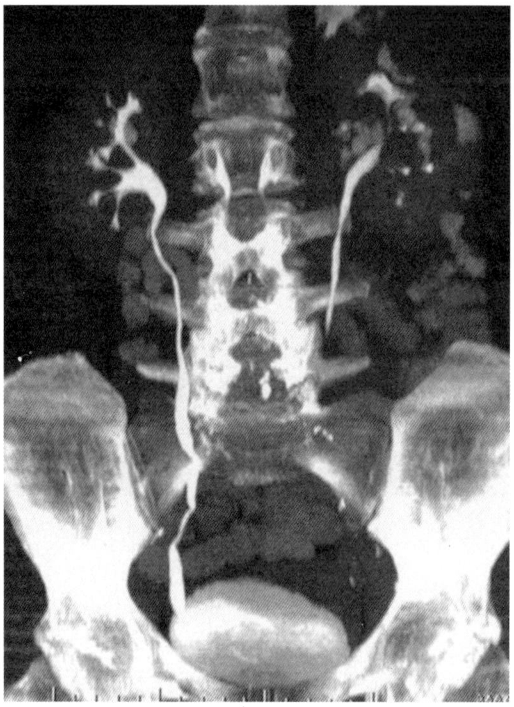

图 11.16

CT 表现：容积再现图像显示双肾收集系统和输尿管无明显扩张，左侧输尿管远端未显影。膀胱内径正常。左肾收集系统邻近可见无定形的高密度物质，并且也见于脐区和盆腔上部。

诊断：CT 尿路成像时口服的对比剂显影

潜在问题：CT尿路成像前不慎口服了对比剂，在三维重建图像上可出现伪影。

讨论：如果想得到高质量的三维重建图像，CT尿路成像前不应口服对比剂。口服对比剂可能重叠在部分尿路上，影响厚层块的重组图像的观察，如本例的容积再现图像。同许多其他潜在问题一样，在横断面图像上可以发现这些异常显影的原因。

病例 11–17 正常 CT 尿路成像图像

病史：57 岁，男性，血尿。

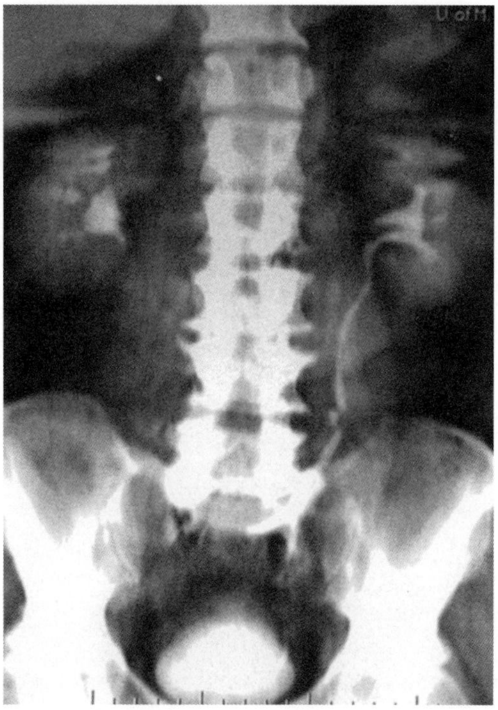

图 11.17

CT表现：一单幅平均密度投影图像显示无扩张的肾内收集系统。与膀胱一样，左侧输尿管几乎全部显影；而右侧输尿管大部分未显影。上腹部广泛的伪影形成巨大楔形低密度区，使双肾脏呈扭曲的表现。

诊断：正常的 CT 尿路成像图像

潜在问题：限制对尿路评估的运动伪影。

讨论：尽管多层螺旋 CT 扫描速度极快，但如果在需要短时的图像采集时病人移动，仍可出现伪影。部分尿路将不能清晰显示，重组或三维重建图像上会出现线样伪影。这个问题还没有可以接受的解决方法，除非再次扫描时病人能躺着不动。

病例 11-18 胆囊结石

病史：75 岁，女性，膀胱全切和原位回肠新膀胱重建术后。

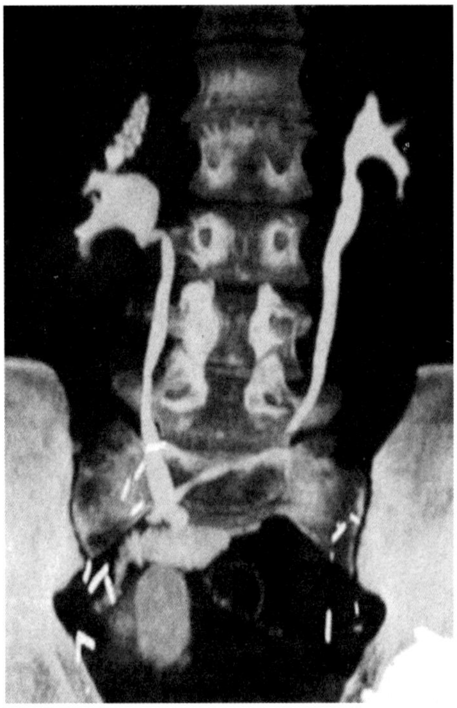

图 11.18

CT表现：容积再现图像显示有一簇卵圆形高密度病灶重叠在右肾上极的上方，紧邻右肾上极的肾盏。

诊断：胆囊结石

潜在问题：在三维重建图像上，与肾脏重叠的腹部尿路外结石可能被误认为尿路结石。

讨论：偶尔在三维重建图像上，腹部尿路外结石可能与尿路结石相混淆。本病例中，多个胆囊结石重叠在右肾上极的上方。基于所提供的单幅图像外，鉴别诊断还应包括右肾上极肾盏的巨大憩室或扩张肾盏内的结石。本病例说明如果只依靠三维重建图像可能出现的问题。仔细审阅横断面图像（或薄层重组图像）通常能发现邻近任何高密度病灶的来源。

参考文献

1. Caoili EM, Cohan RH, Korobkin M, et al. Urinary tract abnormalities: initial experience with multi-detector row CT urography. *Radiology*. 2002;222:353–360.
2. Caoili EM, Inampudi P, Cohan RH, et al. Multidetector CT urography of upper tract urothelial neoplasms. *Am J Roentgenol*. 2005;184: 1973–1881.
3. Noroozian M, Cohan RH, Caoili EM, et al. Multislice CT urography: state of the art. *Br J Radiol*. 2004;77:S74–S86.

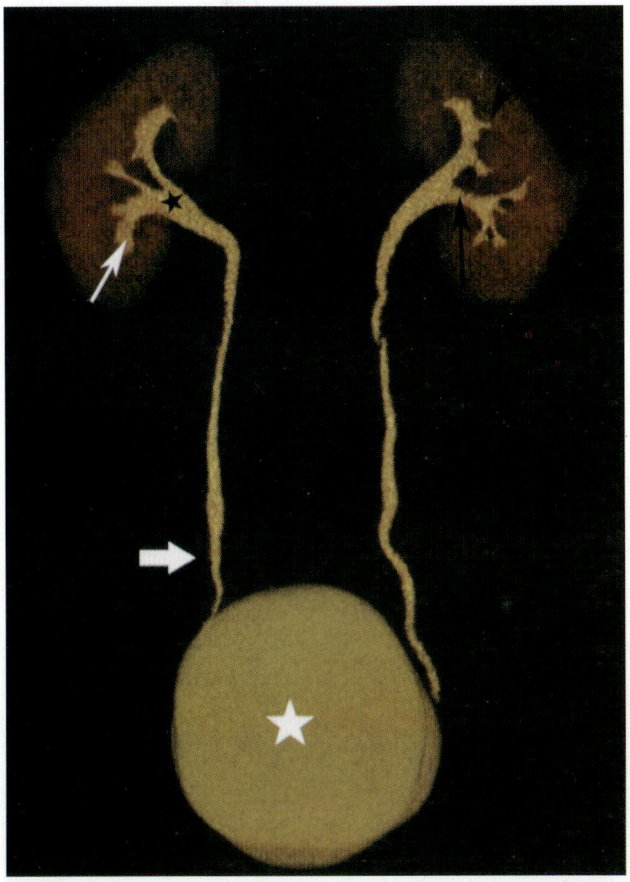

图4.1 D

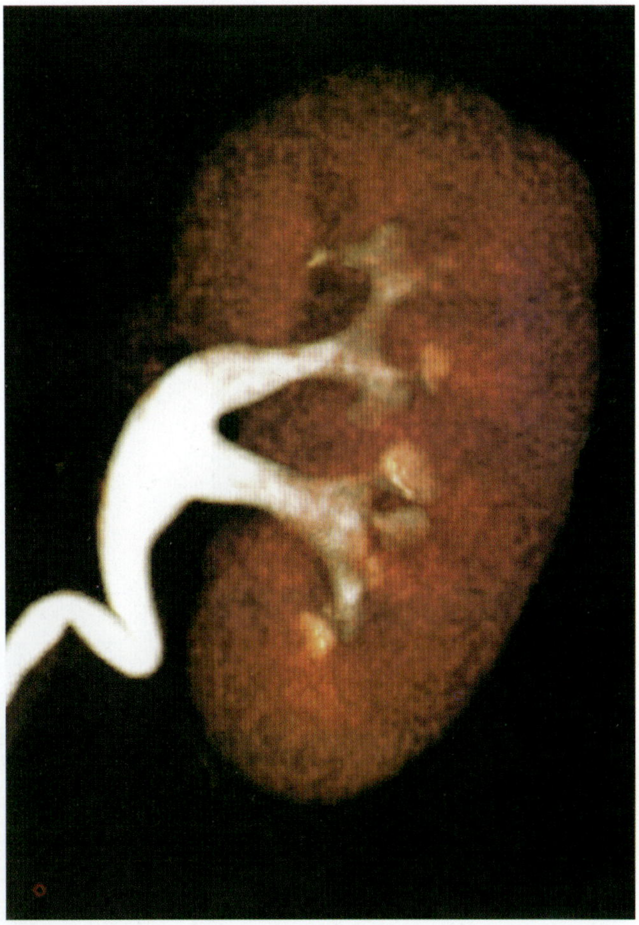

图4.6

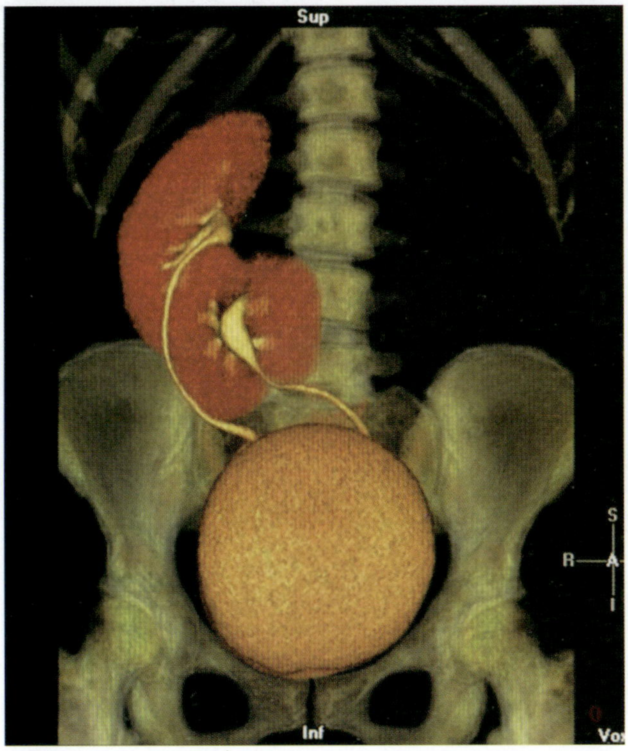

图4.16 D

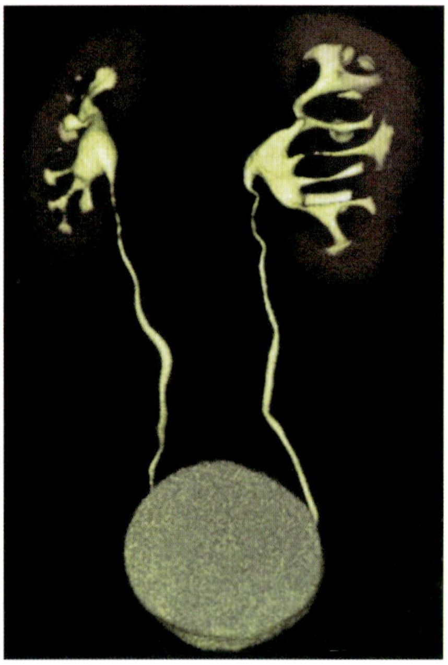

图 7.4 D

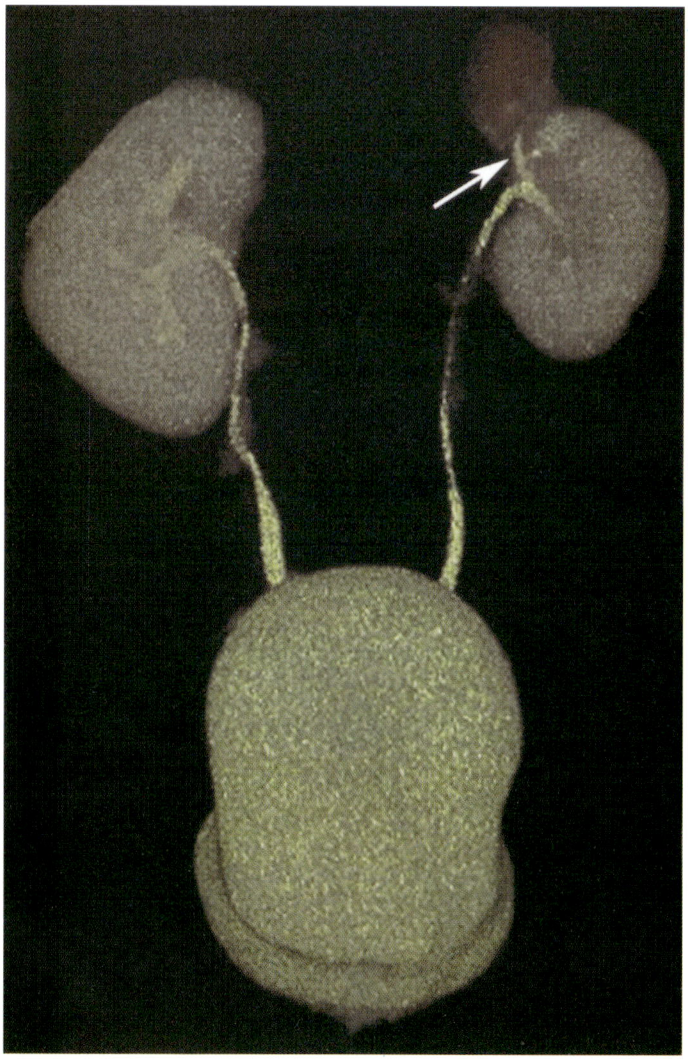

图 7.24 E

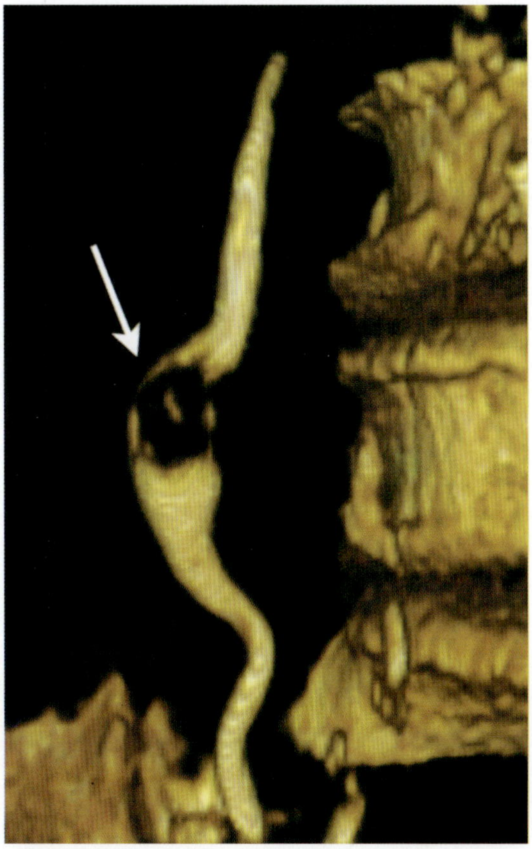

图 9.1 C

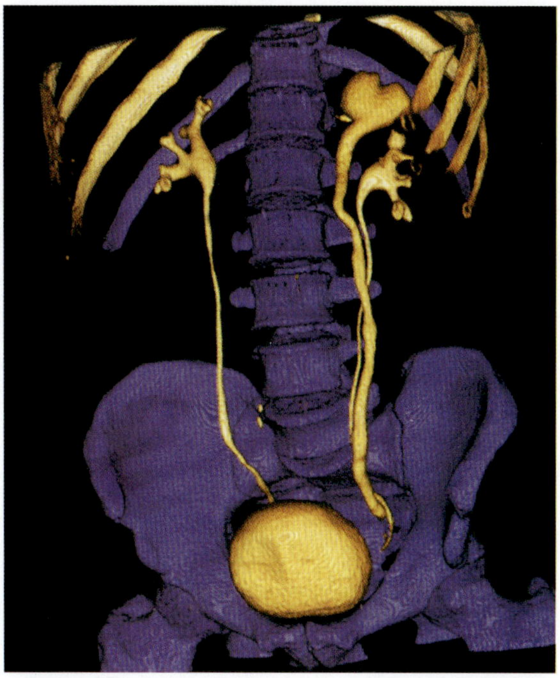

图 9.16 A

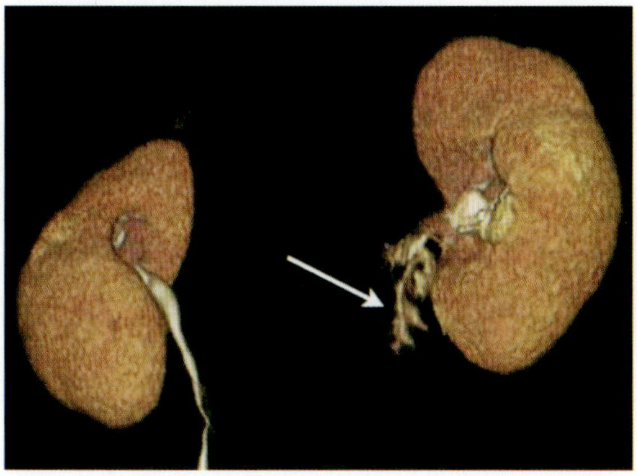

图 9.18 C

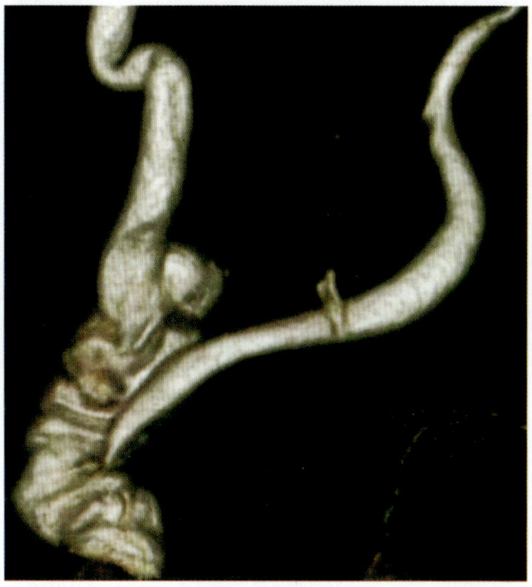

图 10.18 D